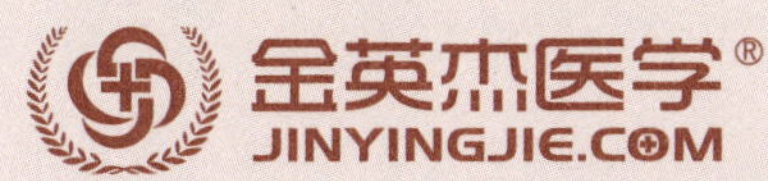

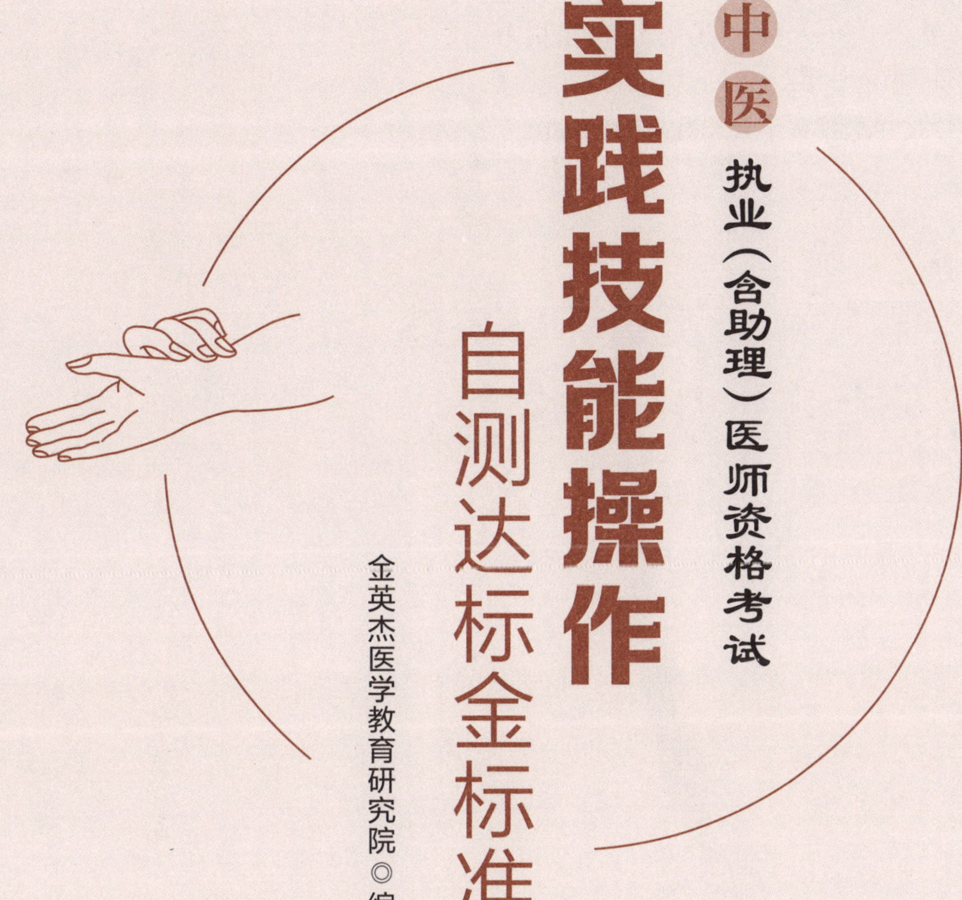

中医执业（含助理）医师资格考试

实践技能操作自测达标金标准

金英杰医学教育研究院◎编

全国百佳图书出版单位

化学工业出版社

·北京·

图书在版编目（CIP）数据

中医执业（含助理）医师资格考试实践技能操作自测达标金标准 / 金英杰医学教育研究院编．—北京：化学工业出版社，2021.4（2023.11 重印）

ISBN 978-7-122-38497-3

Ⅰ．①中… Ⅱ．①金… Ⅲ．①中医师-资格考试-自学参考资料 Ⅳ．①R2

中国版本图书馆CIP数据核字（2021）第023910号

责任编辑：邱飞婵 满孝涵 杨燕玲　　装帧设计：关 飞

责任校对：王素芹

出版发行：化学工业出版社（北京市东城区青年湖南街13号 邮政编码100011）

印　　装：河北京平诚乾印刷有限公司

880mm×1230mm 1/16 印张22 字数781千字 2023年11月北京第1版第4次印刷

购书咨询：010-64518888　　售后服务：010-64518899

网　　址：http://www.cip.com.cn

凡购买本书，如有缺损质量问题，本社销售中心负责调换。

定　价：128.00元

编写人员名单

刘广鹏　冯欣语　刘　博　孙晓旭　南静毓
张圣淇　霍秀红　王瑞娟　春亚之　安　杰
刘雨琪　赵广华　杨翠秒　馨　月　王　爽
杨斯羽　张美菁　李　想　齐芳宇　孔佳琪
李明霞　海　洋　盛　况　高　淼

前　言

随着现代社会的高度发展与国民健康意识的不断提高，我国医疗行业对于医生的要求也与日俱增，为了确保医生的专业能力与职业素养能够适应现代化诊疗的需求，国家设立了医师资格考试。医师资格考试是医生从医的一个入门级考试，通过医师资格考试，不仅是对其专业能力的认可，更与其未来的职业发展密切相关。医师资格考试首先要考查的是实践技能部分，只有通过了实践技能考试，才可以参加医学综合笔试。所以，实践技能考试对于参加医师资格考试的考生来说，至关重要。为了帮助广大考生顺利通过考试，我们经过潜心研究，编写了本书。本书特点如下：

1. 紧扣考纲，精心编写

本书是由金英杰医学教育研究院多位知名老师，按照国家最新考纲，并结合多年实践技能专业的教学培训经验编著而成。

2. 技能标准，立足实战

实践技能考试采用多站测试的方式，考区建有实践技能考试基地，根据考试内容设置若干考站，每位考生必须在同一考试基地的考站进行测试。所以必须要有一个技能考试的标准来指导考生应对考试。本书从技能考试实战出发，立足于考生，使得技能标准化，致力于成为广大考生顺利通过医师资格考试首要难关的绝对利器。

3. 考试三站，驭繁就简

图书中的结构是严格按照考试的形式进行设置的，三站的考试内容，重点突出，使得难懂难记的考点、复杂的操作，变得更加简单。

尽管团队在编写本书时倾注了很多心血，但由于能力所限，书中难免有疏漏之处，希望使用本书的考生能提出宝贵的意见和建议，以便我们在下一版中完善。

目 录

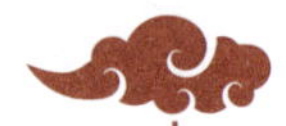

第三考站　西医临床技能 / 172

第一考站　病案分析

【技能考试大纲要求】

一、中医内科常见病

1. 感冒　2. 咳嗽　3. 哮病　4. 喘证　5. 肺痨　6. 肺胀　7. 心悸　8. 胸痹　9. 不寐　10. 痫病　11. 胃痛　12. 呕吐　13. 腹痛　14. 泄泻　15. 痢疾　16. 便秘　17. 胁痛　18. 黄疸　19. 鼓胀　20. 头痛　21. 眩晕　22. 中风　23. 颤证（助理不考）　24. 水肿　25. 淋证　26. 郁证　27. 血证　28. 消渴　29. 瘿病（助理不考）　30. 内伤发热　31. 癌病（助理不考）　32. 痹证　33. 痿证　34. 腰痛

二、中医外科常见病

1. 痈　2. 乳癖　3. 湿疮　4. 痔　5. 脱疽（助理不考）　6. 精癃（助理不考）　7. 肠痈

三、中医妇科常见病

1. 崩漏　2. 闭经（助理不考）　3. 痛经　4. 绝经前后诸证　5. 带下病　6. 胎漏、胎动不安　7. 产后发热（助理不考）　8. 不孕症　9. 癥瘕（助理不考）

四、中医儿科常见病

1. 肺炎喘嗽　2. 小儿泄泻　3. 积滞　4. 鹅口疮　5. 水痘　6. 痄腮（助理不考）　7. 手足口病　8. 麻疹　9. 丹痧　10. 紫癜

五、中医骨科常见病

1. 桡骨下端骨折（助理不考）　2. 肩周炎　3. 颈椎病　4. 腰椎间盘突出症

第一单元　中医内科常见病

第一节　感冒

感冒

【中医疾病诊断】

感冒是患者以卫表及鼻咽症状为主，可见鼻塞、流涕、喷嚏、咽痒、咽痛、周身酸楚不适、恶风或恶寒，或有发热等临床表现。

【病因病机】

病因为外感六淫之邪、时行疫毒。病机为卫表不和，肺失宣发肃降。病位在肺卫。

【中医类证鉴别】

1. 感冒与风温

（1）感冒发热一般不高或不发热，病势轻，不传变，服解表药后，能汗出热退、脉静身凉，病程短，预后良好。

（2）风温初起与风热感冒相似，但风温病势急，寒战发热甚至高热，汗出后热虽暂降，但脉数不静，身热旋即复起，咳嗽胸痛，头痛较剧，甚至出现神志昏迷等传变入里的证候。

2. 普通感冒与时行感冒

（1）普通感冒病情较轻，全身症状不显著，很少有传变和流行性。

（2）时行感冒病情较重，发病急，全身症状显著，可以发生传变，而化热入里，继发或合并他病，具有广泛的传染性、流行性。

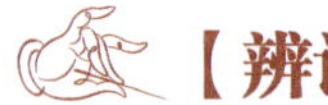

【辨证论治】

（一）常人感冒

1. 风寒感冒

主症：恶寒重，发热轻，无汗，肢节酸疼，头痛，鼻塞声重，或鼻痒喷嚏，时流清涕，咽痒，咳嗽，痰吐稀薄色白，口不渴或渴喜热饮，舌苔薄白而润，脉浮或浮紧。

病机要点：风寒外束，卫阳被郁，腠理闭塞，肺气不宣。

中医治法：辛温解表。

★主要方剂：荆防达表汤或荆防败毒散加减。★

常用药物：荆芥、防风、淡豆豉、紫苏叶、葱白、前胡、杏仁、桔梗、甘草、橘红、生姜等。

2. 风热感冒

主症：身热较著，微恶风，汗泄不畅，头胀痛，面赤，咳嗽，痰黏或黄，咽燥，或咽喉乳蛾红肿疼痛，鼻塞，流黄浊涕，口干欲饮，舌苔薄白微黄，舌边尖红，脉浮数。

病机要点：风热犯表，热郁肌腠，卫表失和，肺失清肃。

中医治法：辛凉解表。

★主要方剂：银翘散或葱豉桔梗汤加减。★

常用药物：金银花、连翘、黑栀子、淡豆豉、薄荷、荆芥、竹叶、芦根、桔梗、甘草等。

3. 暑湿感冒

主症：身热，微恶风，汗少，肢体酸重或疼痛，头昏重胀痛，咳嗽痰黏，鼻流浊涕，心烦口渴，或口中黏腻，渴不多饮，胸闷脘痞，大便或溏，小便短赤，舌苔黄腻或白腻，脉濡数。

病机要点：暑湿遏表，湿热伤中，表卫不和，肺气不清。

中医治法：清暑祛湿解表。

★主要方剂：新加香薷饮加减。★

常用药物：香薷、金银花、连翘、鲜荷叶、鲜芦根、厚朴、扁豆花等。

（二）虚体感冒

1. 气虚感冒

主症：恶寒较甚，发热，无汗，头痛身楚，咳嗽，痰白，咳痰无力，平素神疲体弱，气短懒言，反复易感，舌淡苔白，脉浮而无力。

病机要点：气虚卫表不固，风寒乘袭，气虚无力达邪。

中医治法：益气解表。

★主要方剂：参苏饮加减。★

常用药物：党参、甘草、茯苓、紫苏叶、葛根、前胡、半夏、陈皮、枳壳、桔梗等。

2. 阴虚感冒

主症：身热，微恶风寒，少汗，心烦，头昏，口干，干咳少痰，舌红少苔，脉细数。

病机要点：阴亏津少，外受风热，表卫失和，津液不能作汗。

中医治法：滋阴解表。

★主要方剂：加减葳蕤汤化裁。★

常用药物：玉竹、甘草、大枣、淡豆豉、薄荷、葱白、桔梗、白薇等。

第二节　咳嗽

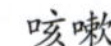

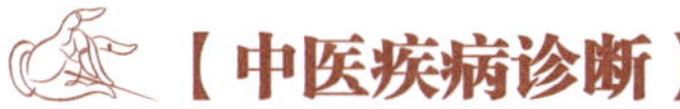

【中医疾病诊断】

临床以咳嗽、咳吐痰液为主要表现。外感咳嗽，起病急，病程短，常伴肺卫表证。内伤咳嗽，常反复发作，病程长，多伴其他兼证。

【病因病机】

病因为外感六淫之邪；内邪干肺。主要病机为邪犯于肺，肺气上逆。

【中医类证鉴别】

1. 咳嗽与喘证　两者均属肺气上逆之病证，临床上也常见咳、喘并见，但咳嗽是以气逆有声、咳吐痰液为主，而喘证是以呼吸困难，甚则不能平卧为临床特征。

2. 咳嗽与肺痨　两者均可有咳嗽、咳痰症状，但肺痨是感染“痨虫”所致，有传染性，同时兼见潮热、盗汗、咯血、消瘦等症。

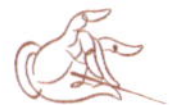

【辨证论治】

（一）外感咳嗽

1. 风寒袭肺证

主症：咳嗽声重，气急，咽痒，咳痰稀薄色白，常伴鼻塞、流清涕、头痛、肢体酸楚，或见恶寒发热、无汗等表证，舌苔薄白，脉浮或浮紧。

病机要点：风寒袭肺，肺气失宣。

中医治法：疏风散寒，宣肺止咳。

★主要方剂：三拗汤合止嗽散加减。★

常用药物：麻黄、杏仁、前胡、桔梗、紫菀、百部、陈皮、甘草等。

2. 风热犯肺证

主症：咳嗽频剧，气粗或咳声嘶哑，喉燥咽痛，咳痰不爽，痰黏稠或黄，咳时汗出，常伴鼻流黄涕、口渴、头痛、身楚，或见恶风、身热等表证，舌苔薄黄，脉浮数或浮滑。

病机要点：风热犯肺，肺失清肃。

中医治法：疏风清热，宣肺止咳。

★主要方剂：桑菊饮加减。★

常用药物：桑叶、菊花、桔梗、连翘、黄芩、牛蒡子、杏仁、甘草等。

3. 风燥伤肺证

主症：干咳，连声作呛，喉痒，咽喉干痛，唇鼻干燥，无痰或痰少而黏，不易咳出，或痰中带有血丝，或伴鼻塞、头痛、微寒、身热等表证，舌红少津，苔薄白或薄黄，脉浮数。

病机要点：风燥伤肺，肺失清润。

中医治法：疏风清肺，润燥止咳。

★主要方剂：桑杏汤加减。★

常用药物：桑叶、杏仁、薄荷、淡豆豉、前胡、牛蒡子、沙参、贝母、天花粉、梨皮等。

（二）内伤咳嗽

1. 痰湿蕴肺证

主症：咳嗽反复发作，咳声重浊，痰多，因痰而嗽，痰出咳平，痰黏腻成块、色白，每于早晨或食后咳甚痰多，进甘甜油腻食物加重，胸闷，体倦，便溏，舌苔白腻，脉濡滑。

病机要点：脾湿生痰，上渍于肺，壅遏肺气。

中医治法：燥湿化痰，理气止咳。

★主要方剂：二陈平胃散合三子养亲汤加减。★

常用药物：法半夏、陈皮、茯苓、苍术、厚朴、杏仁、紫苏子、莱菔子、紫菀、款冬花等。

2. 痰热郁肺证

主症：咳嗽，气息粗促，或喉中有痰声，痰多质黏厚或稠黄，咳吐不爽，或有热腥味，或咳血痰，胸胁胀满，咳时引痛，面赤，身热，口干而黏，欲饮水，舌红，舌苔薄黄腻，脉滑数。

病机要点：痰热壅肺，肺失肃降。

中医治法：清热肃肺，豁痰止咳。

★主要方剂：清金化痰汤加减。★

常用药物：黄芩、栀子、知母、杏仁、桑白皮、贝母、瓜蒌、竹沥、半夏、射干等。

3. 肝火犯肺证

主症：咳嗽呈阵发性，表现为上气咳逆阵作，咳时面赤，咽干口苦，常感痰滞咽喉而咳之难出，量少质黏，或如絮条，胸胁胀痛，咳时引痛，症状可随情绪波动而增减，舌边红，舌苔薄黄少津，脉弦数。

病机要点：肝郁化火，上逆侮肺。

中医治法：清肺泻肝，顺气降火。

★主要方剂：黛蛤散合黄芩泻白散加减。★

常用药物：黄芩、桑白皮、地骨皮、栀子、牡丹皮、青黛、海蛤壳、紫苏子、竹茹等。

4. 肺阴亏耗证

主症：干咳，咳声短促，痰少黏白，或痰中带血丝，或声音逐渐嘶哑，口干咽燥，或午后潮热，颧红，盗汗，日渐消瘦，神疲，舌红少苔，脉细数。

病机要点：肺阴亏虚，虚热内灼，肺失润降。

中医治法：滋阴清热，润肺止咳。

★主要方剂：沙参麦冬汤加减。★

常用药物：沙参、麦冬、玉竹、天花粉、百合、甘草、贝母、桑白皮、地骨皮等。

第三节　哮病

哮病

【中医疾病诊断】

患者家族中可有哮病史。常由气候突变、情志失调、饮食不当、劳累等因素诱发。呈反复发作性。发时突然，可见鼻痒、喷嚏、咳嗽、胸闷等先兆。喉中有明显哮鸣音，呼吸困难，不能平卧，甚至面色苍白，唇甲青紫，约数分钟、数小时后缓解。平时可如常人。

【病因病机】

病因为外邪侵袭、饮食不当、体虚病后等。病机为“伏痰”遇感引触，痰随气升，气因痰阻，相互搏结，壅塞气道，肺气宣降失常。病位主要在肺，与脾、肾关系密切。病理因素以痰为主。

【中医类证鉴别】

哮病与喘证　两者均有呼吸急促、困难的表现。

（1）哮指声响，喉中哮鸣有声，是一种反复发作的独立性疾病。哮必兼喘，但喘未必兼哮。

（2）喘指气息，为呼吸气促困难，是多种肺系急慢性疾病的一个症状。

【辨证论治】

（一）发作期

1. 冷哮证

主症：喉中哮鸣如水鸡声，呼吸急促，喘憋，胸膈满闷，痰少咳吐不爽、色白多泡沫，形寒怕冷，口不渴或渴喜热饮，天冷或受寒易发，面色青晦，舌苔白滑，脉弦紧或浮紧。

病机要点：寒痰伏肺，遇感触发，痰升气阻，肺失宣畅。

中医治法：宣肺散寒，化痰平喘。

★主要方剂：射干麻黄汤或小青龙汤加减。★

常用药物：麻黄、射干、干姜、细辛、紫菀、半夏、款冬花、五味子、大枣、甘草等。

2. 热哮证

主症：喉中痰鸣如吼，喘而气粗息涌，胸高胁胀，咳痰色黄或白、黏浊稠厚，排吐不利，口渴喜饮，汗出，面赤，或有身热，甚至有好发于夏季者，舌苔黄腻、质红，脉滑数或弦滑。

病机要点：痰热蕴肺，壅阻气道，肺失清肃。

中医治法：清热宣肺，化痰定喘。

★主要方剂：定喘汤或越婢加半夏汤加减。★

常用药物：麻黄、黄芩、桑白皮、杏仁、半夏、紫苏子、白果、款冬花、甘草等。

3. 寒包热哮证

主症：喉中哮鸣有声，呼吸急促，喘咳气逆，胸膈烦闷，咳痰不爽，痰黏色黄，或黄白相兼，发热，恶寒，无汗，口干欲饮，大便偏干，舌苔白腻，舌尖边红，脉弦紧。

病机要点：痰热壅肺，复感风寒，客寒包火，肺失宣降。

中医治法：解表散寒，清化痰热。

★主要方剂：小青龙加石膏汤或厚朴麻黄汤加减。★

常用药物：麻黄、生石膏、桂枝、厚朴、杏仁、干姜、半夏、甘草、大枣等。

4. 风痰哮证

主症：喉中痰涎壅盛，声如拽锯，或鸣声如吹哨笛，喘急胸满，但坐不得卧，咳痰黏腻难出，或为白色泡沫痰液，无明显寒热倾向，面色青黯，起病急，发前自觉鼻、咽、眼、耳发痒，喷嚏，鼻塞，流涕，胸部憋塞，随之迅即发作，舌苔厚浊，脉滑实。

病机要点：痰浊伏肺，风邪引触，肺气郁闭，升降失司。

中医治法：祛风涤痰，降气平喘。

★主要方剂：三子养亲汤加味。★

常用药物：麻黄、杏仁、白芥子、紫苏子、莱菔子、僵蚕、厚朴、半夏、陈皮、茯苓等。

5. 虚哮证

主症：喉中哮鸣如鼾，声低，气短息促，动则喘甚，发作频繁，口唇、爪甲青紫，咳痰无力，面色苍白或颧红唇紫，形寒肢冷或烦热，舌淡或偏红或紫黯，脉沉细或细数。

病机要点：哮病久发，痰气瘀阻，肺肾两虚，摄纳失常。

中医治法：补肺纳肾，降气化痰。

★主要方剂：平喘固本汤加减。★

常用药物：党参、黄芪、胡桃肉、沉香、冬虫夏草、五味子、紫苏子、半夏、款冬花、橘皮等。

（二）缓解期

1. 肺脾气虚证

主症：有哮喘反复发作史，气短声低，喉中时有轻度哮鸣，痰多质稀、色白，自汗，怕风，易感冒，倦怠无力，食少便溏，舌淡，苔白，脉细弱。

病机要点：哮病日久，肺虚不能主气，脾虚健运无权，气不化津，痰饮蕴肺，肺气上逆。

中医治法：健脾益气，补土生金。

★主要方剂：六君子汤加减。★

常用药物：黄芪、党参、白术、山药、薏苡仁、茯苓、法半夏、橘皮、五味子、甘草等。

2. 肺肾两虚证

主症：有哮喘反复发作史，短气息促，动则为甚，吸气不利，咳痰质黏起沫，脑转耳鸣，腰酸腿软，心悸，不耐劳累，或五心烦热、颧红、口干、舌红少苔、脉细数，或畏寒肢冷、面色苍白、舌苔淡白、质胖、脉沉细。

病机要点：哮病久发，精气亏乏，肺肾摄纳失常，气不归原，津凝为痰。

中医治法：补肺益肾。

★主要方剂：生脉地黄汤合金水六君煎加减。★

常用药物：人参、麦冬、五味子、熟地黄、当归、山茱萸、茯苓、甘草、半夏、陈皮等。

第四节　喘证

喘证

【中医疾病诊断】

以喘促短气，呼吸困难，甚至张口抬肩，鼻翼扇动，不能平卧，口唇发绀为特征。

【病因病机】

病因为外邪侵袭、情志所伤、饮食不当、劳欲久病等。基本病机是肺气上逆，宣降失职，或气无所主，肾失摄纳。喘证的病位在肺和肾，涉及肝脾。实喘在肺，虚喘责之肺、肾。

【中医类证鉴别】

喘证与哮病　两者均有呼吸急促、困难的临床表现。

（1）喘证指气息，为呼吸气促困难，甚则张口抬肩、摇身撷肚。

（2）哮病指声响，必见喉中哮鸣有声，有时亦伴有呼吸困难。喘未必兼哮，而哮必兼喘。

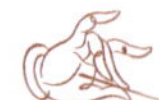

【辨证论治】

（一）实喘

1. 风寒壅肺证

主症：喘息咳逆，呼吸急促，胸部胀闷，痰多稀薄而带泡沫、色白质黏，常有头痛，恶寒或有发热，口不渴，无汗，苔薄白而滑，脉浮紧。

病机要点：风寒上受，内舍于肺，邪实气壅，肺气不宣。

中医治法：宣肺散寒。

★主要方剂：麻黄汤合华盖散加减。★

常用药物：麻黄、杏仁、紫苏子、半夏、橘红、紫菀、白前、甘草等。

2. 表寒肺热证

主症：喘逆上气，胸胀或痛，息粗，鼻扇，咳而不爽，吐痰稠黏，伴形寒，身热，烦闷，身痛，有汗或无汗，口渴，苔薄白或黄，舌边红，脉浮数或滑。

病机要点：寒邪束表，热郁于肺，肺气上逆。

中医治法：解表清里，化痰平喘。

★主要方剂：麻杏石甘汤加味。★

常用药物：麻黄、杏仁、石膏、黄芩、桑白皮、紫苏子、半夏、款冬花、甘草等。

3. 痰热郁肺证

主症：喘促气涌，胸部胀痛，痰多质黏色黄，或夹有血色，伴胸中烦闷，身热，有汗，口渴而喜冷饮，面赤，咽干，小便赤涩，大便或秘，舌红，舌苔薄黄或腻，脉滑数。

病机要点：邪热蕴肺，蒸液成痰，痰热壅滞，肺失清肃。

中医治法：清热化痰，宣肺平喘。

★主要方剂：桑白皮汤加减。★

常用药物：桑白皮、黄芩、知母、贝母、射干、瓜蒌皮、前胡、地龙等。

4. 痰浊阻肺证

主症：喘而胸满闷塞，甚则胸盈仰息，咳嗽，痰多黏腻色白，咳吐不利，兼有呕恶，食少，口黏不渴，舌苔白腻，脉滑或濡。

病机要点：中阳不运，积湿生痰，痰浊壅肺，肺失肃降。

中医治法：祛痰降逆，宣肺平喘。

★主要方剂：二陈汤合三子养亲汤加减。★

常用药物：法半夏、陈皮、茯苓、紫苏子、白芥子、莱菔子、杏仁、紫菀、旋覆花等。

5. 肺气郁痹证

主症：咳喘每遇情志刺激而诱发，发时突然呼吸短促，息粗气憋，胸闷胸痛，咽中如窒，但喉中痰鸣不著，或无痰声，平素常多忧思抑郁，失眠，心悸，苔薄，脉弦。

病机要点：肝郁气逆，上冲犯肺，肺气不降。

中医治法：开郁降气平喘。

★主要方剂：五磨饮子加减。★

常用药物：沉香、木香、厚朴花、醋柴胡、枳壳、苏子、金沸草、代赭石、杏仁等。

（二）虚喘

1. 肺气虚耗证

主症：喘促短气，气怯声低，喉有鼾声，咳声低弱，痰吐稀薄，自汗畏风，或见咳呛，痰少质黏，烦热而渴，咽喉不利，面颧潮红，舌淡红或有苔剥，脉软弱或细数。

病机要点：肺气亏虚，气失所主，或肺阴亦虚，虚火上炎，肺失清肃。

中医治法：补肺益气养阴。

★主要方剂：生脉散合补肺汤加减。★

常用药物：党参、黄芪、麦冬、山药、冬虫夏草、五味子、炙甘草等。

2. 肾虚不纳证

主症：喘促日久，动则喘甚，呼多吸少，呼则难升，吸则难降，气不得续，形瘦神惫，跗肿，汗出肢冷，面青唇紫，舌淡苔白或黑而润，脉微细或沉弱，或见喘咳，面红烦躁，口咽干燥，足冷，汗出如油，舌红少津，脉细数。

病机要点：肺病及肾，肺肾俱虚，气失摄纳。

中医治法：补肾纳气。

★主要方剂：金匮肾气丸合参蛤散加减。★

常用药物：附子、肉桂、山茱萸、冬虫夏草、胡桃肉、紫河车、熟地黄、当归等。

3. 正虚喘脱证

主症：喘逆剧甚，张口抬肩，鼻扇气促，端坐不能平卧，稍动则咳喘欲绝，或有痰鸣，心慌动悸，烦躁不安，面青唇紫，汗出如珠，肢冷，脉浮大无根，或见歇止，或模糊不清。

病机要点：肺气欲绝，心肾阳衰。

中医治法：扶阳固脱，镇摄肾气。

★主要方剂：参附汤送服黑锡丹，配合蛤蚧粉。★

常用药物：人参、制附子、黄芪、冬虫夏草、五味子、蛤蚧（粉）、龙骨、牡蛎等。

第五节　肺痨

肺痨

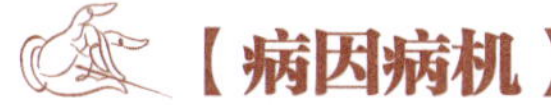

【中医疾病诊断】

有与肺痨患者的长期密切接触史。以咳嗽、咯血、潮热、盗汗及形体明显消瘦为主要临床表现。初期患者仅感疲劳乏力、干咳、食欲不振，形体逐渐消瘦。

【病因病机】

病因为感染“痨虫”或禀赋不足、酒色劳倦、病后失调及营养不良等。基本病机为体虚虫侵，阴虚火旺。病变的部位主要在肺，与脾肾两脏的关系密切，同时也可涉及心肝。病理性质主要在于阴虚，并可导致气阴两虚，甚则阴损及阳。

【中医类证鉴别】

1. 肺痨与虚劳　两者均属慢性虚损性疾患。

（1）肺痨具有传染的特点，为独立的慢性传染性疾患，有其发生发展及传变规律。病位主要在肺，病理性质主要在于阴虚。

（2）虚劳病源于内伤亏损，是多种慢性疾病虚损证候的总称。虚劳病位是五脏并重，以肾为主。虚劳病理性质为阴阳并重。

2. 肺痨与肺痿　两者病位均在肺，都属于慢性虚损性疾患。

（1）肺痨在临床上是以咳嗽、咯血、潮热、盗汗为特征。

（2）肺痿是以咳吐浊唾涎沫为主症。肺痿是肺部多种慢性疾患后期转归而成。若肺痨的晚期，出现干咳、咳吐涎沫等症者，即已转成肺痿，但必须明确肺痨并不等于就是肺痿，两者有因果轻重的不同。

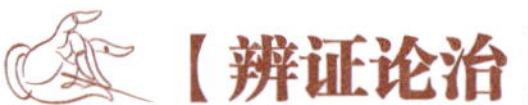

【辨证论治】

1. 肺阴亏损证

主症：干咳，咳声短促，或咳少量黏痰，或痰中带有血丝、色鲜红，胸部隐痛，午后手足心热，或少量盗汗，皮肤干灼，口干咽燥，疲倦乏力，纳少，苔薄白，舌边尖红，脉细数。

病机要点：阴虚肺燥，肺失滋润，肺伤络损。

中医治法：滋阴润肺。

★主要方剂：月华丸加减。★

常用药物：生地黄、北沙参、麦冬、天冬、玉竹、百合、白及、川贝母、百部等。

2. 虚火灼肺证

主症：呛咳气急，痰少质黏，或吐痰黄稠量多，时时咯血，色鲜红，混有泡沫痰涎，午后潮热，五心烦热，骨蒸颧红，盗汗量多，口渴心烦，形体日益消瘦，舌红，苔薄黄而剥，脉细数。

病机要点：肺肾阴伤，水亏火旺，燥热内灼，络损血溢。

中医治法：滋阴降火。

★主要方剂：百合固金汤合秦艽鳖甲散加减。★

常用药物：百合、百部、南沙参、北沙参、麦冬、玉竹、白及、生地黄、秦艽、鳖甲等。

3. 气阴耗伤证

主症：咳嗽无力，气短声低，咳痰清稀色白、量较多，偶或夹血，或咯血，色淡红，午后潮热，伴有畏风，怕冷，自汗与盗汗可并见，纳少神疲，便溏，面色白，颧红，舌质光淡、边有齿印，苔薄，脉细弱而数。

病机要点：阴伤气耗，肺脾两虚，肺气不清，脾虚不健。

中医治法：益气养阴。

★主要方剂：保真汤或参苓白术散加减。★

常用药物：黄芪、党参、白术、甘草、山药、北沙参、麦冬、地黄、阿胶、白及、百合、紫菀、款冬花、紫苏子等。

4. 阴阳两虚证

主症：肺痨病日久，咳逆喘息，少气，咳痰色白有沫，或夹血丝，血色暗淡，潮热，自汗，盗汗，声嘶或失音，面浮肢肿，心慌，唇紫，肢冷，形寒，或见五更泄泻，口舌生糜，大肉尽脱，苔黄而剥，舌质光淡隐紫、少津，脉微细而数或虚大无力。

病机要点：阴伤及阳，精气虚竭，肺、脾、肾三脏俱损。

中医治法：滋阴补阳。

★主要方剂：补天大造丸加减。★

常用药物：人参、黄芪、白术、山药、麦冬、生地黄、五味子、阿胶、当归、枸杞子、山茱萸、龟甲、鹿角胶、紫河车等。

第六节 肺胀

肺胀

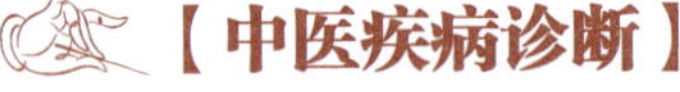

【中医疾病诊断】

有慢性肺系疾患病史，反复发作，时轻时重，经久难愈。多见于老年人。

临床表现为胸部膨满，胸中憋闷如塞，咳逆上气，痰多，喘息，动则加剧，甚则鼻扇气促，张口抬肩，目胀如脱，烦躁不安，日久可见心慌动悸、面唇发绀、脘腹胀满、肢体浮肿，严重者可出现喘脱。

常因外感而诱发。其他如劳倦过度、情志刺激等也可诱发。

【病因病机】

病因为久病肺虚，感受外邪，年老体虚。基本病机为久病肺虚，六淫侵袭，以致痰饮瘀血，结于肺间，肺气胀满，不能敛降。病理因素主要为痰浊、水饮与血瘀，且相互影响，兼见同病。

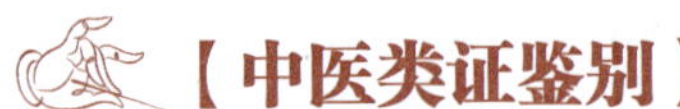

【中医类证鉴别】

肺胀与哮病、喘证　均以咳而上气、喘满为主症，有其类似之处。

（1）肺胀是多种慢性肺系疾病日久积渐而成，除咳喘外，尚有胸部膨满、心悸、唇甲发绀、腹胀肢肿等症状。

（2）哮病是呈反复发作性的疾病，以喉中哮鸣有声为特征。

（3）喘证是多种急慢性疾病的一个症状，以呼吸气促困难为主要表现。从三者的相互关系来看，肺胀可以隶属于喘证的范畴，哮与喘病经久不愈又可发展成为肺胀。

【辨证论治】

1. 外寒里饮证

主症：咳逆喘满不得卧，气短气急，咳痰白稀量多，呈泡沫状，胸部膨满，口干不欲饮，面色青暗，周身酸楚，头痛，恶寒，无汗，舌质暗淡，苔白滑，脉浮紧。

病机要点：寒邪束表，痰饮阻遏，气机壅滞，肺气上逆。

中医治法：温肺散寒，化痰降逆。

★主要方剂：小青龙汤加减。★

常用药物：麻黄、桂枝、干姜、细辛、五味子、半夏、陈皮、白术、荆芥、防风等。

2. 痰浊壅肺证

主症：胸部膨满，短气喘息，稍劳即著，咳嗽痰多，色白黏腻或呈泡沫，畏风易汗，脘痞纳少，倦怠乏力，舌暗，苔薄腻或浊腻，脉滑。

病机要点：肺虚脾弱，痰浊内蕴，肺失宣降。

中医治法：化痰降气，健脾益肺。

★主要方剂：苏子降气汤合三子养亲汤加减。★

常用药物：紫苏子、前胡、白芥子、莱菔子、半夏、厚朴、陈皮、白术、茯苓、甘草、当归、肉桂等。

3. 痰热郁肺证

主症：咳逆，喘息气粗，胸部膨满，烦躁，目胀睛突，痰黄或白、黏稠难咳，或伴身热，微恶寒，有汗不多，口渴欲饮，溲黄赤，便干，舌边尖红，苔黄或黄腻，脉数或滑数。

病机要点：痰热壅肺，清肃失司，肺气上逆。

中医治法：清肺化痰，降逆平喘。

★主要方剂：越婢加半夏汤或桑白皮汤加减。★

常用药物：麻黄、黄芩、石膏、桑白皮、杏仁、半夏、紫苏子、甘草、黄连、栀子等。

4. 痰蒙神窍证

主症：胸部膨满，神志恍惚，表情淡漠，谵妄，烦躁不安，撮空理线，嗜睡，甚则昏迷，或伴肢体瞤动，抽搐，咳逆喘促，咳痰不爽，舌质暗红或淡紫，苔白腻或黄腻，脉细滑数。

病机要点：痰蒙神窍，引动肝风。

中医治法：涤痰，开窍，息风。

★主要方剂：涤痰汤加减。★

常用药物：半夏、茯苓、橘红、胆南星、竹茹、枳实、石菖蒲、远志、郁金等。

5. 阳虚水泛证

主症：胸部膨满，喘咳不能平卧，咳痰清稀，心悸，面浮，下肢浮肿，甚则一身悉肿，腹部胀满有水，脘痞，纳差，尿少，怕冷，面唇青紫，舌苔白滑，舌体胖质暗，脉沉细或结代。

病机要点：心肾阳虚，气不化水，水饮内停。

中医治法：温肾健脾，化饮利水。

★主要方剂：真武汤合五苓散加减。★

常用药物：附子、桂枝、茯苓、白术、猪苓、泽泻、生姜、赤芍等。

6. 肺肾气虚证

主症：胸部膨满，呼吸浅短难续，声低气怯，甚则张口抬肩，倚息不能平卧，咳嗽，痰白如沫，咳吐不利，胸闷心慌，形寒汗出，或腰膝酸软，小便清长，或尿有余沥，舌淡或暗紫，脉沉细数无力，或有结代。

病机要点：肺肾两虚，气失摄纳。

中医治法：补肺纳肾，降气平喘。

★主要方剂：平喘固本汤合补肺汤加减。★

常用药物：党参（或人参）、黄芪、冬虫夏草、熟地黄、胡桃肉、胎盘、五味子、磁石、沉香、紫菀、款冬花、紫苏子、半夏、橘红、炙甘草等。

第七节　心悸

心悸

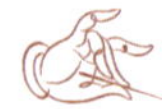

【中医疾病诊断】

心悸是指患者自觉心慌不安，不能自主的一种病证。常伴有胸闷不舒、易激动、心烦寐差、颤抖乏力、头晕等症。中老年患者可伴有心胸疼痛，甚则喘促，汗出肢冷，或见晕厥。可见数、促、结、代、缓、沉、迟等脉。常由情志刺激（如惊恐、紧张）及劳倦、饮酒、饱食等因素而诱发。

【病因病机】

病因为体虚劳倦、七情所伤、感受外邪、药食不当。病机为心之气血阴阳亏虚，心失所养，或邪扰心神，心神不宁。其病位在心，与肝、脾、肾、肺四脏密切相关。

【中医类证鉴别】

1. 惊悸与怔忡

（1）惊悸发病，多与情绪因素有关，可由骤遇惊恐、忧思恼怒、悲哀过极或过度紧张而诱发，多为阵发性，病来虽速，病情较轻，实证居多，可自行缓解，不发时如常人。

（2）怔忡多由久病体虚，心脏受损所致，无精神等因素亦可发生；常持续心悸，心中惕惕，不能自控，活动后加重，多属虚证，或虚中夹实。病来虽渐，病情较重，不发时亦可兼见脏腑虚损症状。惊悸日久不愈，亦可形成怔忡。

2. 心悸与奔豚　奔豚发作之时，亦觉心胸躁动不安。

（1）心悸为心中剧烈跳动，发自于心。

（2）奔豚是上下冲逆，发自于少腹。

【辨证论治】

1. 心虚胆怯证

主症：心悸不宁，善惊易恐，坐卧不安，不寐多梦而易惊醒，恶闻声响，食少纳呆，苔薄白，脉细略数或细弦。

病机要点：气血亏损，心虚胆怯，心神失养，心神不安。

中医治法：镇惊定志，养心安神。

★主要方剂：安神定志丸加减。★

常用药物：龙齿、酸枣仁、远志、茯神、人参、茯苓、山药、生地黄、五味子等。

2. 心血不足证

主症：心悸气短，头晕目眩，失眠健忘，面色无华，倦怠乏力，纳呆食少，舌淡红，脉细弱。

病机要点：心血亏耗，心失所养，心神不宁。

中医治法：补血养心，益气安神。

★主要方剂：归脾汤加减。★

常用药物：黄芪、人参、白术、炙甘草、熟地黄、当归、龙眼肉、茯神、远志、酸枣仁、木香等。

3. 阴虚火旺证

主症：心悸易惊，心烦失眠，五心烦热，口干，盗汗，思虑劳心则症状加重，伴耳鸣腰酸，头晕目眩，急躁易怒，舌红少津，苔少或无，脉细数。

病机要点：肝肾阴虚，水不济火，心火内动，扰动心神。

中医治法：滋阴清火，养心安神。

★主要方剂：天王补心丹合朱砂安神丸加减。★

常用药物：生地黄、玄参、麦冬、天冬、当归、丹参、人参、炙甘草、黄连、朱砂、茯苓、远志、酸枣仁、柏子仁、五味子、桔梗等。

4. 心阳不振证

主症：心悸不安，胸闷气短，动则尤甚，面色苍白，形寒肢冷，舌淡苔白，脉虚弱或沉细无力。

病机要点：心阳虚衰，无以温养心神。

中医治法：温补心阳，安神定悸。

★主要方剂：桂枝甘草龙骨牡蛎汤合参附汤加减。★

常用药物：桂枝、附片、人参、黄芪、麦冬、枸杞子、炙甘草、龙骨、牡蛎等。

5. 水饮凌心证

主症：心悸眩晕，胸闷痞满，渴不欲饮，小便短少，或下肢浮肿，形寒肢冷，伴恶心欲吐，流涎，舌淡胖，苔白滑，脉弦滑或沉细而滑。

病机要点：脾肾阳虚，水饮内停，上凌于心，扰乱心神。

中医治法：振奋心阳，化气行水，宁心安神。

★主要方剂：苓桂术甘汤加减。★

常用药物：泽泻、猪苓、车前子、茯苓、桂枝、炙甘草、人参、白术、黄芪、远志、茯神、酸枣仁等。

6. 瘀阻心脉证

主症：心悸不安，胸闷不舒，心痛时作，痛如针刺，唇甲青紫，舌质紫暗或有瘀斑，脉涩或结或代。

病机要点：血瘀气滞，心脉瘀阻，心阳被遏，心失所养。

中医治法：活血化瘀，理气通络。

★主要方剂：桃仁红花煎加减。★

常用药物：桃仁、红花、丹参、赤芍、川芎、延胡索、当归、桂枝、甘草、龙骨、牡蛎、香附、青皮、生地黄等。

7. 痰火扰心证

主症：心悸时发时止，受惊易作，胸闷烦躁，失眠多梦，口干苦，大便秘结，小便短赤，舌红，苔黄腻，脉弦滑。

病机要点：痰浊停聚，郁久化火，痰火扰心，心神不安。

中医治法：清热化痰，宁心安神。

★主要方剂：黄连温胆汤加减。★

常用药物：黄连、栀子、竹茹、半夏、胆南星、全瓜蒌、陈皮、生姜、枳实、远志、菖蒲、酸枣仁、生龙骨、生牡蛎等。

第八节　胸痹

胸痹

【中医疾病诊断】

以胸部闷痛为主症，膻中或心前区憋闷疼痛，甚则痛彻左肩背、咽喉、胃脘部、左上臂内侧等部位，呈反复发作性或持续不解，常伴有心悸、气短、自汗，甚则喘息不得卧；胸闷胸痛一般几秒到几十分钟可缓解。严重者可见疼痛剧烈、持续不解，汗出肢冷，面色苍白，唇甲青紫，心跳加快，或心律失常等危候，可发生猝死。本病多见于中年以上，常因操劳过度、抑郁恼怒或多饮暴食、感受寒冷而诱发。

【病因病机】

病因为寒邪内侵、饮食失调、情志失节、劳倦内伤、年迈体虚。主要病机为心脉痹阻，病位在心，涉及肺、肝、脾、肾等脏。

【中医类证鉴别】

1. 胸痹与悬饮　两者均有胸痛，但胸痹为当胸闷痛，并可向左肩或左臂内侧等部位放射，常因受寒、饱餐、情绪激动、劳累而突然发作，历时短暂，休息或用药后得以缓解。悬饮为胸胁胀痛，持续不解，多伴有咳唾，转侧、呼吸时疼痛加重，肋间饱满，并有咳嗽、咳痰等肺系证候。

2. 胸痹与胃脘痛　两者痛的部位相近。胸痹之不典型者，其疼痛可在胃脘部，极易混淆。但胸痹以闷痛为主，为时极短，虽与饮食有关，但休息、服药后常可缓解。胃脘痛与饮食相关，以胀痛为主，局部有压痛，持续时间较长，常伴有泛酸、嘈杂、嗳气、呃逆等胃部症状。

3. 胸痹与真心痛　真心痛是胸痹的进一步发展，症见心痛剧烈，甚则持续不解，伴有汗出、肢冷、面白、唇紫、手足青至节、脉微或结代等危重急症。

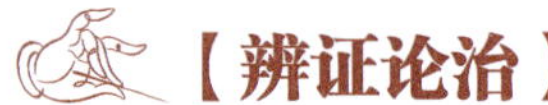

【辨证论治】

1. 心血瘀阻证

主症：心胸疼痛，如刺如绞，痛有定处，入夜为甚，甚则心痛彻背，背痛彻心，或痛引肩背，伴有胸闷，日久不愈，可因暴怒、劳累等而加重，舌质紫暗、有瘀斑，苔薄，脉弦涩。

病机要点：血行瘀滞，胸阳痹阻，心脉不畅。

中医治法：活血化瘀，通脉止痛。

★主要方剂：血府逐瘀汤加减。★

常用药物：川芎、桃仁、红花、赤芍、柴胡、桔梗、枳壳、牛膝、当归、生地黄、降香、郁金等。

2. 气滞心胸证

主症：心胸满闷，隐痛阵发，痛有定处，时欲太息，遇情志不遂时容易诱发或加重症状，或兼有脘腹胀闷，得嗳气或矢气则舒，苔薄或薄腻，脉细弦。

病机要点：肝失疏泄，气机郁滞，心脉不和。

中医治法：疏肝理气，活血通络。

★主要方剂：柴胡疏肝散加减。★

常用药物：柴胡、枳壳、香附、陈皮、川芎、赤芍等。

3. 痰浊闭阻证

主症：胸闷重而心痛微，痰多气短，肢体沉重，形体肥胖，遇阴雨天则症状易发作或加重，伴有倦怠乏力、纳呆便溏、咳吐痰涎，舌体胖大且边有齿痕，苔浊腻或白滑，脉滑。

病机要点：痰浊盘踞，胸阳失展，气机痹阻，脉络阻滞。

中医治法：通阳泄浊，豁痰宣痹。

★主要方剂：瓜蒌薤白半夏汤合涤痰汤加减。★

常用药物：瓜蒌、薤白、半夏、胆南星、竹茹、人参、茯苓、甘草、石菖蒲、陈皮、枳实等。

4. 寒凝心脉证

主症：猝然心痛如绞，心痛彻背，喘不得卧，伴形寒，甚则手足不温，冷汗自出，胸闷气短，心悸，面色苍白，多因气候骤冷或骤感风寒而发病或加重，苔薄白，脉沉紧或沉细。

病机要点：素体阳虚，阴寒凝滞，气血痹阻，心阳不振。

中医治法：辛温散寒，宣通心阳。

★主要方剂：枳实薤白桂枝汤合当归四逆汤加减。★

常用药物：桂枝、细辛、薤白、瓜蒌、当归、芍药、甘草、枳实、厚朴、大枣等。

5. 气阴两虚证

主症：心胸隐痛，时作时休，心悸气短，动则益甚，伴倦怠乏力，声息低微，面色白，易汗出，舌淡红，舌体胖且边有齿痕，苔薄白，脉虚细缓或结代。

病机要点：心气不足，阴血亏耗，血行瘀滞。

中医治法：益气养阴，活血通脉。

★主要方剂：生脉散合人参养荣汤加减。★

常用药物：人参、黄芪、炙甘草、肉桂、麦冬、玉竹、五味子、丹参、当归等。

6. 心肾阴虚证

主症：心痛憋闷，心悸盗汗，虚烦不寐，腰酸膝软，头晕耳鸣，口干便秘，舌红少津，苔薄或剥，脉细数或促代。

病机要点：水不济火，虚热内灼，心失所养，血脉不畅。

中医治法：滋阴清火，养心和络。

★主要方剂：天王补心丹合炙甘草汤加减。★

常用药物：生地黄、玄参、天冬、麦冬、人参、炙甘草、茯苓、柏子仁、酸枣仁、五味子、远志、丹参、当归、芍药、阿胶等。

7. 心肾阳虚证

主症：心悸而痛，胸闷气短，动则更甚，自汗，面色㿠白，神倦怯寒，四肢欠温或肿胀，舌淡胖、边有齿痕，苔白或腻，脉沉细迟。

病机要点：阳气虚衰，胸阳不振，气机痹阻，血行瘀滞。

中医治法：温补阳气，振奋心阳。

★主要方剂：参附汤合右归饮加减。★

常用药物：人参、附子、肉桂、炙甘草、熟地黄、山茱萸、淫羊藿、补骨脂等。

第九节　不寐

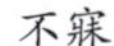

不寐

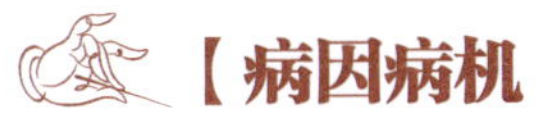

【中医疾病诊断】

不寐就是以经常不能够获得正常睡眠为特征的一类病证，轻者入寐困难或寐而易醒，醒后不寐，连续3周以上，重者彻夜难眠；常伴有头痛、头昏、心悸、健忘、神疲乏力、心神不宁、多梦等症；常有饮食不节、情志失常、劳倦、思虑过度、病后、体虚等病史；经各系统及实验室检查，未发现妨碍睡眠的其他器质性病变。

【病因病机】

病因为情志失常、饮食不节、劳逸失调、病后体虚、年迈体虚等。病机为阳盛阴衰，阴阳失交。其病位主要在心，与肝胆、脾胃、肾密切相关。

【中医类证鉴别】

不寐应与一时性失眠、生理性少寐、其他病引起的失眠相区别。

不寐是单纯以失眠为主症，表现为持续的、严重的睡眠困难。若因一时性情志影响或生活环境改变引起的暂时性失眠不属病态。老年人少寐早醒，多属生理状态。若因其他疾病引起失眠者，则应以祛除有关病因为主。

【辨证论治】

1. 肝火扰心证

主症：不寐多梦，甚则彻夜不眠，急躁易怒，伴头晕头胀，目赤耳鸣，口干而苦，不思饮食，便秘溲赤，舌红苔黄，脉弦而数。

病机要点：肝郁化火，上扰心神。

中医治法：疏肝泻火，镇心安神。

★主要方剂：龙胆泻肝汤加减。★

常用药物：龙胆、栀子、黄芩、生地黄、车前子、泽泻、当归、柴胡、甘草、生龙骨、生牡蛎、磁石等。

2. 痰热扰心证

主症：心烦不寐，胸闷脘痞，泛恶嗳气，伴口苦、头重、目眩，舌偏红，苔黄腻，脉滑数。

病机要点：湿食生痰，郁痰生热，扰动心神。

中医治法：清化痰热，和中安神。

★主要方剂：黄连温胆汤加减。★

常用药物：半夏、陈皮、茯苓、枳实、黄连、竹茹、龙齿、珍珠母、磁石等。

3. 心脾两虚证

主症：不易入睡，多梦易醒，心悸健忘，神疲食少，伴头晕目眩、四肢倦怠、腹胀便溏、面色少华，舌淡苔薄，脉细无力。

病机要点：脾虚血亏，心神失养，神不安舍。

中医治法：补益心脾，养血安神。

★主要方剂：归脾汤加减。★

常用药物：人参、白术、当归、黄芪、甘草、远志、酸枣仁、茯神、龙眼肉、木香等。

4. 心肾不交证

主症：心烦不寐，入睡困难，心悸多梦，伴头晕耳鸣，腰膝酸软，潮热盗汗，五心烦热，咽干少津，男子遗精，女子月经不调，舌红少苔，脉细数。

病机要点：肾水亏虚，不能上济于心，心火炽盛，不能下交于肾。

中医治法：滋阴降火，交通心肾。

★主要方剂：六味地黄丸合交泰丸加减。★

常用药物：熟地黄、山茱萸、山药、泽泻、茯苓、牡丹皮、黄连、肉桂等。

5. 心胆气虚证

主症：虚烦不寐，触事易惊，终日惕惕，胆怯心悸，伴倦怠乏力、气短自汗，舌淡，脉弦细。

病机要点：心胆虚怯，心神失养，神魂不安。

中医治法：益气镇惊，安神定志。

★主要方剂：安神定志丸合酸枣仁汤加减。★

常用药物：人参、茯苓、甘草、茯神、远志、龙齿、石菖蒲、川芎、知母、酸枣仁等。

第十节　痫病

痫病

【中医疾病诊断】

痫病是患者以反复发作性神志异常为主，典型发作时突然昏倒，不省人事，两目上视，四肢抽搐，口吐涎沫，醒后如常人，对发作时的情况不知。局限性发作可见口、眼、手等局部抽搐而无突然昏倒，多数在数秒至数分钟即止。

【病因病机】

病因为先天因素、七情失调、脑部外伤、惊恐、其他因素等。基本病机为脏腑失调，痰浊阻滞，气机逆乱，风痰内动，蒙蔽清窍。肝、脾、肾的损伤是痫病发生的主要病理基础。病理性质属于本虚标实。

【中医类证鉴别】

1. 痫病与中风病

（1）典型发作痫病与中风病均有突然仆倒、昏不知人等，但痫病有反复发作史，发作时口吐涎沫，两目上视，四肢抽搐，或作怪叫声，可自行苏醒，无半身不遂、口舌歪斜等症。

（2）中风病则仆地无声，昏迷持续时间长，醒后常有半身不遂等后遗症。

2. 痫病与厥证

（1）痫病有突然仆倒、昏不知人等，发作时口吐涎沫，两目上视，四肢抽搐，或作怪叫声，可自行苏醒。

（2）厥证除见突然仆倒、昏不知人主症外，还有面色苍白、四肢厥冷，或见口噤、握拳、手指拘急，而无口吐涎沫、两目上视、四肢抽搐和病作怪叫之见症，临床上不难区别。

3. 痫病与痉证

（1）两者都具有四肢抽搐等症状，但痫病仅见于发作之时，兼有口吐涎沫、病作怪叫、醒后如常人。

（2）痉证多见持续发作，伴有角弓反张、身体强直，经治疗恢复后，或仍有原发疾病的存在。

【辨证论治】

1. 风痰闭阻证

主症：发病前常有头昏、眩晕、胸闷、乏力、痰多、心情不悦等。发作呈多样性，或见突然跌倒，神志不清，抽搐吐涎，或伴尖叫与二便失禁，或短暂神志不清，双目发呆，茫然所失，谈话中断，持物落地，或精神恍惚而无抽搐，舌红，苔白腻，脉弦滑有力。

病机要点：痰浊素盛，肝阳化风，痰随风动，风痰闭阻，上干清窍。

中医治法：涤痰息风，开窍定痫。

★主要方剂：定痫丸加减。★

常用药物：天麻、全蝎、僵蚕、胆南星、姜半夏、竹沥、菖蒲、川贝母、琥珀、远志、朱砂、茯苓、陈皮、丹参等。

2. 痰火扰神证

主症：发作时昏仆抽搐，吐涎，或有吼叫，平时急躁易怒，心烦失眠，咳痰不爽，口苦咽干，便秘溲黄，病发后，症情加重，彻夜难眠，目赤，舌红，苔黄腻，脉弦滑而数。

病机要点：痰浊蕴结，气郁化火，痰火内盛，上扰脑神。

中医治法：清热泻火，化痰开窍。

★主要方剂：龙胆泻肝汤合涤痰汤加减。★

常用药物：龙胆、黄芩、栀子、青黛、芦荟、大黄、姜半夏、胆南星、木香、枳实、茯苓、橘红、人参、菖蒲、麝香、当归等。

3. 瘀阻脑络证

主症：平素头晕头痛，痛有定处，常伴单侧肢体抽搐，或一侧面部抽动，颜面口唇青紫，舌质暗红或有瘀斑，舌苔薄白，脉涩或弦。

病机要点：瘀血阻窍，脑络闭塞，脑神失养而风动。

中医治法：活血化瘀，息风通络。

★主要方剂：通窍活血汤加减。★

常用药物：赤芍、川芎、桃仁、红花、麝香、老葱、地龙、僵蚕、全蝎等。

4. 心脾两虚证

主症：反复发作，神疲乏力，心悸气短，失眠多梦，面色苍白，体瘦纳呆，大便溏薄，舌淡，苔白腻，脉沉细而弱。

病机要点：痫发日久，耗伤气血，心脾两伤，心神失养。

中医治法：补益气血，健脾宁心。

★主要方剂：六君子汤合归脾汤加减。★

常用药物：人参、茯苓、白术、炙甘草、陈皮、姜半夏、当归、丹参、熟地黄、酸枣仁、远志、五味子等。

5. 心肾亏虚证

主症：痫病频发，神思恍惚，心悸，健忘失眠，头晕目眩，两目干涩，面色晦暗，耳轮焦枯不泽，腰膝酸软，大便干燥，舌淡红，脉沉细而数。

病机要点：痫病日久，心肾精血亏虚，髓海不足，脑失所养。

中医治法：补益心肾，潜阳安神。

★主要方剂：左归丸合天王补心丹加减。★

常用药物：熟地黄、山药、山茱萸、菟丝子、枸杞子、鹿角胶、龟甲胶、川牛膝、生牡蛎、鳖甲等。

第十一节　胃痛

胃痛

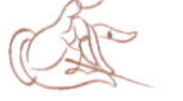【中医疾病诊断】

胃痛是患者以上腹胃脘部近心窝处疼痛为主，伴食欲不振、恶心呕吐、嘈杂泛酸、嗳气吞腐等上消化道症状的临床表现。

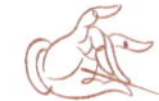【病因病机】

病因多见于外邪犯胃、饮食伤胃、情志不畅以及素体脾胃虚弱等。基本病机是胃气阻滞，胃失和降，不通则痛。胃痛的病变部位在胃，但与肝、脾关系极为密切。

【中医类证鉴别】

1. 胃痛与真心痛

（1）真心痛是心经病变所引起的心痛证。多见于老年人，为当胸而痛，其多绞痛、闷痛，动则加重，痛引肩背，常伴心悸气短、汗出肢冷，病情危急。

（2）胃痛多表现为胀痛、刺痛、隐痛，有反复发作史，一般无放射痛，又多伴有嗳气、泛酸、嘈杂等脾胃证候。

2. 胃痛与胁痛

（1）胁痛是以胁部疼痛为主症，可伴发热恶寒，或目黄肤黄，或胸闷太息，很少伴有嘈杂泛酸、嗳气吐腐。

（2）肝气犯胃的胃痛有时亦可攻痛连胁，但仍以胃脘部疼痛为主症。两者具有明显的区别。

3. 胃痛与腹痛

（1）腹痛是以胃脘部以下、耻骨毛际以上整个位置疼痛为主症。

（2）胃痛是以上腹胃脘部近心窝处疼痛为主症，两者的疼痛部不同。但胃处腹中，与肠相连，因而胃痛可以影响及腹，而腹痛亦可牵连于胃，这就要从其疼痛的主要部位和如何起病来加以辨别。

【辨证论治】

1. 寒邪客胃证

主症：胃痛暴作，恶寒喜暖，得温痛减，遇寒加重，口淡不渴，或喜热饮，舌淡苔薄白，脉弦紧。

病机要点：寒凝胃脘，阳气被遏，气机阻滞。

中医治法：温胃散寒，行气止痛。

★主要方剂：香苏散合良附丸加减。★

常用药物：高良姜、吴茱萸、香附、乌药、陈皮、木香等。

2. 饮食伤胃证

主症：胃脘疼痛，胀满拒按，嗳腐吞酸，或呕吐不消化食物，其味腐臭，吐后痛减，不思饮食，大便不爽，得矢气及便后稍舒，舌苔厚腻，脉滑。

病机要点：饮食积滞，阻塞胃气。

中医治法：消食导滞，和胃止痛。

★主要方剂：保和丸加减。★

常用药物：神曲、山楂、陈皮、连翘、莱菔子、茯苓、半夏等。

3. 肝气犯胃证

主症：胃脘胀痛，痛连两胁，嗳气、矢气后则痛减，遇烦恼则痛作或痛甚，胸闷嗳气，喜长叹息，大便不畅，舌苔多薄白，脉弦。

病机要点：肝气郁结，横逆犯胃，胃气阻滞。

中医治法：疏肝解郁，理气止痛。

★主要方剂：柴胡疏肝散加减。★

常用药物：柴胡、芍药、川芎、郁金、香附、陈皮、枳壳、佛手、甘草等。

4. 湿热中阻证

主症：胃脘疼痛，痛势急迫，脘闷灼热，口干口苦，口渴而不欲饮，纳呆恶心，小便色黄，大便不畅，舌红，苔黄腻，脉滑数。

病机要点：湿热蕴结，胃气痞阻。

中医治法：清化湿热，理气和胃。

★主要方剂：清中汤加减。★

常用药物：黄连、栀子、茯苓、制半夏、草豆蔻、陈皮、甘草等。

5. 瘀血停胃证

主症：胃脘疼痛，如针刺，似刀割，痛有定处，按之痛甚，痛时持久，食后加剧，入夜尤甚，或见吐血黑便，舌质紫暗或有瘀斑，脉涩。

病机要点：瘀停胃络，脉络壅滞。

中医治法：化瘀通络，理气和胃。

★主要方剂：失笑散合丹参饮加减。★

常用药物：蒲黄、五灵脂、丹参、木香、郁金、枳壳、檀香、砂仁、延胡索等。

6. 胃阴亏耗证

主症：胃脘隐隐灼痛，似饥而不欲食，口燥咽干，五心烦热，消瘦乏力，口渴思饮，大便干结，舌红少津，脉细数。

病机要点：胃阴亏耗，胃失濡养。

中医治法：养阴益胃，和中止痛。

★主要方剂：一贯煎合芍药甘草汤加减。★

常用药物：沙参、麦冬、生地黄、枸杞子、当归、川楝子、芍药、甘草等。

7. 脾胃虚寒证

主症：胃痛隐隐，绵绵不休，喜温喜按，空腹痛甚，得食则缓，劳累或受凉后发作或加重，泛吐清水，神疲纳呆，四肢倦怠，手足不温，大便溏薄，舌淡苔白，脉虚弱或迟缓。

病机要点：脾虚胃寒，失于温养。

中医治法：温中健脾，和胃止痛。

★主要方剂：黄芪建中汤加减。★

常用药物：黄芪、桂枝、生姜、芍药、炙甘草、饴糖、大枣等。

第十二节　呕吐

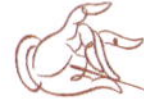

【中医疾病诊断】

呕吐是患者以呕吐为主要症状，常有饮食不节、过食生冷、恼怒气郁或久病不愈等病史。

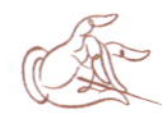

【病因病机】

病因有外邪犯胃、饮食不节、情志失调、病后体虚等。病机为胃失和降，胃气上逆。病变脏腑主要在胃，还与肝、脾有密切的关系。

【中医类证鉴别】

1. 呕吐与反胃　二者同属胃部的病变，其病机都是胃失和降、气逆于上，而且都有呕吐的临床表现。

（1）反胃属脾胃虚寒，胃中无火，难以腐熟食入之谷物，以朝食暮吐、暮食朝吐，终至完谷尽吐出而始感舒畅。

（2）呕吐是以有声有物为特征，有感受外邪、饮食不节、情志失调和胃虚失和的不同。

2. 呕吐与噎膈　两者均有呕吐的症状。

（1）呕吐之病，进食顺畅，吐无定时。呕吐大多病情较轻，病程较短，预后尚好。

（2）噎膈之病，进食哽噎不顺或食不得入，或食入即吐，甚则因噎废食。噎膈多因内伤所致，病情深重，病程较长，预后欠佳。

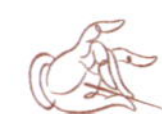

【辨证论治】

（一）实证

1. 外邪犯胃证

主症：突然呕吐，胸脘满闷，发热恶寒，头身疼痛，舌苔白腻，脉濡缓。

病机要点：外邪犯胃，中焦气滞，浊气上逆。

中医治法：疏邪解表，化浊和中。

★主要方剂：藿香正气散加减。★

常用药物：藿香、紫苏、大腹皮、白芷、厚朴、半夏、陈皮、白术、茯苓、生姜等。

2. 食滞内停证

主症：呕吐酸腐，脘腹胀满，嗳气厌食，大便或溏或结，舌苔厚腻，脉滑实。

病机要点：食积内停，气机受阻，浊气上逆。

中医治法：消食化滞，和胃降逆。

★主要方剂：保和丸加减。★

常用药物：山楂、神曲、连翘、莱菔子、陈皮、半夏、茯苓等。

3. 痰饮中阻证

主症：呕吐清水痰涎，脘闷不食，头眩心悸，舌苔白腻，脉滑。

病机要点：痰饮内停，中阳不振，胃气上逆。

中医治法：温中化饮，和胃降逆。

★主要方剂：小半夏汤合苓桂术甘汤加减。★

常用药物：半夏、生姜、茯苓、白术、甘草、桂枝等。

4. 肝气犯胃证

主症：呕吐吞酸，嗳气频繁，胸胁胀痛，舌红，苔薄腻，脉弦。

病机要点：肝气不疏，横逆犯胃，胃失和降。

中医治法：疏肝理气，和胃降逆。

★主要方剂：四七汤加减。★

常用药物：紫苏叶、厚朴、半夏、生姜、茯苓、大枣等。

（二）虚证

1. 脾胃气虚证

主症：恶心呕吐，食欲不振，食入难化，脘部痞闷，大便不畅，舌淡胖，苔薄，脉细。

病机要点：脾胃气虚，纳运无力，胃虚气逆。

中医治法：健脾益气，和胃降逆。

★主要方剂：香砂六君子汤加减。★

常用药物：党参、茯苓、白术、甘草、半夏、陈皮、木香、砂仁等。

2. 脾胃阳虚证

主症：饮食稍多即吐，时作时止，面色白，倦怠乏力，喜暖恶寒，四肢不温，口干而不欲饮，大便溏薄，舌淡，脉濡弱。

病机要点：脾胃虚寒，失于温煦，运化失职。

中医治法：温中健脾，和胃降逆。

★主要方剂：理中汤加减。★

常用药物：人参、白术、干姜、甘草、砂仁、半夏等。

3. 胃阴不足证

主症：呕吐反复发作，或时作干呕，似饥而不欲食，口燥咽干，舌红少津，脉细数。

病机要点：胃阴不足，胃失濡润，和降失司。

中医治法：滋养胃阴，降逆止呕。

★主要方剂：麦门冬汤加减。★

常用药物：人参、麦冬、粳米、半夏、竹茹、枇杷叶、甘草、大枣等。

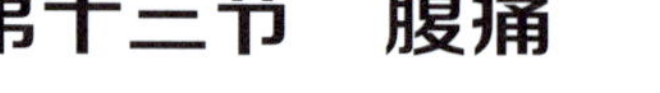

第十三节　腹痛

腹痛

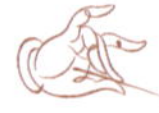

【中医疾病诊断】

腹痛是患者以胃脘以下、耻骨毛际以上部位发生疼痛为主的病证。

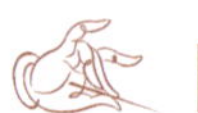

【病因病机】

病因有外感时邪、饮食不节、情志失调、阳气素虚等。病机为脏腑气机阻滞，气血运行不畅，经脉痹阻，“不通则痛”，或脏腑经脉失养，不荣而痛。

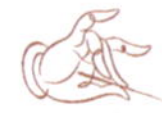

【中医类证鉴别】

1. 腹痛与胃痛

（1）胃痛部位在心下胃脘之处，常伴有恶心、嗳气等胃病症状。

（2）腹痛部位在胃脘以下，但胃痛的伴见症在腹痛中较少见。

2. 腹痛与其他内科疾病中的腹痛症状

（1）许多内科疾病常见腹痛表现，此时的腹痛只是该病的症状。如痢疾之腹痛，伴有里急后重、下痢赤白脓血；积聚之腹痛，以腹中包块为特征等。

（2）腹痛病证，当以腹部疼痛为主要表现。

3. 内科腹痛与外科、妇科腹痛

（1）内科腹痛常先发热后腹痛，疼痛一般不剧，痛无定处，压痛不显。

（2）外科腹痛多后发热，疼痛剧烈，痛有定处，压痛明显，见腹痛拒按、腹肌紧张等。

（3）妇科腹痛多在小腹，与经、带、胎、产有关，如痛经、先兆流产、宫外孕、输卵管破裂等，应及时进行妇科检查，以明确诊断。

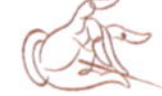

【辨证论治】

1. 寒邪内阻证

主症：腹痛拘急，遇寒痛甚，得温痛减，口淡不渴，形寒肢冷，小便清长，大便清稀或秘结，舌淡，苔白腻，脉沉紧。

病机要点：寒邪凝滞，中阳被遏，脉络痹阻。

中医治法：散寒温里，理气止痛。

★主要方剂：良附丸合正气天香散加减。★

常用药物：高良姜、干姜、紫苏、乌药、香附、陈皮等。

2. 湿热壅滞证

主症：腹痛拒按，烦渴引饮，大便秘结，或溏滞不爽，潮热汗出，小便短黄，舌红，苔黄燥或黄腻，脉滑数。

病机要点：湿热内结，气机壅滞，腑气不通。

中医治法：泄热通腑，行气导滞。

★主要方剂：大承气汤加减。★

常用药物：大黄、芒硝、厚朴、枳实等。

3. 饮食积滞证

主症：脘腹胀满，疼痛拒按，嗳腐吞酸，厌食呕恶，痛而欲泻，泻后痛减，或大便秘结，舌苔厚腻，脉滑。

病机要点：食滞内停，运化失司，胃肠不和。

中医治法：消食导滞，理气止痛。

★主要方剂：枳实导滞丸加减。★

常用药物：大黄、枳实、神曲、黄芩、黄连、泽泻、白术、茯苓等。

4. 肝郁气滞证

主症：腹痛胀闷，痛无定处，痛引少腹，或兼痛窜两胁，时作时止，得嗳气或矢气则舒，遇忧思恼怒则剧，舌红，苔薄白，脉弦。

病机要点：肝气郁结，气机不畅，疏泄失司。

中医治法：疏肝解郁，理气止痛。

★主要方剂：柴胡疏肝散加减。★

常用药物：柴胡、枳壳、香附、陈皮、芍药、甘草、川芎等。

5. 瘀血内停证

主症：腹痛较剧，痛如针刺，痛处固定，经久不愈，舌质紫暗，脉细涩。

病机要点：瘀血内停，气机阻滞，脉络不通。

中医治法：活血化瘀，和络止痛。

★主要方剂：少腹逐瘀汤加减。★

常用药物：桃仁、红花、牛膝、当归、川芎、赤芍、延胡索、蒲黄、五灵脂、香附、乌药、青皮、甘草等。

6. 中虚脏寒证

主症：腹痛绵绵，时作时止，喜温喜按，形寒肢冷，神疲乏力，气短懒言，胃纳不佳，面色无华，大便溏薄，舌淡，苔薄白，脉沉细。

病机要点：中阳不振，气血不足，失于温养。

中医治法：温中补虚，缓急止痛。

★主要方剂：小建中汤加减。★

常用药物：桂枝、干姜、党参、白术、饴糖、附子、芍药、炙甘草、大枣等。

第十四节　泄泻

泄泻

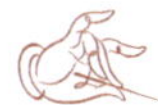

【中医疾病诊断】

泄泻是患者以排便次数增多，粪质稀溏或完谷不化，甚至泻出如水样为主，常兼有腹胀、腹痛、肠鸣、纳呆等临床表现。

【病因病机】

病因为感受外邪、饮食所伤、情志失调、病后体虚、禀赋不足等。基本病机为脾虚湿盛，致肠道功能失司。病位在肠，脾失健运是关键，同时与肝、肾密切相关。

【中医类证鉴别】

1. 泄泻与痢疾

（1）泄泻以大便次数增加，粪质稀溏，甚则如水样，或完谷不化为主症，大便不带脓血，也无里急后重，或无腹痛。

（2）痢疾以腹痛、里急后重、便下赤白脓血为特征。

2. 泄泻与霍乱

（1）霍乱是一种上吐下泻并作的病证，发病特点是来势急骤、变化迅速、病情凶险，所泻之物多为黄色粪水，或吐下如米泔水，常伴恶寒、发热等。

（2）泄泻以大便稀溏、次数增多为特征，一般预后良好。

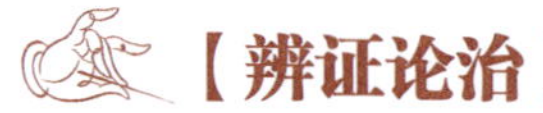

【辨证论治】

1. 寒湿内盛证

主症：泄泻清稀，甚则如水样，脘闷食少，腹痛肠鸣，或兼外感风寒，则恶寒、发热、头痛、肢体酸痛，舌苔白或白腻，脉濡缓。

病机要点：寒湿内盛，脾失健运，清浊不分。

中医治法：芳香化湿，解表散寒。

★主要方剂：藿香正气散加减。★

常用药物：藿香、白术、茯苓、半夏、陈皮、木香、厚朴、大腹皮、紫苏、白芷等。

2. 湿热伤中证

主症：泄泻腹痛，泻下急迫，或泻而不爽，粪色黄褐，气味臭秽，肛门灼热，烦热口渴，小便短黄，舌红，苔黄腻，脉滑数或濡数。

病机要点：湿热壅滞，损伤脾胃，传化失常。

中医治法：清热利湿，分利止泻。

★主要方剂：葛根芩连汤加减。★

常用药物：葛根、黄芩、黄连、甘草、车前草、苦参等。

3. 食滞肠胃证

主症：腹痛肠鸣，泻下粪便臭如败卵，泻后痛减，脘腹胀满，嗳腐酸臭，不思饮食，舌苔垢浊或厚腻，脉滑。

病机要点：宿食内停，阻滞肠胃，传化失司。

中医治法：消食导滞，和中止泻。

★主要方剂：保和丸加减。★

常用药物：神曲、山楂、连翘、谷芽、莱菔子、半夏、陈皮、茯苓、麦芽等。

4. 脾胃虚弱证

主症：大便时溏时泻，迁延反复，食少，食后脘闷不舒，稍进油腻食物，则大便次数明显增加，面色萎黄，神疲倦怠，舌淡，苔白，脉细弱。

病机要点：脾虚失运，清浊不分。

中医治法：健脾益气，化湿止泻。

★主要方剂：参苓白术散加减★

常用药物：人参、白术、茯苓、陈皮、桔梗、白扁豆、山药、莲子、薏苡仁等。

5. 肾阳虚衰证

主症：黎明之前脐腹作痛，肠鸣即泻，完谷不化，腹部喜暖，泻后则安，形寒肢冷，腰膝酸软，舌淡苔白，脉沉细。

病机要点：命门火衰，脾失温煦。

中医治法：温肾健脾，固涩止泻。

★主要方剂：四神丸加减。★

常用药物：补骨脂、肉豆蔻、吴茱萸、五味子、附子、炮姜等。

6. 肝气乘脾证

主症：素有胸胁胀闷，嗳气食少，腹中雷鸣，攻窜作痛，矢气频作，每因抑郁恼怒或情绪紧张之时，发生腹痛泄泻，舌淡红，脉弦。

病机要点：肝气不舒，横逆犯脾，脾失健运。

中医治法：抑肝扶脾。

★主要方剂：痛泻要方加减。★

常用药物：白芍、白术、陈皮、防风、柴胡、木香、郁金、香附等。

第十五节　痢疾

痢疾

【中医疾病诊断】

痢疾是患者以大便次数增多、腹痛、里急后重、泻下赤白脓血便为主的病证。

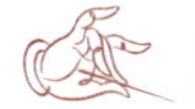

【病因病机】

病因多为外感时邪疫毒、饮食不洁和脾胃虚弱等。病机主要是邪滞于肠，气血壅滞，肠道传化失司，脂络受伤，腐败化为脓血而为痢。病位在肠，与脾胃密切相关，可涉及肾。

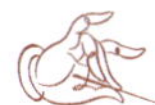

【中医类证鉴别】

痢疾与泄泻

（1）痢疾大便次数虽多而量少，排赤白脓血便，腹痛伴里急后重感明显。

（2）泄泻大便溏薄，粪便清稀，而无赤白脓血便，腹痛多伴肠鸣，少有里急后重感。

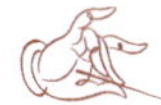

【辨证论治】

1. 湿热痢

主症：腹部疼痛，里急后重，痢下赤白脓血，黏稠如胶冻，腥臭，肛门灼热，小便短赤，舌苔黄腻，脉滑数。

病机要点：湿热蕴结，熏灼肠道，气血壅滞。

中医治法：清肠化湿，调气和血。

★主要方剂：芍药汤加减。★

常用药物：黄芩、黄连、大黄、芍药、当归、甘草、木香、槟榔、金银花、肉桂等。

2. 疫毒痢

主症：起病急骤，壮热口渴，头痛烦躁，恶心呕吐，大便频频，痢下鲜紫脓血，腹痛剧烈，后重感特著，甚者神昏惊厥，舌红绛，舌苔黄燥，脉滑数或微欲绝。

病机要点：疫邪热毒，壅盛肠道，燔灼气血。

中医治法：清热解毒，凉血除积。

★主要方剂：白头翁汤加减。★

常用药物：白头翁、黄连、黄柏、秦皮、金银花、地榆、牡丹皮等。

3. 寒湿痢

主症：腹痛拘急，痢下赤白黏冻，白多赤少，或为纯白冻，里急后重，口淡乏味，脘胀腹满，头身困重，舌质或淡，舌苔白腻，脉濡缓。

病机要点：寒湿客肠，气血凝滞，传导失司。

中医治法：温中燥湿，调气和血。

★主要方剂：不换金正气散加减。★

常用药物：藿香、苍术、半夏、厚朴、炮姜、桂枝、陈皮、大枣、甘草、木香、枳实等。

4. 阴虚痢

主症：痢下赤白，日久不愈，脓血黏稠，或下鲜血，脐下灼痛，虚坐努责，食少，心烦口干，至夜转剧，舌红绛少津，苔腻或花剥，脉细数。

病机要点：阴虚湿热，肠络受损。

中医治法：养阴和营，清肠化湿。

★主要方剂：驻车丸加减。★

常用药物：黄连、阿胶、芍药、甘草、当归、炮姜、地榆、沙参、石斛等。

5. 虚寒痢

主症：腹部隐痛，缠绵不已，喜按喜温，痢下赤白清稀，无腥臭，或为白黏冻，甚则滑脱不禁，肛门坠胀，便后更甚，形寒畏冷，四肢不温，食少神疲，腰膝酸软，舌淡苔薄白，脉沉细而弱。

病机要点：脾肾阳虚，寒湿内生，阻滞肠腑。

中医治法：温补脾肾，收涩固脱。

★主要方剂：桃花汤合真人养脏汤。★

常用药物：人参、白术、干姜、肉桂、粳米、炙甘草、诃子、罂粟壳、肉豆蔻、赤石脂、当归、白芍、木香等。

6. 休息痢

主症：下痢时发时止，迁延不愈，常因饮食不当、受凉、劳累而发，发时大便次数增多，夹有赤白黏冻，腹胀食少，倦怠嗜卧，舌淡苔腻，脉濡软或虚数。

病机要点：病久正伤，邪恋肠腑，传导不利。

中医治法：温中清肠，调气化滞。

★主要方剂：连理汤加减。★

常用药物：人参、白术、茯苓、干姜、黄连、枳实、木香、槟榔、甘草等。

第十六节 便秘

便秘

【中医疾病诊断】

便秘是以大便粪质干结，排出艰难，或欲大便而艰涩不畅为主，伴腹胀、腹痛、口臭、纳差及神疲乏力、头眩、心悸等症。

【病因病机】

病因为饮食不节、情志失调、年老体虚、感受外邪。基本病机为大肠传导失常，气机不畅，糟粕内停。

【中医类证鉴别】

便秘与肠结

（1）肠结多为急病，因大肠通降受阻所致，表现为腹部疼痛拒按、大便完全不通，且无矢气和肠鸣音，严重者可吐出粪便。

（2）便秘多为慢性久病，因大肠传导失常所致，表现为腹部胀满、大便干结艰行，可有矢气和肠鸣音，或有恶心欲吐、食纳减少。

【辨证论治】

1. 热秘

主症：大便干结，腹胀腹痛，口干口臭，面红心烦，或有身热，小便短赤，舌红，苔黄燥，脉滑数。

病机要点：肠腑燥热，津伤便结。

中医治法：泄热导滞，润肠通便。

★主要方剂：麻子仁丸加减。★

常用药物：大黄、枳实、厚朴、麻子仁、杏仁、白蜜、芍药等。

2. 气秘

主症：大便干结，或不甚干结，欲便不得出，或便而不爽，肠鸣矢气，腹中胀痛，嗳气频作，纳食减少，胸胁痞满，舌苔薄腻，脉弦。

病机要点：肝脾气滞，腑气不通。

中医治法：顺气导滞。

★主要方剂：六磨汤加减。★

常用药物：木香、乌药、沉香、大黄、槟榔、枳实等。

3. 冷秘

主症：大便艰涩，腹痛拘急，胀满拒按，胁下偏痛，手足不温，呃逆呕吐，舌苔白腻，脉弦紧。

病机要点：阴寒内盛，凝滞胃肠。

中医治法：温里散寒，通便止痛。

★主要方剂：温脾汤加减。★

常用药物：制附子、大黄、党参、干姜、甘草、当归、肉苁蓉、乌药等。

4. 气虚秘

主症：大便并不干硬，虽有便意，但排便困难，用力努挣则汗出短气，便后乏力，面白神疲，肢倦懒言，舌淡苔白，脉弱。

病机要点：脾肺气虚，传送无力。

中医治法：益气润肠。

★主要方剂：黄芪汤加减。★

常用药物：黄芪、麻仁、白蜜、白术、党参、陈皮等。

5. 血虚秘

主症：大便干结，面色无华，皮肤干燥，头晕目眩，心悸气短，健忘少寐，口唇色淡，舌淡苔少，脉细。

病机要点：血液亏虚，肠道失荣。

中医治法：养血润燥。

★主要方剂：润肠丸。★

常用药物：当归、生地黄、白芍、党参、火麻仁、桃仁、玄参、何首乌、枸杞子、炙甘草。

6. 阴虚秘

主症：大便干结，如羊屎状，形体消瘦，头晕耳鸣，两颧红赤，心烦少眠，潮热盗汗，腰膝酸软，舌红少苔，脉细数。

病机要点：阴津不足，肠失濡润。

中医治法：滋阴通便。

★主要方剂：增液汤加减。★

常用药物：玄参、麦冬、生地黄、当归、石斛、沙参等。

7. 阳虚秘

主症：大便干或不干，排出困难，小便清长，面色白，四肢不温，腹中冷痛，或腰膝酸冷，舌淡苔白，脉沉迟。

病机要点：阳气虚衰，阴寒凝结。

中医治法：温阳通便。

★主要方剂：济川煎加减。★

常用药物：肉苁蓉、牛膝、制附子、火麻仁、当归、升麻、泽泻、枳壳、木香等。

第十七节　胁痛

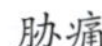

胁痛

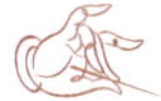

【中医疾病诊断】

胁痛是以一侧或两侧胁肋部疼痛为主，可伴见嗳气呃逆、急躁易怒、口苦纳呆、厌食恶心等症。

【病因病机】

病因为情志不遂、跌仆损伤、饮食所伤、外感湿热、劳欲久病。基本病机为肝络失和，其病理变化可归结为“不通则痛”与“不荣则痛”两类。胁痛的病变脏腑主要在于肝胆，又与脾胃及肾有关。

【中医类证鉴别】

1. 胁痛与胃脘痛　两者皆有肝郁的共同病机。

（1）胃脘痛病位在胃脘，兼有嗳气频作、吞酸嘈杂等胃失和降的症状。

（2）胁痛病位在胁肋部，伴有目眩、口苦、胸闷、喜太息的症状。

2. 胁痛与悬饮

（1）胁痛发病多与情志不遂、过食肥甘、劳欲过度、跌仆外伤等有关，主要表现为一侧或两侧胁肋部疼痛。

（2）悬饮多因素体虚弱，时邪外袭，肺失宣通，饮停胸胁而致，其表现为咳唾引痛胸胁，呼吸或转侧时加重，患侧肋间饱满，叩呈浊音，或见发热。

【辨证论治】

1. 肝郁气滞证

主症：胁肋胀痛，走窜不定，甚则引及胸背肩臂，疼痛每因情志变化而增减，胸闷腹胀，嗳气频作，得嗳气而胀痛稍舒，纳少口苦，舌苔薄白，脉弦。

病机要点：肝失条达，气机郁滞，络脉失和。

中医治法：疏肝理气。

★主要方剂：柴胡疏肝散加减。★

常用药物：柴胡、枳壳、香附、川楝子、白芍、甘草、川芎、郁金等。

2. 肝胆湿热证

主症：胁肋胀痛或灼热疼痛，痛有定处，触痛明显，口苦口黏，胸闷纳呆，恶心呕吐，小便黄赤，大便不爽，或兼有身热恶寒，身目发黄，舌红苔黄腻，脉弦滑数。

病机要点：湿热蕴结，肝胆失疏，络脉失和。

中医治法：清热利湿。

★主要方剂：龙胆泻肝汤加减。★

常用药物：龙胆、栀子、黄芩、生地黄、川楝子、枳壳、延胡索、泽泻、车前子等。

3. 瘀血阻络证

主症：胁肋刺痛，痛有定处，痛处拒按，入夜痛甚，胁肋下或见有癥块，舌质紫暗，脉沉涩。

病机要点：瘀血停滞，肝络痹阻。

中医治法：祛瘀通络。

★主要方剂：血府逐瘀汤或复元活血汤加减。★

常用药物：当归、川芎、桃仁、红花、柴胡、枳壳、制香附、川楝子、郁金、五灵脂、延胡索、三七粉等。

4. 肝络失养证

主症：胁肋隐痛，悠悠不休，遇劳加重，口干咽燥，心中烦热，头晕目眩，舌红少苔，脉细弦而数。

病机要点：肝肾阴亏，精血耗伤，肝络失养。

中医治法：养阴柔肝。

★主要方剂：一贯煎加减。★

常用药物：生地黄、枸杞子、黄精、沙参、麦冬、当归、白芍、炙甘草、川楝子、延胡索等。

第十八节　黄疸

黄疸

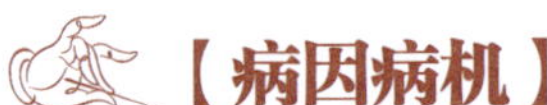

【中医疾病诊断】

黄疸是以目黄、身黄、小便黄为主症的一种病证，其中目睛黄染为本病的重要特征。

【病因病机】

病因为外感湿热邪毒、内伤饮食、劳倦、病后续发。基本病机是湿邪壅遏中焦，脾胃失于健运，肝气郁滞，疏泄不畅，致胆汁疏布失常，胆汁不循常道，外溢肌表，下注膀胱而致。病位主要在脾胃肝胆。病理因素以湿邪为主。其病理性质以实为主，病久则正虚邪恋。

【中医类证鉴别】

1. 黄疸与萎黄　两者均可出现身黄。

（1）黄疸患病与感受外邪、饮食劳倦或病后续发有关；病机为湿阻中焦，肝胆失疏，胆汁外溢；主症为身黄、目黄、小便黄。

（2）萎黄患病与饥饱劳倦、食滞虫积或病后失血有关；病机为中焦虚弱，气血不足，肌肤失养；主症为肌肤萎黄不泽，目、小便不黄，常伴头昏倦怠、心悸少寐、纳少便溏等症状。

2. 阳黄与阴黄

（1）阳黄色泽鲜明，发病急，病程短，常伴身热、口干而苦、舌苔黄腻、脉弦数。急黄为阳黄之重症，病情急骤，疸色金黄，兼见神昏、发斑、出血等危象。

（2）阴黄色泽晦暗，病程长，病势缓，常伴纳差、乏力、舌淡、脉沉迟或细缓。

【辨证论治】

黄疸的辨证，应首辨阳黄、阴黄。次辨阳黄湿热之轻重、胆腑郁热及疫毒炽盛。三辨阴黄之病因。四辨黄疸病势轻重。治疗原则主要为化湿邪、利小便。

（一）阳黄

1. 热重于湿证

主症：身目皆黄，色泽鲜明，身热口渴，或见心中懊侬，腹部胀闷，口干苦，恶心呕吐，小便短少、色黄赤，大便秘结，舌苔黄腻，脉弦数。

病机要点：湿热熏蒸，困阻脾胃，壅滞肝胆，胆汁泛溢。
中医治法：清热通腑，利湿退黄。
★主要方剂：茵陈蒿汤加减。★
常用药物：茵陈蒿、栀子、大黄、黄柏、茯苓、连翘、蒲公英、垂盆草、车前草等。

2. 湿重于热证

主症：身目皆黄，黄色不如前者鲜明，头身重困，胸脘痞满，食欲不佳，恶心呕吐，腹胀或大便溏垢，舌苔厚腻微黄，脉濡数或濡缓。
病机要点：湿阻热伏，困遏中焦，胆汁不循常道。
中医治法：利湿运脾化浊，佐以清热。
★主要方剂：茵陈五苓散合甘露消毒丹加减。★
常用药物：茵陈、茯苓、藿香、薏苡仁、豆蔻、陈皮、苍术、车前子、黄芩、连翘等。

3. 胆腑郁热证

主症：身目皆黄，色泽鲜明，上腹、右胁胀闷疼痛，牵引肩背，身热不退，或寒热往来，口苦咽干，呕吐呃逆，尿黄赤，便秘，舌红苔黄，脉弦滑数。
病机要点：湿热砂石郁滞，脾胃不和，肝胆失疏。
中医治法：疏肝泄热，利胆退黄。
★主要方剂：大柴胡汤加减。★
常用药物：柴胡、黄芩、半夏、大黄、枳实、茵陈、栀子、郁金、佛手、白芍、甘草等。

4. 疫毒炽盛证（急黄）

主症：发病迅猛，黄疸急速加深、其色如金，皮肤瘙痒，高热口渴，胁痛腹满，神昏谵语，烦躁抽搐，或见衄血、便血，或肌表瘀斑，舌红绛，苔黄燥，脉弦滑或数。
病机要点：疫毒炽盛，深入营血，内陷心肝。
中医治法：清热解毒，凉血开窍。
★主要方剂：《千金》犀角散加味。★
常用药物：犀角（用水牛角代替）、黄连、栀子、大黄、板蓝根、生地黄、玄参、牡丹皮、茵陈、土茯苓等。

（二）阴黄

1. 寒湿阻遏证

主症：身目皆黄，黄色晦暗，或如烟熏，脘腹痞满，纳谷不佳，大便不实，神疲畏寒，口淡不渴，舌淡苔腻，脉濡缓或沉迟。
病机要点：中阳不振，寒湿滞留，肝胆失于疏泄。
中医治法：温中化湿，健脾和胃。
★主要方剂：茵陈术附汤加减。★
常用药物：茵陈、白术、制附子、干姜、茯苓、泽泻、猪苓、苍术、厚朴、半夏、陈皮等。

2. 脾虚湿滞证

主症：身目淡黄，甚则晦暗不泽，神疲乏力，心悸气短，大便溏薄，舌淡苔薄，脉濡细。
病机要点：黄疸日久，脾虚血亏，湿滞残留。
中医治法：健脾养血，利湿退黄。
★主要方剂：黄芪建中汤加减。★
常用药物：黄芪、党参、桂枝、当归、白术、白芍、茯苓、茵陈、生姜、大枣、甘草等。

（三）黄疸消退后的调治

1. 湿热留恋证

主症：黄疸消退后，脘腹痞胀，胁肋隐痛，食欲不佳，口干苦，小便黄赤，苔腻，脉濡数。
病机要点：湿热留恋，余邪未清。
中医治法：清热利湿。
★主要方剂：茵陈四苓散加减。★
常用药物：茵陈、黄芩、黄柏、茯苓、泽泻、苍术、车前草、紫苏梗、陈皮等。

2. 肝脾不调证

主症：黄疸消退后，脘腹痞闷，肢倦乏力，胁肋隐痛，饮食不佳，大便不调，舌苔薄白，脉细弦。

病机要点：肝脾不调，疏运失职。
中医治法：调和肝脾，理气助运。
★主要方剂：柴胡疏肝散或归芍六君子汤加减。★
常用药物：柴胡、白芍、当归、枳壳、香附、郁金、白术、茯苓、山药、党参、陈皮、山楂、麦芽等。

3. 气滞血瘀证

主症：黄疸消退后，胁下结块，隐痛、刺痛不适，胸胁胀痛，面颈部有红丝纹，舌有紫斑或紫点，脉涩。
病机要点：气滞血瘀，积块留着。
中医治法：疏肝理气，活血化瘀。
★主要方剂：逍遥散合鳖甲煎丸。★
常用药物：柴胡、赤芍、桃仁、枳壳、香附、当归、丹参、莪术，并服鳖甲煎丸以软坚消积。

第十九节　鼓胀

鼓胀

【中医疾病诊断】

鼓胀是指腹部胀大如鼓的一类病证，临床以腹大胀满、绷急如鼓、皮色苍黄、脉络显露为特征。

【病因病机】

病因为酒食不节、情志刺激、虫毒感染、病后续发。基本病机是肝、脾、肾三脏功能受损，气滞、血瘀、水停腹中。其病位主要在肝脾，久则及肾。其病理因素为气滞、血瘀、水湿三者。其病理性质为本虚标实。

【中医类证鉴别】

1. 鼓胀与水肿

（1）鼓胀主要为肝、脾、肾受损，气、血、水互结于腹中，以腹部胀大为主，四肢肿不甚明显。晚期方伴肢体浮肿，每兼见面色青晦、面颈部有血痣赤缕、胁下癥积坚硬、腹皮青筋显露等。

（2）水肿主要为肺、脾、肾功能失调，水湿泛溢肌肤。其浮肿多从眼睑开始，继则延及头面、肢体，或下肢先肿，后及全身，每见面色㿠白、腰酸倦怠等，水肿较甚者亦可伴见腹水。

2. 鼓胀与痞满　两者均有腹部胀满的症状，但胃痞胀满见于上腹部，外观无胀形可见，按之柔软；鼓胀胀及全腹，皮色苍黄，脉络显露，按之腹皮绷紧。

【辨证论治】

1. 气滞湿阻证

主症：腹胀按之不坚，胁下胀满或疼痛，饮食减少，食后胀甚，得嗳气、矢气稍减，小便短少，舌苔薄白腻，脉弦。
病机要点：肝郁气滞，脾运不健，湿浊中阻。
中医治法：疏肝理气，运脾利湿。
★主要方剂：柴胡疏肝散合胃苓汤加减。★
常用药物：柴胡、香附、郁金、青皮、川芎、白芍、苍术、厚朴、陈皮、茯苓、猪苓等。

2. 水湿困脾证

主症：腹大胀满，按之如囊裹水，甚则颜面微浮，下肢浮肿，脘腹痞胀，得热则舒，精神困倦，怯寒懒动，小便少，大便溏，舌苔白腻，脉缓。
病机要点：湿邪困遏，脾阳不振，寒水内停。
中医治法：温中健脾，行气利水。
★主要方剂：实脾饮加减。★
常用药物：白术、苍术、制附子、干姜、厚朴、木香、草果、陈皮、连皮茯苓、泽泻等。

3. 水热蕴结证

主症：腹大坚满，脘腹胀急，烦热口苦，渴不欲饮，或有面、目、皮肤发黄，小便赤涩，大便秘结或溏垢，舌边尖红，苔黄腻或兼灰黑，脉弦数。
病机要点：湿热壅盛，蕴结中焦，浊水内停。
中医治法：清热利湿，攻下逐水。

★主要方剂：中满分消丸合茵陈蒿汤加减。★

常用药物：茵陈、金钱草、栀子、黄柏、苍术、厚朴、砂仁、大黄、猪苓、泽泻、车前子、滑石等。

4. 瘀结水留证

主症：脘腹坚满，青筋显露，胁下癥结痛如针刺，面色晦暗黧黑，或见赤丝血缕，面、颈、胸、臂出现血痣或蟹爪纹，口干不欲饮水，或见大便色黑，舌质紫暗或有紫斑，脉细涩。

病机要点：肝脾瘀结，络脉滞涩，水气停留。

中医治法：活血化瘀，行气利水。

★主要方剂：调营饮加减。★

常用药物：当归、赤芍、桃仁、三棱、莪术、鳖甲、大腹皮、马鞭草、益母草、泽兰、泽泻、赤茯苓等。

5. 阳虚水盛证

主症：腹大胀满，形似蛙腹，朝宽暮急，面色苍黄，或呈㿠白，脘闷纳呆，神倦怯寒，肢冷浮肿，小便短少不利，舌体胖、质紫，苔白滑，脉沉细无力。

病机要点：脾肾阳虚，不能温运，水湿内聚。

中医治法：温补脾肾，化气利水。

★主要方剂：附子理苓汤或济生肾气丸加减。★

常用药物：附子、干姜、人参、白术、鹿角片、胡芦巴、茯苓、泽泻、陈葫芦、车前子等。

6. 阴虚水停证

主症：腹大胀满，或见青筋暴露，面色晦滞，唇紫，口干而燥，心烦失眠，时或鼻衄，牙龈出血，小便短少，舌质红绛少津，苔少或光剥，脉弦细数。

病机要点：肝肾阴虚，津液失布，水湿内停。

中医治法：滋肾柔肝，养阴利水。

★主要方剂：六味地黄丸合一贯煎加减。★

常用药物：沙参、麦冬、生地黄、山茱萸、枸杞子、楮实子、猪苓、茯苓、泽泻、玉米须等。

7. 鼓胀变证

（1）大出血

主症：骤然大量呕血，血色鲜红，大便下血，暗红或油黑。

病机要点：瘀热互结，热迫血溢。

中医治法：清热凉血，活血止血。

★主要方剂：犀角地黄汤加减。★

常用药物：犀角（水牛角代替）、生地黄、芍药、牡丹皮等。

（2）昏迷　痰热内扰，蒙蔽心窍，症见神识昏迷，烦躁不安，甚则怒目狂叫，四肢抽搐，口臭便秘，溲赤尿少，舌红苔黄，脉弦滑数，治当清热豁痰，开窍息风，方选安宫牛黄丸合龙胆泻肝汤加减。若痰浊壅盛，蒙蔽心窍，症见静卧嗜睡，语无伦次，神情淡漠，舌苔厚腻，治当化痰泄浊开窍，方用苏合香丸合菖蒲郁金汤加减。

第二十节　头痛

头痛

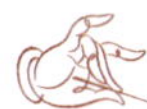【中医疾病诊断】

头痛是指因外感六淫、内伤杂病而引起的，以头部疼痛为主要表现的一类病证。

【病因病机】

病因为感受外邪、先天不足或房劳、情志失调、饮食劳倦及久病体虚、头部外伤或久病入络。其基本病机为不通则痛、不荣则痛。外感头痛多为外邪上扰清空，壅滞经络，络脉不通。外感头痛以风邪为主，且多兼夹他邪，如寒、湿、热等。内伤头痛之病机多与肝、脾、肾三脏的功能失调有关。

【中医类证鉴别】

1. 头痛与眩晕　两者可单独出现，也可同时出现。

（1）头痛之病因有外感与内伤两方面，临床表现以疼痛为主，实证较多。

（2）眩晕之病因以内伤为主，临床表现以昏眩为主，虚证较多。

2. **真头痛与一般头痛** 真头痛为头痛的一种特殊重症，特点为起病急骤，表现为突发的剧烈头痛，持续不断，阵发加重，手足逆冷到肘膝，甚至呕吐如喷，肢厥抽搐。真头痛凶险，应与一般头痛区别。

【辨证论治】

首辨外感头痛与内伤头痛，其次辨头痛之相关经络脏腑，最后辨其影响因素。外感头痛属实证，以风邪为主，故治以祛风，兼以散寒、清热、祛湿。内伤头痛多为虚证或虚实夹杂证，虚者治以补养气血、益肾填精，实证治以平肝、化痰、行瘀，虚实夹杂者，酌情兼顾并治。

（一）外感头痛

1. 风寒头痛

主症：头痛连及项背，可有拘急收紧感，或伴恶风畏寒，遇风加重，口不渴，苔薄白，脉浮紧。

病机要点：风寒外袭，上犯颠顶，凝滞经脉。

中医治法：疏风散寒止痛。

★主要方剂：川芎茶调散加减。★

常用药物：川芎、荆芥、防风、羌活、藁本、白芷、细辛等。

2. 风热头痛

主症：头痛而胀，甚则头胀如裂，发热或恶风，面目赤红，口渴喜饮，大便秘结，小便赤，舌尖红，苔薄黄，脉浮数。

病机要点：风热外袭，上扰清空，窍络失和。

中医治法：疏风清热和络。

★主要方剂：芎芷石膏汤加减。★

常用药物：川芎、白芷、生石膏、桑叶、菊花、蔓荆子、薄荷、羌活等。

3. 风湿头痛

主症：头痛如裹，肢困体重，胸闷，纳差，或便溏，苔白腻，脉濡。

病机要点：风湿之邪，上蒙头窍，困遏清阳。

中医治法：祛风胜湿通窍。

★主要方剂：羌活胜湿汤加减。★

常用药物：羌活、独活、藁本、防风、蔓荆子、白芷、细辛、川芎、苍术、厚朴、陈皮等。

（二）内伤头痛

1. 肝阳头痛

主症：头昏胀痛、两侧重，夜寐不宁，心烦易怒，口苦面红，或有胁痛，舌红苔黄，脉弦数。

病机要点：肝失条达，气郁化火，阳亢风动。

中医治法：平肝潜阳息风。

★主要方剂：天麻钩藤饮加减。★

常用药物：天麻、钩藤、白芍、黄芩、牡丹皮、栀子、石决明、杜仲、桑寄生、牛膝、益母草、首乌藤等。

2. 血虚头痛

主症：头痛隐隐，不时昏晕，心悸不寐，面色少华，神疲乏力，遇劳加重，舌淡，苔薄白，脉细弱。

病机要点：气血不足，不能上荣，窍络失养。

中医治法：养血滋阴，和络止痛。

★主要方剂：加味四物汤加减。★

常用药物：当归、生地黄、川芎、白芍、五味子、何首乌、菊花、远志、蔓荆子、炒酸枣仁等。

3. 痰浊头痛

主症：头痛昏蒙，胸脘满闷，纳差呕恶，苔白腻，脉滑或弦滑。

病机要点：脾失健运，痰浊中阻，上蒙清窍。

中医治法：健脾燥湿，化痰降逆。

★主要方剂：半夏白术天麻汤加减。★

常用药物：半夏、白术、天麻、陈皮、茯苓、白蒺藜、蔓荆子等。

4. 肾虚头痛

主症：头痛且空，眩晕耳鸣，腰膝酸软，精神不佳，四肢乏力，滑精带下，舌红少苔，脉细无力。

病机要点：肾精亏虚，髓海不足，脑窍失荣。

中医治法：养阴补肾，填精生髓。

★主要方剂：大补元煎加减。★

常用药物：当归、熟地黄、白芍、山药、人参、枸杞子、女贞子、杜仲、川断、龟甲、山茱萸等。

5. 瘀血头痛

主症：头痛经久不愈、固定不移，痛如锥刺，夜间尤重或有头部外伤史，舌紫暗，或有瘀斑、瘀点，苔薄白，脉细或细涩。

病机要点：瘀血阻窍，络脉滞涩，不通则痛。

中医治法：活血化瘀，通窍止痛。

★主要方剂：通窍活血汤加减。★

常用药物：川芎、赤芍、桃仁、益母草、当归、白芷、细辛等。

6. 气虚头痛（助理不考）

主症：头痛隐隐，时发时止，劳作加重，纳食不佳，神疲乏力，气短懒言，舌淡，苔薄白，脉细弱。

病机要点：脾胃虚弱，中气不足，清阳不升，脑失所养。

中医治法：健脾益气升清。

★主要方剂：益气聪明汤加减。★

常用药物：黄芪、炙甘草、人参、升麻、葛根、蔓荆子、芍药等。

第二十一节　眩晕

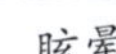
眩晕

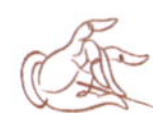

【中医疾病诊断】

眩是指眼花或眼前发黑，晕是指头晕甚或感觉自身或外界景物旋转，两者常同时并见，故统称为“眩晕”。症状轻者闭目可缓解；症状重者如坐车船，旋转不定，不能站立，可伴有恶心、呕吐、汗出，甚则昏倒等症状。

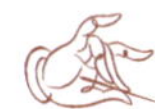

【病因病机】

病因为情志不遂、年高肾亏、病后体虚、饮食不节、跌仆损伤、外感六淫、头脑外伤、瘀血内阻。基本病机是脑髓空虚，清窍失养；或痰火上逆，扰动清窍。虚者为髓海不足，或气血亏虚，清窍失养；实者为风、火、痰、瘀扰乱清空。病位在于头窍，其病变脏腑与肝、脾、肾三脏相关。

【中医类证鉴别】

1. 眩晕与中风

（1）中风以猝然昏仆、不省人事、半身不遂、口舌歪斜、失语为主，或不经昏仆，仅以半身不遂为特征。

（2）眩晕重症与中风昏仆相似，眩晕重症亦可仆倒，但无不省人事及半身不遂、口舌歪斜诸症。也有部分中风患者，以眩晕、头痛为其先兆表现，临证应注意中风与眩晕的异同。

2. 眩晕与厥证　厥证以突然昏仆、不省人事、四肢厥冷为特征，发作后可在短时间内苏醒，严重者可死亡。眩晕重症也有欲仆或眩晕仆倒的表现，但眩晕患者无昏迷、不省人事的表现。

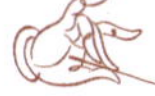

【辨证论治】

眩晕临证首先应辨明相关脏腑，其次辨标本虚实。眩晕的治疗原则是补虚泻实、调整阴阳。

1. 肝阳上亢证

主症：眩晕，耳鸣，头胀目痛，失眠多梦，口苦，遇烦劳郁怒而加剧，甚则扑跌，颜面潮红，烦躁易怒，肢麻震颤，舌红苔黄，脉弦或数。

病机要点：肝阳风火，上扰清窍。

中医治法：平肝潜阳，清火息风。

★主要方剂：天麻钩藤饮加减。★

常用药物：天麻、钩藤、石决明、牛膝、杜仲、桑寄生、黄芩、栀子、菊花、白芍等。

2. 气血亏虚证

主症：眩晕动则加剧，劳倦即发，面色㿠白，神疲乏力，倦怠懒言，唇甲不华，发色不泽，心悸少寐，纳差腹胀，舌淡苔薄白，脉细弱。

病机要点：气血亏虚，清阳不展，脑失所养。

中医治法：补益气血，调养心脾。

★主要方剂：归脾汤加减。★

常用药物：党参、白术、茯苓、黄芪、炒白扁豆、当归、熟地黄、龙眼肉、远志、酸枣仁、大枣、甘草等。

3. 肾精不足证

主症：眩晕日久不愈，精神不佳，腰酸膝软，多梦少寐，健忘，目睛干涩，视力下降，或遗精滑泄，耳鸣齿摇，或颧红咽干，五心烦热，舌红少苔，脉细数，或面色㿠白，四肢不温，舌淡嫩，苔白，脉弱尺甚。

病机要点：肾精不足，髓海空虚，脑失所养。

中医治法：滋养肝肾，益精填髓。

★主要方剂：左归丸加减。★

常用药物：熟地黄、山药、山茱萸、龟甲、菟丝子、杜仲、鹿角胶、枸杞子、紫河车、牛膝等。

4. 痰浊上蒙证

主症：眩晕，头重昏蒙，或伴视物晕眩，胸闷恶心，呕吐痰涎，纳少多寐，舌苔白腻，脉濡滑。

病机要点：痰浊中阻，上蒙清窍，清阳不升。

中医治法：化痰祛湿，健脾和胃。

★主要方剂：半夏白术天麻汤加减。★

常用药物：半夏、白术、天麻、陈皮、茯苓、薏苡仁等。

5. 瘀血阻窍证

主症：眩晕，头痛如刺，兼见失眠，健忘，心悸，精神不佳，耳鸣耳聋，面唇紫暗，舌暗有瘀斑，脉涩或细涩。

病机要点：瘀血阻络，气血不畅，脑失所养。

中医治法：活血化瘀，通窍活络。

★主要方剂：通窍活血汤加减。★

常用药物：川芎、当归、赤芍、桃仁、红花、菖蒲、白芷、老葱、地龙、全蝎等。

第二十二节　中风

中风

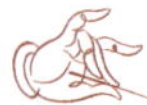

【中医疾病诊断】

中风是以猝然昏仆、不省人事、半身不遂、口眼歪斜、语言不利为主症的病证。病轻者可无昏仆而仅见半身不遂及口眼歪斜等症状。

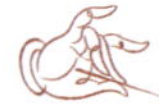

【病因病机】

病因为内伤积损、情志所伤、劳欲过度、饮食不节、气虚邪中。基本病机为阴阳失调，气血逆乱，上犯于脑。病位在脑，与心、肝、脾、肾密切相关。病理因素主要为风、火、痰、瘀。其病理性质多属本虚标实、上盛下虚。本虚为肝肾阴虚，气血衰少；标实为风火相扇，痰湿壅盛，气血逆乱。

【中医类证鉴别】

1. 中风与口僻　口僻俗称吊线风，主要症状是口眼歪斜。但口僻常有耳后疼痛、口角流涎、言语不清的症状，而无半身不遂或神志障碍等表现。口僻多由于正气不足，风邪入脉络，气血痹阻致病，各年龄层都可罹患。

2. 中风与厥证　中风与厥证都有突然昏仆、不省人事的表现。但是厥证的神昏时间短暂，发作时常伴有四肢逆冷，可自行苏醒，醒后无半身不遂、口眼歪斜、言语不利等表现。

3. 中风与痉证

（1）痉证以四肢抽搐、项背强直，甚至角弓反张为主症，发病时也可伴有神昏，需与中风闭证相鉴别。痉证的神昏症状多在抽搐之后出现，抽搐时间长。患者无半身不遂、口眼歪斜等症状。

（2）中风患者多在起病时即有神昏，而后可以出现抽搐，中风患者抽搐时间短。

4. 中风与痿证 痿证可以有肢体瘫痪、活动无力等类似中风的表现；中风后半身不遂日久不能恢复者，也可见肌肉瘦削、筋脉弛缓，两者应予以区别。

（1）痿证一般起病缓慢，以双下肢瘫痪或四肢瘫痪，或肌肉萎缩，筋惕肉瞤多见。痿证起病时无神昏的症状。

（2）中风患者的肢体瘫痪多起病迅猛，且以偏瘫不遂症状为主。中风常有不同程度的神昏。

5. 中风与痫病 痫病发作时起病迅猛，突然昏仆倒地，此项与中风相似。

（1）痫病为阵发性神志异常的疾病，突发仆地时常口中作声，如猪羊啼叫，四肢频抽而口吐白沫。神昏持续时间短暂，可自行苏醒，醒后一如常人，但可再发。

（2）中风患者仆地无声，一般无四肢抽搐及口吐涎沫的表现。患者昏仆倒地，神昏的症状严重，持续时间长，难以自行苏醒，需及时治疗才可逐渐清醒。多伴有半身不遂、口眼歪斜等症。

【辨证论治】

首辨中经络或中脏腑，中脏腑者辨闭证与脱证，闭证应辨阳闭阴闭，同时应辨当前所处病期。根据病程长短，分为三期。急性期为发病后 2 周以内，中脏腑为 1 个月以内；恢复期为发病 2 周后或 1 个月至半年内；后遗症期为发病半年以上。

中经络患者的治疗以平肝息风、化痰祛瘀通络为主。中脏腑之闭证的治疗以息风清火、豁痰开窍、通腑泄热为主；脱证则需要急救阴回阳固脱；对内闭外脱之证，则需醒神开窍与扶正固脱兼用。恢复期及后遗症期，多为虚实兼夹，需扶正祛邪、标本兼顾，平肝息风、化痰祛瘀与滋养肝肾、益气养血并用。

一、中经络

1. 风痰瘀阻证

主症：头晕头痛，手足麻木，突然发生口舌歪斜、口角流涎、舌强语謇，甚则半身不遂，或兼见手足拘挛，舌质紫暗，或有瘀斑，舌苔薄白，脉弦涩或小滑。

病机要点：肝阳化风，风痰上扰，经脉闭阻。

中医治法：息风化痰，活血通络。

★主要方剂：半夏白术天麻汤合桃仁红花煎加减。★

常用药物：半夏、茯苓、陈皮、白术、天麻、桃仁、红花、香附、延胡索、豨莶草等。

2. 风阳上扰证

主症：平素头晕头痛，耳鸣目眩，突现口眼歪斜、舌强语謇，或手足重滞，乃至半身不遂等症，舌红，苔黄，脉弦。

病机要点：肝火偏旺，阳亢化风，横窜络脉。

中医治法：平肝潜阳，活血通络。

★主要方剂：天麻钩藤饮加减。★

常用药物：天麻、钩藤、石决明、桑叶、菊花、珍珠母、黄芩、栀子、牛膝等。

3. 阴虚风动证

主症：平素头晕耳鸣，腰膝酸软，突发口眼歪斜，言语不利，手指瞤动，乃至半身不遂，舌红，苔腻，脉弦细数。

病机要点：肝肾阴虚，风阳内动，风痰瘀阻经络。

中医治法：滋阴潜阳，息风通络。

★主要方剂：镇肝熄风汤加减。★

常用药物：牛膝、赭石、天麻、钩藤、白芍、天冬、玄参、枸杞子、龙骨、牡蛎、龟甲、当归等。

二、中脏腑

（一）闭证

突然昏仆，不省人事，牙关紧闭，口噤不开，两手握固，大小便闭，肢体偏瘫、拘急、抽搐，这是闭证的基本特征。由于有痰火和痰浊内闭之不同，故有阳闭、阴闭之分。

1. 阳闭证

主症：除闭证主要症状外，兼见面红身热、气粗口臭、躁动不安、痰多而黏，舌质红，苔黄腻，脉弦滑有力。

病机要点：肝阳暴张，痰火壅盛，气血上逆，清窍被扰。

中医治法：清肝息风，豁痰开窍。

★主要方剂：羚羊角汤合安宫牛黄丸加减。★

常用药物：羚羊角粉、菊花、夏枯草、蝉蜕、柴胡、生石决明、龟甲、生地黄、牡丹皮、白芍、薄荷等。

2. 阴闭证

主症：除闭证主要症状外，兼见面白唇暗、静卧不烦、四肢不温、痰涎壅盛，苔白腻，脉沉滑。

病机要点：痰浊偏盛，上壅清窍，内蒙心神，神机闭塞。

中医治法：豁痰息风，辛温开窍。

★主要方剂：涤痰汤合用苏合香丸加减。★

常用药物：半夏、茯苓、橘红、竹茹、郁金、石菖蒲、陈胆南星、天麻、钩藤、僵蚕等。

（二）脱证（阴竭阳亡）

主症：突然昏仆，不省人事，口张目合，鼻息微弱，手撒肢冷，汗多，大小便自遗，肢体软瘫，舌痿，脉细弱或脉微欲绝。

病机要点：正不胜邪，元气衰微，阴阳欲绝。

中医治法：回阳救阴，益气固脱。

★主要方剂：参附汤合生脉散加味。亦可用参麦注射液或生脉注射液静脉滴注。★

常用药物：人参、附子、麦冬、五味子、山茱萸等。

三、恢复期和后遗症期

1. 风痰瘀阻证

主症：口眼歪斜，舌强语謇或失语，肢体麻木，半身不遂，苔滑腻，舌暗紫，脉弦滑。

病机要点：风痰阻络，气血运行不利。

中医治法：搜风化痰，行瘀通络。

★主要方剂：解语丹加减。★

常用药物：天麻、胆南星、天竺黄、半夏、陈皮、地龙、僵蚕、全蝎、远志、石菖蒲、豨莶草、桑枝、鸡血藤、丹参、红花等。

2. 气虚络瘀证

主症：肢体偏枯不用，四肢无力，面色萎黄，舌淡紫或有瘀斑，苔薄白，脉细涩或细弱。

病机要点：气虚血瘀，脉阻络痹。

中医治法：益气养血，化瘀通络。

★主要方剂：补阳还五汤加减。★

常用药物：黄芪、桃仁、红花、赤芍、归尾、川芎、地龙、牛膝等。

3. 肝肾亏虚证

主症：半身不遂，患肢僵硬，拘挛变形，舌强语謇，或偏瘫，肢体肌肉萎缩，舌红脉细，或舌淡红，脉沉细。

病机要点：肝肾亏虚，阴血不足，筋脉失养。

中医治法：滋养肝肾。

★主要方剂：左归丸合地黄饮子加减。★

常用药物：干地黄、山药、山茱萸、枸杞子、牛膝、何首乌、麦冬、石斛、当归、鸡血藤、杜仲、桑寄生等。

第二十三节　颤证（助理不考）

颤证

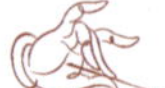

【中医疾病诊断】

颤证是以头部或肢体摇动颤抖、不能自制为主要临床表现的一种病证。

【病因病机】

病因为年老体虚、情志过极、饮食不节、劳逸失当。基本病机为肝风内动，筋脉失养。其病位在筋脉，与肝、肾、脾等脏关系密切。病理因素为风、火、痰、瘀。病理性质总属本虚标实。本为气血阴阳亏虚，其中以阴津精血亏虚为主；标为风、火、痰、瘀为患。标本之间密切联系。病久则虚实寒热转化不定，而成寒热错杂、虚实夹杂之证。

【中医类证鉴别】

颤证与瘛疭

（1）瘛疭即抽搐，多见于急性热病或某些慢性疾病急性发作，抽搐多呈持续性，有时伴短阵性间歇，手足屈伸牵引，弛纵交替，部分病人可有发热、两目上视、神昏等症状。

（2）颤证是一种慢性疾病过程，以头颈、手足不自主颤动、振摇为主要症状，手足颤抖动作幅度小、频率较快，而无肢体抽搐牵引和发热、神昏等症状，再结合病史分析，可鉴别。

【辨证论治】

颤证首先要辨清标本虚实。肝肾阴虚、气血不足为病之本，属虚；风、火、痰、瘀等病理因素多为病之标，属实。

1. 风阳内动证

主症：肢体颤动粗大，程度较重，不能自制，眩晕耳鸣，面赤烦躁，易激动，心情紧张时颤动加重，伴有肢体麻木、口苦而干、语言迟缓不清、流涎、尿赤、大便干，舌质红，苔黄，脉弦。

病机要点：肝郁阳亢，化火生风，扰动筋脉。

中医治法：镇肝息风，舒筋止颤。

★主要方剂：天麻钩藤饮合镇肝息风汤加减。★

常用药物：天麻、钩藤、石决明、赭石、生龙骨、生牡蛎、生地黄、白芍、玄参、龟甲、天冬、怀牛膝、杜仲、桑寄生、黄芩、栀子、首乌藤、茯神等。

2. 痰热风动证

主症：头摇不止，肢麻震颤，重则手不能持物，头晕目眩，胸脘痞闷，口苦口黏，甚则口吐痰涎，舌体胖大、有齿痕，舌质红，舌苔黄腻，脉弦滑数。

病机要点：痰热内蕴，热极生风，筋脉失约。

中医治法：清热化痰，平肝息风。

★主要方剂：导痰汤合羚角钩藤汤加减。★

常用药物：半夏、胆南星、竹茹、川贝母、黄芩、羚羊角、桑叶、钩藤、菊花、生地黄、生白芍、甘草、橘红、茯苓、枳实等。

3. 气血亏虚证

主症：头摇肢颤，面色淡白，表情淡漠，神疲乏力，动则气短，心悸健忘，眩晕，纳呆，舌体胖大，舌质淡红，舌苔薄白滑，脉沉濡无力或沉细弱。

病机要点：气血两虚，筋脉失养，虚风内动。

中医治法：益气养血，濡养筋脉。

★主要方剂：人参养荣汤加减。★

常用药物：熟地黄、当归、白芍、人参、白术、黄芪、茯苓、炙甘草、肉桂、天麻、钩藤、珍珠母、五味子、远志等。

4. 髓海不足证

主症：头摇肢颤，持物不稳，腰膝酸软，失眠心烦，头晕，耳鸣，善忘，老年患者常兼有神呆、痴傻，舌质红，舌苔薄白，或红绛无苔，脉象细数。

病机要点：髓海不足，神机失养，肢体筋脉失主。

中医治法：填精补髓，育阴息风。

★主要方剂：龟鹿二仙膏合大定风珠加减。★

常用药物：龟甲、鳖甲、生牡蛎、钩藤、鸡子黄、阿胶、枸杞子、鹿角胶、熟地黄、生地黄、白芍、麦冬、麻仁、人参、山药、茯苓、五味子、甘草等。

5. 阳气虚衰证

主症：头摇肢颤，筋脉拘挛，面色㿠白，畏寒肢冷，四肢麻木，心悸懒言，动则气短，自汗，小便清长或自遗，大便溏，舌质淡，舌苔薄白，脉沉迟无力。

病机要点：阳气虚衰，失于温煦，筋脉不用。

中医治法：补肾助阳，温煦筋脉。

★主要方剂：地黄饮子加减。★

常用药物：附子、肉桂、巴戟天、山茱萸、熟地黄、党参、白术、茯苓、生姜、白芍、甘草等。

第二十四节　水肿

水肿

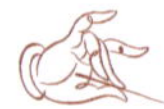【中医疾病诊断】

水肿是体内水液潴留，泛溢肌肤，以头面、眼睑、四肢、腹背甚至全身浮肿为特征的一类病证。

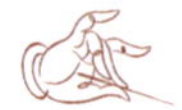【病因病机】

病因为风邪袭表、疮毒内犯、外感水湿、饮食不节、禀赋不足、久病劳倦等。病机为肺失通调，脾失转输，肾失开阖，三焦气化不利，水液泛滥肌肤。病位在肺、脾、肾，关键在肾。病理因素为风邪、水湿、疮毒、瘀血。

【中医类证鉴别】

1. 水肿与鼓胀　两者均可见肢体水肿、腹部膨隆。

（1）鼓胀的临床表现是单腹胀大，面色苍黄，腹壁青筋暴露，四肢多不肿，反见瘦削，后期或可伴见轻度肢体浮肿。鼓胀是由于肝、脾、肾功能失调，导致气滞、血瘀、水湿聚于腹中。

（2）水肿的临床表现是头面或下肢先肿，继及全身，面色皖白，腹壁无青筋暴露。水肿是由于肺、脾、肾三脏气化失调而致水液泛滥肌肤。

2. 水肿之阳水与阴水

（1）阳水病因多为风邪、疮毒、水湿。发病较急，数日之间，肿多由面目开始，自上而下，继及全身，肿处皮肤绷急光亮，按之凹陷即起，兼有寒、热等表证，属表、属实，一般病程较短。

（2）阴水病因多为饮食劳倦、先天或后天因素所致的脏腑亏损。发病缓慢，肿多由足踝开始，自下而上，继及全身，肿处皮肤松弛，按之凹陷不易恢复，乃至按之如泥，属里、属虚或虚实夹杂，病程较长。

【辨证论治】

水肿病证首辨阳水、阴水，其次应辨病变之脏腑。治疗原则为发汗、利尿、泻下逐水。

（一）阳水

1. 风水相搏证

主症：眼睑浮肿，继则四肢及全身皆肿，来势迅速，多有恶寒、发热、肢体酸楚、小便不利等症。偏于风热者，伴咽喉红肿疼痛，舌红，脉浮滑数。偏于风寒者，伴咳喘，舌苔薄白，脉浮滑或浮紧。

病机要点：风邪袭表，肺气闭塞，通调失职，风遏水阻。

中医治法：疏风清热，宣肺行水。

★主要方剂：越婢加术汤加减。★

常用药物：麻黄、杏仁、石膏、防风、白术、浮萍、茯苓、泽泻、车前子、桑白皮、黄芩、甘草等。

2. 湿毒浸淫证

主症：眼睑浮肿，延及全身，皮肤光亮，小便赤少，身发疮痍，乃至溃烂，伴恶风发热，舌红，苔薄黄，脉浮数或滑数。

病机要点：疮毒内归脾肺，三焦气化不利，水湿内停。

中医治法：宣肺解毒，利湿消肿。

★主要方剂：麻黄连翘赤小豆汤合五味消毒饮加减。★

常用药物：麻黄、连翘、赤小豆、杏仁、桑白皮、金银花、野菊花、蒲公英、紫花地丁、紫背天葵等。

3. 水湿浸渍证

主症：起病缓慢，病程较长，全身水肿，下肢尤甚，按之没指，小便短少，身体困重，胸闷，纳差泛恶，苔白腻，脉沉缓。

病机要点：水湿内侵，脾气受困，脾阳不振。

中医治法：运脾化湿，通阳利水。

★主要方剂：五皮饮合胃苓汤加减。★

常用药物：陈皮、茯苓皮、生姜皮、桑白皮、大腹皮、苍术、厚朴、草果、桂枝、白术、猪苓、泽泻等。

4. 湿热壅盛证

主症：遍体浮肿，皮肤绷急光亮，胸脘痞满，烦热口渴，尿短色赤，或大便干结，舌红，苔黄腻，脉沉数或濡数。

病机要点：湿热内盛，三焦壅滞，气滞水停。

中医治法：分利湿热。

★主要方剂：疏凿饮子加减。★

常用药物：泽泻、赤小豆、商陆、羌活、大腹皮、椒目、秦艽、防风、茯苓皮、生姜皮、猪苓、茯苓、木通、黄柏、槟榔、生大黄等。

（二）阴水

1. 脾阳虚衰证

主症：身肿日久，腰以下为甚，按之凹陷不易恢复，脘腹胀满，纳差便溏，面色不华，精神欠佳，四肢乏力，小便短少，舌淡，苔白腻或白滑，脉沉缓或沉弱。

病机要点：脾阳不振，运化无权，土不制水。

中医治法：健脾温阳利水。

★主要方剂：实脾饮加减。★

常用药物：干姜、附子、白术、茯苓、木香、草果仁、桂枝、泽泻、车前子、木瓜、厚朴、大腹皮、生姜、大枣、炙甘草等。

2. 肾阳衰微证

主症：水肿反复消长不已，面浮身肿，腰以下甚，按之凹陷不起，尿量减少或反多，腰酸冷痛，形寒肢冷，面色㿠白，重症者喘促难卧、心悸胸闷、腹大胀满，舌淡胖，苔白，脉沉细或沉迟无力。

病机要点：脾肾阳虚，水寒内聚。

中医治法：温肾助阳，化气行水。

★主要方剂：济生肾气丸合真武汤加减。★

常用药物：制附子、茯苓、泽泻、山药、肉桂、巴戟天、淫羊藿、白术、车前子、牛膝等。

3. 瘀水互结证

主症：水肿迁延不退，肿势轻重不一，四肢或全身浮肿，下肢肿甚，皮肤瘀斑，腰部刺痛，或伴血尿，舌紫暗，苔白，脉沉细涩。

病机要点：水停湿阻，气滞血瘀，三焦气化不利。

中医治法：活血祛瘀，化气行水。

★主要方剂：桃红四物汤合五苓散加减。★

常用药物：桃仁、红花、当归、地黄、川芎、赤芍、丹参、益母草、凌霄花、路路通、桂枝、附子、茯苓、泽泻、车前子等。

第二十五节　淋证

淋证

【中医疾病诊断】

淋证是指以小便频数短涩、淋沥刺痛、小腹拘急引痛为主症的病证。

【病因病机】

病因为外感湿热、饮食不节、情志失调、禀赋不足或劳伤久病等。病机为湿热蕴结下焦，肾与膀胱气化不利。病位在膀胱与肾。

【中医类证鉴别】

1. 淋证与癃闭　两者都有小便量少、排尿困难之症状。癃闭复感湿热，常可并发淋证。淋证日久不愈，也可发展成癃闭。

（1）淋证有尿频和尿痛，每日排尿总量多正常。

（2）癃闭无尿痛，每日排尿总量少于正常，严重时无尿。

2. 血淋与尿血　两者都有小便出血、尿色红赤，甚至溺出纯血等症状。其鉴别的要点是有无尿痛。

（1）尿血多无疼痛之感，可有轻微的胀痛或热痛。

（2）血淋之小便滴沥而疼痛难忍，一般以痛者为血淋，不痛者为尿血。

3. 膏淋与尿浊 膏淋与尿浊在小便浑浊症状上相似，但尿浊在排尿时无疼痛滞涩感，可进行鉴别。

4. 六种淋证的鉴别 均有小便频涩、滴沥刺痛、小腹拘急引痛。此外，各种淋证又有不同的特殊表现。

（1）热淋起病多急骤，小便赤热，溲时灼痛，或伴有发热，腰痛拒按。

（2）石淋以小便排出砂石为主症，或排尿时突然中断，尿道窘迫疼痛，或腰腹绞痛难忍。

（3）气淋则少腹胀满较明显，小便艰涩疼痛，尿后余沥不尽。

（4）血淋为溺血而痛。

（5）膏淋症见小便浑浊如米泔水或滑腻如膏脂。

（6）劳淋则小便不甚赤涩，溺痛不甚，但淋沥不已，时作时止，遇劳即发。

【辨证论治】

淋证的辨证应首辨六淋的类别，其次辨证候之虚实，最后需辨明各淋证的转化与兼夹。治疗原则为实则清利，虚则补益。

1. 热淋

主症：小便频数短涩，灼热刺痛，尿色黄赤，少腹拘急胀痛，或有寒热、口苦、呕恶，或有腰痛拒按，或大便秘结，苔黄腻，脉滑数。

病机要点：湿热蕴结下焦，膀胱气化失司。

中医治法：清热利湿通淋。

★主要方剂：八正散加减。★

常用药物：瞿麦、车前子、萹蓄、滑石、萆薢、大黄、黄柏、蒲公英、紫花地丁等。

2. 石淋

主症：尿中夹砂石，小便涩痛，或排尿时突然中断，尿道窘迫疼痛，少腹拘急，一侧腰腹绞痛难忍，重者牵及外阴，尿中带血，舌红，苔薄黄，脉弦或带数。

病机要点：湿热蕴结下焦，尿液煎熬成石，膀胱气化失司。

中医治法：清热利湿，排石通淋。

★主要方剂：石韦散加减。★

常用药物：通草、滑石、瞿麦、萹蓄、金钱草、海金沙、鸡内金、石韦、穿山甲、虎杖、王不留行、牛膝、青皮、乌药、沉香等。

3. 血淋

主症：小便热涩刺痛，尿色深红，或夹有血块，疼痛急满加重，可伴心烦，舌红，苔黄，脉滑数。

病机要点：湿热下注膀胱，热甚灼络，迫血妄行。

中医治法：清热通淋，凉血止血。

★主要方剂：小蓟饮子加减。★

常用药物：生地黄、小蓟、木通、生甘草梢、白茅根、墨旱莲、栀子、滑石、当归、蒲黄、土大黄、三七等。

4. 气淋

主症：多在郁怒之后，排尿涩滞，淋沥不宣，少腹胀满疼痛，苔薄白，脉弦。

病机要点：气机郁结，膀胱气化不利。

中医治法：理气疏导，通淋利尿。

★主要方剂：沉香散加减。★

常用药物：沉香、砂仁、苍术、青皮、乌药、香附、石韦、滑石、冬葵子、车前子等。

5. 膏淋

主症：小便浑浊，乳白或如米泔水，上有浮油，置之沉淀，或见絮状凝块物、血液、血块，尿道热涩疼痛，排尿阻塞不畅，口干，苔黄腻，舌红，脉濡数。

病机要点：湿热下注，阻滞络脉，脂汁外溢。

中医治法：清热利湿，分清泄浊。

★主要方剂：程氏萆薢分清饮加减。★

常用药物：萆薢、车前子、石菖蒲、黄柏、莲子心、连翘心、向日葵心、牡丹皮、灯心草等。

6. 劳淋

主症：小便不甚赤涩，溺痛不甚，但淋沥不已，时作时止，遇劳即发，腰膝酸软，精神欠佳，四肢乏力，病程缠绵，舌淡，脉细弱。

病机要点：湿热留恋，脾肾两虚，膀胱气化无权。

中医治法：补脾益肾。

★主要方剂：无比山药丸加减。★

常用药物：怀山药、山茱萸、党参、黄芪、莲子、茯苓、薏苡仁、泽泻、扁豆衣、菟丝子、芡实、金樱子、煅牡蛎等。

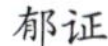

郁证

第二十六节　郁证

【中医疾病诊断】

郁证是由于情志不舒、气机郁滞所致，以心情抑郁、情绪不宁、胸部满闷、胁肋胀痛，或易怒喜哭，或咽中如有异物梗塞等症为主要临床表现的一类病证。

【病因病机】

病因为情志失调、脏气素虚、思虑劳倦、体质偏颇等。郁证的基本病机是气机郁滞、脏腑阴阳气血失调。与肝的关系最为密切，其次涉及心和脾。

【中医类证鉴别】

1. 郁证之梅核气与虚火喉痹

（1）梅核气多见于青中年女性，因情志抑郁而起病，自觉咽中有物梗塞，但无咽痛及吞咽困难，咽中梗塞的感觉与情绪波动有关，在心情愉快、工作繁忙时，症状可减轻或消失，而当心情抑郁或注意力集中于咽部时，则梗塞感觉加重。

（2）虚火喉痹以青中年男性发病较多，多因感冒、长期吸烟饮酒及嗜食辛辣食物而引发，咽部除有异物感外，尚觉咽干、灼热、咽痒，咽部症状与情绪无关，但过度辛劳或感受外邪则易加剧。

2. 郁证之梅核气与噎膈　梅核气的诊断要点如上所述。噎膈多见于中老年人，男性居多，梗塞的感觉主要在胸骨后的部位，吞咽困难的程度日渐加重，做食管检查常有异常发现。

3. 郁证之脏躁与癫证　脏躁多发于青中年妇女，在精神因素的刺激下呈间歇性发作，不发作时可如常人。癫证则多发于青壮年，男女发病率无显著差别，病程迁延，心神失常的症状极少自行缓解。

【辨证论治】

郁证应当首先辨明受病脏腑与六郁的关系。气郁、血郁、火郁主要关系于肝；食郁、湿郁、痰郁主要关系于脾；而虚证则与心的关系最为密切，其次是肝、脾、肾的亏虚。其次辨别证候虚实。基本治疗原则是理气开郁、调畅气机、怡情易性。

1. 肝气郁结证

主症：精神抑郁，情绪不宁，胸部憋闷，胁肋胀痛，痛无定处，脘闷嗳气，不思饮食，大便不畅，女子月经不调，苔薄腻，脉弦。

病机要点：肝郁气滞，脾胃失和。

中医治法：疏肝解郁，理气畅中。

★主要方剂：柴胡疏肝散加减。★

常用药物：柴胡、芍药、香附、枳壳、陈皮、青皮、郁金、紫苏梗、合欢皮、川芎、甘草等。

2. 气郁化火证

主症：性情急躁易怒，胸胁胀满，口苦而干，或头痛、目赤、耳鸣，或嘈杂吞酸、便秘，舌红，苔黄，脉弦数。

病机要点：肝郁化火，横逆犯胃。

中医治法：疏肝解郁，清肝泻火。

★主要方剂：丹栀逍遥散加减。★

常用药物：牡丹皮、当归、栀子、柴胡、白芍、薄荷、郁金、制香附、白术、茯苓等。

3. 痰气郁结证（梅核气）

主症：精神抑郁，胸部闷塞，胁肋胀痛，咽中如有物梗塞，吞之不下，咳之不出，苔白腻，脉弦滑。

病机要点：气郁痰凝，阻滞胸咽。

中医治法：行气开郁，化痰散结。

★主要方剂：半夏厚朴汤加减。★

常用药物：半夏、厚朴、紫苏、茯苓、瓜蒌、香附、佛手片、苍术、生姜等。

4. 心神失养证（脏躁）

主症：精神恍惚，心神不宁，多疑善惊，悲忧善哭，喜怒无常，或时时欠伸，或手舞足蹈、骂詈喊叫等，舌淡苔薄白，脉弦细。此种证候多见于女性，常因精神刺激而诱发。

病机要点：营阴暗耗，心神失养。

中医治法：甘润缓急，养心安神。

★主要方剂：甘麦大枣汤加减。★

常用药物：甘草、小麦、大枣、郁金、合欢花、当归、生地黄、酸枣仁、柏子仁、茯神、钩藤等。

5. 心脾两虚证

主症：情绪不宁，多思善疑，头晕神疲，心悸胆怯，不寐健忘，纳呆，面色不华，舌淡，苔薄白，脉细。

病机要点：脾虚血亏，心失所养。

中医治法：健脾养心，补益气血。

★主要方剂：归脾汤加减。★

常用药物：党参、白术、茯苓、黄芪、当归、龙眼肉、酸枣仁、远志、木香、甘草等。

6. 心肾阴虚证

主症：虚烦少寐，惊悸多梦，头晕耳鸣，健忘，腰膝酸软，五心烦热，盗汗，口咽干燥，男子遗精，女子月经不调，舌质红，少苔或无苔，脉细数。

病机要点：阴精亏虚，阴不涵阳。

中医治法：滋养心肾。

★主要方剂：天王补心丹合六味地黄丸加减。★

常用药物：地黄、怀山药、丹参、山茱萸、天冬、麦冬、玄参、西洋参、茯苓、五味子、当归、柏子仁、酸枣仁、远志、牡丹皮等。

第二十七节　血证

血证

【中医疾病诊断】

血液不循常道，或上溢于口鼻诸窍，或下泄于前后二阴，或渗出于肌肤，所形成的一类出血性疾患，统称为血证。

（1）鼻衄　凡血自鼻道外溢而非因外伤、倒经所致者，均可诊断为鼻衄。

（2）齿衄　血自齿龈或齿缝外溢，排除外伤所致者，即可诊断为齿衄。

（3）咳血　血自肺、气道而来，经咳嗽而出，或觉喉痒胸闷，一咯即出，血色鲜红，或夹泡沫，或痰血相兼，痰中带血。多有慢性的咳嗽、痰喘、肺痨等肺系病史。

（4）吐血　发病急骤，吐血前多有恶心、头晕、胃脘不适等症。血随呕吐而出，常伴有食物残渣等胃内容物，血色多为咖啡色或紫暗色，也可为鲜红色，大便色黑如漆，或呈暗红色。有胃痛、胁痛、黄疸、癥积等病史。

（5）便血　大便色鲜红、暗红或紫暗，甚至黑如柏油样，次数增多。有胃肠或肝病病史。

（6）尿血　小便中混有血液或夹有血丝，排尿时无疼痛。

（7）紫斑　肌肤出现青紫斑点，小如针尖，大者融合成片，压之不褪色。紫斑好发于四肢，尤以下肢为甚，常反复发作。重者可伴有鼻衄、齿衄、尿血、便血及崩漏。小儿及成人皆可患此病，但以女性为多见。

【病因病机】

病因为感受外邪、情志过极、饮食不节、劳倦过度、久病或热病等。病机为火热熏灼、迫血妄行和气虚不摄、血溢脉外两类。

【中医类证鉴别】

（一）鼻衄

1. 内科鼻衄与外伤鼻衄　碰伤、挖鼻等引起血管破裂而致鼻衄者，出血多出现在损伤的一侧，且经局部止血治疗不再出血，没有全身症状，与内科所论鼻衄是有明显区别的。

2. 内科鼻衄与经行衄血　经行衄血又名倒经、逆经，其发生与月经周期有密切关系，多于经行前期或经期出现，与内科所论鼻衄机理是不同的。

（二）齿衄

齿衄与舌衄 齿衄为血自齿缝、牙龈溢出；舌衄为血出自舌面，舌面上常有如针眼样出血点，两者出血部位不同。

（三）咳血

1. 咳血与吐血 血液均经口出，但两者却不同。咳血是血由肺来，经气道随咳嗽而出，血色多为鲜红，常混有痰液，咳血之前多有咳嗽、胸闷、喉痒等症状，大量咳血后，可见痰中带血数天，大便一般不呈黑色。吐血是血自胃而来，经呕吐而出，血色紫暗，常夹有食物残渣，吐血之前多有胃脘不适或胃痛、恶心等症状，吐血之后无痰中带血，但大便多呈黑色。

2. 咳血与鼻咽部、口腔出血 鼻咽部、齿龈及口腔其他部位出血的患者，常为纯血或随唾液而出，血量少，并有口腔、鼻咽部病变的相应症状可寻，可与咳血相区别。

（四）吐血

吐血与鼻腔、口腔及咽喉出血 吐血经呕吐而出，血色紫暗，夹有食物残渣，常有胃病史。鼻腔、口腔及咽喉出血，血色鲜红，不夹食物残渣，做相关检查即可明确具体部位。

（五）便血

1. 便血与痢疾 痢疾初起有发热、恶寒等症，其便血为脓血相兼，且有腹痛、里急后重、肛门灼热等症。便血无里急后重，无脓血相兼，与痢疾不同。

2. 便血与痔疮 痔疮属于外科疾病，其大便下血特点为便时或便后出血，常伴有肛门异物感或疼痛，做肛门直肠检查时，可发现内痔或外痔，与内科所论之便血不难鉴别。

3. 远血与近血 便血之远近是指出血部位距肛门的远近而言。远血其病位在胃、小肠（上消化道），血与粪便相混，血色如暗紫色。近血来自乙状结肠、直肠、肛门（下消化道），血便分开，或是便外有血，血色多鲜红。

4. 肠风与脏毒 肠风血色鲜泽清稀，其下如溅，属风热为患。脏毒血色黯浊黏稠，点滴不畅，因湿热（毒）所致。

（六）尿血

1. 尿血与血淋 均表现为血由尿道而出，两者以小便时痛与不痛为其鉴别要点，不痛者为尿血，痛（滴沥刺痛）者为血淋。

2. 尿血与石淋 两者均有血随尿出。石淋则尿中时有砂石夹杂，小便涩滞不畅，时有小便中断，或伴腰腹绞痛等症，若砂石从小便排出则痛止，此与尿血不同。

（七）紫斑

1. 紫斑与出疹 均有局部肤色的改变，而紫斑呈点状者需要与出疹的疹点相区别。紫斑是隐于皮内，压之不褪色，触之不碍手；疹高出于皮肤，压之褪色，摸之碍手。且两者病因、病位均有不同。

2. 紫斑与温病发斑 两者在皮肤表现的斑块方面，有时虽可类似，但两者病情、病势、预后有别。温病发斑发病急骤，常伴有高热烦躁、头痛如劈、昏狂谵语、四肢抽搐、鼻衄、齿衄、便血、尿血、舌红绛等，病情险恶多变。杂病发斑（紫斑）一般不如温病发斑急骤，常有反复发作史，也有突然发生者，虽时有热毒亢盛表现，但一般舌不红绛，不具有温病传变急速的特点。

3. 紫斑与丹毒 丹毒属于外科皮肤疾病，以皮肤色红如红丹得名，轻者压之褪色，重者压之不褪色，其局部皮肤灼热肿痛，与紫斑有别。

【辨证论治】

血证首先应辨病证的不同，其次辨脏腑病变之异，再次辨证候之虚实。

（一）鼻衄

1. 热邪犯肺证

主症：鼻燥衄血，口干咽燥，或兼有身热、恶风、头痛、咳嗽、痰少，舌红，苔薄，脉数。

病机要点：燥热伤肺，血热妄行，上溢清窍。

中医治法：清泄肺热，凉血止血。

★主要方剂：桑菊饮加减。★

常用药物：桑叶、菊花、薄荷、连翘、桔梗、杏仁、甘草、芦根、牡丹皮、白茅根、墨旱莲、侧柏叶等。

2. 胃热炽盛证

主症：鼻衄，或兼齿衄，血色鲜红，口渴欲饮，鼻干，口干臭秽，烦躁，便秘，舌红，苔黄，脉数。

病机要点：胃火上炎，迫血妄行。

中医治法：清胃泻火，凉血止血。

★主要方剂：玉女煎加减。★

常用药物：石膏、知母、地黄、麦冬、牛膝、大蓟、小蓟、白茅根、藕节等。

3. 肝火上炎证

主症：鼻衄，头痛，目眩，耳鸣，烦躁易怒，两目红赤，口苦，舌红，脉弦数。

病机要点：火热上炎，迫血妄行，上溢清窍。

中医治法：清肝泻火，凉血止血。

★主要方剂：龙胆泻肝汤加减。★

常用药物：龙胆、柴胡、栀子、黄芩、木通、泽泻、车前子、生地黄、当归、甘草、白茅根、蒲黄、大蓟、小蓟、藕节等。

4. 气血亏虚证

主症：鼻衄，血色淡红，或兼齿衄、肌衄，神疲乏力，面色白，头晕，耳鸣，心悸，夜寐不宁，舌淡，脉细无力。

病机要点：气虚不摄，血溢清窍，血去气伤，气血两亏。

中医治法：补气摄血。

★主要方剂：归脾汤加减。★

常用药物：党参、茯苓、白术、甘草、当归、黄芪、酸枣仁、远志、龙眼肉、木香、阿胶、仙鹤草、茜草等。

（二）齿衄

1. 胃火炽盛证

主症：齿衄，血色鲜红，齿龈红肿疼痛，头痛，口臭，舌红，苔黄，脉洪数。

病机要点：胃火内炽，循经上犯，灼伤血络。

中医治法：清胃泻火，凉血止血。

★主要方剂：加味清胃散合泻心汤加减。★

常用药物：生地黄、牡丹皮、水牛角、大黄、黄连、黄芩、连翘、当归、甘草、白茅根、大蓟、小蓟、藕节等。

2. 阴虚火旺证

主症：齿衄，血色淡红，起病较缓，常因受热及烦劳而诱发，齿摇不坚，舌红，苔少，脉细数。

病机要点：肾阴不足，虚火上炎，络损血溢。

中医治法：滋阴降火，凉血止血。

★主要方剂：六味地黄丸合茜根散加减。★

常用药物：熟地黄、山药、山茱萸、茯苓、牡丹皮、泽泻、茜草根、黄芩、侧柏叶、阿胶等。

（三）咳血

1. 燥热伤肺证

主症：喉痒咳嗽，痰中带血，口干鼻燥，或有身热，舌红，少津，苔薄黄，脉数。

病机要点：燥热伤肺，肺失清肃，肺络受损。

中医治法：清热润肺，宁络止血。

★主要方剂：桑杏汤加减。★

常用药物：桑叶、栀子、淡豆豉、沙参、梨皮、贝母、杏仁、白茅根、茜草、藕节、侧柏叶等。

2. 肝火犯肺证

主症：咳嗽阵作，痰中带血或纯血鲜红，胸胁胀痛，烦躁易怒，口苦，舌红，苔薄黄，脉弦数。

病机要点：木火刑金，肺失清肃，肺络受损。

中医治法：清肝泻火，凉血止血。

★主要方剂：泻白散合黛蛤散加减。★

常用药物：青黛、黄芩、桑白皮、地骨皮、海蛤壳、甘草、墨旱莲、白茅根、大蓟、小蓟等。

3. 阴虚肺热证

主症：咳嗽痰少，痰中带血，或反复咳血，血色鲜红，口干咽燥，颧红，潮热盗汗，舌红，脉细数。

病机要点：虚火灼肺，肺失清肃，肺络受损。

中医治法：滋阴润肺，宁络止血。

★主要方剂：百合固金汤加减。★

常用药物：百合、麦冬、玄参、当归、白芍、贝母、甘草、生地黄、熟地黄、白及、藕节、白茅根、茜草等。

（四）吐血

1. 胃热壅盛证

主症：脘腹胀闷，嘈杂不适，甚则作痛，吐血色红或紫暗，常夹有食物残渣，口臭，便秘，大便色黑，舌红，苔黄腻，脉滑数。

病机要点：胃热内郁，热伤胃络。

中医治法：清胃泻火，化瘀止血。

★主要方剂：泻心汤合十灰散加减。★

常用药物：黄芩、黄连、大黄、牡丹皮、栀子、大蓟、小蓟、侧柏叶、茜草根、白茅根等。

2. 肝火犯胃证

主症：吐血色红或紫暗，口苦胁痛，心烦易怒，寐少梦多，舌红绛，脉弦数。

病机要点：肝火横逆，胃络损伤。

中医治法：泻肝清胃，凉血止血。

★主要方剂：龙胆泻肝汤加减。★

常用药物：龙胆、柴胡、黄芩、栀子、泽泻、木通、车前子、生地黄、当归、白茅根、藕节、墨旱莲、茜草等。

3. 气虚血溢证

主症：吐血缠绵不止，时轻时重，血色暗淡，神疲乏力，心悸气短，面色苍白，舌淡，脉细弱。

病机要点：中气亏虚，统血无权，血液外溢。

中医治法：健脾益气摄血。

★主要方剂：归脾汤加减。★

常用药物：党参、当归、黄芪、茯苓、白术、甘草、木香、阿胶、仙鹤草、炮姜炭、白及、海螵蛸等。

急性上消化道出血的治疗中，大黄、白及、三七、地榆、云南白药等药常被选用，尤其是大黄具有多方面的止血作用，因此治疗急性上消化道出血，大黄常作为首选药物，可用粉剂。

（五）便血

1. 肠道湿热证

主症：便血色红、黏稠，大便不畅或稀溏，或有腹痛，口苦，舌红，苔黄腻，脉濡数。

病机要点：湿热蕴结，脉络受损，血溢肠道。

中医治法：清化湿热，凉血止血。

★主要方剂：地榆散合槐角丸加减。★

常用药物：地榆、茜草、槐角、栀子、黄芩、黄连、茯苓、防风、枳壳、当归等。

2. 气虚不摄证

主症：便血色红或紫暗，食少，体倦，面色萎黄，心悸，少寐，舌淡，脉细。

病机要点：中气亏虚，气不摄血，血溢胃肠。

中医治法：益气摄血。

★主要方剂：归脾汤加减。★

常用药物：党参、当归、黄芪、茯苓、白术、甘草、酸枣仁、远志、龙眼肉、木香、阿胶、槐花、地榆、仙鹤草等。

3. 脾胃虚寒证

主症：便血紫暗，甚则黑色，腹部隐痛，喜热饮，面色不华，神倦懒言，便溏，舌淡，脉细。

病机要点：中焦虚寒，统血无力，血溢胃肠。

中医治法：健脾温中，养血止血。

★主要方剂：黄土汤加减。★

常用药物：伏龙肝（灶心土）、炮姜、白术、制附子、甘草、地黄、阿胶、黄芩、白及、海螵蛸、三七等。

（六）尿血

1. 下焦湿热证

主症：小便黄赤灼热，尿血鲜红，心烦口渴，面赤口疮，夜寐不安，舌红，脉数。

病机要点：热伤阴络，血渗膀胱。

中医治法：清热利湿，凉血止血。

★主要方剂：小蓟饮子加减。★

常用药物：小蓟、生地黄、藕节、蒲黄、栀子、木通、竹叶、滑石、甘草、当归等。

2. 肾虚火旺证

主症：小便短赤带血，头晕耳鸣，神疲，颧红潮热，腰膝酸软，舌红，脉细数。

病机要点：虚火内炽，灼伤脉络。

中医治法：滋阴降火，凉血止血。

★主要方剂：知柏地黄丸加减。★

常用药物：地黄、怀山药、山茱萸、茯苓、泽泻、牡丹皮、知母、黄柏、墨旱莲、大蓟、小蓟、藕节、蒲黄等。

3. 脾不统血证

主症：久病尿血，甚或兼见齿衄、肌衄，食少，体倦乏力，气短声低，面色不华，舌淡，脉细弱。

病机要点：中气亏虚，统血无力，血渗膀胱。

中医治法：补中健脾，益气摄血。

★主要方剂：归脾汤加减。★

常用药物：党参、茯苓、白术、甘草、当归、黄芪、酸枣仁、远志、龙眼肉、木香、熟地黄、阿胶、仙鹤草、槐花等。

4. 肾气不固证

主症：久病尿血，血色淡红，头晕耳鸣，精神困惫，腰脊酸痛，舌淡，脉沉弱。

病机要点：肾虚不固，血失藏摄。

中医治法：补益肾气，固摄止血。

★主要方剂：无比山药丸加减。★

常用药物：熟地黄、山药、山茱萸、肉苁蓉、菟丝子、杜仲、巴戟天、怀牛膝、茯苓、泽泻、五味子、赤石脂、仙鹤草、蒲黄、槐花、紫珠草等。

（七）紫斑

1. 血热妄行证

主症：皮肤出现青紫斑点或斑块，或伴有鼻衄、齿衄、便血、尿血，或有发热、口渴、便秘，舌红，苔黄，脉弦数。

病机要点：热壅经络，迫血妄行，血溢肌腠。

中医治法：清热解毒，凉血止血。

★主要方剂：十灰散加减。★

常用药物：大蓟、小蓟、侧柏叶、牡丹皮、栀子、茜草根、白茅根、棕榈皮、大黄等。

2. 阴虚火旺证

主症：皮肤出现青紫斑点或斑块，时发时止，常伴鼻衄、齿衄或月经过多，颧红，心烦，口渴，手足心热，或有潮热、盗汗，舌红，苔少，脉细数。

病机要点：虚火内炽，灼伤脉络，血溢肌腠。

中医治法：滋阴降火，宁络止血。

★主要方剂：茜根散加减。★

常用药物：茜草根、黄芩、侧柏叶、生地黄、阿胶、甘草等。

3. 气不摄血证

主症：反复发生肌衄，久病不愈，神疲乏力，头晕目眩，面色苍白或萎黄，食欲不振，舌淡，脉细弱。

病机要点：中气亏虚，统摄无力，血溢肌腠。

中医治法：补气摄血。

★主要方剂：归脾汤加减。★

常用药物：党参、黄芪、茯苓、当归、白术、酸枣仁、远志、龙眼肉、木香、仙鹤草、棕榈炭、地榆、蒲黄、茜草根、紫草、甘草等。

第二十八节 消渴

消渴

【中医疾病诊断】

消渴是以口渴多饮、多食、多尿、乏力、消瘦，或尿有甜味为主要临床表现的一种疾病。

【病因病机】

病因为禀赋不足、饮食失节、情志失调、劳欲过度等。病机主要是阴津亏损、燥热偏胜，病理因素主要是虚火、浊瘀。病理性质为本虚标实，而以阴虚为本、燥热为标。病变的脏腑主要在肺、胃、肾，尤以肾为关键。

【中医类证鉴别】

1. 消渴与口渴症 两者的症状都有口干多饮。口渴症是指口渴饮水的一个临床症状，可出现在多种疾病的过程中，尤以外感热病为多见。但这类口渴各随其所患病证的不同而出现相应的临床症状，不伴多食易饥、多尿、尿甜、形体消瘦等消渴的特点。

2. 消渴与瘿病 两者都有多食易饥、消瘦。瘿病之气郁化火、阴虚火旺的类型，以情绪激动、多食易饥、形体日渐消瘦、眼突、心悸、颈部一侧或两侧肿大为特征。其中的多食易饥、消瘦，类似消渴病的中消，但眼球突出、颈前瘿肿有形则与消渴有别，且无消渴病的多饮、多尿、尿甜等症。

【辨证论治】

首先分清三消（上消、中消、下消）的脏腑病位，其次辨标本，最后辨本症与并发症。

（一）上消

肺热津伤证

主症：口渴多饮，口舌干燥，尿频量多，烦热多汗，舌边尖红，苔薄黄，脉洪数。

病机要点：肺脏燥热，津液失布。

中医治法：清热润肺，生津止渴。

★主要方剂：消渴方加减。★

常用药物：天花粉、葛根、麦冬、生地黄、藕汁、黄连、黄芩、知母等。

（二）中消

1. 胃热炽盛证

主症：多食易饥，口渴，尿多，形体消瘦，大便干燥，苔黄，脉滑实有力。

病机要点：胃火内炽，胃热消谷，耗伤津液。

中医治法：清胃泻火，养阴增液。

★主要方剂：玉女煎加减。★

常用药物：生石膏、知母、黄连、栀子、玄参、生地黄、麦冬、川牛膝等。

2. 气阴亏虚证

主症：口渴引饮，能食与便溏并见，或饮食减少，精神不振，四肢乏力，体瘦，舌淡红，苔白而干，脉弱。

病机要点：气阴不足，脾失健运。

中医治法：益气健脾，生津止渴。

★主要方剂：七味白术散加减。★

常用药物：黄芪、党参、木香、藿香、葛根、白术、茯苓、怀山药、甘草、天冬、麦冬等。

（三）下消

1. 肾阴亏虚证

主症：尿频量多，浑浊如脂膏，或尿甜，腰膝酸软，乏力，头晕耳鸣，口干唇燥，皮肤干燥、瘙痒，舌红苔少，脉细数。

病机要点：肾阴亏虚，肾失固摄。

中医治法：滋阴固肾。

★主要方剂：六味地黄丸加减。★

常用药物：熟地黄、山茱萸、枸杞子、五味子、怀山药、茯苓、泽泻、牡丹皮等。

2. 阴阳两虚证

主症：小便频数，浑浊如膏，甚至饮一溲一，面容憔悴，耳轮干枯，腰膝酸软，四肢欠温，畏寒肢冷，阳痿或月经不调，舌苔淡白而干，脉沉细无力。

病机要点：阴损及阳，肾阳衰微，肾失固摄。

中医治法：滋阴温阳，补肾固涩。

★主要方剂：金匮肾气丸加减。★

常用药物：熟地黄、山茱萸、枸杞子、五味子、怀山药、茯苓、附子、肉桂等。

消渴容易发生多种并发症，应在治疗本病的同时，积极治疗并发症。白内障、雀盲、耳聋的主要病机为肝肾精血不足，不能上承耳目所致，宜滋补肝肾、益精补血，可用杞菊地黄丸或明目地黄丸。对于并发疮毒痈疽者，则治宜清热解毒、消散痈肿，用五味消毒饮。

第二十九节 瘿病（助理不考）

瘿病

【中医疾病诊断】

瘿病是以颈前喉结两旁结块肿大为主要临床特征的一类疾病，可随吞咽动作而上下移动。初作可如樱桃或指头大小，一般生长缓慢。大小程度不一，大者可如囊如袋，触之多柔软、光滑，病程日久则质地较硬，或可扪及结节。多发于女性，常有饮食不节、情志不舒的病史，或发病有一定的地区性。

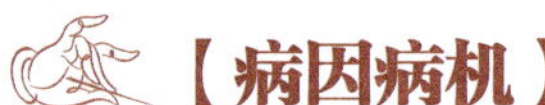

【病因病机】

病因主要为情志内伤、饮食及水土失宜、体质因素。基本病机是气滞、痰凝、血瘀壅结颈前。初期多为气机郁滞，津凝痰聚，痰气搏结颈前所致，日久引起血脉瘀阻，气、痰、瘀三者合而为患。本病的病变部位主要在肝脾，与心有关。其病理因素有气滞、痰浊、瘀血。

【中医类证鉴别】

1. 瘿病与瘰疬 瘿病与瘰疬均可在颈项部出现肿块。但二者的具体部位及肿块的性状不同，瘿病肿块在颈部正前方，肿块一般较大。瘰疬的病变部位在颈项的两侧或颌下，肿块一般较小，每个约黄豆大，个数多少不等。

2. 瘿病与消渴 瘿病中的阴虚火旺证型，应注意与消渴病鉴别。消渴病以多饮、多食、多尿为主要临床表现，三消的症状常同时并见，尿中常有甜味，而颈部无瘿肿。瘿病中的阴虚火旺证虽有多食，但无多饮、多尿等症，而以颈前有瘿肿为主要特征，并伴有烦热心悸、急躁易怒、眼突、脉数等症。

【辨证论治】

本病的辨证首先需辨明在气在血，其次辨别火旺与阴伤的不同，最后辨清病情的轻重。治疗以理气化痰、消瘿散结为基本治则。

1. 气郁痰阻证

主症：颈前喉结两旁结块肿大、质软不痛，颈部觉胀，胸闷，喜太息，或兼胸胁窜痛，病情常随情志波动，苔薄白，脉弦。

病机要点：气机郁滞，痰浊壅阻，凝结颈前。

中医治法：理气舒郁，化痰消瘿。

★主要方剂：四海舒郁丸加减。★

常用药物：昆布、海带、海藻、海螵蛸、海蛤壳、郁金、青木香、青皮、陈皮、桔梗等。

2. 痰结血瘀证

主症：颈前喉结两旁结块肿大，按之较硬或有结节，肿块经久未消，胸闷，纳差，舌质暗或紫，苔薄白或白腻，脉弦或涩。

病机要点：痰气交阻，血脉瘀滞，搏结成瘿。

中医治法：理气活血，化痰消瘿。

★主要方剂：海藻玉壶汤加减。★

常用药物：海藻、昆布、青皮、陈皮、半夏、胆南星、浙贝母、连翘、甘草、当归、川芎等。

3. 肝火旺盛证

主症：颈前喉结两旁轻度或中度肿大，一般柔软光滑，烦热，容易出汗，性情急躁易怒，眼球突出，手指颤抖，面部烘热，口苦，舌质红，苔薄黄，脉弦数。

病机要点：痰气交阻，气郁化火，壅结颈前。

中医治法：清肝泻火，消瘿散结。

★主要方剂：栀子清肝汤合消瘰丸加减。★

常用药物：柴胡、栀子、牡丹皮、当归、白芍、牛蒡子、生牡蛎、浙贝母、玄参等。

4. 心肝阴虚证

主症：颈前喉结两旁结块或大或小、质软，病起较缓，心悸不宁，心烦少寐，易出汗，手指颤动，眼干，目眩，倦怠乏力，舌质红，苔少或无苔，舌体颤动，脉弦细数。

病机要点：气火内结日久，心肝之阴耗伤。

中医治法：滋阴降火，宁心柔肝。

★主要方剂：天王补心丹或一贯煎加减。★（天王补心丹滋阴清热、宁心安神，适用于心阴亏虚为主者；一贯煎养阴疏肝，适用于肝阴亏虚兼肝气郁结者。）

常用药物：生地黄、沙参、玄参、麦冬、天冬、人参、茯苓、当归、枸杞子、丹参、酸枣仁、柏子仁、五味子、川楝子、桔梗等。

第三十节　内伤发热

内伤发热

【中医疾病诊断】

内伤发热是以内伤为病因，病程较长，多为低热，或自觉发热，而体温并不升高，表现为高热者较少，不恶寒，或虽有怯冷，但得衣被则温，常兼见头晕、神疲、自汗、盗汗、脉弱等症。

【病因病机】

病因主要为久病体虚、饮食劳倦、情志失调、外伤出血等。病机是脏腑功能失调，气血阴阳失衡。

【中医类证鉴别】

内伤发热与外感发热　外感发热的特点：因感受外邪而起，起病较急，病程较短，发热初期大多伴有恶寒，其恶寒得衣被而不减。发热的热度大多较高，发热的类型随病种的不同而有所差异。初起常兼有头身疼痛、鼻塞、流涕、咳嗽、脉浮等表证。外感发热多属实证。

【辨证论治】

本病应首先应辨明证候虚实，其次辨病情轻重，最后辨清病位。

1. 阴虚发热证

主症：午后潮热，或夜间发热，不欲近衣，手足心热，烦躁，少寐多梦，盗汗，口干咽燥，舌红或有裂纹，苔少甚至无苔，脉细数。

病机要点：阴虚阳盛，虚火内炽。

中医治法：滋阴清热。

★主要方剂：清骨散或知柏地黄丸加减。★

常用药物：银柴胡、地骨皮、青蒿、秦艽、知母、胡黄连、鳖甲等。

2. 血虚发热证

主症：发热，热势多为低热，头晕眼花，身倦乏力，心悸不宁，面白少华，唇甲色淡，舌淡，脉细弱。

病机要点：血虚失养，阴不配阳。

中医治法：益气养血。

★主要方剂：归脾汤加减。★

常用药物：党参、黄芪、当归、茯苓、熟地黄、白术、甘草、龙眼肉、酸枣仁、远志、木香等。

3. 气虚发热证

主症：发热，热势或低或高，常在劳累后发作或加剧，倦怠乏力，气短懒言，自汗，易感冒，食少便溏，舌淡，苔白薄，脉细弱。

病机要点：中气不足，阴火内生。

中医治法：益气健脾，甘温除热。

★主要方剂：补中益气汤加减。★

常用药物：黄芪、党参、当归、陈皮、升麻、柴胡、白术、甘草等。

4. 阳虚发热证

主症：发热而欲近衣，形寒怯冷，四肢不温，少气懒言，头晕嗜卧，腰膝酸软，纳少便溏，面色白，舌淡胖或有齿痕，苔白润，脉沉细无力。

病机要点：肾阳亏虚，火不归原。

中医治法：温补阳气，引火归原。

★主要方剂：金匮肾气丸加减。★

常用药物：附子、桂枝、山茱萸、地黄、山药、茯苓、牡丹皮、泽泻等。

5. 气郁发热证

主症：发热多为低热或潮热，热势常随情绪波动而起伏，精神抑郁，胁肋胀满，烦躁易怒，口干而苦，纳食减少，舌红，苔黄，脉弦数。

病机要点：气郁日久，化火生热。

中医治法：疏肝理气，解郁泻热。

★主要方剂：丹栀逍遥散加减。★

常用药物：牡丹皮、栀子、柴胡、薄荷、当归、白芍、白术、茯苓、甘草等。

6. 痰湿郁热证

主症：低热，午后热甚，心内烦热，胸闷脘痞，不思饮食，渴不欲饮，呕恶，大便稀薄或黏滞不爽，舌苔白腻或黄腻，脉濡数。

病机要点：痰湿内蕴，壅遏化热。

中医治法：燥湿化痰，清热和中。

★主要方剂：黄连温胆汤合中和汤或三仁汤加减。★

常用药物：半夏、厚朴、枳实、陈皮、茯苓、通草、竹叶、黄连等。

7. 血瘀发热证

主症：午后或夜晚发热，或自觉身体某些部位发热，口燥咽干，但不多饮，肢体或躯干有固定痛处或肿块，面色萎黄或晦暗，舌质青紫或有瘀点、瘀斑，脉弦或涩。

病机要点：血行瘀滞，瘀热内生。

中医治法：活血化瘀。

★主要方剂：血府逐瘀汤加减。★

常用药物：当归、川芎、赤芍、地黄、桃仁、红花、牛膝、柴胡、枳壳、桔梗、山茱萸、山药、枸杞子、当归等。

第三十一节　癌病（助理不考）

癌病

【中医疾病诊断】

癌病是由于脏腑组织发生异常增生，以肿块逐渐增大、表面高低不平、质地坚硬、时有疼痛，常伴发热、乏力、纳差、消瘦并进行性加重为主症的疾病。

由于肿瘤部位不同而主症各异，如脑瘤患者常以头痛、呕吐、视力障碍为主；肺癌患者以顽固性干咳或痰中带血，以及胸痛、气急、发热多见；肝癌患者可见右胁疼痛、乏力、纳差、黄疸等；大肠癌患者可有大便习惯改变，如腹泻或便秘等；肾癌患者可有腰部不适、尿血等。

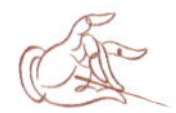

【病因病机】

病因主要为素体内虚、六淫邪毒、饮食失调、内伤七情。基本病机是正气亏虚，脏腑功能失调，气机郁滞，痰瘀酿毒久羁而成有形之肿块。

【中医类证鉴别】

癌病与良性肿瘤

（1）良性肿瘤　生长缓慢，皮肤无改变，除皮脂腺囊肿外，与皮肤无粘连，肿块表面光滑，与周围不粘连，边界清，活动度好，一般质地较软，多无症状；肿瘤体积较大或发生于特殊部位，可产生压迫症状。

（2）癌病　生长较快，常与皮肤粘连，凹陷或形成溃疡，肿块表面粗糙，无包膜，常与周围或皮肤粘连，活动度差或固定，质硬或固定，无弹性，早期症状隐匿，有不明原因的消瘦、发热、出血，或发病部位的相应症状。

【辨证论治】

首先辨病期，其次辨正虚，最后辨邪实。基本治疗原则为扶正祛邪，攻补兼施。

1. 气郁痰瘀证

主症：胸膈痞闷，脘腹胀满，或胀痛不适，或隐痛或刺痛，善太息，神疲乏力，纳呆食少，便溏呕血、黑便，或咳嗽咳痰，痰质稠黏，痰白或黄白相兼；舌苔薄腻，质暗隐紫，脉弦或细涩。

病机要点：气机郁滞，痰瘀交阻。

中医治法：行气解郁，化痰祛瘀。

★主要方剂：越鞠丸合化积丸加减。★

常用药物：香附、苍术、川芎、栀子、神曲、三棱、莪术、阿魏、海浮石、香附、槟榔、苏木、瓦楞子、五灵脂、雄黄等。

2. 热毒炽盛证

主症：局部肿块灼热疼痛、发热、口咽干燥，心烦寐差，或热势壮盛，久稽不退，咳嗽无痰或少痰，或痰中带血，甚则咳血不止，胸痛或腰酸背痛，小便短赤，大便秘结或便溏泄泻；舌质红，舌苔黄腻或薄黄少津，脉细数或弦细数。

病机要点：热邪炽盛，热盛酿毒。

中医治法：清热凉血，解毒散结。

★主要方剂：犀角地黄汤合犀黄丸加减。★

常用药物：犀角（可用水牛角代替）、牡丹皮、生地黄、赤芍、牛黄、麝香、没药、乳香、黄米饭等。

3. 湿热郁毒证

主症：时有发热，恶心，胸闷，口干口苦，心烦易怒，胁痛或腹部阵痛，身黄，目黄，尿黄，便中带血或黏液脓血便，里急后重，或大便干稀不调，肛门灼热；舌质红，苔黄腻，脉弦滑或滑数。

病机要点：湿邪化热，湿热蕴毒。

中医治法：清热利湿，解毒散结。

★主要方剂：龙胆泻肝汤合五味消毒饮加减。★

常用药物：龙胆、黄芩、栀子、泽泻、木通、车前子、当归、地黄、柴胡、生甘草、金银花、野菊花、蒲公英、紫花地丁、紫背天葵等。

4. 瘀毒内阻证

主症：面色晦暗，或肌肤甲错，胸痛或腰腹疼痛，痛有定处，如锥如刺，痰中带血或尿血，血色暗红，口唇紫暗；舌质暗或有瘀点、瘀斑，苔薄或薄白，脉涩或细弦或细涩。

病机要点：瘀血蓄结，壅阻气机。

中医治法：活血化瘀，理气散结。

★主要方剂：血府逐瘀汤加减。★

常用药物：地黄、桃仁、红花、枳壳、赤芍、柴胡、桔梗、川芎等。

5. 气阴两虚证

主症：神疲乏力，口咽干燥，盗汗，头晕耳鸣，视物昏花，五心烦热，腰膝酸软，纳差，大便秘结或溏烂；舌质淡红，脉细或细数。

病机要点：癌病日久，邪盛正虚，气阴两虚。

中医治法：益气养阴，扶正抗癌。

★主要方剂：生脉地黄汤加减。★

常用药物：人参、麦冬、五味子、地黄、山茱萸、山药、茯苓、牡丹皮、泽泻等。

6. 气血双亏证

主症：形体消瘦，面色无华、唇甲色淡、气短乏力，动辄尤甚，伴头昏心悸、目眩眼花、动则多汗、口干舌燥、纳呆食少；舌质红或淡，脉细或细弱。

病机要点：癌病久延，气虚血亏。

中医治法：益气养血，扶正抗癌。

★主要方剂：十全大补丸加减。★

常用药物：人参、白术、茯苓、当归、熟地黄、白芍、川芎、黄芪、肉桂等。

第三十二节　痹证

痹证

【中医疾病诊断】

痹证是以肢体筋骨、关节、肌肉等处发生疼痛、重着、酸楚、麻木，或疼痛游走不定，或关节屈伸不利、僵硬、肿大、变形等症状的一种疾病。

【病因病机】

病因为正气不足，卫外不固；风寒湿热，外邪入侵。基本病机是风、寒、湿、热、痰、瘀等邪气滞留肢体筋脉、关节、肌肉，经脉闭阻，不通则痛。痹证日久，也可由经络累及脏腑，出现相应的脏腑病变，其中以心痹较为多见。

【中医类证鉴别】

痹证与痿证　鉴别要点首先在于痛与不痛，痹证以关节疼痛为主，而痿证则为肢体力弱，无疼痛症状；其次要观察肢体的活动障碍，痿证是无力运动，痹证是因痛而影响活动；再者，部分痿证病初即有肌肉萎缩，而痹证则是由于疼痛甚或关节僵直不能活动，日久废而不用导致肌肉萎缩。

【辨证论治】

首辨病邪，其次辨别虚实，最后辨体质。

1. 风寒湿痹证

（1）行痹

主症：肢体关节、肌肉疼痛酸楚，屈伸不利，可涉及肢体多个关节，疼痛呈游走性，初起可见有恶风、发热等表证，舌苔薄白，脉浮或浮缓。

病机要点：风邪兼夹寒湿，留滞经脉，闭阻气血。

中医治法：祛风通络，散寒除湿。

★主要方剂：防风汤加减。★

常用药物：防风、麻黄、桂枝、葛根、当归、茯苓、生姜、大枣、甘草等。

（2）痛痹

主症：肢体关节疼痛，痛势较剧，部位固定，遇寒则痛甚，得热则痛缓，关节屈伸不利，局部皮肤或有寒冷感，舌淡，舌苔薄白，脉弦紧。

病机要点：寒邪兼夹风湿，留滞经脉，闭阻气血。

中医治法：散寒通络，祛风除湿。

★主要方剂：乌头汤加减。★

常用药物：制川乌、麻黄、芍药、甘草、蜂蜜、黄芪等。

（3）着痹

主症：肢体关节、肌肉酸楚、重着、疼痛，肿胀散漫，关节活动不利，肌肤麻木不仁，舌淡，舌苔白腻，脉濡缓。

病机要点：湿邪兼夹风寒，留滞经脉，闭阻气血。

中医治法：除湿通络，祛风散寒。

★主要方剂：薏苡仁汤加减。★

常用药物：薏苡仁、苍术、甘草、羌活、独活、防风、麻黄、桂枝、制川乌、当归、川芎等。

2. 风湿热痹证

主症：关节疼痛呈游走性，可涉及一个或多个关节，活动不便，局部灼热红肿，得冷则舒，可有皮下结节或红斑，常伴有发热、恶风、汗出、口渴等全身症状，舌红，舌苔黄或黄腻，脉滑数或浮数。

病机要点：风湿热邪壅滞经脉，气血闭阻不通。

中医治法：清热通络，祛风除湿。

★主要方剂：白虎加桂枝汤或宣痹汤加减。★（白虎加桂枝汤以清热宣痹为主，用于偏风热明显者；宣痹汤重在清热利湿，用于偏湿热盛者。）

常用药物：生石膏、知母、黄柏、连翘、桂枝、防己、杏仁、薏苡仁、滑石、赤小豆、蚕沙等。

3. 痰瘀痹阻证

主症：痹证日久，肌肉、关节刺痛，固定不移，或关节肌肤紫暗、肿胀，肢体顽麻或重着，或关节僵硬变形，屈伸不利，瘀斑，面色暗黧，或胸闷痰多，舌质紫暗或有瘀斑，舌苔白腻，脉弦涩。

病机要点：痰瘀互结，留滞肌肤，闭阻经脉。

中医治法：化痰行瘀，蠲痹通络。

★主要方剂：双合汤加减。★

常用药物：桃仁、红花、当归、川芎、白芍、茯苓、半夏、陈皮、白芥子、竹沥、姜汁等。

4. 肝肾亏虚证

主症：痹证日久不愈，关节屈伸不利，肌肉瘦削，腰膝酸软，或畏寒肢冷，阳痿，遗精，或骨蒸劳热，心烦口干，舌淡红，舌苔薄白或少津，脉沉细弱或细数。

病机要点：肝肾不足，筋脉失于濡养、温煦。

中医治法：培补肝肾，舒筋止痛。

★主要方剂：独活寄生汤加减。★

常用药物：独活、桑寄生、防风、秦艽、桂枝、细辛、牛膝、杜仲、人参、茯苓、甘草、当归、川芎、生地黄、白芍等。

第三十三节　痿证

痿证

【中医疾病诊断】

痿证是以肢体筋脉弛缓，下肢或上肢，一侧或双侧，软弱无力，不能随意运动为主，或伴有肌肉萎缩的一种病证。临床以下肢痿弱较为常见。

【病因病机】

病因为感受温毒、湿热浸淫、久病房劳、跌仆瘀阻、饮食毒物所伤等。病机为气血津液输布不畅，四肢筋肉失养而痿弱不能用。病位在筋脉、肌肉，与肝、肾、肺、胃关系最为密切。病理因素主要为湿和热。

【中医类证鉴别】

1. 痿证与偏枯　偏枯亦称半身不遂，是中风症状，病见一侧上下肢偏废不用，常伴有语言謇涩、口眼歪斜，久则患肢肌肉枯瘦，其瘫痪是由于中风而致，两者临床不难鉴别。

2. 痿证与痹证　痹证后期，由于肢体关节疼痛，不能运动，肢体长期废用，亦有类似痿证之瘦削枯萎者。但痿证肢体关节一般不痛，痹证则均有疼痛，其病因病机、治法也不相同，可鉴别。

【辨证论治】

痿证的辨证，重在辨明脏腑的病位，其次审标本虚实。

1. 肺热津伤证

主症：发病急，病起发热，或热后突然出现肢体软弱无力，可较快发生肌肉瘦削，皮肤干燥，心烦口渴，咳呛少痰，咽干不利，小便黄赤或热痛，大便干燥，舌红，苔黄，脉细数。

病机要点：肺燥伤津，五脏失润，筋脉失养。

中医治法：清热润燥，养阴生津。

★主要方剂：清燥救肺汤加减。★

常用药物：北沙参、西洋参、麦冬、生甘草、阿胶、胡麻仁、生石膏、霜桑叶、苦杏仁、炙枇杷叶等。

2. 湿热浸淫证

主症：起病较缓，逐渐出现肢体困重、痿软无力，尤以下肢或两足痿弱为甚，兼见手足麻木微肿，扪及微热，喜凉恶热，或有发热，胸脘痞闷，小便赤涩热痛，舌红，舌苔黄腻，脉濡数或滑数。

病机要点：湿热浸渍，壅遏经脉，营卫受阻。

中医治法：清热利湿，通利经脉。

★主要方剂：加味二妙散加减。★

常用药物：苍术、黄柏、萆薢、防己、薏苡仁、蚕沙、木瓜、牛膝、龟甲等。

3. 脾胃虚弱证

主症：起病缓慢，肢体软弱无力逐渐加重，神疲肢倦，肌肉萎缩，少气懒言，纳呆便溏，面色白或萎黄无华，面浮，舌淡苔薄白，脉细弱。

病机要点：脾失健运，生化乏源，气血亏虚，筋脉失养。

中医治法：补中益气，健脾升清。

★主要方剂：参苓白术散合补中益气汤加减。★

常用药物：人参、白术、山药、白扁豆、莲子、甘草、大枣、黄芪、当归、薏苡仁、茯苓、厚朴、陈皮、升麻、柴胡、神曲等。

4. 肝肾亏损证

主症：起病缓慢，渐见肢体痿软无力，尤以下肢明显，腰膝酸软，不能久立，甚至步履全废，腿胫大肉渐脱，或伴有眩晕耳鸣，舌咽干燥，遗精或遗尿，或妇女月经不调，舌红少苔，脉细数。

病机要点：肝肾亏虚，阴精不足，筋脉失养。

中医治法：补益肝肾，滋阴清热。

★主要方剂：虎潜丸加减。★

常用药物：虎骨（用狗骨代替）、牛膝、熟地黄、龟甲、知母、黄柏、锁阳、当归、白芍、陈皮、干姜等。

5. 脉络瘀阻证

主症：久病体虚，四肢痿弱，肌肉瘦削，手足麻木不仁，四肢青筋显露，可伴有肌肉活动时隐痛不适，舌痿不能伸缩，舌质暗淡或有瘀点、瘀斑，脉细涩。

病机要点：气虚血瘀，阻滞经络，筋脉失养。

中医治法：益气养营，活血行瘀。

★主要方剂：圣愈汤合补阳还五汤加减。★

常用药物：人参、黄芪、当归、川芎、熟地黄、白芍、川牛膝、地龙、桃仁、红花、鸡血藤等。

第三十四节　腰痛

腰痛

【中医疾病诊断】

腰痛又称为“腰脊痛”，多因外感、内伤或挫闪导致腰部气血运行不畅，或失于濡养，引起以腰脊或脊旁部位疼痛为主要症状的一种病证。

急性腰痛的病程较短，轻微活动即可引起一侧或两侧腰部疼痛加重，脊柱两旁常有明显的按压痛。慢性腰痛的病程较长，缠绵难愈，腰部多隐痛或酸痛。常因体位不当、劳累过度、天气变化等因素而加重。腰痛者常有居处潮湿阴冷、涉水冒雨、跌仆挫闪或劳损等相关病史。

【病因病机】

病因为外邪侵袭、体虚年衰、跌仆闪挫。基本病机为筋脉痹阻，腰府失养。病理因素主要是湿与瘀。病理性质为本虚标实，经气闭涩为标，肾气内伤为本。

【中医类证鉴别】

1. 腰痛与背痛、尻痛、胯痛　腰痛是指腰背及其两侧部位的疼痛，背痛为背膂以上部位疼痛，尻痛是尻骶部位的疼痛，胯痛是指尻尾以下及两侧胯部的疼痛，疼痛的部位不同。

2. 腰痛与肾痹　腰痛是以腰部疼痛为主；肾痹是指腰背强直弯曲，不能屈伸，行动困难，多由骨痹日久发展而成。

【辨证论治】

腰痛辨证应辨外感、内伤与跌仆闪挫之外伤。腰痛治疗当分标本虚实。感受外邪属实，治宜祛邪通络，根据寒湿、湿热的不同，分别予以温散或清利法；外伤腰痛属实，治宜活血祛瘀、通络止痛为主；内伤致病多属虚，治宜补肾固本为主，兼顾肝脾；虚实兼见者，宜辨主次轻重，标本兼顾。

1. 寒湿腰痛

主症：腰部冷痛重着，转侧不利，逐渐加重，静卧病痛不减，寒冷和阴雨天则加重，舌淡，苔白腻，脉沉而迟缓。

病机要点：寒湿闭阻，滞碍气血，经脉不利。

中医治法：散寒行湿，温经通络。

★主要方剂：甘姜苓术汤加减。★

常用药物：干姜、桂枝、甘草、牛膝、茯苓、白术、杜仲、桑寄生、续断、苍术、薏苡仁等。

2. 湿热腰痛

主症：腰部疼痛，重着而热，暑湿阴雨天气症状加重，活动后或可减轻，身体困重，小便短赤，舌红苔黄腻，脉濡数或弦数。

病机要点：湿热壅遏，经气不畅，筋脉失舒。

中医治法：清热利湿，舒筋止痛。

★主要方剂：四妙丸加减。★

常用药物：苍术、黄柏、薏苡仁、木瓜、络石藤、川牛膝、栀子、生地黄、泽泻等。

3. 瘀血腰痛

主症：腰痛如刺，痛有定处，痛处拒按，日轻夜重，轻者俯仰不便，重则不能转侧，舌质暗紫，或有瘀斑，脉涩。部分患者有跌仆闪挫病史。

病机要点：瘀血阻滞，经脉痹阻，不通则痛。

中医治法：活血化瘀，通络止痛。

★主要方剂：身痛逐瘀汤加减。★

常用药物：当归、川芎、桃仁、红花、鸡血藤、香附、没药、五灵脂、地龙、牛膝等。

4. 肾虚腰痛

（1）肾阴虚证

主症：腰部隐隐作痛，酸软无力，缠绵不愈，心烦少寐，口燥咽干，面色潮红，手足心热，舌红少苔，脉弦细数。

病机要点：肾阴不足，不能濡养腰脊。

中医治法：滋补肾阴，濡养筋脉。

★主要方剂：左归丸加减。★

常用药物：熟地黄、枸杞子、山茱萸、山药、龟甲胶、菟丝子、鹿角胶、牛膝等。

（2）肾阳虚证

主症：腰部隐隐作痛，酸软无力，缠绵不愈，局部发凉，喜温喜按，遇劳更甚，卧则减轻，常反复发作，少腹拘急，面色㿠白，肢冷畏寒，舌淡，苔薄白，脉沉细无力。

病机要点：肾阳不足，不能温煦筋脉。

中医治法：补肾壮阳，温煦经脉。

★主要方剂：右归丸加减。★

常用药物：肉桂、附子、鹿角胶、杜仲、菟丝子、熟地黄、山药、山茱萸、枸杞子等。

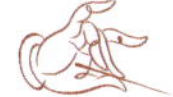

实战演练1

病案摘要：
丁某，男，23岁，职员。2019年11月12日来诊。
患者于2天前，因天气骤然变化受凉后出现恶寒发热、流清涕。现症：恶寒重，发热轻，无汗，鼻塞声重，流清涕，打喷嚏，咽痒，咽痛，咳嗽，痰吐稀薄色白。舌苔薄白，脉浮紧。
请与时行感冒相鉴别（助理不考）

答题要求：根据上述病案摘要，在答题卡上完成书面分析

续表

项目	参考答案	分值
中医疾病诊断	感冒	3
中医证候诊断	常人感冒—风寒感冒	3
中医辨病辨证依据（含病因病机分析）	以恶寒发热、鼻塞声重、流清涕为主症，辨病为感冒。恶寒重，发热轻，无汗，鼻塞声重，流清涕，打喷嚏，咽痒，咽痛，咳嗽，痰吐稀薄色白，舌苔薄白，脉浮紧，辨证为风寒感冒。病机为外出受凉，感受寒邪，风寒外束，卫阳被郁，腠理闭塞，肺气不宣。病位在肺卫，病性属表实寒证	4
中医类证鉴别	普通感冒病情较轻，全身症状不显著，很少有传变和流行性。时行感冒病情较重，发病急，全身症状显著，可以发生传变，而化热入里，继发或合并他病，具有广泛的传染性、流行性	3
中医治法	辛温解表	2
方剂名称	荆防败毒散加减	2
药物组成、剂量及煎服法	荆芥 10g　防风 12g　羌活 9g　柴胡 9g 前胡 12g　桔梗 6g　甘草 5g　川芎 9g 枳壳 9g　杏仁 10g　生姜 5g　大枣 5g 3 剂，水煎服，每日 1 剂，早晚分服	3

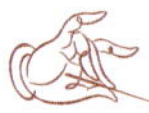 实战演练2

病案摘要： 王某，女，31 岁，已婚，财务会计。2018 年 12 月 12 日就诊。 患者近 3 年来工作压力大，忧愁烦闷，而出现心悸不安，胸闷不舒，心痛时作，痛如针刺，失眠多梦，唇甲青紫，遂来就诊。舌质紫暗，脉涩。 请与奔豚相鉴别（助理不考）
答题要求：根据上述病案摘要，在答题卡上完成书面分析

项目	参考答案	分值
中医疾病诊断	心悸	3
中医证候诊断	瘀阻心脉证	3
中医辨病辨证依据（含病因病机分析）	患者由于工作压力大、忧愁烦闷，而出现心悸不安、失眠多梦，中医辨病为心悸。胸闷不舒，心痛时作，痛如针刺，失眠多梦，唇甲青紫，舌质紫暗，脉涩，辨证为瘀阻心脉证。病机为血瘀气滞，心脉瘀阻，心阳被遏，心失所养	4
中医类证鉴别	奔豚发作之时，亦觉心胸躁动不安。奔豚与心悸的鉴别要点为：心悸为心中剧烈跳动，发自于心；而奔豚是上下冲逆，发自于少腹	3
中医治法	活血化瘀，理气通络	2
方剂名称	桃仁红花煎加减	2
药物组成、剂量及煎服法	桃仁 12g　红花 12g　丹参 10g　赤芍 10g 川芎 10g　延胡索 12g　当归 10g　桂枝 10g 甘草 5g　龙骨 30g（先煎）　牡蛎 30g（先煎）　香附 10g 青皮 10g　生地黄 15g 3 剂，水煎服，每日 1 剂，早晚分服	3

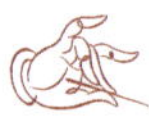 实战演练3

病案摘要： 刘某，女，40 岁。2019 年 8 月 9 日初诊。 患者 1 天前与人争吵后觉胃脘部胀痛，痛连两胁。现症：胃脘部胀痛，痛连两胁，食欲不振，大便不畅。患者平素胸闷不舒，胃脘胀满，得矢气稍缓，喜太息。舌苔薄白，脉弦。 请与胁痛相鉴别（助理不考）
答题要求：根据上述病案摘要，在答题卡上完成书面分析

续表

项目	参考答案	分值
中医疾病诊断	胃痛	3
中医证候诊断	肝气犯胃证	3
中医辨病辨证依据（含病因病机分析）	患者以胃脘部胀痛为主症，辨病为胃痛。患者与人争吵后胃脘部胀痛，痛连两胁，食欲不振，大便不畅，且患者平素胸闷不舒，胃脘胀满，得矢气稍缓，喜太息，舌苔薄白，脉弦，辨证为肝气犯胃证。病机为肝气郁结，横逆犯胃，胃气阻滞，不通则痛	4
中医类证鉴别	胁痛是以胁部疼痛为主症，可伴恶寒发热，或目黄肤黄，或胸闷太息，很少伴有嘈杂泛酸、嗳气吞腐；肝气犯胃之胃痛有时亦可攻痛连胁，但仍以胃脘部疼痛为主症	3
中医治法	疏肝解郁，理气止痛	2
方剂名称	柴胡疏肝散加减	2
药物组成、剂量及煎服法	柴胡 12g　芍药 9g　川芎 9g　郁金 9g 香附 9g　陈皮 9g　枳壳 9g　佛手 9g 甘草 9g 3 剂，水煎服，每日 1 剂，早晚分服	3

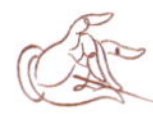 实战演练4

病案摘要： 江某，男，45 岁，已婚。2019 年 11 月 12 日初诊。 患者 2 年来反复皮肤、目睛发黄，3 个月前皮肤、目睛发黄再次出现，且经久不退。现症：身目皆黄，黄色晦暗，或如烟熏，脘腹痞满，纳谷不佳，大便不实，神疲畏寒，口淡不渴，舌淡苔腻，脉濡缓。 请与萎黄相鉴别（助理不考）
答题要求：根据上述病案摘要，在答题卡上完成书面分析

项目	参考答案	分值
中医疾病诊断	黄疸	3
中医证候诊断	阴黄—寒湿阻遏证	3
中医辨病辨证依据（含病因病机分析）	以皮肤、目睛黄染为主症，诊断为黄疸。身目皆黄，黄色晦暗，或如烟熏，脘腹痞满，纳谷不佳，大便不实，神疲畏寒，口淡不渴，舌淡苔腻，脉濡缓，辨证为阴黄—寒湿阻遏证。病机为久病迁延，中阳不振，寒湿滞留，肝胆失于疏泄，而引发本病	4
中医类证鉴别	黄疸与萎黄均可出现身黄。黄疸发病与感受外邪、饮食劳倦或病后有关；其病机为湿阻中焦，肝胆失疏，胆汁外溢；其主症为身黄、目黄、小便黄。萎黄发病与饥饱劳倦、食滞虫积或病后失血有关；其病机为中焦虚弱，气血不足，肌肤失养；其主症为肌肤萎黄不泽，目、小便不黄，常伴头昏倦怠、心悸少寐、纳少便溏等症状	3
中医治法	温中化湿，健脾和胃	2
方剂名称	茵陈术附汤加减	2
药物组成、剂量及煎服法	茵陈 15g　白术 12g　干姜 6g　制附子（先煎）10g 泽泻 12g　猪苓 12g　茯苓 15g　苍术 9g 厚朴 9g　陈皮 9g　薏苡仁 6g　炙甘草 6g 3 剂，水煎服。每日 1 剂，早晚分服	3

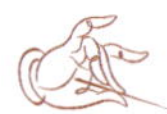

实战演练5

病案摘要： 王某，女，48岁，已婚，公务员。2018年2月14日初诊。 患者身肿3年，腰以下为甚，按之凹陷不易恢复，脘腹胀满，纳差便溏，面色不华，精神欠佳，四肢乏力，小便短少，舌淡，苔白腻，脉沉缓。 请与鼓胀相鉴别（助理不考）		
答题要求：根据上述病案摘要，在答题卡上完成书面分析		
项目	**参考答案**	**分值**
中医疾病诊断	水肿	3
中医证候诊断	阴水—脾阳虚衰证	3
中医辨病辨证依据（含病因病机分析）	以身肿为主症，诊断为水肿。身肿3年，腰以下为甚，按之凹陷不易恢复，脘腹胀满，纳差便溏，面色不华，精神欠佳，四肢乏力，小便短少，舌淡，苔白腻，脉沉缓，辨证为阴水—脾阳虚衰证。病机为久病体虚，脾阳不振，运化无力，土不制水，而引发本病	4
中医类证鉴别	水肿与鼓胀均可见肢体水肿、腹部膨隆。鼓胀的主症是单腹胀大，皮色苍黄，腹壁青筋暴露，四肢多不肿，反见瘦削，后期或可伴见轻度肢体浮肿。鼓胀是由于肝、脾、肾功能失调，导致气滞、血瘀、水湿聚于腹中。水肿则头面或下肢先肿，继及全身，腹壁无青筋暴露。水肿是肺、脾、肾三脏气化失调，而导致水液泛滥肌肤	3
中医治法	健脾温阳利水	2
方剂名称	实脾饮加减	2
药物组成、剂量及煎服法	制附子（先煎）9g　草果6g　大腹皮15g　厚朴6g 白术12g　茯苓15g　泽泻12g　木瓜12g 黄芪15g　干姜6g　桂枝9g　党参12g 3剂，水煎服。每日1剂，早晚分服	3

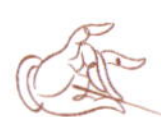

实战演练6

病案摘要： 何某，男，53岁，干部。2018年3月16日就诊。 患者素体虚弱，形体消瘦，多尿，口渴，多食易饥，近半年小便频数，浑浊如膏，甚至饮一溲一，面容憔悴，耳轮干枯，腰膝酸软，四肢不温，畏寒肢冷，阳痿。舌苔淡白而干，脉沉细无力。 请与瘿病相鉴别（助理不考）		
答题要求：根据上述病案摘要，在答题卡上完成书面分析		
项目	**参考答案**	**分值**
中医疾病诊断	消渴	3
中医证候诊断	下消—阴阳两虚证	3
中医辨病辨证依据（含病因病机分析）	患者以素体虚弱、形体消瘦、多尿、口渴、多食易饥为主症，中医辨病为消渴。以饮一溲一、耳轮干枯、腰膝酸软、四肢不温、畏寒肢冷辨证为阴阳两虚证。病机为素体虚弱，形体消瘦，阴损及阳，肾阳衰微，肾失固摄。病位在肺胃肾，病性以阴虚为本、燥热为标	4
中医类证鉴别	消渴与瘿病两者都有多食易饥、消瘦。瘿病之气郁化火、阴虚火旺的类型，以情绪激动、多食易饥、形体日渐消瘦、眼突、心悸、颈部一侧或两侧肿大为特征。其中的多食易饥、消瘦，类似消渴病的中消，但眼球突出、颈前瘿肿有形则与消渴有别，且无消渴病的多饮、多尿、尿甜等症	3
中医治法	滋阴温阳，补肾固涩	2

续表

项目	参考答案	分值
方剂名称	金匮肾气丸加减	2
药物组成、剂量及煎服法	熟地黄 25g　山茱萸 15g　枸杞子 9g　山药 18g 茯苓 12g　附子 3g　肉桂 10g　甘草 5g 3 剂，水煎服，每日 1 剂，早晚分服	3

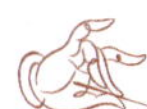

实战演练7

病案摘要： 刘某，男，53 岁，已婚，农民。2019 年 2 月 21 日初诊。 患者近期夜晚腰痛频频发作，加重 3 天，遂来就诊。现症：腰痛如刺，痛有定处，痛处拒按，日轻夜重，轻者俯仰不便，重则不能转侧，舌质暗紫、有瘀斑，脉涩。 请与肾痹相鉴别（助理不考）		
答题要求：根据上述病案摘要，在答题卡上完成书面分析		
项目	参考答案	分值
中医疾病诊断	腰痛	3
中医证候诊断	瘀血腰痛	3
中医辨病辨证依据（含病因病机分析）	患者以腰痛如刺为主症，故中医辨病为腰痛。痛有定处，痛处拒按，日轻夜重，轻者俯仰不便，重则不能转侧，舌质暗紫、有瘀斑，脉涩，辨证为瘀血腰痛。病机为瘀血阻滞，经脉痹阻，不通则痛而发为腰痛	4
中医类证鉴别	腰痛是以腰部疼痛为主；肾痹是指腰背强直弯曲，不能屈伸，行动困难，多由骨痹日久发展而成	3
中医治法	活血化瘀，通络止痛	2
方剂名称	身痛逐瘀汤加减	2
药物组成、剂量及煎服法	当归 15g　川芎 15g　桃仁 9g　红花 9g 鸡血藤 12g　香附 9g　没药 6g　五灵脂 9g 地龙 6g　牛膝 12g 3 剂，水煎服，每日 1 剂，早晚分服	3

第二单元　中医外科常见病

第一节　痈

痈

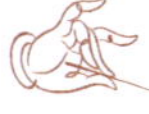

【中医疾病诊断】

痈是指发生于体表皮肉之间的急性化脓性疾病。相当于西医学的皮肤浅表脓肿、急性化脓性淋巴结炎等。其特点是局部光软无头，红肿疼痛（少数初起皮色不变），结块范围多在 6 ～ 9cm，发病迅速，易肿、易脓、易溃、易敛，或伴有恶寒、发热、口渴等全身症状，一般不会损伤筋骨，也不易造成内陷。

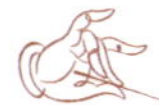

【病因病机】

外感六淫邪毒，或皮肤受外来伤害感染毒邪，或过食膏粱厚味，聚湿生浊，邪毒湿浊留阻肌肤，郁结不散，营卫不和，气血凝滞，经络壅遏，化火成毒，而成痈肿。

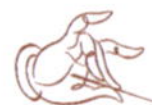

【中医类证鉴别】

1. 发 发生于皮肤疏松部位，突然红肿蔓延成片，灼热疼痛，红肿以中心明显，四周较淡，边界不清，范围较痈大，3～5日皮肤湿烂，随即腐溃、色黑，或中软而不溃，并伴有明显的全身症状。

2. 脂瘤染毒 患处平时已有结块，与表皮粘连，但基底部推之可动，其中心皮肤常可见粗大黑色毛孔，挤之有粉刺样物溢出，且有臭味。染毒后红肿较局限，10天左右化脓，脓出夹有粉渣样物，愈合较为缓慢，全身症状较轻。

3. 有头疽 多发于项背部肌肉丰厚处。初起有一粟米样疮头，而后肿势逐渐扩大，形成多个脓头，红肿范围往往超过9～12cm，溃后如蜂窝状，全身症状明显，病程较长。

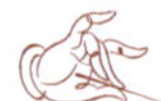

【辨证论治】

（一）内治法

1. 火毒凝结证

主症：局部突然肿胀，光软无头，迅速结块，皮肤焮红，灼热疼痛，日后逐渐扩大，变成高肿发硬。重者可有恶寒发热，头痛，泛恶，口渴。舌苔黄腻，脉弦滑或洪数。

中医治法：清热解毒，行瘀活血。

★主要方剂：仙方活命饮加减。★（发于上部，加牛蒡子、野菊花；发于中部，加龙胆、黄芩、栀子；发于下部，加苍术、黄柏、牛膝。）

2. 热胜肉腐证

主症：红热明显，肿势高突，疼痛剧烈，痛如鸡啄，溃后脓出则肿痛消退，舌红，苔黄，脉数。

中医治法：和营清热，透脓托毒。

★主要方剂：仙方活命饮合五味消毒饮加减。★

3. 气血两虚证

主症：脓水稀薄，疮面新肉不生，色淡红而不鲜或暗红，愈合缓慢。伴面色无华，神疲乏力，纳少。舌质淡胖，苔少，脉沉细无力。

中医治法：益气养血，托毒生肌。

★主要方剂：托里消毒散加减。★

（二）外治法

初起：用金黄膏或金黄散，以冷开水调成糊状外敷。热盛者，可用玉露膏或玉露散外敷，或太乙膏外敷，掺药均可用红灵丹或阳毒内消散。

成脓：宜切开排脓，以得脓为度。

溃后：先用药线蘸八二丹插入疮口，3～5天后改用九一丹，外盖金黄膏或玉露膏。待肿势消退十之八九时，改用红油膏盖贴。脓腐已尽，见出透明浅色黏液者，改用生肌散、太乙膏或生肌白玉膏或生肌玉红膏盖贴。有袋脓者，可先用垫棉法加压包扎，如无效可扩创引流。

第二节　乳癖

乳癖

【中医疾病诊断】

乳癖是乳腺组织的既非炎症也非肿瘤的良性增生性疾病。相当于西医的乳腺增生病。有一定的癌变危险，尤其对伴有乳癌家族史的患者，更应引起重视。

本病好发于25～45岁的中青年妇女，乳房疼痛和肿块为本病主要的临床特征。乳房疼痛以胀痛为主。疼痛常在月经前加剧，经后疼痛减轻，并随情绪波动。肿块多位于乳房的外上象限。肿块的质地中等或质硬不坚，活动度好。肿块的直径在1～2cm，大者可超过3cm。乳房钼靶X线摄片、超声波检查及红外线热图像有助于本病诊断和鉴别诊断。对于肿块较硬或较大者，可考虑行组织病理学检查。

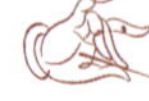

【病因病机】

病因为情志不遂、肝郁化热、气滞痰凝血瘀、冲任失调等致乳络经脉阻塞不通，不通则痛。

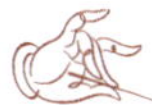

【中医类证鉴别】

1. 乳岩 表现为乳房肿块，多无疼痛，逐渐增大，肿块质地坚硬，表面高低不平，边界不整齐，常与皮肤粘连，活动度差，患侧淋巴结肿大，后期溃破呈菜花样。

2. 乳核 多见于20～25岁年轻女性，乳房肿块形如丸卵，质地坚实，表面光滑，边界清楚，活动度好，病程进展缓慢。

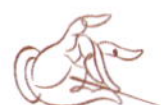

【辨证论治】

治疗要点是止痛与消块。对于长期服药而肿块不消反而增大，且质地较硬、边缘不清，疑有恶变者，应手术切除。

（一）内治法

1. 肝郁痰凝证

主症：多见于青壮年妇女，乳房肿块、质韧、胀痛或刺痛，随喜怒消长，善郁易怒，失眠多梦，心烦口苦，苔薄黄，脉弦滑。

病机要点：情志不遂，郁怒伤肝，肝郁气滞，气血凝结乳络；思虑伤脾，脾失健运，痰湿内生，气滞痰凝，瘀血结聚形成肿块。

中医治法：疏肝解郁，化痰散结。

★主要方剂：逍遥蒌贝散加减。★

常用药物：柴胡、香附、白术、茯苓、白芍、当归、郁金、瓜蒌、贝母、半夏、制南星等。

2. 冲任失调证

主症：多见于中年妇女，乳房肿块月经前加重，经后减轻，乳房疼痛较轻或无疼痛，伴有腰酸乏力、神疲倦怠，月经失调，量少色淡，或闭经，舌淡，苔白，脉沉细。

病机要点：因冲任失调，使气血瘀滞，或阳虚痰湿内结，经脉阻塞而致乳房结块、疼痛，月经不调。

中医治法：调摄冲任。

★主要方剂：二仙汤合四物汤加减。★

常用药物：淫羊藿、当归、巴戟天、肉苁蓉、制香附、郁金、贝母、天冬、知母等。

（二）外治法

阳和解凝膏掺黑退消或桂麝散盖贴；或生白附子或鲜蟾蜍皮外敷；或大黄粉醋调敷。过敏者忌用。

第三节　湿疮

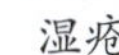
湿疮

【中医疾病诊断】

湿疮是一种过敏性炎症皮肤病，相当于西医的湿疹。其特点是：对称分布、多形损害，剧烈瘙痒，湿润，反复发作，易成慢性等。

1. 急性湿疮 相当于西医的急性湿疹。本病起病较快，皮损常为对称性、原发性和多形性。可发于身体的任何部位，亦可泛发全身，但多发于头面、耳后、手足、阴囊等处，多成对称分布。病变常为片状或弥漫性，无明显边界。皮损为多数密集的粟粒大小的丘疹、丘疱疹，基底潮红，由于搔抓，丘疹、丘疱疹或水疱顶端抓破后流滋、糜烂及结痂，皮损中心较重，外周有散在丘疹、红斑、丘疱疹，故边界不清。

2. 亚急性湿疮 相当于西医的亚急性湿疹。由急性湿疮未能及时治疗，或处理失当，致病程迁延所致，亦可初发即呈亚急性湿疮。皮损较急性湿疮轻，以丘疹、结痂、鳞屑为主，仅有少量水疱及轻度糜烂。自觉剧烈瘙痒，夜间尤甚。

3. 慢性湿疮 相当于西医的慢性湿疹。表现为皮肤肥厚粗糙，触之较硬，色暗红或紫褐色，皮纹显著或呈苔藓样变。皮损表面常附有鳞屑，伴抓痕、血痂、色素沉着。发生于手足及关节部位者，常易出现皲裂，自觉疼痛影响活动，易反复发作。

4. 常见特定部位的湿疮

（1）头部湿疮　多由染发剂、生发剂、洗发剂等刺激引起。呈弥漫性，甚至累及整个头皮，可有脓性流滋，覆以或多或少的黄痂，痂多时可将头发黏结成团，或化脓，发生臭味，甚至可使头发脱落。

（2）面部湿疮　常见于额部、眉部、耳前等处。皮损为淡色或微红的红斑，其上有或多或少的鳞屑，常对称，自觉瘙痒。由于面部要经常洗擦，或应用化妆品刺激，病情易反复发作。

（3）耳部湿疮　又称旋耳疮。多发生在耳后皱襞处，也可见耳轮上部及外耳道，皮损表现为红斑、流滋、结痂及皲裂，有时带脂溢性，常两侧对称。

（4）乳房湿疮　主要见于女性。损害局限于乳头，表现为潮湿、糜烂、流滋，上覆以鳞屑，或结黄色痂皮，反复发作，可出现皲裂、疼痛，自觉瘙痒，一般不化脓。

（5）脐部湿疮　皮损为位于脐窝的鲜红或暗红色斑片，或有糜烂、流滋、结痂，皮损边界清楚，不累及外周正常皮肤，常有臭味，自觉瘙痒，病程较长。

（6）手部湿疮　手部湿疮极为常见。好发于手背及指端掌面，可蔓延至手背和手腕部，皮损形态多样，边界不清，表现为潮红、糜烂、流滋、结痂。至慢性时，皮肤肥厚粗糙。

（7）阴囊湿疮　是湿疮中常见的一种。局限于阴囊皮肤，有时可延至肛周甚至阴茎部。有潮湿型和干燥型两种：前者表现为整个阴囊肿胀、潮红、轻度糜烂、结痂，日久皮肤肥厚，皮色发亮，色素加深；后者潮红、肿胀不如前者，皮肤浸润变厚，呈灰色，上覆鳞屑，且有裂隙，经常搔抓则有不规则色素消失，瘙痒剧烈，夜间更甚。

（8）小腿湿疮　好发于小腿下 1/3 内侧，常伴有青筋暴露，皮损呈局限性暗红色，弥漫密集丘疹、丘疱疹，糜烂、流滋，日久皮肤变厚，色素沉着。常伴发小腿溃疡。

（9）钱币状湿疮　湿疮的一种特殊类型，因其皮损似钱币状而得名。常见于冬季，与皮肤干燥同时发生。皮损好发于手足背、四肢伸侧、肩、臀、乳房等处。皮损为红色小丘疹或丘疱疹，密集而成钱币状，滋水较多。

【病因病机】

病因为脾胃受损、湿热内生、外受风邪、禀赋不耐、饮食不节等。本病发生与心、肺、肝、脾有密切的关系。急性者以湿热为主；亚急性者多与脾虚湿恋有关；慢性者易耗伤阴血，致血虚风燥。

【中医类证鉴别】

1. 接触性皮炎与急性湿疮　接触性皮炎常有明确的接触史，皮损常局限于接触的部位，皮疹较单一，有水肿、水疱，境界清楚，去除病因后较快痊愈，不再接触即不复发。

2. 牛皮癣与慢性湿疮　牛皮癣好发于颈侧、肘、头部，常不对称，有典型的苔藓样变，皮损倾向干燥，无多形性损害。

【辨证论治】

治疗原则为清热利湿止痒。急性者以清热利湿为主；慢性者以养血润肤为主。

（一）内治法

1. 湿热蕴肤证

主症：发病急，病程短，皮损潮红，有丘疱疹，灼热瘙痒无休，抓破渗液流脂水，伴心烦口渴、身热不扬、大便干、小便短赤，舌红，苔薄白或黄，脉滑或数。

病机要点：外受风邪，风湿热邪浸淫肌肤所致。

中医治法：清热利湿止痒。

★主要方剂：龙胆泻肝汤合萆薢渗湿汤加减。★

常用药物：龙胆、栀子、黄芩、黄柏、薏苡仁、萆薢、车前草、茯苓、苍术、苦参、生甘草等。

2. 脾虚湿蕴证

主症：起病缓，皮损潮红，丘疹或丘疱疹少，瘙痒，抓后糜烂渗出，可见鳞屑，伴纳少、腹胀便溏、易疲乏，舌淡胖，苔白腻，脉濡缓。

病机要点：脾胃受损，失其健运，湿热内生。

中医治法：健脾利湿止痒。

★主要方剂：除湿胃苓汤加减。★

常用药物：苍术、白术、猪苓、茯苓、山药、生薏苡仁、车前草、泽泻、徐长卿、防风、厚朴、茵陈、陈皮等。

3. 血虚风燥证

主症：病程长，反复发作，皮损色暗或色素沉着，或皮损粗糙肥厚，剧痒难忍，遇热或肥皂水洗后瘙痒加重，伴有口干不欲饮、纳差、腹胀，舌淡，苔白，脉弦细。

病机要点：病久耗伤阴血，肌肤失养。

中医治法：养血润肤，祛风止痒。

★主要方剂：当归饮子或四物消风饮加丹参、鸡血藤、乌梢蛇。★

常用药物：当归、白芍、生地黄、白蒺藜、防风、荆芥穗、何首乌、白鲜皮、黄芪、蝉蜕等。

（二）外治法

1. 急性湿疮 初起仅有潮红、丘疹，或少数水疱而无渗液时，外治可选用清热止痒的中药苦参、黄柏、地肤子、荆芥等煎汤湿敷，或10%黄柏溶液、炉甘石洗剂外搽。若水疱糜烂、渗出明显时，外治宜收敛、消炎，可选用黄柏、生地榆、马齿苋、野菊花等煎汤，或10%黄柏溶液、三黄洗剂等湿敷，或2%硼酸水冷敷，再用青黛散麻油调搽。急性湿疮后期滋水减少时，外治宜保护皮损，避免刺激，促进角质新生，清除残余炎症，可选黄连软膏、青黛膏外搽。

2. 亚急性湿疮 外治原则为消炎、止痒、干燥、收敛，选用青黛膏、3%黑豆馏油、5%黑豆馏油软膏外搽。

3. 慢性湿疮 外治原则以止痒、抑制表皮细胞增生、促进真皮炎症浸润吸收为主，可选用各种软膏剂、乳剂，根据瘙痒及皮肤肥厚程度加入不同浓度的止痒剂、角质促成和溶解剂，一般可外搽5%硫黄软膏、5%～10%复方松馏油软膏、10%～20%黑豆馏油软膏。

第四节 痔

痔

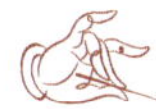

【中医疾病诊断】

痔是直肠末端黏膜下和肛管皮下的静脉丛发生扩大曲张所形成的柔软静脉团，或因肛管皮下血栓形成及其因炎症刺激所增生的结缔组织而成，俗称痔疮。本病好发于20岁以上的成年人，根据发病部位的不同，分为内痔、外痔和混合痔。

1. 内痔 内痔是指肛门齿状线以上直肠末端黏膜下的痔内静脉丛扩大曲张和充血所形成的柔软静脉团，是肛门直肠病中最常见的疾病。好发于截石位的3、7、11点处，又称为母痔区，其余部位发生的内痔，均称为子痔。其症状特点是便血，痔核脱出，肛门不适感。

内痔最常见的早期症状就是便血。初起多为无痛性便血，出血严重者可出现继发性贫血。随着痔核增大，排便时可脱出肛门外。若不及时回纳，可致内痔嵌顿。痔核反复脱出，肛门括约肌松弛，常有分泌物溢于肛门外，故感肛门潮湿；分泌物长期刺激肛周皮肤，易发湿疹，瘙痒不适。脱出的内痔发生嵌顿，引起水肿、血栓形成、糜烂坏死，可有剧烈疼痛。可有习惯性便秘，干燥粪便又极易擦伤痔核表面黏膜而出血。指诊检查可触及柔软、表面光滑、无压痛的黏膜隆起，肛门镜下可见齿状线上黏膜隆起，呈暗紫色或深红色，表面可有糜烂或出血点。

内痔的分期

Ⅰ期：痔核较小，以便血为主，痔核不脱出。

Ⅱ期：痔核较大，常有便血，排便时有痔核脱出，便后可自行还纳。

Ⅲ期：痔核更大，脱出时，需要用手还纳，便血不多或不出血。

Ⅳ期：痔核脱出，不能还纳，多伴有感染、水肿、糜烂和坏死，疼痛剧烈，即嵌顿性内痔。

2. 外痔 外痔发生于齿状线以下，是由痔外静脉丛扩大曲张或痔外静脉丛破裂或反复发炎纤维组织增生而成的疾病。其表面被皮肤覆盖，不易出血。其特点是自觉肛门坠胀、疼痛、有异物感。外痔可分为结缔组织外痔、静脉曲张性外痔和血栓性外痔等。

（1）结缔组织外痔 肛门边缘处赘生皮瓣，逐渐增大，质地柔软，一般无疼痛，不出血，仅觉肛门有异物感，偶因染毒而肿胀，自觉疼痛，肿胀消失后，赘皮依然存在。若发生于截石位6、12点处的外痔，常由肛裂引起，又称哨兵痔或裂痔；若发于3、7、11点处的外痔，多伴有内痔；赘皮呈环形或形如花冠状的，多见于经产妇。

（2）静脉曲张性外痔 是齿状线以下的痔外静脉丛发生扩大曲张，在肛缘形成的团块，触之柔软。一般不疼痛，仅觉肛门部坠胀不适。

（3）血栓性外痔 肛缘皮肤表面有一暗紫色圆形硬结节，界限清楚，触按痛剧。有时经3～5天血块自行吸收，疼痛缓解而自愈。好发于膀胱截石位的3、9点处。

3. 混合痔 混合痔是指同一方位的内外痔静脉丛曲张，相互沟通吻合，使内痔部分与外痔部分形成一整体者。多发于截石位 3、7、11 点处，以 11 点处最为多见。兼有内痔、外痔的双重症状。

【病因病机】

内痔的发生，主要是由于先天性静脉壁薄弱，兼因饮食不节、过食辛辣醇酒厚味，致燥热内生，下迫大肠，以及久坐久蹲、负重、便秘、妇女生育过多、腹腔癥瘕等，致血行不畅，血液瘀积，热与血相搏，则气血纵横，筋脉交错，结滞不散而成。

【中医类证鉴别】

1. 直肠息肉 多见于儿童，脱出息肉一般为单个，头圆有长蒂，表面光滑，质较痔核硬，活动度大，容易出血。

2. 肛乳头肥大 呈锥形或鼓槌状，灰白色，表面为上皮，一般无便血，常有疼痛或肛门坠胀，过度肥大者，便后可脱出于肛门外。

3. 脱肛 直肠黏膜或直肠环状脱出，有螺旋状皱襞，表面光滑，无静脉曲张，不出血，脱出后有黏液分泌。

4. 直肠癌 多见于中老年人，粪便中混有脓血、黏液、腐臭的分泌物，便意频数，里急后重，晚期大便形状变细。指检常可触及菜花状肿物或凹凸不平的溃疡，质地坚硬，不能推动，触之易出血。

5. 下消化道出血 克罗恩病、溃疡性结肠炎、直肠血管瘤、憩室病、家族性息肉病等，常有不同程度的便血，需做乙状结肠镜、纤维结肠镜检查或 X 线钡剂灌肠造影才能鉴别。

6. 肛裂 大便带鲜血，量少，但肛门疼痛剧烈，呈周期性，多伴有便秘，局部检查可见 6 点或 12 点处肛管有梭形裂口。

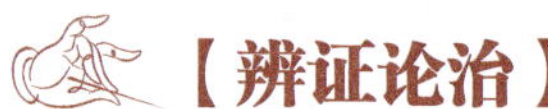

【辨证论治】

（一）内治法

适用于Ⅰ、Ⅱ期内痔，或内痔嵌顿有继发感染，或年老体弱，或内痔兼有其他严重慢性疾病，不宜手术治疗者。对于症状明显、保守治疗无效者，应采取手术治疗。

1. 风热肠燥证

主症：大便带血、滴血或喷射状出血，色鲜红，大便秘结，或有肛门瘙痒，舌红，苔薄黄，脉数。

病机要点：风者善行而数变，而且多夹热，热伤肠络，血不循经，下溢则便血。因风而引起的便血，其色鲜红，出血急暴，呈喷射状，多见于内痔实证。

中医治法：清热凉血祛风。

★主要方剂：凉血地黄汤加减。★

常用药物：生地黄、当归、地榆、槐角、黄连、天花粉、生甘草、升麻、枳壳、黄芩、荆芥等。

2. 湿热下注证

主症：便血色鲜红，量较多，肛内肿物外脱，可自行回纳，肛门灼热，重坠不适，苔黄腻，脉弦数。

病机要点：饮食不节，损伤脾胃，脾失运化，湿自内生，湿与热结，致肛门部气血纵横，筋脉交错，热迫血络而发内痔出血。

中医治法：清热利湿止血。

★主要方剂：脏连丸加减。★

常用药物：黄连、槐角、赤芍、猪大肠、地榆炭、仙鹤草、白头翁、秦艽等。

3. 气滞血瘀证

主症：肛内肿物脱出，甚或嵌顿，肛管紧缩，坠胀疼痛，甚则内有血栓形成，肛缘水肿，触痛明显，舌红，苔白，脉弦细涩。

病机要点：风湿燥热下注蕴结大肠，气血瘀滞不通。

中医治法：清热利湿，行气活血。

★主要方剂：止痛如神汤加减。★

常用药物：当归、黄柏、桃仁、槟榔、苍术、秦艽、防风、泽泻、大黄等。

4. 脾虚气陷证

主症：肛门松弛，内痔脱出不能自行回纳，需用手还纳，便血色鲜或淡，伴头晕气短、面色少华、神疲自汗、纳少便溏，舌淡，苔薄白，脉细弱。

病机要点：脾虚失摄，中气下陷。
中医治法：补中益气，升阳举陷。
★主要方剂：补中益气汤加减。★
常用药物：黄芪、白术、陈皮、升麻、柴胡、人参、甘草、当归等。

（二）外治法

外治法适用于各期内痔以及内痔嵌顿肿痛等。

1. 熏洗法 常用五倍子汤、苦参汤等加水煮沸，先熏后洗，或做湿热敷，具有活血止痛、收敛消肿等作用。

2. 外敷法 将药物敷于患处，具有消肿止痛、收敛止血、祛腐生肌等作用。应根据不同症状选用油膏、散剂，如消痔膏、五倍子散等。

3. 塞药法 将药物制成栓剂，塞入肛门内，具有消肿、止痛、止血等作用，如痔疮栓等。

4. 枯痔法 即以药物如枯痔散、灰皂散敷于Ⅱ、Ⅲ期能脱出肛外的内痔痔核的表面，具有强腐蚀作用，能使痔核干枯坏死，达到痔核脱落痊愈的目的。

第五节 脱疽（助理不考）

脱疽

【中医疾病诊断】

脱疽是指发于四肢末端，严重时趾（指）节坏疽脱落的一种慢性周围血管疾病，又称脱骨疽。西医学的血栓闭塞性脉管炎、动脉硬化性闭塞症和糖尿病足可参照本病治疗。

血栓闭塞性脉管炎多发于寒冷季节，以 20 ～ 40 岁男性多见，好发于四肢末端，常先一侧下肢发病，继而累及对侧，少数患者可累及上肢。患者多有受冷、潮湿、嗜烟、外伤等病史。动脉硬化性闭塞症多发于老年人，常伴有高脂血症、高血压和动脉硬化病史，病变常累及大、中动脉。糖尿病足多伴有糖尿病病史，尿糖、血糖增高，病变可累及大动脉和微小动脉。根据疾病的发展过程，临床一般可分为三期。

一期（局部缺血期）：患肢末端发凉、怕冷、麻木、酸痛，间歇性跛行，足背动脉搏动减弱。

二期（营养障碍期）：患肢发凉、怕冷、麻木、坠胀、疼痛，间歇性跛行加重，并出现静息痛，足背动脉搏动消失，夜间痛甚，难以入寐，患者常抱膝而坐。

三期（坏死期或坏疽期）：二期的临床表现进一步加重，足趾紫红肿胀、溃烂坏死，或足趾发黑、干瘪，呈干性坏疽。

根据肢体坏死的范围，将坏疽分为三级：一级坏疽局限于足趾或手指部位，二级坏疽局限于足跖部位，三级坏疽发展至足背、足跟、踝关节及其上方。

肢体超声多普勒、血流图、甲皱微循环、动脉造影及血脂、血糖等辅助检查，可以明确诊断。

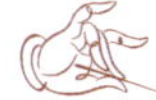

【病因病机】

病因为长期吸烟、饮食不节、环境、遗传及外伤等。本病是以脾肾亏虚为本，寒湿外伤为标，气血凝滞、经脉阻塞为其主要病机。

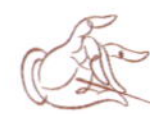

【中医类证鉴别】

1. 三种脱疽的临床鉴别

临床鉴别	血栓闭塞性脉管炎	动脉硬化性闭塞症	糖尿病足
发病的年龄	20 ～ 40 岁	40 岁以上	40 岁以上
浅静脉炎	游走性	无	无
受累血管	中、小动脉	大、中动脉	大、微血管
冠心病	无	有	可有可无
高血压	极少	大部分有	大部分有
血糖、尿糖	正常	正常	血糖高，尿糖阳性
血脂	基本正常	升高	多数升高

2. 雷诺病（肢端动脉痉挛症） 一般多见于青年女性。上肢多见，好发于双手。每因寒冷和精神刺激后双手出现发凉苍白，继而发绀、潮红，最后恢复正常的三色变化（雷诺现象），患肢动脉搏动正常，不出现肢体坏疽。

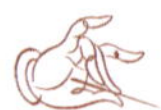

【辨证论治】

（一）内治法

本病轻症可单用中药或西药治疗，重症应中西医结合治疗。中医以辨证论治为主，活血化瘀法为治疗原则，常配合静脉滴注活血化瘀药物，以建立侧支循环，改善肢体血运。

1. 寒湿阻络证

主症：患趾（指）喜暖怕冷、麻木、酸胀疼痛，多走则疼痛加剧，稍歇痛减，皮肤苍白，触之发凉，趺阳脉搏动减弱，舌淡，苔白腻，脉沉细。

病机要点：寒湿之邪阻于脉络，则气血凝滞，经络阻塞，不通则痛，四肢气血不充，失于濡养。

中医治法：温阳散寒，活血通络。

★主要方剂：阳和汤加减。★

常用药物：麻黄、炮姜、熟地黄、白芥子、肉桂、鹿角胶、桃仁、红花、地龙、甘草等。

2. 血脉瘀阻证

主症：患趾（指）酸胀疼痛加重，夜难入寐，步履艰难，患趾（指）皮色暗红或紫暗，下垂时更甚，皮肤发凉干燥，肌肉萎缩，趺阳脉搏动消失，舌暗红或有瘀斑，苔薄白，脉弦涩。

病机要点：邪阻脉中，经络阻塞，气血凝滞，气血不达四末，失于濡养。

中医治法：活血化瘀，通络止痛。

★主要方剂：桃红四物汤加减。★

常用药物：桃仁、红花、当归、川芎、赤芍、熟地黄、地龙、漏芦、乳香、没药等。

3. 湿热毒盛证

主症：患肢剧痛，日轻夜重，局部肿胀，皮肤紫暗，浸淫蔓延，溃破腐烂，肉色不鲜，身热口干，便秘溲赤，舌红，苔黄腻，脉弦数。

病机要点：寒邪久蕴，则郁而化热，湿热浸淫，则患趾（指）红肿溃脓。

中医治法：清热利湿，活血化瘀。

★主要方剂：四妙勇安汤加减。★

常用药物：金银花、玄参、当归、甘草、连翘、黄柏、丹参、川芎、赤芍、牛膝等。

4. 热毒伤阴证

主症：皮肤干燥，毫毛脱落，趾（指）甲增厚变形，肌肉萎缩，趾（指）呈干性坏疽，口干欲饮，便秘溲赤，舌红，苔黄，脉弦细数。

病机要点：寒从热化，毒热蕴结，伤阴耗血，肌肤失养。

中医治法：清热解毒，养阴活血。

★主要方剂：顾步汤加减。★

常用药物：黄芪、石斛、当归、牛膝、紫花地丁、人参、甘草、金银花、蒲公英、菊花等。

5. 气阴两虚证

主症：病程日久，坏死组织脱落后疮面久不愈合，肉芽暗红或淡而不鲜，倦怠乏力，口渴不欲饮，面色无华，形体消瘦，五心烦热，舌淡尖红，少苔，脉细无力。

病机要点：病程日久，气阴两伤，四末失于濡养。

中医治法：益气养阴。

★主要方剂：黄芪鳖甲汤加减。★

常用药物：人参、肉桂、桔梗、生地黄、半夏、紫菀、知母、赤芍、黄芪、炙甘草、桑白皮、天冬、鳖甲、秦艽、白茯苓、地骨皮、柴胡等。

（二）外治法

1. 未溃期 可选用冲和膏、红灵丹油膏外敷；亦可用当归 15g、独活 30g、桑枝 30g、威灵仙 30g，煎水熏洗，每日 1 次；或附子、干姜、吴茱萸各等份研末，蜜调，敷于患足涌泉，每日换药 1 次，如发生药疹即停用；或用红灵酒少许揉擦患肢足背、小腿，每次 20min，每日 2 次。

2. 已溃期 溃疡面积较小者，可用上述中药熏洗后外敷生肌玉红膏；溃疡面积较大、坏死组织难以脱落者，可先用冰片锌氧油（冰片 2g、氧化锌油 98g）软化创面硬结痂皮，按疏松程度，依次清除坏死痂皮，先除软组织，后除腐骨，彻底的清创术必须待炎症完全消退后方可施行。

第六节　精癃（助理不考）

精癃

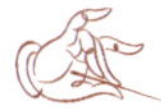
【中医疾病诊断】

精癃又称为前列腺增生症，俗称前列腺肥大，多见于 50 岁以上的中、老年男性患者。逐渐出现进行性尿频，以夜间明显，并伴排尿困难、尿线变细。部分患者由于尿液长期不能排尽，致膀胱残余尿增多而出现假性尿失禁。在发病过程中，常因受寒、憋尿、便秘等发生急性尿潴留。严重者可引起肾功能损伤而出现肾功能不全的一系列症状。有些患者可并发尿路感染、膀胱结石、疝气或脱肛等。直肠指检，前列腺常有不同程度的增大，表面光滑，中等硬度而富有弹性，中央沟变浅或消失。此外，可进行 B 型超声、CT、膀胱尿道造影、膀胱镜及尿流动力学等检查以明确诊断。

【病因病机】

病因为脾肾两虚、气滞血瘀、湿热蕴结。本病的病理基础是年老肾气虚衰，气化不利，血行不畅而发为本病，与肾和膀胱的功能失调有关。

【中医类证鉴别】

1. 精癃与前列腺癌 发病年龄相近，且可同时存在。但前列腺癌有早期发生骨骼与肺转移的特点。发病多在前列腺后叶，早期尿路梗阻症不明显。当病灶侵犯前列腺侧叶时，直肠指检可触及硬结或坚硬肿块，表面不光滑，两侧不对称，界限不清，甚至与骨盆固定。盆腔部 CT 或前列腺穿刺活体组织检查可确定诊断。

2. 精癃与神经源性膀胱功能障碍 部分脑神经系统疾病、糖尿病患者可发生排尿困难、尿潴留或尿失禁等，且多见于老年人，需注意与前列腺增生症的鉴别。神经系统检查常有会阴部感觉异常或肛门括约肌松弛等。此外，尿流动力学、膀胱镜检查可协助鉴别。

【辨证论治】

治疗应以“通”为用，温肾益气、活血利尿是其基本治法。

（一）内治法

1. 湿热下注证

主症：尿少黄赤，尿频涩痛，点滴不畅，甚至尿闭，小腹胀满，口渴不欲饮，发热，或大便秘结，舌红，苔黄腻，脉滑数或弦数。

病机要点：湿热下注，蕴结不散，瘀阻于下焦诱发。

中医治法：清热利湿，消癃通闭。

★主要方剂：八正散加减。★

常用药物：木通、车前子、萹蓄、瞿麦、滑石、甘草梢、大黄、栀子、灯心草、竹叶、石韦、泽泻、金钱草、海金沙等。

2. 脾肾气虚证

主症：尿频，滴沥不畅，尿线细甚或夜间遗尿或尿闭不通，神疲乏力，纳谷不香，面色无华，便溏脱肛，舌淡，苔白，脉细无力。

病机要点：年老气虚，推动乏力，不能运化水湿，终致痰湿凝聚，阻于尿道而生。

中医治法：补脾益气，温肾利尿。

★主要方剂：补中益气汤加减。★

常用药物：黄芪、炙甘草、人参、当归、陈皮、升麻、柴胡、白术、菟丝子、肉苁蓉、补骨脂、车前子等。

3. 肾阴亏虚证

主症：小便频数不爽，尿少热赤，或闭塞不通，头晕耳鸣，腰膝酸软，五心烦热，大便秘结，舌红少津，苔少或黄，脉细数。

病机要点：肝肾亏虚，无阴则阳无以化。

中医治法：滋补肾阴，通窍利尿。

★主要方剂：知柏地黄丸加丹参、地龙、琥珀、王不留行等。★

常用药物：知母、黄柏、熟地黄、山药、山茱萸、牡丹皮、茯苓、泽泻、丹参、琥珀、王不留行、地龙等。

4. 肾阳不足证

主症：小便频数，夜间尤甚，尿线变细，余沥不尽，尿程缩短，或点滴不爽，甚则尿闭不通，精神萎靡，面色无华，畏寒肢冷，舌淡润，苔薄白，脉沉细。

病机要点：肾阳虚损，命门火衰，膀胱气化不及而传送无力。

中医治法：温补肾阳，通窍利尿。

★主要方剂：济生肾气丸加减。★

常用药物：熟地黄、山茱萸（制）、牡丹皮、山药、茯苓、泽泻、肉桂、附子（制）、牛膝、车前子等。

5. 气滞血瘀证

主症：小便不畅，尿线变细或点滴而下，或尿道涩痛，闭塞不通，或小腹胀满隐痛，偶有血尿，舌质黯或有瘀点瘀斑，苔白或薄黄，脉弦或涩。

病机要点：肝气郁结，疏泄失常，可致气血瘀滞，阻塞尿道。

中医治法：行气活血，通窍利尿。

★主要方剂：沉香散加减。★

常用药物：沉香、黄芪、橘皮、滑石、榆白皮、瞿麦、甘草等。

（二）外治法

排尿困难，多选急则治标之法，必要时可行导尿术。

1. 脐疗法 取独头蒜 1 个、生栀子 3 枚、食盐少许，捣烂如泥敷脐部；葱白适量，捣烂如泥，加少许麝香和匀，敷脐部，外用胶布固定；食盐 250g 炒热，布包熨脐腹部，冷后再炒再熨。

2. 灌肠法 大黄 15g，泽兰、白芷各 10g，肉桂 6g，煎汤 150mL，每日保留灌肠 1 次。

肠痈

第七节 肠痈

【中医疾病诊断】

肠痈是指发生于肠道的痈肿，临床上西医的急性阑尾炎、回肠末端憩室炎、克罗恩病等均属肠痈范畴，其中以急性阑尾炎最为常见。

1. 临床表现

（1）初期 转移性右下腹疼痛伴恶心、呕吐、发热。初期腹痛多起于脐周或上腹部，数小时后，腹痛转移并固定于右下腹部，疼痛呈持续性，进行性加重。70% ～ 80% 的患者有典型的转移性右下腹痛，但也有一部分病例发病开始即出现右下腹痛。右下腹压痛是本病常见的重要体征。

（2）酿脓期 若病情发展，渐至化脓，则腹痛加剧，右下腹明显压痛、反跳痛，局限性腹皮挛急，或右下腹可触及包块，壮热不退，恶心呕吐，纳呆，口渴，便秘或腹泻，舌红苔黄腻，脉弦数或滑数。

（3）溃脓期 腹痛扩展至全腹，腹皮挛急，全腹压痛、反跳痛，恶心呕吐，大便秘结或似痢不爽，壮热自汗，口干唇燥，舌红或绛，苔黄糙，脉洪数或细数等。

（4）变证

① 慢性肠痈初期：腹痛较轻，身无寒热或微热，病情发展缓慢，或有反复发作病史，为寒湿夹瘀血凝结所致。

② 腹部包块：在发病 4 ～ 5 天后，身热不退，腹痛不减，右下腹出现压痛性包块，或在腹部其他部位出现压痛性包块（肠间隙、膈下或盆腔脓肿），是阑尾周围脓肿。

③ 湿热黄疸：本病发病过程中，可出现寒战高热、肝肿大和压痛、黄疸（门静脉炎），延误治疗可发展为肝痈。

④ 内、外瘘形成。

2. 实验室及其他辅助检查

初期多数患者白细胞计数及中性粒细胞比例增高，在酿脓期和溃脓期，白细胞计数常升至 18×10^9/L 以上。

盲肠后位阑尾炎可刺激右侧输尿管，尿中可出现少量红细胞和白细胞。诊断性腹腔穿刺检查和B型超声检查对协助诊断。脓液细菌培养及药敏试验有助于确定致病菌种类。

【病因病机】

病因为饮食不节、饱食后急剧奔走或跌仆损伤、寒温不适、情志所伤等。病机为肠胃损伤，导致肠道传化失司，糟粕停滞，气滞血瘀，瘀久化热，热胜肉腐而成痈肿。

【中医类证鉴别】

1. 胃、十二指肠溃疡穿孔 穿孔后溢液可沿升结肠旁沟流至右下腹部，与急性阑尾炎的转移性腹痛相似。但患者多有溃疡病史，突发上腹剧痛，迅速蔓延至全腹，除右下腹压痛外，上腹仍具疼痛和压痛，腹肌板状强直，肠鸣音消失，可出现休克。多有肝浊音界消失，X线检查可有腹腔游离气体。

2. 右侧输尿管结石 腹痛多位于右下腹，为突发性绞痛，并向外生殖器部位放射，腹痛剧烈，但体征不明显。肾区叩痛，尿液检查有较多红细胞。B型超声检查表现为特殊结石声影和肾积水等。X线摄片示约90%患者在输尿管走行部位可显示结石影。

3. 妇产科疾病

（1）宫外孕破裂 常有急性失血症状和下腹疼痛症状，有停经史及阴道不规则出血史，妇科检查阴道内有血液，阴道后穹隆穿刺有不凝血等。

（2）卵巢滤泡或黄体囊肿破裂 临床表现与宫外孕相似，多在月经中、后期发病。

（3）右侧卵巢囊肿蒂扭转 腹痛突然而剧烈，盆腔检查可发现右侧囊性肿物。

（4）急性输卵管炎 腹部检查时压痛部位较阑尾炎部位低，且左右两侧均有压痛，白带增多或有脓性分泌物，分泌物涂片检查可见革兰阴性双球菌。

本病还需与急性胃肠炎、急性肠系膜淋巴结炎、右侧肺炎和胸膜炎、急性胆囊炎等疾病进行鉴别。

【辨证论治】

治疗原则为通腑泄热，及早应用清热解毒、活血化瘀法可以缩短疗程。初期（急性单纯性阑尾炎）、酿脓期轻证（轻型急性化脓性阑尾炎）及右下腹出现包块者（阑尾周围脓肿），采用中药治疗效果较好。反复发作或病情严重者，应及时采取手术和中西医结合治疗。

（一）内治法

1. 瘀滞证（初期）

主症：转移性右下腹痛，呈持续性，进行性加剧，右下腹局限性压痛或拒按，伴恶心纳差，可有轻度发热，苔白腻，脉弦滑或弦紧。

病机要点：饮食不节、餐后奔跑、跌仆损伤、寒温不适、情志不舒，损伤脾胃，导致肠道功能失调，糟粕积滞，积结肠道，气血瘀滞而成痈。

中医治法：行气活血，通腑泄热。

★主要方剂：大黄牡丹汤合红藤煎剂加减。★

常用药物：大黄、牡丹皮、桃仁、红藤、紫花地丁、青皮、枳实、厚朴、丹参、赤芍等。

2. 湿热证（酿脓期）

主症：腹痛加剧，右下腹或全腹压痛、反跳痛，腹皮挛急，右下腹可摸及包块，壮热，纳呆，恶心呕吐，便秘或腹泻，舌红，苔黄腻，脉弦数或滑数。

病机要点：糟粕积滞，积结肠道，湿热内结，蕴酿成脓。

中医治法：通腑泄热，解毒利湿透脓。

★主要方剂：复方大柴胡汤加减。★

常用药物：柴胡、大黄、黄芩、栀子、半夏、赤芍、枳壳、白芍、川楝子、丹参、甘草、延胡索、败酱草、蒲公英等。

3. 热毒证（溃脓期）

主症：腹痛剧烈，全腹压痛、反跳痛，腹皮挛急，高热不退或恶寒发热，时时汗出，烦渴，恶心呕吐，腹胀，便秘或似痢不爽，舌红绛而干，苔黄厚干燥或黄糙，脉洪数或细数。

病机要点：肠内痞塞，气机不畅，食积成痰，瘀结化热，热毒炽盛，渐入血分。

中医治法：通腑排脓，养阴清热。

★主要方剂：大黄牡丹汤合透脓散加减。★

常用药物：当归、黄芪、穿山甲、皂角刺、川芎、大黄、牡丹皮、桃仁、芒硝、生甘草等。

病情较重时，易生变证，要严密观察，中药最少每日 2 剂，分 4 ～ 6 次服，若病情发展，应及时手术。

（二）外治法

脓已成或未成，均可选用金黄散、玉露散或双柏散，用水或蜜调成糊状，外敷右下腹部；或用消炎散加黄酒或加醋调敷。如阑尾周围脓肿形成，可先行脓肿穿刺抽取脓液，注入抗生素（2 ～ 3 天抽脓 1 次），用金黄膏或玉露膏外敷。还可采用通里攻下、清热解毒等中药肛滴，如大黄牡丹汤、复方大柴胡汤等煎剂 150 ～ 200mL，直肠内缓慢滴入（滴入管插入肛门内 15cm 以上，药液 30min 左右滴完），使药液直达下段肠腔，加速吸收，以达到通腑泄热的目的。

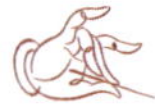

实战演练

病案摘要：
章某，女，41 岁，已婚，教师。2019 年 9 月 19 日就诊。
患者乳房肿块疼痛半年，经医生检查，在双乳外上象限触及片状肿块，乳房肿块月经前加重、经后减轻，乳房疼痛较轻或无疼痛，伴有腰酸乏力，神疲倦息，月经失调、量少色淡，舌淡，苔白，脉沉细。
请与乳岩相鉴别（助理不考）

答题要求：根据上述病案摘要，在答题卡上完成书面分析

项目	参考答案	分值
中医疾病诊断	乳癖	3
中医证候诊断	冲任失调证	3
中医辨病辨证依据（含病因病机分析）	患者乳房肿块疼痛，乳外上象限触及片状肿块、质地中等、表面光滑，结合患者年龄在 25 ～ 45 岁之间，中医辨病为乳癖。乳房肿块月经前加重、经后减轻，乳房疼痛较轻或无疼痛，伴有腰酸乏力，神疲倦息，月经失调，量少色淡，舌淡，苔白，脉沉细，辨为冲任失调证。病机为冲任失调，使气血瘀滞，或阳虚痰湿内结，经脉阻塞而致乳房结块、疼痛，月经不调	4
中医类证鉴别	乳岩表现为乳房肿块，多无疼痛，逐渐增大，肿块质地坚硬，表面高低不平，边界不整齐，常与皮肤粘连，活动度差，患侧淋巴结肿大，后期溃破呈菜花样	3
中医治法	调摄冲任	2
方剂名称	二仙汤合四物汤加减	2
药物组成、剂量及煎服法	淫羊藿 15g 巴戟天 9g 肉苁蓉 9g 制香附 15g 知母 12g 当归 12g 川芎 9g 芍药 9g 熟地黄 9g 贝母 6g 郁金 6g 天冬 6g 3 剂，水煎服，每日 1 剂，早晚分服	3

第三单元　中医妇科常见病

第一节　崩漏

崩漏

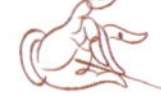

【中医疾病诊断】

崩漏是指经血非时暴下不止或淋沥不尽，崩谓之崩中，漏谓之漏下。崩与漏出血情况虽不同，两者常交替出现，且其病因病机基本一致，故概称崩漏。

1. 病史　注意患者的年龄及月经史，以往月经的周期、经期、经量有无异常，有无崩漏史，有无口服避孕药或其他激素史，有无宫内节育器及输卵管结扎术史等。此外，还要询问有无内科出血病史。

2. 临床表现 月经周期紊乱，行经时间超过半月以上，甚或数月断续不休；亦有停闭数月又突然暴下不止或淋沥不尽；常有不同程度的贫血。

3. 检查

（1）妇科检查 无明显生殖器官病变，子宫大小在正常范围，出血期子宫较软。

（2）辅助检查 应根据患者自身条件和病情需要做以下检查，如基础体温测定（BBT）、B 型超声检查、诊断性刮宫术、宫腔镜检查术、全血细胞分析、血凝系统化验等协助诊断。主要是排除生殖器官肿瘤、炎症或全身性疾病（如再生障碍性贫血等）引起的阴道出血。

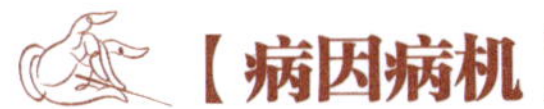

【病因病机】

崩漏的病因多为血热、脾虚、肾虚、血瘀。崩漏的发病是肾—天癸—冲任—胞宫生殖轴的严重失调。其主要病机是：冲任损伤，不能制约经血，使子宫藏泻失常。

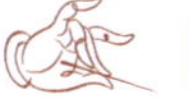

【中医类证鉴别】

1. 月经先期及月经先后无定期 月经周期异常，经期和经量无明显异常表现。

2. 经期延长 仅为经期的延长，月经周期和经量无明显异常表现。

3. 月经过多 月经量明显增多，可自行停止，月经周期和经期无异常。

而崩漏为月经的周期、经期及经量发生了严重紊乱的疾病，表现为周期、经期紊乱，或暴下不止，或淋沥不断。

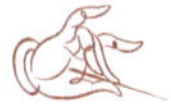

【辨证论治】

崩漏辨证首先要根据出血的期、量、色、质辨明血证的属性，以分清寒热虚实。崩漏的治疗，灵活掌握和运用塞流、澄源、复旧的治崩三法。塞流：即止血，用于暴崩之际，急当塞流止血防脱。澄源：即正本清源，亦是求因治本，是治疗崩漏的重要阶段。一般用于出血减缓后的辨证论治。切忌不问缘由，概投寒凉或温补之剂或专事固涩，致犯虚虚实实之戒。复旧：即固本善后，是巩固崩漏治疗的重要阶段，用于止血后恢复健康，调整月经周期，或促排卵。治法或补肾，或扶脾，或疏肝。

（一）出血期

以塞流为主，并结合澄源。

1. 血热证

（1）虚热证

主症：经血非时而下，量少淋沥，血色鲜红而质稠，心烦潮热，小便黄少，或大便干燥，舌红，少苔，脉细数。

病机要点：阴虚内热，热扰冲任血海。

中医治法：养阴清热，固冲止血。

★主要方剂：保阴煎加减。

常用药物：熟地黄、生地黄、芍药、山药、续断、黄柏、黄芩、甘草等。

（2）实热证

主症：经血非时暴下，或淋沥不净，又时而增多，血色深红或鲜红，质稠，或有血块，唇红目赤，烦热口渴，或大便干结，小便黄，舌红，苔黄，脉滑数。

病机要点：湿热内蕴，损伤冲任，血海满溢，迫血妄行。

中医治法：清热凉血，止血调经。

★主要方剂：清热固经汤加减。★

常用药物：黄芩、焦栀子、生地黄、地骨皮、地榆、生藕节、阿胶、陈棕榈炭、龟甲、生甘草等。

2. 肾虚证

（1）肾阳虚证

主症：经来无期，出血量多或淋沥不尽，色淡质清，畏寒肢冷，面色晦暗，腰腿酸软，小便清长，舌淡，苔薄白，脉沉细。

病机要点：肾阳虚衰，阳不摄阴，封藏失司，冲任不固。

中医治法：温肾固冲，止血调经。

★主要方剂：右归丸加黄芪、党参。★

常用药物：制附子、熟地黄、山药、山茱萸、党参、黄芪、三七、枸杞子、菟丝子、鹿角胶、当归、杜仲、补骨脂、淫羊藿等。

（2）肾阴虚证

主症：经乱无期，出血淋沥不净或量多，色鲜红，质稠，头晕耳鸣，腰膝酸软，或心烦，舌质偏红，苔少，脉细数。

病机要点：肾阴亏虚，冲任失守。

中医治法：滋肾益阴，止血调经。

★主要方剂：左归丸去牛膝，合二至丸。★

常用药物：熟地黄、山药、枸杞子、山茱萸、菟丝子、鹿角胶、龟甲胶、女贞子、墨旱莲等。

（3）肾气虚证

主症：多见于青春期少女或围绝经期妇女，出血量多势急如崩，或淋沥日久不净，或由崩而漏，由漏而崩，反复发作，色淡红或暗红，质清稀；面色晦暗，眼眶暗，小腹空坠，腰膝酸软；舌淡暗，苔白润，脉沉细。

病机要点：肾气亏虚，固摄无权，冲任失约。

中医治法：补肾益气，固冲止血。

★主要方剂：加减苁蓉菟丝子丸加党参、黄芪、阿胶。★

常用药物：肉苁蓉、菟丝子、熟地黄、当归、覆盆子、艾叶、桑寄生、党参、黄芪、阿胶等。

3. 脾虚证

主症：经血非时而至，崩中暴下继而淋沥，血色淡而质薄，气短神疲，面色㿠白，或面浮肢肿，手足不温，舌淡，苔薄白，脉弱或沉细。

病机要点：脾虚中气虚弱，甚或下陷，则冲任不固，血失统摄。

中医治法：补气升阳，止血调经。

★主要方剂：固本止崩汤。★

常用药物：人参、生黄芪、熟地黄、白术、当归、黑姜、海螵蛸、茜草根、煅龙骨、煅牡蛎。

4. 血瘀证

主症：经血非时而下，量时多时少，时下时止，或淋沥不断，经色暗有血块，小腹疼痛或胀痛，舌质紫暗或尖边有瘀点，脉弦细或涩。

病机要点：冲任、子宫瘀血阻滞，新血不安，故经血非时而下。

中医治法：活血化瘀，止血调经。

★主要方剂：桃红四物汤加三七粉、茜草炭、炒蒲黄。★

常用药物：赤芍、当归尾、桃仁、蒲黄炭、熟地黄、川芎、制首乌、三七粉、板蓝根、红花、夏枯草、茜草炭等。

（二）血止后治疗

崩漏血止后治疗是治愈崩漏的关键。血止后治疗以复旧为主，结合澄源。

1. 辨证求因，治本调经 血止后根据患者不同年龄运用中药调整月经周期、促进卵泡发育成熟并排卵，以调补肝肾佐以理气和血之法，方用大补元煎合寿胎丸、二至丸加减；通过 B 超监测卵泡发育接近成熟时，佐以活血通络之品。如基础体温上升，说明已排卵，此时当温肾暖宫、调肝养血，以维持黄体功能，方用加减苁蓉菟丝子丸化裁。

2. 中药周期疗法 经后期着重补肾调肝养血，促进卵泡发育成熟；经间期着重助阳活血，促进阴阳转化，诱发排卵；经前期着重补肾助阳养肝，维持黄体功能；经行之际，着重活血调经，根据经量多少随证加减。一般连续治疗 3 ～ 6 个周期，可望逐渐建立正常月经周期，并恢复排卵。

第二节 闭经（助理不考）

闭经

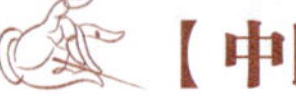

【中医疾病诊断】

原发性闭经是指女性年逾 16 周岁，虽有第二性征发育但无月经来潮，或年逾 14 岁，尚无第二性征发育及月经。继发性闭经是指月经来潮后停止 3 个周期或 6 个月以上。

【病因病机】

闭经的病因主要有虚实两个方面，常见的有肾气亏虚、阴虚血燥、气血虚弱、气滞血瘀和痰湿阻滞。病机主要是冲任气血失调，有虚、实两个方面，虚者由于血虚精少，血海空虚，无血可下；实者因邪气阻隔冲任，经血不通。

【中医类证鉴别】

1. 妊娠 妊娠期月经多由正常而突然停止，早期妊娠一般会伴有厌食、择食、恶心、呕吐等妊娠早期反应。妊娠试验阳性，子宫增大与停经月份相符，B超检查宫腔内可见孕囊、胚芽、胎体及胎心搏动。

2. 胎死不下 胎死腹中者，除月经停闭外，尚应有妊娠的征象，但子宫增大多小于停经月份。B超检查宫腔内可见孕囊、胚芽或胎体，但无胎心搏动。

3. 暗经 暗经指终身不行经，但能生育者。两者通过月经史、妊娠史、B超检查等可鉴别。

【辨证论治】

1. 气血虚弱证

主症：月经后延，量少，经色淡而质薄，继而停闭，或头晕眼花，或心悸气短、神疲乏力，或食欲不振，毛发不泽易脱落，羸瘦萎黄，舌淡苔少或薄白，脉沉缓或虚数。

病机要点：血虚气弱，冲任失养，血海空虚。

中医治法：补气养血调经。

★主要方剂：人参养营汤或圣愈汤或八珍汤加减。★

常用药物：白芍、当归、陈皮、黄芪、桂心、人参、白术、熟地黄、五味子、茯苓、远志等。

2. 肾气亏虚证

主症：月经量少逐渐发展至停闭，或者年逾16周岁尚未行经，体质虚弱，腰膝酸软，头晕耳鸣，舌淡红，苔少，脉沉弱或细涩。

病机要点：肾气亏虚，精血不足，冲任虚损，经血无以化生。

中医治法：补肾益气调经。

★主要方剂：加减苁蓉菟丝子丸。★

常用药物：肉苁蓉、菟丝子、熟地黄、当归、覆盆子、艾叶、桑寄生、枸杞子、巴戟天、仙茅等。

3. 阴虚血燥证

主症：经血由少而逐渐发展至停闭，五心烦热，两颧潮红，盗汗，或骨蒸劳热，或咳嗽唾血，舌红少苔，脉细数。

病机要点：阴虚内热，热燥血亏，血海渐涸。

中医治法：养阴清热调经。

★主要方剂：加减一阴煎或补肾地黄丸加减。★

常用药物：生地黄、芍药、麦冬、熟地黄、炙甘草、知母、地骨皮、青蒿、鳖甲等。

4. 气滞血瘀证

主症：月经数月不行，情志抑郁，烦躁易怒，胸胁胀满，少腹胀痛或拒按，舌边紫暗或有瘀点瘀斑，脉沉弦或沉涩。

病机要点：气机郁滞，不能行血，冲任不通。

中医治法：理气活血，祛瘀通经。

★主要方剂：血府逐瘀汤加减。★

常用药物：当归、生地黄、桃仁、红花、枳壳、赤芍、柴胡、甘草、桔梗、川芎、牛膝等。

5. 痰湿阻滞证

主症：月经停闭，形体肥胖，胸胁满闷，呕恶多痰，神疲乏力，或面浮足肿，带下量多色白，舌苔白腻，脉滑。

病机要点：痰湿阻滞，气血不畅，冲任壅塞。

中医治法：豁痰除湿，调气活血通经。

★主要方剂：苍附导痰丸加减。★

常用药物：人参、白术、茯苓、甘草、苍术、香附、当归、川芎、枳壳、陈皮、瓜蒌、枳壳等。

第三节　痛经

痛经

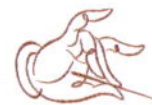

【中医疾病诊断】

痛经是指经行前后或经期，出现周期性小腹疼痛或痛引腰骶，甚至剧痛晕厥者，亦称“经行腹痛”。

【病因病机】

病因为情志所伤、起居不慎或六淫邪气等。病机关键为经期前后冲任二脉气血的生理变化急骤，精血素亏，经期冲任、胞宫失于濡养致“不荣则痛”，或邪气内伏，经期冲任、胞宫气血运行不畅致“不通则痛”。病位在冲任、胞宫，变化在气血。

【中医类证鉴别】

异位妊娠破裂　多有停经史和早孕反应，妊娠试验阳性；妇科检查时，宫颈可有抬举痛，腹腔内出血较多时，子宫有漂浮感；盆腔B超检查可见子宫腔以外有孕囊或包块存在；后穹隆穿刺或腹腔穿刺阳性；内出血严重时，患者可出现休克表现，血红蛋白下降。痛经虽可出现剧烈的小腹痛，但无妊娠征象。

【辨证论治】

1. 气滞血瘀证

主症：每于经前或经期小腹胀痛、拒按，或伴胸胁、乳房作胀，或经行不畅，经色紫暗有块，或经量小，血块排除后痛减，经净疼痛消失，舌紫暗或有瘀点，脉弦或弦滑。

病机要点：肝失条达，冲任气血瘀滞，经血不利，不通则痛。

中医治法：理气化瘀止痛。

★主要方剂：膈下逐瘀汤加减。★

常用药物：当归、川芎、赤芍、桃仁、红花、枳壳、延胡索、五灵脂、乌药、香附、牡丹皮、甘草、益母草等。

2. 寒凝血瘀证

主症：经前数日或经期小腹冷痛拒按，得热痛减，经量少，经色暗淡有块，面色青白，肢冷畏寒，舌暗，苔白，脉沉紧。

病机要点：素禀阳虚，阴寒内盛，冲任虚寒，经水运行不畅。

中医治法：温经暖宫，化瘀止痛。

★主要方剂：少腹逐瘀汤加减。★

常用药物：小茴香、干姜、延胡索、没药、当归、川芎、肉桂、赤芍、蒲黄、五灵脂等。

3. 湿热瘀阻证

主症：经前小腹疼痛而拒按，有灼热感，或平时少腹时痛，经来疼痛加剧，低热起伏，或伴腰骶胀痛，经色暗红、质稠有块，带下黄稠，小便短黄，舌红苔黄腻，脉弦数或濡数。

病机要点：外感或内蕴湿热，流注冲任，阻滞气血。

中医治法：清热除湿，化瘀止痛。

★主要方剂：清热调血汤加红藤、败酱草、薏苡仁。★

常用药物：当归、川芎、白芍、生地黄、黄连、香附、桃仁、红花、延胡索、牡丹皮、莪术、红藤、败酱草、薏苡仁等。

4. 气血虚弱证

主症：经后或经期小腹隐隐作痛，或小腹及阴部空坠，喜揉按，月经量少色淡质稀薄，或神疲肢倦，或面色不华，或纳少便溏，舌淡白，脉细弱。

病机要点：气血不足，经行后血海空虚，胞脉失养，或体虚阳气不振，运血无力。

中医治法：益气补血止痛。

★主要方剂：圣愈汤加香附、延胡索。★

常用药物：生地黄、白芍、川芎、人参、当归、黄芪、白芍、香附、鸡血藤、延胡索等。

5. 肾气亏虚证

主症：经后小腹绵绵作痛，腰部酸胀，经色暗淡，量少质薄，或有潮热，或耳鸣，脉细弱，苔薄白或薄黄。

病机要点：肾气亏虚，冲任俱虚，精血不足，行经之后，血海更虚，胞脉失养。

中医治法：补肾益气止痛。

★主要方剂：益肾调经汤加减。★

常用药物：熟地黄、巴戟天、白芍、阿胶、甘草、山茱萸、续断、杜仲、山药、当归等。

第四节　绝经前后诸证

绝经前后诸证

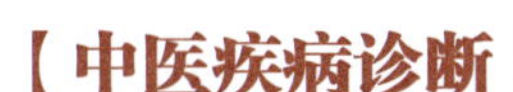

【中医疾病诊断】

45～55 岁的妇女在绝经期前后，或 40 岁前卵巢功能早衰，或有手术切除双侧卵巢及其他因素损伤双侧卵巢功能的病史，月经紊乱或停闭，随之出现烘热汗出、烦躁易怒、潮热面红、眩晕耳鸣、心悸失眠、腰背酸楚、面浮肢肿、情志不宁等症状。

【病因病机】

病因主要是肾虚，有肾阴虚、肾阳虚、肾阴阳俱虚的不同。病机为阴阳失去平衡，脏腑气血不相协调，因而围绕绝经前后出现诸多的不适。

【中医类证鉴别】

1. 眩晕、心悸、水肿　本病症状表现与一些内科病（如眩晕、水肿、心悸等）相类似，根据病史、症状、检查可鉴别。

2. 癥瘕　经断前后的年龄为癥瘕的好发之期，如出现月经过多或经断复来，或有下腹疼痛、浮肿，或带下五色、气味臭秽，或身体骤然明显消瘦等症状。

【辨证论治】

1. 肾阴虚证

主症：头晕耳鸣，头部或面颊阵发性烘热汗出，五心烦热，腰腿酸痛，或月经先期或先后不定期，经色鲜红，量或多或少，或皮肤干燥瘙痒，口干，大便干结，尿少色黄，舌红少苔，脉细数。

病机要点：绝经前后，肾阴虚，冲任失调。

中医治法：滋养肾阴，佐以潜阳。

★主要方剂：左归丸加减。★

常用药物：熟地黄、山药、枸杞子、炙甘草、茯苓、山茱萸、制何首乌、龟甲。

2. 肾阳虚证

主症：面色晦暗，精神萎靡，形寒肢冷，腰膝酸冷，纳呆，便溏，或经行量多，或暴下，色淡或暗有块，面浮肢肿，夜尿多或尿频失禁，或带下清稀，舌淡或胖嫩、边有齿印，苔白，脉沉细无力。

病机要点：肾阳虚，冲任失调，脏腑失于温煦。

中医治法：温肾扶阳，佐以温中健脾。

★主要方剂：右归丸加减。★

常用药物：熟地黄、山药、山茱萸、枸杞子、鹿角胶、菟丝子、杜仲、当归、肉桂、制附子等。

3. 肾阴阳俱虚证

主症：绝经前后，乍寒乍热，烘热汗出，月经紊乱，量少或多，头晕耳鸣，健忘，腰背冷痛，五心烦热，舌淡苔薄，脉沉弱。

病机要点：肾阴阳俱虚，冲任失调，月经紊乱。

中医治法：补肾扶阳，滋肾养血。

★主要方剂：二仙汤加减。★

常用药物：仙茅、淫羊藿、巴戟天、当归、黄柏、知母、生龟甲、女贞子、补骨脂等。

第五节　带下病

带下病

【中医疾病诊断】

带下病是指带下量明显增多或减少，色、质、气味发生异常，或伴有全身或局部症状者。带下过多和带下过少者均有色、质和气味的异常，量明显增多者称为带下过多。带下量明显减少，导致阴部干涩痒痛，甚至阴部萎缩，称为带下过少。

一、带下过多

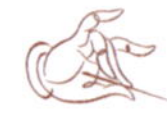

【病因病机】

主要病因是湿邪。病机为湿邪伤及任带二脉，病位主要在前阴、胞宫，使任脉不固，带脉失约。

【中医类证鉴别】

1. 漏下

（1）漏下是经血非时而下，淋沥不尽，无正常月经周期可言。

（2）赤带者月经周期正常，时而从阴道流出一种赤色黏液，似血非血，绵绵不断。

2. 白浊　白浊是指尿道流出浑浊如脓的一种疾患，随小便排出，可伴有小便淋沥涩痛。

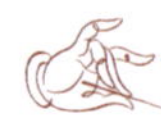

【辨证论治】

1. 脾虚证

主症：带下色白或淡黄，无臭气，质稀薄，如涕如唾，绵绵不断，面皖白或萎黄，四肢不温，神疲倦怠，纳少便溏，两足浮肿，舌淡苔白或腻，脉缓弱。

病机要点：脾虚运化失常，湿邪下注，损伤带脉，带脉失约。

中医治法：健脾益气，升阳除湿。

★主要方剂：完带汤加减。★

常用药物：人参、白术、白芍、淮山药、苍术、陈皮、柴胡、黑荆芥、车前子、甘草等。

2. 肾虚证

主症：白带清冷，量多质稀，终日淋沥不断，腰痛如折，小腹有冷感，小便频数清长，夜间尤甚，便溏，舌淡，苔薄白，脉沉迟。

病机要点：肾阳不足，命门火衰，任带失约。

中医治法：温肾培元，固涩止带。

★主要方剂：内补丸加减。★

常用药物：鹿茸、肉苁蓉、菟丝子、潼蒺藜、肉桂、制附子、黄芪、桑螵蛸、白蒺藜、紫菀等。

3. 阴虚夹湿证

主症：带下色黄或赤白相间，质稍黏，有臭味，阴部灼热，头目昏眩，或面部烘热，五心烦热，失眠多梦，舌红少苔，脉细数。

病机要点：肾阴不足，相火偏旺，损伤血络，或复感湿邪，损伤任、带二脉。

中医治法：益肾滋阴，清热止带。

★主要方剂：知柏地黄汤加芡实、金樱子。★

常用药物：熟地黄、山茱萸、山药、泽泻、茯苓、牡丹皮、知母、黄柏、芡实、金樱子等。

4. 湿热下注证

主症：带下量多、色黄或黄白、质黏稠、有臭气，胸闷口腻，纳差，或小腹作痛，或带下色白质黏，如豆腐渣状，阴痒，小便黄少，舌苔黄腻或厚，脉濡数。

病机要点：湿热蕴积于下，损伤任、带二脉。

中医治法：清利湿热。

★主要方剂：止带方加减。★

常用药物：猪苓、茯苓、车前子、泽泻、茵陈蒿、赤芍、牡丹皮、黄柏、知母、栀子、牛膝等。

5. 热毒蕴结证

主症：带下量多，或赤白相兼，或五色杂下，质黏腻，或如脓样，有臭气，或腐臭难闻，小腹作痛，烦热口干，大便干结或臭秽，小便黄少，舌红，苔黄干，脉数。

病机要点：热毒损伤任、带二脉。

中医治法：清热解毒。

★主要方剂：五味消毒饮加白花蛇舌草、椿根白皮、白术。★

常用药物：蒲公英、金银花、野菊花、紫花地丁、青天葵、土茯苓、败酱草、鱼腥草、薏苡仁、白花蛇舌草、椿根白皮、白术等。

二、带下过少

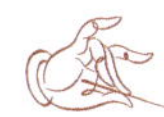

【病因病机】

主要为肝肾亏损，血枯瘀阻，致使阴液不足、阴精津液亏少，不能润泽阴户。

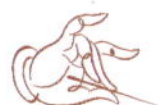

【中医类证鉴别】

1. 产后虚劳 产后虚劳是由于产后大出血、休克造成垂体前叶急性坏死，分泌功能失常。临床表现为产后体质虚弱，面色苍白，无乳汁分泌，闭经，阴部萎缩，性欲减退，并有畏寒、头昏、贫血、毛发脱落等症状。

2. 脏躁 妇女精神抑郁，烦躁不宁，无故悲泣，哭笑无常，喜怒无定，呵欠频作，不能自控，常伴有绝经期症状。实验室检查可有前列腺素 E_2（E_2）下降，促卵泡激素（FSH）、促黄体生成素（LH）升高，可因卵巢功能下降而出现带下过少，少数出现阴道干涩不适等症状。

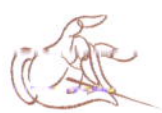

【辨证论治】

1. 肝肾亏损证

主症：带下过少，甚至全无，阴部干涩、灼痛，或者伴有阴痒，阴部萎缩，性交疼痛，头晕耳鸣，腰腿酸软，烘热汗出，烦热胸闷，夜寐不安，小便黄，大便干结，舌红少苔，脉细数或沉弦细。

病机要点：肝肾亏损，血少津乏，阴液不充，任带失养。

中医治法：滋补肝肾，养精益血。

★主要方剂：左归丸加知母、肉苁蓉、紫河车、麦冬。★

常用药物：熟地黄、山药、山茱萸、枸杞子、菟丝子、鹿角胶、知母、肉苁蓉、紫河车、麦冬等。

2. 血枯瘀阻证

主症：带下过少，甚至全无，阴部干涩，阴痒，或面色无华，头晕眼花，心悸失眠，神疲乏力，或经行腹痛，经色紫暗有血块，肌肤甲错，或下腹有包块，舌质暗、边有瘀点瘀斑，脉细涩。

病机要点：精血不足且不循常道，瘀阻血脉，阴津不得输布。

中医治法：补血益精，活血化瘀。

★主要方剂：小营煎加丹参、桃仁、牛膝。★

常用药物：当归、白芍、熟地黄、山药、枸杞子、炙甘草、丹参、桃仁、牛膝等。

第六节 胎漏、胎动不安

胎漏、胎动不安

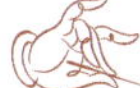

【中医疾病诊断】

妊娠期间，阴道不时有少量出血，时出时止，或淋沥不断，而无腰酸、腹痛、小腹下坠者，称为“胎漏”。妊娠期间出现腰酸、腹痛、小腹下坠，或伴有少量阴道出血者，称为“胎动不安”。

【病因病机】

病因有母体和胎元两方面，分为肾虚、血热、气血虚弱、跌仆损伤和癥瘕。病机为冲任气血失调，胎元不固。

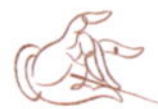

【中医类证鉴别】

1. 胎动不安

（1）妊娠腹痛　妊娠期间发生小腹疼痛，并无腰酸，也无阴道流血。

（2）胎殒难留　即难免流产，表现为阴道流血增多，腹痛加重，妇科检查子宫颈口已扩张，有时胚胎组织堵塞于子宫颈口，子宫与停经月份相符或略小。B超检查见孕囊变形，胎囊进入宫颈管内，无胎心搏动。

（3）异位妊娠　可有少量不规则阴道流血、下腹隐痛等症，其破裂时即伴有剧烈的下腹部撕裂样疼痛，多限于一侧，或伴有晕厥或休克。妇科检查、后穹隆穿刺术及B超检查有助于诊断。

（4）鬼胎　常有不规则阴道流血，有时可大量出血，偶尔在血中发现水泡状物。子宫多大于正常妊娠子宫。B超检查可协助诊断。

2. 胎漏

（1）胎死不下　可伴有阴道流血，孕中期不见小腹增大，胎动消失。妇科检查子宫小于妊娠月份，B超检查无胎心、胎动，或胎头不规则变形。

（2）激经　阴道出血有规律，孕后在相当于月经期时，有少量阴道流血，至孕3个月后自行停止，无损于胎儿的生长发育。

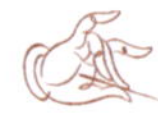

【辨证论治】

1. 肾虚证

主症：妊娠期间，阴道少量出血，色暗淡，腰部酸，腹坠痛，或伴头晕耳鸣，小便频数，夜尿多甚至失禁，或曾屡次堕胎，舌淡苔白，脉沉滑尺弱。

病机要点：肾虚冲任失固，蓄以养胎之血下泄。

中医治法：固肾安胎，佐以益气。

★主要方剂：寿胎丸加减。★

常用药物：菟丝子、桑寄生、续断、阿胶、人参、熟地黄、白术、山药、山茱萸、炙甘草等。

2. 血热证

主症：妊娠期间，阴道出血，色鲜红，或腰腹坠胀作痛，伴心烦不安，或潮热，手心烦热，口干咽燥，小便短黄，大便秘结，舌红，苔黄而干，脉滑数。

病机要点：热邪直犯冲任，内扰胎元，胎元不固，热迫血行。

中医治法：滋阴清热，养血安胎。

★主要方剂：保阴煎加苎麻根。★（助理：保阴煎加减。）

常用药物：生地黄、熟地黄、黄芩、黄柏、白芍、山药、川续断、甘草等。

3. 气血虚弱证

主症：妊期间阴道少量出血，色淡红，质清稀，或小腹空坠而痛，腰酸，面色㿠白，心悸气短，神疲乏力，舌质淡，苔薄白，脉细弱。

病机要点：气血虚弱，冲任匮乏，不能载胎养胎，胎元不固，气不摄血。

中医治法：补气养血，固肾安胎。

★主要方剂：胎元饮去当归，加黄芪、阿胶。★（助理：胎元饮加减。）

常用药物：人参、白术、黄芪、阿胶、炙甘草、白芍、熟地黄、杜仲、陈皮等。

4. 跌仆伤胎

主症：妊娠时遇外伤，腰酸，腹部胀坠，或阴道下血，舌象正常，脉滑无力。

病机要点：跌仆致经络气血郁滞，损伤冲任，伤及血络。

中医治法：补气和血，安胎。

★主要方剂：圣愈汤合寿胎丸。★（助理：圣愈汤加菟丝子、桑寄生、续断。）

常用药物：生地黄、熟地黄、白芍、川芎、人参、当归、黄芪、菟丝子、桑寄生、续断等。

5. 癥瘕伤胎

主症：妊娠期阴道不时少量出血，色红或暗红，胸腹胀满，少腹拘急，甚则腰酸下坠，皮肤粗糙，口干不欲饮，舌暗红或边尖有瘀斑，苔白，脉沉弦或沉涩。

病机要点：癥瘕损伤胞脉，冲任气血失调，血不归经，胎失所养。

中医治法：祛瘀消癥，固冲安胎。

★主要方剂：桂枝茯苓丸合寿胎丸。★（助理：桂枝茯苓丸加续断、杜仲。）

常用药物：桂枝、茯苓、牡丹皮、赤芍、桃仁、续断、杜仲等。

第七节　产后发热（助理不考）

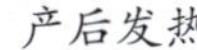

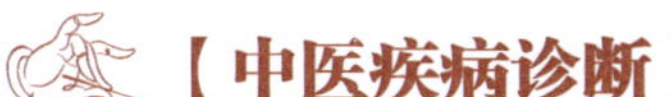

【中医疾病诊断】

产妇在产褥期内，出现发热持续不退，或突然高热寒战，并伴有其他症状者，称产后发热。

【病因病机】

病因为感染邪毒、外感、血瘀、血虚等。病机为产后胞脉空虚，邪毒乘虚直犯胞宫，正邪交争；正气亏虚，易感外邪；败血停滞，营卫不通；阴血亏虚，阳气浮散，均可致发热。

【中医类证鉴别】

1. 蒸乳发热　产后 3 ～ 4 天泌乳期见低热，可自然消失，俗称“蒸乳”，不属病理范畴。

2. 乳痈发热　表现为乳房胀硬、红肿、热痛，甚则溃腐化脓。

3. 产后小便淋痛　发热恶寒的同时，必伴有尿频、尿急、淋沥涩痛、尿黄或赤，尿常规检查可见红细胞、白细胞，尿培养可见致病菌。

【辨证论治】

1. 感染邪毒证

主症：产后寒战高热，热势不退，小腹疼痛拒按，恶露量或多或少，色紫暗如败酱，气味臭秽，心烦口渴，尿少色黄，大便燥结，舌质红苔黄，脉数有力。

病机要点：新产血室正开，胞脉空虚，邪毒乘虚直犯胞宫。

中医治法：清热解毒，凉血化瘀。

★主要方剂：五味消毒饮合失笑散或解毒活血汤加减。★

常用药物：金银花、连翘、桃仁、红花、葛根、当归、生地黄、赤芍、枳壳、甘草、益母草等。

2. 外感证

主症：产后恶寒发热，鼻流清涕，头痛，肢体酸痛，无汗，舌苔薄白，脉浮紧。

病机要点：产后元气虚弱，卫阳不固，腠理不实，风寒袭表。

中医治法：养血祛风。

★主要方剂：荆防四物汤加紫苏叶。★

常用药物：荆芥、防风、酒生地黄、当归、酒白芍、川芎、紫苏叶等。

3. 血瘀证

主症：产后寒热时作，恶露不下，或下亦甚少，色紫暗有块，小腹疼痛拒按，口干不欲饮，舌紫暗有瘀点，脉弦涩。

病机要点：产后恶露排出不畅，瘀阻胞宫，阻碍气机，营卫不通。

中医治法：活血化瘀。

★主要方剂：生化汤加丹参、牡丹皮、益母草。★

常用药物：当归、川芎、桃仁、炮姜、炙甘草、丹参、牡丹皮、益母草、土牛膝等。

4. 血虚证

主症：产后失血过多，微热，自汗，头目眩晕，心悸少寐，腹痛绵绵，手足麻木，舌质淡红，苔薄，脉虚微数。

病机要点：失血伤津，阴血骤虚，阴不敛阳，虚阳外浮。

中医治法：补益气血。

★主要方剂：八珍汤去川芎，加黄芪。★

常用药物：黄芪、甘草、人参、茯苓、当归、陈皮、升麻、柴胡、白术、地骨皮等。

第八节　不孕症

不孕症

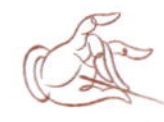

【中医疾病诊断】

女子结婚后夫妇同居1年以上，配偶生殖功能正常，未避孕而未受孕者，称原发性不孕，古称“全不产”；或曾生育或流产，未避孕而又1年以上不再受孕者，称继发性不孕，古称“断绪”。

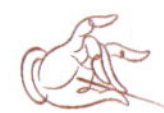

【病因病机】

常见病因有肾虚、肝郁、血瘀、痰湿四个方面。虚者因天癸、冲任、胞宫失于濡养与温煦，难以成孕。肾主生殖，不孕与肾的关系密切。情志不畅，肝气郁结，疏泄失常，气血不和，冲任不能相资，不能成孕。

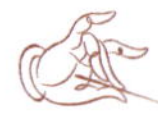

【中医类证鉴别】

暗产　指早早孕期，胚胎初结而自然流产者。此时孕妇尚未有明显的妊娠反应，一般不易觉察而误认为不孕。通过BBT（基础体温监测）、早孕试验及病理学检查可明确诊断。

【辨证论治】

1. 肾虚证

（1）肾气虚证

主症：久婚不孕，月经不调或停闭，经量或多或少，色暗；头晕耳鸣，腰膝酸软，精神疲倦，小便清长；舌淡，苔薄，脉沉细。

中医治法：补肾益气，温养冲任。

★主要方剂：毓麟珠。★

常用药物：人参、白术、茯苓、芍药、川芎、炙甘草、当归、熟地黄、菟丝子、杜仲、鹿角霜、川椒。

（2）肾阳虚证

主症：婚后不孕，月经后期，月经量少色淡，或月经稀发、闭经，面色晦暗，腰膝酸软，性欲淡漠，小便清长，大便不实，舌淡苔白，脉沉细或沉弱。

病机要点：肾阳虚，命门火衰，阳虚气弱，肾失温煦。

中医治法：温肾补气养血，调补冲任。

★主要方剂：温胞饮或右归丸。★

常用药物：人参、白术、巴戟天、杜仲、附子、菟丝子、熟地黄、补骨脂、仙茅、淫羊藿等。

（3）肾阴虚证

主症：婚后不孕，月经先期，月经量少色红，无血块，或月经尚正常，但形体消瘦，腰腿酸软，头晕眼花，心悸失眠，口干，五心烦热，午后低热，舌质偏红，苔少，脉细弱。

病机要点：肾阴亏虚，精血不足，冲任血海匮乏，阴虚血少。

中医治法：滋阴养血，调冲益精。

★主要方剂：养精种玉汤加女贞子、墨旱莲。★

常用药物：熟地黄、当归、白芍、山茱萸、牡丹皮、地骨皮、黄柏、龟甲、女贞子、墨旱莲等。

2. 肝气郁结证

主症：多年不孕，经期先后不定，经来腹痛，行而不畅，量少色暗，有小血块，经前乳房胀痛，情志抑郁，烦躁易怒，舌质正常或暗红，苔薄白，脉弦。

病机要点：肝失条达，气血失调，冲任不能相资。

中医治法：疏肝解郁，理血调经。

★主要方剂：开郁种玉汤加减。★

常用药物：白芍、香附、当归、白术、牡丹皮、茯苓、青皮、玫瑰花、炒酸枣仁、夜交藤等。

3. 瘀滞胞宫证

主症：婚后久不孕，月经后期量少，色紫暗，有血块，或痛经，平时少腹作痛，痛时拒按，舌紫暗或边有瘀点，脉细弦。

病机要点：瘀血内停，阻滞冲任胞宫，不能摄精成孕。

中医治法：逐瘀荡胞，调经助孕。

★主要方剂：少腹逐瘀汤加减。★

常用药物：小茴香、干姜、延胡索、没药、当归、川芎、肉桂、赤芍、蒲黄、五灵脂等。

4. 痰湿内阻证

主症：婚后久不受孕，形体肥胖，经期延后，甚或停闭，带下量多，质黏稠，面色白，头晕心悸，胸闷泛恶，舌苔白腻，脉滑。

病机要点：痰湿蕴结于冲任、胞宫，不能萌发乐育之气而致不孕。

中医治法：燥湿化痰，理气调经。

★主要方剂：苍附导痰丸加减。★

常用药物：苍术、香附、陈皮、制南星、枳壳、半夏、川芎、茯苓、神曲等。

第九节　癥瘕（助理不考）

癥瘕

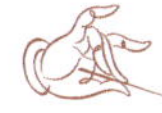

【中医疾病诊断】

妇人下腹部有结块，或胀、或痛、或满、或异常出血，称为癥瘕。癥：有形可征，固定不移，推揉不散，痛有定处，病属血分。瘕：瘕聚成形，聚散无常，推之可移，痛无定处，病属气分。两者密切相关，故并称癥瘕。

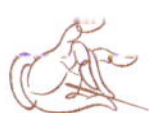

【病因病机】

病因有气滞、血瘀、痰凝瘀结、湿热瘀阻和肾虚血瘀。病机为正气不足，脏腑功能失调，气滞、瘀血、痰湿内停。

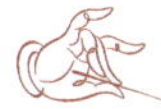

【中医类证鉴别】

首先应与妊娠子宫及尿潴留鉴别；然后识别妇科良性癥瘕所涉主要病种，如卵巢良性肿瘤、子宫肌瘤、盆腔炎性包块、陈旧性宫外孕。

【辨证论治】

本病治疗方法为活血化瘀、软坚散结。

1. 气滞血瘀证

主症：下腹部结块，触之有形，按之痛或无痛，小腹胀满，月经先后不定，经血量多有块，经行难净，经色暗；精神抑郁，胸闷不舒，面色晦暗，肌肤甲错；舌质紫暗，或有瘀斑，脉沉弦涩。

病机要点：七情内伤，肝气郁结，血行不畅，滞于胞中。

中医治法：行气活血，化瘀消癥。

★主要方剂：香棱丸或大黄䗪虫丸。★

常用药物：三棱、青皮、陈皮、莪术、枳壳、枳实、莱菔子、香附子、黄连、神曲、麦芽、鳖甲、桃仁、砂仁、木香、槟榔、山楂。

2. 痰湿瘀结证

主症：下腹结块，触之不坚，固定难移，经行量多，淋沥难净，经间带下增多；胸脘痞闷，腰腹疼痛；舌体胖大，紫暗，有瘀斑、瘀点，苔白厚腻，脉弦滑或沉涩。

病机要点：水湿不化，聚而成痰，凝滞胞络。

中医治法：化痰除湿，活血消癥。

★主要方剂：苍附导痰丸合桂枝茯苓丸。★

常用药物：木香、丁香、三棱、枳壳、莪术、青皮、川楝子、小茴香、丹参、香附、薏苡仁。

3. 湿热瘀阻证

主症：下腹部肿块，热痛起伏，触之痛剧，痛连腰骶，经行量多，经期延长，带下量多，色黄如脓，或赤白兼杂；兼见身热口渴，心烦不宁，大便秘结，小便黄赤；舌暗红，有瘀斑，苔黄，脉弦滑数。

病机要点：湿热之邪与余血相搏结，瘀阻冲任胞宫。

中医治法：清热利湿，化瘀消癥。

★主要方剂：大黄牡丹汤。★

常用药物：大黄、芒硝、桃仁、牡丹皮、冬瓜仁。

4. 肾虚血瘀证

主症：下腹部结块，触痛；月经量多或少，经行腹痛较剧，经色紫暗有块，婚久不孕或曾反复流产；腰酸膝软，头晕耳鸣；舌暗，脉弦细。

病机要点：肾虚则气血瘀滞，滞于胞中。

中医治法：补肾活血，消癥散结。

★主要方剂：补肾祛瘀方或益肾调经汤。★

常用药物：杜仲、续断、熟地、当归、炒白芍、益母草、焦艾、巴戟、乌药。

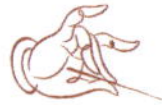

实战演练

病案摘要：

石某，女，25岁，职员。2018年7月12日初诊。

患者平素月经正常，末次月经：2018年5月20日，现停经约50天，阴道不规则出血3天，停经后有早孕反应，3天前阴道有少量出血，色鲜红，伴有腰腹坠胀作痛，心烦不安，手心烦热，口干咽燥，小便短黄，大便秘结，舌红，苔黄而干，脉滑数。

请与妊娠腹痛相鉴别（助理不考）

答题要求：根据上述病案摘要，在答题卡上完成书面分析

项目	参考答案	分值
中医疾病诊断	胎动不安	3
中医证候诊断	血热证	3
中医辨病辨证依据（含病因病机分析）	患者妊娠期间，阴道出血，伴有腰腹坠胀作痛，辨病为胎动不安。出血色鲜红，心烦不安，手心烦热，口干咽燥，小便短黄，大便秘结，舌红，苔黄而干，脉滑数，辨证为血热证。病机为热邪直犯冲任，内扰胎元，胎元不固，热迫血行，故妊娠期阴道下血	4
中医类证鉴别	胎动不安是妊娠期间仅有腰酸腹痛或下腹坠胀，或伴有少量阴道出血。而妊娠腹痛是妊娠期发生小腹疼痛，并无腰酸，也无阴道流血	3
中医治法	滋阴清热，养血安胎	2
方剂名称	保阴煎加减	2
药物组成、剂量及煎服法	生地黄 15g　熟地黄 15g　黄芩 9g　黄柏 9g 白芍 12g　山药 12g　川续断 10g　菟丝子 10g 阿胶 10g（烊化）　甘草 3g 3剂，水煎服，每日1剂，早晚分服	3

第四单元　中医儿科常见病

第一节　肺炎喘嗽

肺炎喘嗽

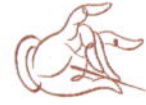

【中医疾病诊断】

肺炎喘嗽是小儿时期常见的肺系疾病之一，临床以发热、咳嗽、气促、鼻扇、痰鸣等为主要症状，重者可见张口抬肩、呼吸困难、面色苍白、口唇青紫等症。

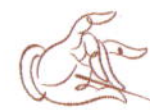

【病因病机】

外因为感受风邪，或由其他疾病传变而来；内因为小儿肺脏娇嫩，卫外不固。外感风邪，由口鼻或皮毛而入，侵犯肺卫，致肺失清肃，闭郁不宣，发为肺炎喘嗽。肺炎喘嗽病变部位主要在肺，常累及脾，重者可内窜心肝。病机关键为肺气郁闭，痰热是其病理产物。

【中医类证鉴别】

1. 咳嗽变异型哮喘 以咳嗽为主症，咳嗽持续1个月以上，常反复发作，多有过敏史，夜间和（或）清晨及运动后发作或加重，以干咳为主。肺部听诊无啰音。抗生素治疗无效。

2. 儿童哮喘 反复发作的咳嗽喘息，胸闷气短，喉间痰鸣，发作时双肺可闻及以呼气相为主的哮鸣音，呼气相延长，支气管舒张剂治疗有效。

【辨证论治】

（一）常证

1. 风寒闭肺证

主症：恶寒发热，无汗，鼻流清涕，咳嗽气促，痰稀色白，舌淡红，苔薄白，脉浮紧，指纹浮红。

病机要点：风寒之邪侵犯肺卫，肺失清肃，闭郁不宣。

中医治法：辛温宣肺，化痰止咳。

★主要方剂：华盖散加味。★

常用药物：麻黄、苦杏仁、甘草、荆芥、防风、前胡、紫苏叶、桔梗等。

2. 风热闭肺证

主症：发热恶风，鼻塞流浊涕，咳嗽气促，痰稠色黄，咽红，舌红，苔薄黄，脉浮数，指纹浮紫。

病机要点：风热之邪闭阻肺气，肺气郁闭。

中医治法：辛凉宣肺，化痰止咳。

★主要方剂：麻杏石甘汤加减。★

常用药物：麻黄、杏仁、生石膏、甘草、金银花、连翘、薄荷、桑叶、桔梗、前胡等。

3. 痰热闭肺证

主症：壮热烦躁，咳嗽喘憋，气促鼻扇，喉间痰鸣，痰稠色黄，口唇发绀，咽红肿，舌红，苔黄，脉滑数，指纹紫滞、显于气关。

病机要点：痰热郁闭于肺，肺失清肃。

中医治法：清热涤痰，开肺定喘。

★主要方剂：麻杏石甘汤合葶苈大枣泻肺汤加减。★

常用药物：麻黄、苦杏仁、生石膏、甘草、葶苈子、紫苏子、前胡、黄芩、百部、海浮石等。

4. 毒热闭肺证

主症：壮热不退，咳嗽剧烈，气急喘憋，鼻翼扇动，鼻孔干燥，面赤唇红，烦躁口渴，或嗜睡，便秘，小便黄少，舌红少津，苔黄燥，脉滑数，指纹紫滞。

病机要点：毒热炽盛，肺气郁闭。

中医治法：清热解毒，泻肺开闭。

★主要方剂：麻杏石甘汤合黄连解毒汤加减。★

常用药物：炙麻黄、杏仁、枳壳、黄连、黄芩、栀子、生石膏、知母、生甘草等。

5. 阴虚肺热证

主症：病程较长，低热盗汗，干咳少痰，面色潮红，手足心热，口干便秘，舌红，苔少或花剥，脉细数，指纹淡紫。

病机要点：病程迁延，阴津耗伤，肺热减而余邪未清，肺失清肃。

中医治法：养阴清肺，润肺止咳。

★主要方剂：沙参麦冬汤加减。★

常用药物：沙参、麦冬、玉竹、天花粉、桑白皮、款冬花、白扁豆、芦根、甘草等。

6. 肺脾气虚证

主症：久咳，咳痰无力，痰多，面白少华，神疲乏力，动则汗出，易感冒，纳呆便溏，舌淡红，苔薄白，脉细无力，指纹淡红。

病机要点：日久耗气，肺脾气虚，肺气失宣。

中医治法：补肺益气，健脾化痰。

★主要方剂：人参五味子汤加减。★

常用药物：党参、白术、五味子、茯苓、麦冬、半夏、紫菀、橘红、甘草等。

（二）变证（助理不考）

1. 心阳虚衰证

主症：呼吸急促，烦躁不安，面色苍白，口唇发绀，四肢厥冷，胁下痞块，小便减少，舌质紫暗，苔白，脉细弱疾数，指纹紫滞、可达命关。

病机要点：邪毒炽盛，心阳受损，肺气郁闭，络脉瘀阻。

中医治法：温补心阳，救逆固脱。

★主要方剂：参附龙牡救逆汤加减。★

常用药物：人参、附子、煅龙骨、煅牡蛎、白芍、甘草、丹参、红花等。

2. 邪陷厥阴证

主症：壮热不退，四肢抽搐，神昏谵语，口唇发绀，气促痰鸣，双目上视，舌红，苔黄，脉数，指纹青紫、可达命关。

病机要点：邪热炽盛，内陷心肝。

中医治法：平肝息风，清心开窍。

★主要方剂：羚角钩藤汤合牛黄清心丸加减。★

常用药物：羚羊角、钩藤、桑叶、川贝母、生地黄、菊花、牛黄、黄芩、黄连、栀子、白芍等。

第二节　小儿泄泻

小儿泄泻

【中医疾病诊断】

小儿泄泻是以大便次数增多，粪质稀薄或如水样为特征的一种小儿常见病。以夏秋季节发病率为高。发病年龄以婴幼儿为主，其中 6 个月～2 岁的小儿发病率最高。

【病因病机】

病因为感受外邪、伤于饮食、脾胃虚弱、脾肾阳虚、情志失调等。病位在脾胃，病机为脾虚湿盛。

【中医类证鉴别】

小儿泄泻与痢疾（细菌性痢疾） 痢疾（细菌性痢疾）急性起病，大便为黏液脓血便，腹痛，里急后重。大便常规检查脓细胞、红细胞多，可找到吞噬细胞；大便培养有痢疾杆菌生长。

【辨证论治】

（一）常证

1. 湿热泻证

主症：大便如水样，泻下急迫，量多次频，气味秽臭，或见少许黏液，肛周红赤，发热，烦躁口渴，恶心呕吐，小便短黄，舌红，苔黄腻，脉滑数，指纹紫。

病机要点：湿热之邪，蕴结脾胃，下注肠道，传化失司。

中医治法：清肠解热，化湿止泻。

★主要方剂：葛根黄芩黄连汤加味。★

常用药物：葛根、黄芩、黄连、马齿苋、白头翁、车前子、茯苓、陈皮、苍术、厚朴等。

2. 风寒泻证

主症：大便清稀，夹有泡沫，臭气不甚，肠鸣腹痛，或伴恶寒发热，鼻流清涕，咳嗽，舌淡，苔薄白，脉浮紧，指纹淡红。

病机要点：感受风寒，寒邪客于肠胃，寒凝气滞，中阳被困，运化失职。

中医治法：疏风散寒，化湿和中。

★主要方剂：藿香正气散加减。★

常用药物：藿香、紫苏叶、白芷、生姜、半夏、陈皮、厚朴、大腹皮、苍术、茯苓、甘草等。

3. 伤食泻证

主症：大便稀溏，夹有乳凝块或食物残渣，气味酸臭，或如败卵，脘腹胀满，便前腹痛，泻后痛减，腹痛拒按，嗳气酸馊，或有呕吐，不思乳食，夜卧不安，舌苔厚腻或微黄，脉滑。

病机要点：宿食内停，阻滞肠胃，传化失司。

中医治法：运脾和胃，消食化滞。

★主要方剂：保和丸加减。★

常用药物：焦山楂、焦神曲、鸡内金、陈皮、莱菔子、半夏、茯苓、藿香、连翘等。

4. 脾虚泻证

主症：大便稀溏，色淡不臭，多于食后作泻，时轻时重，面色萎黄，形体消瘦，神疲倦怠，舌淡苔白，脉细弱，指纹淡。

病机要点：脾虚湿蕴，运化失职，清浊不分。

中医治法：健脾益气，助运止泻。

★主要方剂：参苓白术散加减。★

常用药物：党参、白术、茯苓、甘草、山药、莲子、白扁豆、薏苡仁、砂仁、桔梗等。

5. 脾肾阳虚泻证

主症：久泻不止，大便清稀，澄澈清冷，完谷不化，或伴脱肛，形寒肢冷，面色无华，精神萎靡，舌淡苔白，脉细弱，指纹色淡。

病机要点：久泻不止，脾肾阳虚，命门火衰，脾失温煦。

中医治法：温补脾肾，固涩止泻。

★主要方剂：附子理中汤合四神丸加减。★

常用药物：党参、白术、甘草、干姜、吴茱萸、附子、补骨脂、肉豆蔻等。

6. 肝郁脾虚证（助理不考）

主症：大便稀溏或如水样，胸胁胀痛，抑郁恼怒时症状加重，泻后痛减，肠鸣矢气，便溏不爽，舌苔白，脉弦或缓。

病机要点：肝失疏泄，经气郁滞，则胸胁胀满窜痛；气滞湿阻，则肠鸣矢气，便溏不爽，或溏结不调；肝气犯脾，气机郁结，运化失常，故腹痛则泻；便后气机得以条畅，则泻后腹痛暂得缓解。

中医治法：疏肝理气，运脾化湿。

★主要方剂：痛泻要方合四逆散加减。★

常用药物：陈皮、白术、白芍、防风、柴胡、枳壳、甘草等。

（二）变证（助理不考）

1. 气阴两伤证

主症：泻下过度，质稀如水，精神萎靡，或心烦不安，目眶及囟门凹陷，皮肤干燥或枯瘪，啼哭无泪，口渴引饮，小便短少，甚至无尿，唇红而干，舌红少津，苔少或无苔，脉细数。

病机要点：泻下过度，伤阴耗气，气阴两伤。

中医治法：益气养阴。

★主要方剂：人参乌梅汤加减。★

常用药物：炙甘草、乌梅、木瓜、莲子、山药、太子参、茯苓、生地黄、麦冬等。

2. 阴竭阳脱证

主症：泻下不止，次频量多，精神萎靡，表情淡漠，哭声微弱，面色青灰或苍白，四肢厥冷，尿少无泪，舌淡无津，脉沉细欲绝。

病机要点：久泻不止，耗伤津液，阴损及阳，气随液脱。

中医治法：回阳固脱。

★主要方剂：生脉散合参附龙牡救逆汤加减。★

常用药物：红参、附子、龙骨、牡蛎、白芍、干姜、白术、甘草等。

第三节　积滞

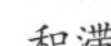

积滞

【中医疾病诊断】

积滞是以不思乳食、脘腹胀满、嗳气酸腐，甚至吐泻酸臭乳食或便秘、舌苔厚腻为特征，可伴有烦躁不安、夜间哭闹或呕吐等症。大便常规可见不消化食物残渣、脂肪滴。本病一年四季均可发生，尤以夏秋季节发病率较高。各年龄阶段均可发病，常以婴幼儿多见，特别是禀赋不足、脾胃虚弱，以及人工喂养的婴幼儿更易罹患。

【病因病机】

本病的发生与乳食不节，内积不化，损伤脾胃，或脾胃虚弱，运化腐熟不足有关。积滞是由于乳食内积，或脾虚夹积而成。其病位在脾胃，病机为乳食停聚中脘，积而不化，气滞不行。

【中医类证鉴别】

1. 厌食　厌食是以长期食欲不振为主要特征，除不思乳食外，精神尚好，无脘腹胀满、嗳气酸腐等症。

2. 疳证　疳证是以形体消瘦为主要特征，同时伴有明显的脾胃症状和精神症状。

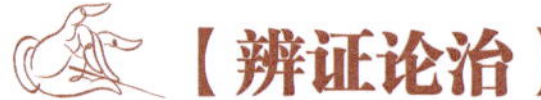

【辨证论治】

本病以消食导滞为基本治则。

1. 乳食内积

主症：不思乳食，嗳腐酸馊，或呕吐食物、乳片，脘腹胀满，疼痛拒按，烦躁哭闹，夜寐不安，大便酸臭，舌质红，苔厚，脉弦滑，指纹紫滞。

中医治法：消乳化食，和中导滞。

★主要方剂：乳食积滞，消乳丸；食积者，保和丸加减。★

常用药物：山楂、六神曲、莱菔子、半夏、陈皮、茯苓、连翘、甘草。

2. 脾虚夹积

主症：不思乳食，稍食即饱，腹满喜按或喜伏卧，大便酸臭或夹有不消化食物残渣，面黄神疲，形体偏瘦，舌质淡，苔白，脉细弱，指纹滞。

中医治法：健脾助运，消食化滞。

★主要方剂：健脾丸加减。★

常用药物：人参、白术、陈皮、六神曲、麦芽、山楂、枳实。

第四节　鹅口疮

鹅口疮

【中医疾病诊断】

鹅口疮是以口腔、舌上散在或满布白色屑状物为特征的一种口腔疾病。西医也称鹅口疮，由感染白色念珠菌所致，属口腔念珠菌病。临床上多见于新生儿、早产儿，以及体质虚弱、营养不良、久病久泻、长期使用广谱抗生素或免疫抑制剂的小儿。

【病因病机】

本病主要由胎热内蕴，或体质虚弱，或调护不当，口腔不洁，感受秽毒之邪所致。病位主要在心脾，临床上有虚实之分：实证多由心脾积热循经熏灼口舌而起；虚证则因虚火上炎所致。

【中医类证鉴别】

1. 口疮　口腔、舌黏膜上出现黄白色溃疡，周围红赤，不能拭去，拭去后出血，局部灼热疼痛。

2. 白喉　白喉是由白喉杆菌引起的急性传染病。咽、扁桃体甚则鼻腔、喉部可见灰白色的假膜，坚韧，不易擦去，若强力剥离则易出血。多伴有发热、咽痛、进行性喉梗阻、呼吸困难、疲乏等全身症状，病情严重。

3. 残留奶块　其外观与鹅口疮相似，但以棉棒蘸温开水轻轻擦拭，即可除去，其下黏膜正常，易于鉴别。

【辨证论治】

本病辨证以八纲辨证为主，重在辨明虚实。本病的治疗，实证宜清泄心脾积热，虚证宜滋肾养阴降火。

1. 心脾积热

主症：口腔、舌面满布白屑，周围焮红较甚，面赤，唇红，烦躁不宁，吮乳多啼，口干或渴，或伴发热，大便干结，小便黄赤，舌质红，苔黄厚，脉滑数，指纹紫滞。

中医治法：清心泻脾。

★主要方剂：清热泻脾散加减。

常用药物：黄连、栀子、黄芩、生石膏、生地黄、茯苓、灯心草、甘草等。

2. 虚火上浮

主症：口腔、舌上白屑稀散，周围焮红不甚，形体怯弱，颧红盗汗，手足心热，可伴低热，虚烦不安，舌质嫩红，苔少，脉细数，指纹淡紫。

中医治法：滋阴降火。

★主要方剂：知柏地黄丸加减。

常用药物：熟地黄、山茱萸、山药、茯苓、泽泻、牡丹皮、知母、黄柏、肉桂等。

第五节　水痘

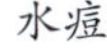

【中医疾病诊断】

患儿起病 2 ～ 3 周前有水痘接触史，多在冬、春季节发病。以 6 ～ 9 岁儿童最为多见。以发热，皮肤黏膜分批出现瘙痒性皮疹，丘疹、疱疹、结痂同时存在为主要特征。皮疹呈向心性分布，主要位于躯干，其次为头面部，四肢远端较少。

【病因病机】

病因为水痘时邪、气候变化、机体抵抗力下降等。水痘病在肺脾两经。当小儿机体抵抗力下降时，邪盛正衰，邪毒炽盛，外邪乘虚侵入而成水痘。

【中医类证鉴别】

1. 手足口病　感受手足口病时邪所致，多发生于夏秋季节，以 5 岁以下小儿多见。口腔黏膜可出现散在疱疹，手、足和臀部出现斑丘疹、疱疹，呈离心性分布。

2. 脓疱疮　脓疱疮好发于炎热夏季，一般无发热等全身症状。皮疹多见于头面部及肢体暴露部位，病初为疱疹，很快成为脓疱，疱液浑浊，经搔抓脓液流溢蔓延而传播。

【辨证论治】

（一）常证

1. 邪伤肺卫证

主症：轻微发热，或无热，鼻塞流涕，喷嚏，咳嗽，起病后 1 ～ 2 天出现皮疹，疹色红润，疱浆清亮，根盘红晕，皮疹瘙痒，分布稀疏，此起彼伏，以躯干为多，舌苔薄白，脉浮数或指纹淡紫。

病机要点：时行邪毒，伤于肺卫，肺失宣肃。

中医治法：疏风清热，利湿解毒。

★主要方剂：银翘散加减。★

常用药物：金银花、连翘、竹叶、牛蒡子、桔梗、薄荷、荆芥、芦根、车前子、甘草等。

2. 邪炽气营证

主症：壮热不退，烦躁不安，口渴欲饮，面红目赤，皮疹分布较密，疹色紫暗，疱浆浑浊，甚至可见出血性皮疹、紫癜，大便干结，小便短黄，舌红或绛，苔黄糙而干，脉数有力。

病机要点：热毒炽盛，内传气营。

中医治法：清气凉营，解毒化湿。

★主要方剂：清胃解毒汤加减。★

常用药物：生石膏、黄连、黄芩、牡丹皮、升麻、生地黄、赤芍、栀子、紫草、车前草等。

（二）变证（助理不考）

1. 邪陷心肝证

主症：高热不退，头痛呕吐，烦躁不安，或昏迷抽搐，疱稠液浊，疹色紫暗，舌红绛，苔黄厚，脉数有力。

病机要点：热毒内盛，邪陷心肝。

中医治法：清热解毒，镇惊息风。

★主要方剂：清瘟败毒饮加减。★

常用药物：生石膏、知母、黄连、黄芩、连翘、牡丹皮、生地黄、升麻、羚羊角、钩藤、全蝎等。

2. 邪毒闭肺证

主症：高热不退，咳嗽气急，喘促鼻扇，喉间痰鸣，张口抬肩，口唇青紫，皮疹稠密，疹色紫暗，口渴喜饮，舌红，苔黄腻，脉滑数，指纹紫滞。

病机要点：邪毒内侵，郁闭于肺。

中医治法：清热解毒，开肺化痰。

★主要方剂：麻杏石甘汤加减。★

常用药物：麻黄、杏仁、生石膏、桑白皮、葶苈子、黄连、黄芩、栀子、紫草、牡丹皮、赤芍等。

第六节　痄腮（助理不考）

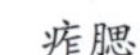
痄腮

【中医疾病诊断】

发病前 2 ～ 3 周有流行性腮腺炎接触史。以发热、耳下腮部肿胀疼痛为主要特征。冬春两季易于流行。多发于 3 岁以上儿童，2 岁以下婴幼儿少见。

【病因病机】

病因为感受痄腮时邪所致邪犯少阳，热毒壅盛。病变部位主要在足少阳胆经，可累及足厥阴肝经。邪毒壅阻足少阳经脉，与气血相搏，凝滞于耳下腮部。

【中医类证鉴别】

发颐　也称化脓性腮腺炎，腮腺肿大多为一侧；表皮泛红，疼痛剧烈，拒按；按压腮部可见口腔内腮腺管口有脓液溢出；无传染性；血白细胞总数及中性粒细胞增高。

【辨证论治】

（一）常证

1. 邪犯少阳证

主症：发热恶寒轻微，一侧或两侧耳下腮部漫肿疼痛，咀嚼不便，或有头痛、咽红、纳少，舌红，苔薄白或薄黄，脉浮数。

病机要点：邪郁少阳经脉，与气血相搏，凝滞耳下腮部。

中医治法：疏风清热，散结消肿。

★主要方剂：柴胡葛根汤加减。★

常用药物：柴胡、黄芩、牛蒡子、葛根、桔梗、金银花、连翘、板蓝根、夏枯草、赤芍、僵蚕等。

2. 热毒蕴结证

主症：患儿高热，一侧或两侧耳下腮部肿胀疼痛，坚硬拒按，张口咀嚼困难，或有烦躁不安，口渴欲饮，头痛，咽红肿痛，颌下肿块胀痛，纳少，便秘，尿少而黄，舌红，舌苔黄，脉滑数。

病机要点：时邪病毒壅盛于少阳经脉，循经上攻腮颊，气血凝滞不通。

中医治法：清热解毒，软坚散结。

★主要方剂：普济消毒饮加减。★

常用药物：柴胡、黄芩、黄连、连翘、板蓝根、升麻、牛蒡子、桔梗、薄荷、陈皮、僵蚕等。

（二）变证

1. 邪陷心肝证

主症：高热，耳下腮部肿痛，坚硬拒按，神昏，嗜睡，项强，反复抽搐，头痛，呕吐，舌红，苔黄，脉弦数。

病机要点：邪毒内陷，热扰心肝。

中医治法：清热解毒，息风开窍。

★主要方剂：清瘟败毒饮加减。★

常用药物：栀子、黄连、连翘、生甘草、水牛角、生地黄、生石膏、牡丹皮、赤芍、竹叶、玄参、芦根、钩藤、僵蚕等。

2. 毒窜睾腹证

主症：腮部肿胀消退后，一侧或双侧睾丸肿胀疼痛，或脘腹、少腹疼痛，痛时拒按，舌红，舌苔黄，脉数。

病机要点：邪毒内传厥阴，引睾窜腹。

中医治法：清肝泻火，活血止痛。

★主要方剂：龙胆泻肝汤加减。★

常用药物：龙胆、栀子、黄芩、柴胡、生地黄、车前子、川楝子、荔枝核、延胡索、桃仁等。

第七节　手足口病

手足口病

【中医疾病诊断】

手足口病是由感受手足口病时邪引起的发疹性传染病，临床以手足肌肤、口咽部发生疱疹为特征。本病一年四季均可发生，但以夏秋季节多见。任何年龄均可发病，常见于5岁以下小儿。本病传染性强，易引起流行。一般预后较好，少数重症患儿可合并心肌炎、脑炎、脑膜炎等，甚或危及生命。

【病因病机】

本病的病因为感受手足口病时邪，其病位主要在肺脾二经。其病机是：邪犯肺脾、湿热蒸盛。

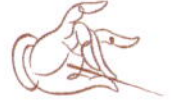

【中医类证鉴别】

1. 水痘　疱疹较手足口病稍大，呈向心性分布，躯干、头面多，四肢少，疱壁薄，易破溃结痂，疱疹多呈椭圆形，其长轴与躯体的纵轴垂直，且在同一时期、同一皮损区斑丘疹、疱疹、结痂并见。

2. 疱疹性咽峡炎　多见于5岁以下小儿，起病较急，常突发高热、流涕、口腔疼痛甚或拒食，体检可见软腭、悬雍垂、舌腭弓、扁桃体、咽后壁等口腔后部出现灰白色小疱疹，1～2天内疱疹破溃形成溃疡，颌下淋巴结可肿大，但很少累及颊黏膜、舌、龈以及口腔以外部位皮肤，可资鉴别。

【辨证论治】

本病治疗以清热祛湿解毒为基本原则。

1. 邪犯肺脾

主症：发热轻微，或无发热，或流涕咳嗽、纳差恶心、呕吐泄泻，1～2天后或同时出现口腔内疱疹，破溃后形成小的溃疡，疼痛流涎，不欲进食。随病情进展，手掌、足跖部出现米粒至豌豆大斑丘疹，并迅速转为疱疹，分布稀疏，疹色红润，根盘红晕不著，疱液清亮，舌质红，苔薄黄腻，脉浮数。

中医治法：宣肺解表，清热化湿。

★主要方剂：甘露消毒丹加减。★

常用药物：滑石、黄芩、茵陈、金银花、连翘、藿香、薄荷、白蔻仁、石菖蒲、板蓝根、射干、浙贝母。

2. 湿热蒸盛

主症：身热持续，烦躁口渴，小便黄赤，大便秘结，手、足、口部及四肢、臀部疱疹，痛痒剧烈，甚或拒食，疱疹色泽紫暗，分布稠密，或成簇出现，根盘红晕显著，疱液浑浊，舌质红绛，苔黄厚腻或黄燥，脉滑数。

中医治法：清热凉营，解毒祛湿。

★主要方剂：清瘟败毒饮。★

常用药物：黄连、黄芩、栀子、连翘、生石膏、知母、生地黄、赤芍、牡丹皮、大青叶、板蓝根、紫草、石菖蒲、茵陈、车前草。

第八节　麻疹

麻疹

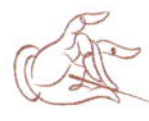

【中医疾病诊断】

麻疹是由麻疹时邪引起的一种急性出疹性传染病，临床以发热恶寒，咳嗽咽痛，鼻塞流涕，泪水汪汪，羞明畏光，口腔两颊近臼齿处可见麻疹黏膜斑，周身皮肤依序布发红色斑丘疹，皮疹消退时皮肤有糠状脱屑和棕色色素沉着斑为特征。一年四季均可发病，以冬春季多见，6个月至5岁发病率较高，容易并发肺炎。

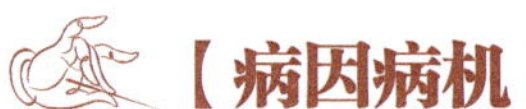

【病因病机】

麻疹发病的原因，为感受麻疹时邪。其主要病变在肺脾。麻疹时邪由口鼻而入，侵犯肺脾，早期邪郁肺卫，宣发失司。疹透之后，邪随疹泄，麻疹逐渐收没，此时热去津亏，肺胃阴伤，进入收没期。此为麻疹发病的一般规律，属顺证。若因正虚、毒重、失治、护理不当等原因，均可致麻毒郁闭，出疹不顺，形成逆证。

【中医类证鉴别】

1. 感冒 一般无明显目赤胞肿、畏光羞明、眼泪汪汪等眼部症状，无麻疹黏膜斑。

2. 风痧 发热 1 天左右，皮肤出现淡红色斑丘疹，可伴耳后枕部淋巴结肿大。皮疹初见于头面部，迅速向下蔓延，1 天内布满躯干和四肢。出疹 2 ～ 3 天后，发热渐退，皮疹逐渐隐没，皮疹消退后，可有皮肤脱屑，但无色素沉着。无畏光、泪水汪汪和麻疹黏膜斑。

3. 奶麻 多见于 2 岁以下婴幼儿，突然高热，持续 3 ～ 5 天，身热始退或热退稍后即出现玫瑰红色皮疹，以躯干、腰部、臀部为主，面部及肘、膝关节等处较少。全身症状轻微，皮疹出现 1 ～ 2 天后即消退，疹退后无脱屑及色素沉着斑。

4. 丹痧 多见于 3 ～ 15 岁儿童，起病急骤，发热数小时到 1 天内皮肤猩红，伴细小红色丘疹，自颈、胸、腋下、腹股沟处开始，2 ～ 3 天遍布全身。在出疹时可伴见口周苍白圈、皮肤线状疹、草莓舌等典型症状。

【辨证论治】

治疗麻疹首先要判断证候的顺逆。

（一）顺证

1. 邪犯肺卫证（初热期）

主症：发热咳嗽，微恶风寒，喷嚏流涕，咽喉肿痛，两目红赤，泪水汪汪，畏光羞明，神烦哭闹，纳减口干，小便短少，大便不调。发热第 2 ～ 3 天，口腔两颊黏膜红赤，贴近臼齿处可见麻疹黏膜斑，周围红晕。舌质偏红，苔薄白或薄黄，脉象浮数。

中医治法：辛凉透表，清宣肺卫。

★主要方剂：宣毒发表汤加减。★

常用药物：升麻、葛根、荆芥、防风、薄荷、连翘、前胡、牛蒡子、桔梗、甘草等。

2. 邪入肺胃证（出疹期）

主症：持续壮热，起伏如潮，肤有微汗，烦躁不安，目赤眵多，咳嗽阵作，皮疹布发，疹点由细小稀少而逐渐稠密，疹色先红后暗，皮疹凸起，触之碍手，压之褪色，大便干结，小便短少，舌质红赤，苔黄腻，脉数有力。

中医治法：清凉解毒，透疹达邪。

★主要方剂：清解透表汤加减。★

常用药物：金银花、连翘、桑叶、菊花、葛根、蝉蜕、牛蒡子、板蓝根、紫草等。

3. 阴津耗伤证（收没期）

主症：麻疹出齐，发热渐退，咳嗽减轻，胃纳增加，皮疹依起发顺序渐回，皮肤可见糠麸样脱屑，并有色素沉着，舌红少津，苔薄净，脉细无力或细数。

中医治法：养阴益气，清解余邪。

★主要方剂：沙参麦冬汤加减。★

常用药物：沙参、麦冬、玉竹、天花粉、白扁豆、甘草、桑叶、桑白皮等。

（二）逆证

1. 邪毒闭肺证

主症：高热烦躁，咳嗽气促，鼻翼扇动，喉间痰鸣，疹点紫暗或隐没，甚则面色青灰，口唇发绀，舌质红，苔黄腻，脉数。

中医治法：宣肺开闭，清热解毒。

★主要方剂：麻杏石甘汤加减。★

常用药物：麻黄、杏仁、石膏、黄芩、葶苈子、海浮石、虎杖、前胡、百部、甘草。

2. 邪毒攻喉证

主症：咽喉肿痛，声音嘶哑，咳声重浊，声如犬吠，喉间痰鸣，甚则吸气困难，胸高胁陷，口唇发绀，烦躁不安，舌质红，苔黄腻，脉滑数。

中医治法：清热解毒，利咽消肿。

★主要方剂：清咽下痰汤加减。★

常用药物：玄参、桔梗、牛蒡子、甘草、浙贝母、瓜蒌、射干、荆芥、马兜铃。

3. 邪陷心肝证

主症：高热不退，烦躁谵妄，皮肤疹点密集成片，色泽紫暗，甚则神昏、抽搐，舌质红绛起刺，苔黄糙，脉数。

中医治法：平肝息风，清营解毒。

★主要方剂：羚角钩藤汤加减。★

常用药物：羚羊角粉、钩藤、桑叶、菊花、茯神、竹茹、浙贝母、鲜生地黄、白芍、甘草。

第九节　丹痧

丹痧

【中医疾病诊断】

丹痧是因感受痧毒疫疠之邪所引起的急性时行疾病。临床以发热、咽喉肿痛或伴腐烂、全身布发猩红色皮疹、疹后脱屑脱皮为特征。本病一年四季都可发生，但以冬春两季为多。任何年龄都可发病，2～8岁儿童发病率较高。因本病发生时多伴有咽喉肿痛、腐烂、化脓，全身皮疹细小如沙，其色丹赤猩红，故又称“烂喉痧”“烂喉丹痧”，西医学则称为“猩红热”。本病若早期诊断，治疗及时，一般预后良好，但也有少数病例可并发心悸、水肿、痹证等疾病。

【病因病机】

丹痧的发病原因，为痧毒疫疠之邪，乘时令不正之气，寒暖失调之时，机体脆弱之机，从口鼻侵入人体，蕴于肺胃二经。

【中医类证鉴别】

1. 金黄色葡萄球菌感染　金黄色葡萄球菌可产生红疹毒素，引起猩红热样皮疹。其皮疹比猩红热皮疹消退快，而且退疹后无脱皮现象，皮疹消退后全身症状不减轻。咽拭子、血培养可见金黄色葡萄球菌。

2. 皮肤黏膜淋巴结综合征（川崎病）　川崎病也可有草莓舌、猩红热样皮疹或多形性红斑皮疹，两者不同点是川崎病婴儿多见持续高热1～3周。表现为眼结膜充血，唇红皲裂。手足出现硬性水肿，掌、跖及指趾端潮红，持续10天左右始退，于甲床皮肤交界处出现特征性指、趾端薄片状或膜状脱皮。有时可引起冠状动脉病变。青霉素治疗无效。

【辨证论治】

丹痧属于温病，以卫气营血为主要辨证方法。治疗以清热解毒、清利咽喉为基本原则。

1. 邪侵肺卫证

主症：发热骤起，头痛畏寒，肌肤无汗，咽喉红肿疼痛，常影响吞咽，皮肤潮红，痧疹隐隐，舌质红，苔薄白或薄黄，脉浮数有力。

中医治法：辛凉宣透，清热利咽。

★主要方剂：解肌透痧汤加减。★

常用药物：射干、牛蒡子、桔梗、甘草、荆芥、蝉蜕、葛根、浮萍、大青叶、连翘、金银花、僵蚕。

2. 毒炽气营证

主症：壮热不解，烦躁口渴，咽喉肿痛；伴有糜烂白腐，皮疹密布，色红如丹，甚则色紫如瘀点。疹由颈、胸开始，继而弥漫全身，压之褪色，见疹后的1～2天舌苔黄糙、舌质起红刺，3～4天后舌苔剥脱、舌面光红起刺，状如草莓，脉数有力。

中医治法：清气凉营，泻火解毒。

★主要方剂：凉营清气汤加减。★

常用药物：水牛角、赤芍、生石膏、牡丹皮、黄连、黄芩、栀子、连翘、板蓝根、生地黄、玄参、石斛、芦根。

3. 疹后阴伤证

主症：丹痧布齐后 1 ～ 2 天，身热渐退，咽部糜烂疼痛减轻，或见低热，唇干口燥，或伴有干咳，食欲不振，舌红少津，苔剥脱，脉细数。约 2 周后可见皮肤脱屑、脱皮。

中医治法：养阴生津，清热润喉。

★主要方剂：沙参麦冬汤加减。★

常用药物：麦冬、沙参、玉竹、桑叶、石斛、天花粉、瓜蒌、白扁豆、甘草。

第十节　紫癜

紫癜

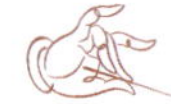

【中医疾病诊断】

紫癜是小儿常见的出血性疾病之一，以血液溢于皮肤、黏膜之下，出现瘀点瘀斑、压之不褪色为其临床特征，常伴鼻衄、齿衄，甚则呕血、便血、尿血。本病包括西医学的过敏性紫癜和免疫性血小板减少症。过敏性紫癜好发年龄为 3 ～ 14 岁，尤以学龄儿童多见，男性多于女性，春秋两季发病较多。免疫性血小板减少症发病年龄多在 2 ～ 5 岁，男女发病比例无差异，其死亡率约 1%，主要致死原因为颅内出血。

【病因病机】

小儿素体正气亏虚是发病之内因，外感风热时邪及其他异气是发病之外因。风热之邪与气血相搏，热伤血络，迫血妄行，溢于脉外，渗于皮下，发为紫癜。

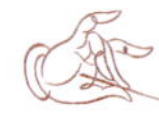

【中医类证鉴别】

急腹症　紫癜患者出现严重腹痛者，应警惕合并急腹症的可能。同时儿童期出现急性腹痛者，应注意排除过敏性紫癜的可能，注意仔细寻找皮肤紫癜，了解腹部情况，必要时考虑胃肠镜检查。

【辨证论治】

治疗实证以清热凉血为主，根据临床辨证配以疏风、解毒、除湿等治法；虚证以滋阴清热、益气摄血为主。紫癜为离经之血，皆属于瘀血，故活血化瘀法贯穿全程。

1. 风热伤络证

主症：起病较急，全身皮肤紫癜散发，尤以下肢及臀部居多，呈对称分布，色泽鲜红，大小不一，或伴痒感，可有发热、腹痛、关节肿痛、尿血等，舌质红，苔薄黄，脉浮数。

中医治法：疏风清热，凉血安络。

★主要方剂：银翘散加减。★

常用药物：金银花、连翘、薄荷、防风、牛蒡子、栀子、黄芩、桔梗、当归、芦根、赤芍、红花等。

2. 血热妄行证

主症：起病较急，皮肤出现瘀点瘀斑，色泽鲜红，或伴鼻衄、齿衄、便血、尿血，血色鲜红或紫红，同时见心烦、口渴、便秘，或伴腹痛，或有发热，舌红，脉数有力。

中医治法：清热解毒，凉血止血。

★主要方剂：犀角地黄汤加减。★

常用药物：犀角（用水牛角代替）、生地黄、牡丹皮、赤芍、紫草、玄参、黄芩、炙甘草等。

3. 气不摄血证

主症：起病缓慢，病程迁延，紫癜反复出现，瘀斑、瘀点颜色淡紫，常有鼻衄、齿衄，面色苍黄，神疲乏力，食欲不振，头晕心慌，舌淡苔薄，脉细无力。

中医治法：健脾养心，益气摄血。

★主要方剂：归脾汤加减。★

常用药物：党参、白术、茯苓、甘草、黄芪、当归、远志、酸枣仁、龙眼肉、木香、生姜、大枣等。

4. 阴虚火旺证

主症：紫癜时发时止，鼻衄、齿衄，血色鲜红，低热盗汗，心烦少寐，大便干燥，小便黄赤，舌光红，苔少，脉细数。

中医治法：滋阴降火，凉血止血。

★主要方剂：知柏地黄丸加减。★

常用药物：熟地黄、龟甲、黄柏、知母、牡丹皮、墨旱莲、女贞子、牛膝等。

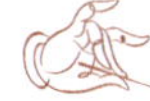

实战演练

病案摘要：
陈某，男，5岁。2019年2月6日初诊。
患儿一周前患肺炎，发热，咳嗽，喘促，使用抗生素治疗8天后热退无喘，但仍咳嗽，来诊。现症见：干咳少痰，低热盗汗，面色潮红，五心烦热，口干便秘，舌红乏津，舌苔少，脉细数。
请与咳嗽变异型哮喘鉴别（助理不考）

答题要求：根据上述病案摘要，在答题卡上完成书面分析

项目	参考答案	分值
中医疾病诊断	肺炎喘嗽	3
中医证候诊断	阴虚肺热证	3
中医辨病辨证依据（含病因病机分析）	因肺炎求诊，经治疗后现仍以咳嗽为主症，故诊断为肺炎喘嗽。干咳少痰，低热盗汗，面色潮红，五心烦热，口干便秘，舌质红乏津，舌苔少，脉细数，辨证为阴虚肺热证。病机为病程迁延，阴津耗伤，肺热减而未清，肺热日久，耗伤肺阴，形成阴虚肺热证	4
中医类证鉴别	咳嗽变异型哮喘是以咳嗽为主症，咳嗽持续1个月以上，常在夜间和（或）清晨及运动后发作或加重，以干咳为主，肺部听诊无啰音，抗生素治疗无效。支气管扩张剂治疗有效	3
中医治法	养阴清肺，润肺止咳	2
方剂名称	沙参麦冬汤加减	2
药物组成、剂量及煎服法	沙参6g　麦冬5g　玉竹3g　天花粉6g 芦根6g　款冬花6g　川贝母5g　桑白皮5g 甘草3g 3剂，水煎服，每日1剂，早晚分服	3

第五单元　中医骨科常见病

第一节　桡骨下端骨折（助理不考）

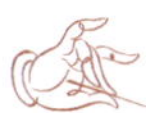

【概述】

桡骨下端骨折是发生于桡骨下侧端3cm以内的骨折，在临床上比较常见，老人、青壮年、儿童均可发生。在20岁以前，桡骨下端骨骺尚未闭合，可发生骺离骨折。

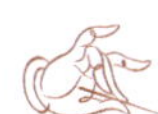

【病因病机】

病因可为直接暴力和间接暴力。多为跌倒受伤的间接暴力引起，少数可由外力直接作用于腕部所致。根据其受伤姿势和骨折移位的不同，临床可分为伸直型骨折、屈曲型骨折。

1. 伸直型骨折［又称为科雷斯（Colle's）骨折］　跌倒时腕关节呈背伸位置，手掌部着地，躯干向下的重力与地面向上的反作用力集中于桡骨下端而发生骨折。

2. 屈曲型骨折［又称为史密斯（Smith's）骨折］　跌倒时腕关节呈掌屈位、手背着地，骨折远端向桡、掌侧移位。

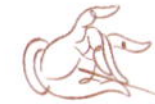

【诊断要点】

1. 病史及体征　受伤后局部肿胀、疼痛，手腕功能部分或完全丧失。

2. 伸直型骨折 腕部侧面观骨折远端向背侧移位时，可见“餐叉样”畸形。腕部正面观骨折远端向桡侧移位时，呈“枪上刺刀状”畸形。缩短移位时可触及上移的桡骨茎突。

3. 屈曲型骨折 从腕部侧面观，骨折远端向掌侧移位时，可有“锅铲样畸形”。

4. 无移位或不完全骨折 肿胀一般不明显，仅觉得局部疼痛和压痛。可有环状压痛和纵轴压痛，腕和指运动不便，握力减弱。

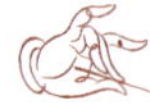

【中医类证鉴别】

（1）无移位或不完全骨折时，需注意与腕部软组织扭挫伤相鉴别。

（2）伸直型骨折与巴通背侧缘骨折相鉴别，后者为桡骨下端关节面之背侧缘骨折；屈曲型骨折与巴通掌侧缘骨折相鉴别，后者为桡骨下端关节面之掌侧缘骨折。X 线检查可明确鉴别诊断。

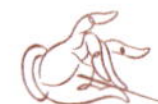

【辨证论治】

没有移位的骨折不需要整复，仅用掌、背两侧夹板固定 2 ～ 3 周即可，有移位的骨折则必须整复。

1. 手法整复

（1）整复体位 患者坐位或卧位，老年人则平卧为佳，肩外展 90°、肘屈曲 90°，前臂中立位。

（2）伸直型骨折 骨折线未进入关节、骨折段完整的骨折，一助手固定住患者上臂，术者两拇指并列置于患者患肢远端背侧，其他四指置于其腕部，扣紧大小鱼际肌，先顺势拔伸 2 ～ 3min，待重叠移位完全纠正以后，将远段旋前，并利用牵引力，骤然猛抖，同时迅速尺偏掌屈，使之复位。

骨折线进入关节或骨折粉碎者，应在助手和术者拔伸牵引纠正重叠移位后，术者双手拇指置于患者背侧的骨折远端，其余指置于掌侧的骨折近端，按压远端向掌侧、近端向背侧，同时使腕掌屈、尺偏，以纠正骨折远端的桡、背侧的移位。

（3）屈曲型骨折 由两名助手拔伸牵引，术者可用两手拇指由掌侧将远端骨折片向背侧推挤，同时用食指、中指、无名指三指将患者患肢近段由背侧向掌侧进行挤压，然后术者捏住骨折部位，牵引手指的助手徐徐将腕关节背伸，使屈肌腱紧张，防止复位的骨折片移位即可。

2. 固定方法

（1）伸直型骨折 在维持牵引下，先在骨折的远端背侧和近端掌侧分别放置一平垫，然后放上夹板，夹板上端达前臂中、上 1/3，桡、背侧夹板下端应超过腕关节，置腕关节于轻度掌屈位固定，限制手腕的桡偏和背伸活动。

（2）屈曲型骨折 在骨折远端的掌侧和近端的背侧各放一平垫，然后放置夹板。桡、掌侧夹板下端应超过腕关节，限制桡偏和掌屈活动。

（3）扎上三条布带固定后，将前臂悬挂胸前，保持固定 4 ～ 5 周。

3. 药物治疗

（1）儿童骨折 早期治疗原则是活血祛瘀、消肿止痛，中后期内服药可减免。

（2）中年骨折 按照初期（伤后 1 ～ 2 周内）、中期（伤后 3 ～ 6 周）、后期（伤后 7 周内）各期特点辨证用药。

（3）老人骨折 中后期着重益气养血、补肝肾、壮筋骨。

（4）解除固定后 均应用中药熏洗以舒筋活络、通利关节。

4. 练功活动 固定期间积极做指间关节、指掌关节屈伸锻炼及肩肘部活动。固定解除后，做腕关节屈伸和前臂旋转锻炼。

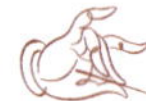

【预防与调护】

（1）复位固定以后，应及时观察手部血液循环情况，随时调整夹板的松紧度。

（2）注意将患肢保持在旋后 15°或中立位，纠正骨折再移位倾向。

（3）伸直型骨折，固定期间应避免腕关节向桡侧偏与背伸活动。

（4）屈曲型骨折，固定期间应避免腕关节向桡侧偏与掌屈活动。

（5）粉碎性骨折、骨折线通过关节面、对位不良者容易遗留腕关节功能障碍，或导致创伤性关节炎，因此要求正确复位，并加强关节功能锻炼，以避免后遗症的发生。

第二节　肩周炎

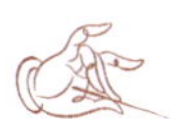

【概述】

肩关节周围炎是一种以肩痛、肩关节活动障碍为主要特征的筋伤，简称“肩周炎”。“肩周炎”病名较多，因睡眠时肩部受凉引起的称“漏肩风”或“露肩风”；因肩部活动明显受限，形同冻结而称“冻结肩”；因该病多发于50岁左右患者，又称“五十肩”；还有“肩凝风”“肩凝症”之称；因其病理表现主要是肩关节囊及其周围韧带、肌腱的慢性非特异性炎症，关节囊与周围组织发生粘连，又称“粘连性关节囊炎”。女性发病率高于男性，多为慢性发病。

【病因病机】

（1）气血虚弱、血不荣筋是其发病的内因，多见于50岁左右的中老年患者。外伤劳损及外感风寒湿邪是引起本病的外因；肩部因伤（骨折、脱位）长期制动，可继发本病。

（2）气血虚亏，筋肉失于濡养；外伤劳损、风寒湿邪侵袭或因伤长期制动，易致肩部筋脉不通，气血凝滞，肌肉痉挛。

（3）根据不同病理过程和病情状况，可分为急性疼痛期、粘连僵硬期和缓解恢复期。

【诊断要点】

1. 主要症状　多数患者呈慢性发病，隐袭进行，少数有外伤史，多见于中老年人。病证初发时轻微，以后逐渐加重，疼痛一般以肩关节的前、外侧部为重，多为酸痛、钝痛或呈刀割样痛，夜间尤甚，影响睡眠；疼痛可牵涉同侧的颈背部、肘部或手部，可因肩臂活动而疼痛加剧。

2. 主要体征　肩部无明显肿胀，肩周肌肉痉挛，病程长者可见肩臂肌肉萎缩，尤以三角肌明显；压痛部位多在肩峰下滑囊、结节间沟、喙突、大结节等处，亦可常见广泛性压痛而无局限性压痛点；肩关节各方向活动受限，但以外展、外旋、后伸障碍为著，重者出现典型的“扛肩”现象，肩外展试验阳性。

3. 影像学检查　X线检查多无阳性发现，但对鉴别诊断有意义，有时可见骨质疏松、冈上肌腱钙化或大结节处有密度增高的阴影。

【中医类证鉴别】

1. 神经根型颈椎病　可引起肩部疼痛，疼痛与颈神经根的分布相一致，肩关节活动功能正常，椎间孔挤压试验和臂丛神经牵拉试验阳性。

2. 冈上肌腱炎　疼痛点以肱骨大结节处为主，在肩关节外展60°～120°时产生疼痛，这种“疼痛弧”现象是冈上肌腱炎的特征。

3. 风湿性关节炎　有游走性疼痛，可波及多个关节，肩关节活动多不受限，活动期血沉、抗链球菌溶血素“O”升高。

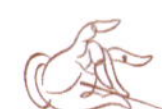

【辨证论治】

（一）辨证要点

本病多能自愈，但易复发，预后良好。

治疗方法很多，根据其病情程度、病程病期以及患者的健康状况来进行选择。以手法治疗为主，配合药物、针灸、理疗及练功等治疗，练功疗法在本病的治疗和恢复过程中有特别重要的意义。

急性疼痛期应减少肩关节活动，减轻持重；粘连僵硬期和缓解恢复期，以积极进行肩关节功能锻炼为主。

（二）论治方法

1. 手法治疗

患者端坐位、侧卧位或仰卧位，术者主要是先运用㨰法、揉法、拿捏法作用于患者肩前、肩后和肩外侧，用右手的拇指、食指、中指三指对握三角肌束，做垂直于肌纤维走行方向的拨法，再拨动痛点附近的冈上肌、胸肌以充分放松肌肉；然后术者左手扶住患者肩部，右手握患手，做牵拉、抖动和旋转活动；最后帮助患者患肢做外展、内收、前屈、后伸等动作，解除肌腱粘连，促进功能活动恢复。

手法治疗时，会引起不同程度的疼痛，要注意用力适度，切忌简单粗暴，以患者能忍受为度。隔日治疗 1 次，10 次为 1 个疗程。

2. 药物治疗

（1）内服药　治宜补气血、益肝肾、温经络、祛风湿为主。

① 风寒湿阻证，治宜祛风散寒、通经宣痹，方选三痹汤、蠲痹汤加减。

② 气血瘀滞证，治宜活血化瘀、行气止痛、舒筋通络，方选身痛逐瘀汤加减。

③ 气血亏虚证，治宜益气养血、舒筋通络，方选黄芪桂枝五物汤加鸡血藤、当归。

（2）外用药　急性期疼痛、触痛敏感，肩关节活动障碍者，可选用海桐皮汤热敷熏洗或寒痛乐热熨，外贴伤湿止痛膏等。

3. 针灸治疗　取肩髃、肩髎、臂臑、巨骨、曲池等穴，并可"以痛为腧"取穴，常用泻法，或结合灸法。每日 1 次。

4. 物理治疗　可采用超短波、微波、低频电疗、磁疗、蜡疗、光疗等，以减轻疼痛、促进恢复。对老年患者，不可长期电疗，以防软组织弹性进一步低，反而有碍恢复。

5. 封闭治疗　对疼痛明显并有固定压痛点者，可做痛点封闭治疗。

6. 练功活动　练功疗法是治疗过程中不可缺少的重要步骤，应鼓励患者做上肢外展、上举、内旋、外旋、前屈、后伸、环转等运动，做"内外运旋""叉手托上""手拉滑车""手指爬墙""体后拉手"等动作。

第三节　颈椎病

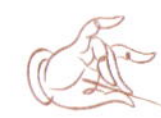

【概述】

颈椎病是颈椎发生骨质增生、颈项韧带钙化、颈椎间盘萎缩退化等改变，刺激或压迫颈部脊髓、神经、血管而产生的一系列症状和体征的综合征。属中医"项强""眩晕""痹证""痿证"等范畴。

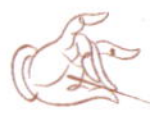

【病因病机】

肝肾不足、颈脊筋骨痿软是颈椎病发病的内在因素。多见于 40 岁以上的中老年患者。颈部外伤、劳损及外感风寒湿邪等是引起颈椎病发病的外因。劳损性改变影响到颈部的神经根、脊髓或主要血管时，即可发生一系列相关的颈椎病表现。

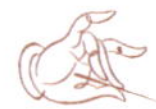

【颈椎病的基本类型】

有颈型、神经根型、脊髓型、椎动脉型和交感神经型，同时合并两种或两种以上类型者为混合型。

1. 颈型　亦称局部型，是最早期的颈椎病，以颈项肩背疼痛为主要特征。不合并明显的神经根、脊髓、血管症状。

2. 神经根型　亦称痹痛型，是各型中发病率最高、临床最为多见的一种，主要临床表现为与脊神经根分布区相一致的感觉障碍、运动障碍及反射变化。神经根症状的产生，是由于颈部韧带肥厚钙化、颈椎间盘退化、骨质增生等病变，导致椎间孔变窄、脊神经根受到压迫或刺激，而逐渐出现各种症状。第 5 ～ 6 颈椎及第 6 ～ 7 颈椎之间关节活动度较大，因而发病率较其余颈椎关节为高。

3. 脊髓型　亦称瘫痪型，此型比较多见，且症状严重，以慢性进行性四肢瘫痪为其特征。病程多呈慢性进展，遇诱因后加重，由于损害的主要是脊髓，一旦延误诊治，常发展成为不可逆性的改变。突出的椎间盘、骨赘、后纵韧带钙化及黄韧带肥厚，可造成椎管的继发性狭窄，若合并椎节不稳，更增加了对脊髓的刺激或压迫。

4. 椎动脉型　亦称眩晕型，椎动脉第二段通过颈椎横突孔，在椎体旁走行，当钩椎关节增生时，可对椎动脉造成挤压和刺激，引起脑供血不足，产生头晕、头痛等症状。当颈椎退变、椎节不稳时，横突孔之间的相对位移加大，穿行其间的椎动脉受刺激机会较多，椎动脉本身可以发生扭曲，以引起脑的不同程度的供血障碍。

5. 交感神经型　颈椎间盘退变本身及其继发性改变，刺激交感神经而引起相关的症候群。交感神经症状，有交感神经兴奋症状和交感神经抑制症状。

【诊断要点】

1. 颈型颈椎病

（1）症状　颈项强直，活动受限。

（2）体征　颈项部有广泛压痛，压痛点多在斜方肌、冈上肌、菱形肌、大小圆肌等部位。可触及棘上韧带肿胀、压痛及棘突移位。颈椎间孔挤压试验和臂丛神经牵拉试验多为阴性。

（3）X线检查　可见颈椎生理曲度变直、反弓或成角，有轻度的骨质增生。

2. 神经根型颈椎病

（1）症状　多为颈肩痛，短期内加重，并向上肢放射。颈根部呈电击样向肩、上臂、前臂乃至手指放射，且有麻木感，或以疼痛为主，或以麻木为主。

（2）体征　颈部活动受限、僵硬，颈椎横突尖前侧有放射性压痛，患侧肩胛骨内上部也常有压痛点，部分患者可摸到条索状硬结。臂丛神经牵拉试验阳性，颈椎间孔挤压试验阳性。

（3）X线检查　颈椎正侧位、斜位或侧位过伸、过屈位片，可显示椎体增生，钩椎关节增生，椎间隙变窄，颈椎生理曲度减小、消失或反角，轻度滑脱，项韧带钙化和椎间孔变小等改变。

3. 脊髓型颈椎病

（1）症状　缓慢进行性双下肢麻木、发冷、疼痛，走路欠灵活、无力，打软腿，易绊倒，不能跨越障碍物。休息时症状缓解，紧张、劳累时加重，时缓时剧且逐步加重。晚期下肢或四肢瘫痪，二便失禁或尿潴留。

（2）体征　颈部活动受限不明显，上肢活动欠灵活。双侧脊髓传导束的感觉与运动障碍，即受压脊髓节段以下感觉障碍、肌张力增高、腱反射亢进、锥体束征阳性。

（3）影像学检查

① X线检查显示颈椎生理曲度的改变，椎间隙狭窄，椎体后缘唇样骨赘，椎间孔变小。

② CT检查可见颈椎间盘变性、颈椎增生、椎管前后径缩小、脊髓受压等改变。

③ MRI检查可显示受压节段脊髓有信号改变，脊髓受压呈波浪样压迹。

4. 椎动脉型颈椎病

（1）症状　单侧颈枕部或枕顶部发作性头痛，视力减弱，听力下降，眩晕。可见眩晕猝倒发作。

（2）体征　眩晕可因头部活动到某一位置时诱发或加重。头颈旋转时引起眩晕发作是本型特点。

（3）影像学检查　椎动脉血流检测及椎动脉造影可以协助诊断，辨别椎动脉是否正常，以及有无压迫、迂曲、变细或阻滞。X线检查可显示椎节不稳及钩椎关节侧方骨质增生。

5. 交感神经型颈椎病

（1）交感神经兴奋症状　头晕、头痛或偏头痛，有时伴有恶心、呕吐，颈肩部酸困疼痛，上肢发凉发绀，视物模糊，眼睑无力，瞳孔扩大或缩小，常有耳鸣、听力减退或消失。可有心前区持续性压迫痛或钻痛，心律不齐，心动过速。头颈部转动时，症状可明显加重。

（2）体征　压迫不稳定椎体的棘突，可诱发或加重交感神经症状。

【中医类证鉴别】

1. 颈型颈椎病　应与落枕、颈肩背部肌筋膜炎等疾病相鉴别。

2. 神经根型颈椎病　应与尺神经炎、胸廓出口综合征、腕管综合征等疾病相鉴别。

3. 脊髓型颈椎病　应与脊髓肿瘤、脊髓空洞症等疾病相鉴别。

4. 椎动脉型颈椎病　应和外眼源性眩晕、耳源性眩晕及脑部肿瘤等疾病相鉴别。

5. 单纯交感神经型颈椎病　应注意与冠状动脉供血不足、神经官能症等疾病相鉴别。

【辨证论治】

理筋整复手法是治疗颈椎病的主要方法，配合药物、牵引、练功等治疗。手术治疗，仅适用于极少数经过正规的非手术治疗无效，且有明显的颈脊髓受压或有严重的神经根受压的临床表现者。

1. 理筋整复手法　先在颈项部用点压、拿捏、弹拨、㨰法等舒筋活血、和络止痛的手法，放松紧张痉挛的肌肉。然后用颈项旋扳法，患者取稍低坐位，术者站于患者的侧后方，以同侧肘弯托住患者下颌，另一手托其后枕部，嘱患者颈部放松，术者将患者头部向头顶方向牵引，然后向本侧旋转，当接近限度时，再以适当的力量使其继续旋转5°～10°，可闻及轻微的关节弹响声，之后再扳另一侧。

此手法必须在颈部肌肉充分放松、始终保持头部的上提力量下进行旋扳，不可使用暴力，旋扳手法若使用不当有一定危险，故宜慎用。脊髓型颈椎病禁用，以免发生危险。最后用放松手法，缓解治疗手法引起的疼痛不适感。

2. 药物治疗 治宜补肝肾、祛风寒、活络止痛，内服补肾壮筋汤、补肾壮筋丸，或颈痛灵、颈复康、根痛平冲剂等中成药。麻木明显者，可内服全蝎粉，早晚各 1.5g，开水调服。眩晕明显者，可服愈风宁心片，亦可静脉滴注丹参注射液。对于急性发作、颈臂痛较重者，治宜活血舒筋，可内服舒筋汤。非甾体抗炎药、肌肉松弛药及镇静药均属对症治疗。

3. 牵引治疗 用枕颌带牵引法，枕颌牵引可以缓解肌肉痉挛、扩大椎间隙、流畅气血、减轻压迫刺激症状。患者可取坐位或仰卧位牵引，牵引姿势以头部略向前倾为宜。牵引重量可逐渐增大到 6 ～ 8kg，隔日或每日 1 次，每次 30min。

4. 练功活动 可做颈项前屈后伸、左右侧屈、左右旋转及前伸后缩等活动锻炼。还可以进行做体操、打太极拳、做健美操等运动锻炼。

第四节　腰椎间盘突出症

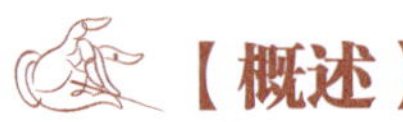

【概述】

腰椎间盘突出症是因腰椎间盘发生退行性变，并在外力的作用下，使纤维环破裂、髓核突出，刺激或压迫神经根而引起以腰痛及下肢坐骨神经放射痛等症状为特征的疾患。多发于 20 ～ 40 岁青壮年男性。多数患者因腰扭伤或劳累而发病，少数可无明显外伤史，亦是临床最常见的腰腿痛原因之一。

【病因病机】

（一）病因

年龄增长以及在日常生活工作中，椎间盘不断遭受脊柱纵轴的挤压、牵拉和扭转等外力作用；不同程度的腰部急性外伤史或慢性损伤史，使椎间盘不断发生退行性变，纤维环破裂，髓核向后侧或后外侧突出。以腰 4、5 椎间盘发病率最高，腰 5、骶 1 椎间盘次之。

（二）病机

1. 引起腰腿痛的机制 纤维环破裂时，突出的髓核压迫和挤压硬脊膜及神经根，是造成腰腿痛的根本原因。若未压迫神经根时，只有后纵韧带受刺激，则以腰痛为主；若突破后纵韧带而压迫神经根时，则以腿痛为主。腰 4、5 之间和腰 5、骶 1 之间的椎间盘突出，引起下肢坐骨神经痛。

2. 椎间盘突出的类型

（1）侧突型　多数髓核向后侧方突出，单侧突出者可出现同侧的下肢症状。

（2）两侧突型　髓核自后纵韧带两侧突出，则会出现双下肢症状，多为一先一后、一轻一重，似有交替现象。

（3）中央型　髓核向后中部突出，压迫马尾神经，出现马鞍区麻痹及双下肢症状。

【诊断要点】

1. 主要症状 腰痛和下肢坐骨神经放射痛为主要症状。少数病例的起始症状是腿痛，而腰痛则不甚明显。腰腿疼痛可在咳嗽、打喷嚏、用力排便等腹腔内压升高时加重，步行、弯腰、伸膝起坐等牵拉神经根的动作也会使疼痛加剧，腰前屈活动受限，屈髋屈膝、卧床休息可使疼痛减轻。重者卧床不起，翻身极感困难。病程较长者，其下肢放射痛部位麻木、冷感、无力。中央型突出造成马尾神经压迫症状，表现为会阴部麻木、刺痛，二便功能障碍，阳痿或双下肢不全瘫痪。

2. 主要体征

（1）腰部畸形　腰肌紧张、痉挛，腰椎生理前凸减小或消失，甚至出现后凸畸形。

（2）腰部压痛和叩击痛　突出的椎间隙棘突旁有压痛和叩击痛，并沿患侧的大腿后侧向下放射至小腿外侧、足跟部或足背外侧。沿坐骨神经走行部位有压痛。

（3）腰部活动受限　急性发作时腰部活动可完全受限。

（4）皮肤感觉障碍　早期多为皮肤过敏，渐而出现麻木、刺痛及感觉减退。

（5）肌力减退或肌萎缩　受压神经根所支配的肌肉可出现肌力减退、肌萎缩。

（6）腱反射减弱或消失　腰 4 神经根受压，引起膝腱反射减弱或消失。骶 1 神经根受压，引起跟腱反射减弱或消失。

（7）特殊检查阳性　直腿抬高试验阳性，加强试验阳性，屈颈试验阳性。仰卧挺腹试验阳性，颈静脉压迫试验阳性，股神经牵拉试验阳性（上腰椎间盘突出）。

3. 辅助检查

（1）X 线摄片检查　正位片可显示腰椎侧凸，椎间隙变窄或左右不等，患侧间隙较宽；侧位片显示腰椎前凸消失，甚至反张后凸，椎间隙前后等宽或前窄后宽。

（2）脊髓造影检查　髓核造影显示椎间盘突出的具体情况；蛛网膜下腔造影能较准确地反映硬脊膜受压程度和受压部位，以及椎间盘突出的部位和程度；硬膜外造影可反映神经根受压的状况。

（3）CT、MRI 检查　清晰地显示出椎管形态、髓核突出的解剖位置和硬膜囊、神经根受压的情况，可明确诊断。必要时可以加以造影。

【中医类证鉴别】

1. 腰椎骨关节炎　腰部钝痛，劳累或阴雨天时加重，晨起时腰部僵硬，脊柱伸屈受限，少量活动后疼痛减轻，活动过多或劳累后疼痛又加重。X 线片检查显示，椎间隙变窄，椎体边缘唇状增生。

2. 腰椎椎管狭窄症　有腰腿痛的症状，并有典型的间歇性跛行，休息后症状可明显减轻或消失，腰部后伸受限，并引起小腿部疼痛，其症状和体征往往不一致。X 线片显示，椎体、小关节突增生肥大，椎间隙狭窄，椎板增厚，椎管前后径变小。

3. 强直性脊柱炎　腰背部疼痛，休息不能减轻症状，脊柱僵硬不灵活，脊柱各方向活动均受限，直至强直，可出现驼背畸形。X 线片显示，早期骶髂关节和小关节突间隙模糊，后期脊柱可呈竹节状改变。

4. 腰椎结核　腰部疼痛，有时晚上痛醒，活动时加重，伴有乏力、消瘦、低热、盗汗等结核症状，腰肌痉挛，脊柱活动受限，可有后凸畸形和寒性脓肿。X 线片显示，椎间隙变窄，椎体边缘模糊不清，有骨质破坏，有寒性脓肿时可见腰肌阴影增宽。

5. 脊柱转移肿瘤　疼痛剧烈，夜间加重，有时可出现放射性疼痛，可见消瘦、贫血，血沉加快。X 线片显示，椎体破坏变扁，椎间隙完整。

【辨证论治】

急性期、症状重的患者，应绝对卧硬床休息 3 周。以手法治疗为主，配合牵引、药物、卧床及练功等治疗，必要时行手术治疗。

1. 理筋整复手法

（1）按摩、推压、滚法等手法

① 按摩法：患者俯卧，术者用两手拇指或掌部自上而下按摩患者脊柱两侧膀胱经，至患肢承扶处改用揉捏法，下抵殷门、委中、承山。

② 推压法：术者两手交叉，右手在上，左手在下，手掌向下用力推压患者脊柱，从胸椎推至骶椎。

③ 滚法：从背部、腰部至臀腿部，着重施术于腰部，以缓解、调理腰臀部的肌肉痉挛。

（2）脊柱推扳法　可调理关节间隙，松解神经根粘连，或使突出的椎间盘回纳。推扳手法要有步骤、有节奏地缓缓进行，应避免使用暴力，中央型突出不适宜用推扳法。

① 俯卧推髋扳肩：术者一手固定于患者对侧髋部，另一手自对侧肩外上方缓缓扳起，使腰部后伸旋转到最大限度时，再适当推扳 1 ～ 3 次。另一侧手法相同。

② 俯卧推腰扳腿：术者一手掌按住患者对侧患椎以上腰部，另一手自患者膝上方外侧将腿缓缓扳起，直到最大限度时，再适当推扳 1 ～ 3 次。另一侧手法相同。

③ 侧卧推髋扳肩：嘱患者侧卧位，在上的下肢屈曲，贴床的下肢伸直，术者一手扶患者肩部，另一手同时推髋部向前，两手同时向相反方向用力斜扳，使腰部扭转，可闻及或感觉到“咔嗒”响声。换体位再做另一侧。

④ 侧卧推腰扳腿：术者一手按住患者患处，另一手自外侧握住患者膝部（或握踝上，使之屈膝），进行推腰扳腿，做腰髋过伸动作 1 ～ 3 次。换体位做另一侧。

（3）牵抖法、滚摇法

① 牵抖法：患者俯卧位，双手抓住床头，术者双手握住患者的两踝部，用力牵抖并上下抖动下肢，带动腰部，再行按摩患者下腰部。

② 滚摇法：患者仰卧，双髋膝屈曲，术者一手扶患者两踝，另一手扶双膝，旋转滚动腰部 1 ～ 2min。

以上手法可隔日 1 次，1 个月为 1 个疗程。

2. 药物治疗　急性期或初期的患者，治宜活血舒筋，方选舒筋活血汤加减。慢性期或病程久者，体质多虚，治宜补养肝肾、宣痹活络，方选补肾壮筋汤等。兼有风寒湿者，宜温经通络，方选大活络丹等。

3. 牵引治疗　初次发作或反复发作的急性期患者可采用骨盆牵引法。患者仰卧于床上，在腰髋部缚好骨盆牵引带以后，每侧各用 10 ～ 15kg 重量作牵引，并抬高床尾以增加对抗牵引的力量。每日牵引 1 次，每次 30min，10 次为 1 个疗程。

4. 练功活动　待腰腿痛症状减轻以后，应积极进行腰背肌的功能锻炼，可练飞燕点水、五点支撑等功法，经常后伸、旋转腰部，做直腿抬高或压腿等动作，以增强腰腿部肌力，有利于腰椎部的平衡与稳定。

第二考站　中医操作技能

【技能考试大纲要求】

一、医师职业素养

（一）医德医风

（二）沟通能力

（三）人文关怀

二、中医思维与诊疗能力

（一）中医四诊信息采集

（二）诊断与鉴别诊断

（三）辨证论治

（四）预防与调护

三、中医操作技能

（一）中医四诊

（二）针灸常用腧穴

1. 手太阴肺经腧穴　尺泽、孔最、列缺、鱼际、少商。

2. 手阳明大肠经腧穴　商阳、合谷、手三里、曲池、肩髃、迎香。

3. 足阳明胃经腧穴　地仓、下关、头维、天枢、梁丘、犊鼻、足三里、上巨虚、条口、丰隆、内庭。

4. 足太阴脾经腧穴　公孙、三阴交、地机、阴陵泉、血海、大横。

5. 手少阴心经腧穴　通里、神门、少府。

6. 手太阳小肠经腧穴　后溪、养老、天宗、听宫。

7. 足太阳膀胱经腧穴　攒竹、天柱、肺俞、膈俞、胃俞、肾俞、大肠俞、次髎、委中、膏肓、秩边、承山、昆仑、申脉、至阴。

8. 足少阴肾经腧穴　涌泉、太溪、照海、复溜。

9. 手厥阴心包经腧穴　郄门、内关、大陵、中冲。

10. 手少阳三焦经腧穴　中渚、外关、支沟、翳风。

11. 足少阳胆经腧穴　风池、肩井、环跳、阳陵泉、悬钟、丘墟。

12. 足厥阴肝经腧穴　太冲、蠡沟、期门。

13. 督脉腧穴　腰阳关、命门、大椎、百会、神庭、水沟。

14. 任脉腧穴　中极、关元、气海、中脘、膻中、天突。

15. 常用经外奇穴　印堂、四神聪、太阳、定喘、夹脊、腰痛点、十宣。

（三）针灸技术

1. 毫针法

2. 艾灸法

3. 其他疗法　三棱针法、皮肤针法、耳穴压丸法。

4. 针灸异常情况处理　晕针、滞针、弯针、断针、血肿、皮肤灼伤及起疱、刺伤内脏、刺伤脑和脊髓、外周神经损伤。

5. 常见急性病证的针灸治疗

（1）偏头痛　（2）眩晕（助理不考）（3）落枕　（4）中风　（5）心悸　（6）哮喘　（7）呕吐

（8）胃痛（助理不考）（9）腹痛（助理不考）（10）泄泻（助理不考）（11）癃闭（助理不考）

（12）痛经 （13）扭伤 （14）牙痛 （15）晕厥 （16）高热（助理不考）（17）抽搐 （18）内脏绞痛

（四）推拿技术

1. 㨰法 2. 揉法 3. 按法 4. 推法 5. 拿法 6. 抖法 7. 捏脊法 8. 搓法

（五）拔罐技术

第一单元 中医四诊

问诊

一、病史采集

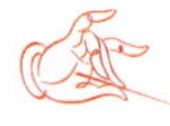

【病史采集模板】

<table>
<tr><td>问诊原则</td><td colspan="2">有条理、不遗漏、宁多勿少</td></tr>
<tr><td colspan="3">问诊模板</td></tr>
<tr><td rowspan="3">1. 现病史询问内容（7 分）</td><td>（1）主症的时间，程度，持续的时间，有无规律，有无诱发因素，如有无……因素</td><td>“……”部分的内容为具体诱因，但基本都和感邪、饮食、情志、劳累等有关，可按套路回答。但需要注意具体问题具体分析，如疼痛，要问性质、部位、持续时间、缓解方式。出血，应询问量、色、质等</td></tr>
<tr><td>（2）伴随症状：有无……？有无……？有无……？有无……</td><td>“……”部分的内容为除主症以外的症状，注意不要仍然围绕主症回答。这方面的内容主要为了辨证论治，所以可以结合不同疾病，从哪几方面表现进行辨证分型，就从哪几方面询问伴随症状</td></tr>
<tr><td>（3）诊疗经过：是否进行过……检查？是否检查过……？是否确诊？是否治疗，怎样治疗，效果如何？应用何种药物</td><td>“……”部分的内容主要为西医诊断中的辅助检查，包括血常规、尿常规、粪常规、影像学检查（胸片、超声）、心电图、肝肾功能等。治疗经过为固定格式，照本宣科即可</td></tr>
<tr><td colspan="2">2. 相关病史询问内容（2 分）
既往史、个人史、家族史、过敏史、手术史有无异常？是否有高血压病史？是否有高脂血症？是否有心脏病？是否有糖尿病</td><td>此部分为固定格式，照本宣科即可</td></tr>
<tr><td colspan="2">3. 根据临床症状不同等情况，有针对性地询问其他相关内容（1 分）</td><td>此部分为固定格式，照本宣科即可</td></tr>
</table>

【试题演练】

试题一 患者，男，45 岁。咳嗽一个月，加重三天。（10 分）

<table>
<tr><td>考情分析</td><td>考生抽取中医问诊的一道题目，面对考官口述回答如何进行中医问诊，回答不全面会扣分</td></tr>
<tr><td>答题要求</td><td>围绕以上主诉，口述该患者现病史及相关病史应询问的内容</td></tr>
<tr><td colspan="2">参考答案及评分要点</td></tr>
<tr><td colspan="2">1. 现病史询问内容（7 分）
（1）主症的时间、程度 咳嗽持续的时间，有无规律？有无诱发因素，如受凉等？
（2）伴随症状 有无喘息、气急、咽痒？有无流涕，为清涕还是浊涕？有无咳痰，为稀薄白痰还是黄稠痰？有无头痛、身热等？
（3）诊疗经过 是否进行过影像检查？是否检查过痰、血常规？是否确诊？是否治疗，怎样治疗，效果如何？应用何种药物？
2. 相关病史询问内容（2 分）
既往史、个人史、家族史、过敏史、手术史有无异常？是否有高血压病史？是否有高脂血症？是否有心脏病？是否有糖尿病？
3. 根据临床症状不同等情况，有针对性地询问其他相关内容（1 分）</td></tr>
</table>

试题二　患者，女，36岁。自觉心慌半月。（10分）

考情分析	考生抽取中医问诊的一道题目，面对考官口述回答如何进行中医问诊，回答不全面会扣分
答题要求	围绕以上主诉，口述该患者现病史及相关病史应询问的内容

参考答案及评分要点

1. 现病史询问内容（7分）

（1）主症的时间、程度　心悸持续的时间、有无规律？有无诱发因素，如情绪激动（如惊恐、紧张）及劳倦、饮酒、饱食等？

（2）伴随症状　有无胸闷不舒、颤抖乏力、头晕？有无心胸疼痛？有无喘促？有无汗出肢冷？

（3）诊疗经过　是否进行过心电图检查？是否检查过血压？是否确诊？是否治疗，怎样治疗，效果如何？应用何种药物？

2. 相关病史询问内容（2分）

既往史、个人史、家族史、过敏史、手术史有无异常？是否有高血压病史？是否有高脂血症？是否有心脏病？是否有糖尿病？

3. 根据临床症状不同等情况，有针对性地询问其他相关内容（1分）

试题三　患者，男，25岁。胃痛反复发作两个月，加重一周。（10分）

考情分析	考生抽取中医问诊的一道题目，面对考官口述回答如何进行中医问诊，回答不全面会扣分
答题要求	围绕以上主诉，口述该患者现病史及相关病史应询问的内容

参考答案及评分要点

1. 现病史询问内容（7分）

（1）主症的时间、程度　持续的时间，胃痛有无规律，如是否和饮食、劳累有关？缓解方式如何？有无诱发因素，如受凉、饮食不节、情绪不佳等？疼痛是何性质，如胀痛、刺痛、隐痛、剧痛等？

（2）伴随症状　有无食欲不振？有无恶心呕吐？有无嘈杂泛酸？有无嗳气吞腐？

（3）诊疗经过　是否进行过胃镜检查？是否做过幽门螺杆菌检测？是否确诊？是否治疗，怎样治疗，效果如何？应用何种药物？

2. 相关病史询问内容（2分）

既往史、个人史、家族史、过敏史、手术史有无异常？是否有高血压病史？是否有高脂血症？是否有心脏病？是否有糖尿病？

3. 根据临床症状不同等情况，有针对性地询问其他相关内容（1分）

试题四　患者，女，14岁。腹泻三天。（10分）

考情分析	考生抽取中医问诊的一道题目，面对考官口述回答如何进行中医问诊，回答不全面会扣分
答题要求	围绕以上主诉，口述该患者现病史及相关病史应询问的内容

参考答案及评分要点

1. 现病史询问内容（7分）

（1）主症的时间、程度　持续的时间，有无规律？有无诱发因素，如受凉、饮食不节、生气等？每日大便几次，粪便性状如何，是否为完谷不化，或如水样？

（2）伴随症状　有无腹胀？有无腹痛？小便如何？

（3）诊疗经过　是否进行过大便常规检查？是否检查过肠镜？是否确诊？是否治疗，怎样治疗，效果如何？应用何种药物？

2. 相关病史询问内容（2分）

既往史、个人史、家族史、过敏史、手术史有无异常？是否有高血压病史？是否有高脂血症？是否有心脏病？是否有糖尿病？

3. 根据临床症状不同等情况，有针对性地询问其他相关内容（1分）

试题五　患者，男，55 岁。头痛一月余，加重一周。（10 分）

考情分析	考生抽取中医问诊的一道题目，面对考官口述回答如何进行中医问诊，回答不全面会扣分
答题要求	围绕以上主诉，口述该患者现病史及相关病史应询问的内容
参考答案及评分要点	
1. 现病史询问内容（7 分） （1）主症的时间、程度　持续的时间，有无规律？起病方式是突然发作还是逐渐加重？有无诱发因素，如受凉、情绪激动、外伤等？疼痛具体部位，如前额、两颞、颠顶、枕项或全头部？疼痛性质，如跳痛、刺痛、胀痛、灼痛、重痛、空痛、昏痛、隐痛？ （2）伴随症状　有无鼻塞、咳嗽？有无眩晕？有无恶心、呕吐？有无颈部僵硬、上肢麻木？ （3）诊疗经过　是否进行过影像学检查？是否检查过血压、血脂？是否确诊？是否治疗，怎样治疗，效果如何？应用何种药物？ 2. 相关病史询问内容（2 分） 既往史、个人史、家族史、过敏史、手术史有无异常？是否有高血压病史？是否有高脂血症？是否有心脏病？是否有糖尿病？ 3. 根据临床症状不同等情况，有针对性地询问其他相关内容（1 分）	

试题六　患者，男，40 岁。水肿一月余。（10 分）

考情分析	考生抽取中医问诊的一道题目，面对考官口述回答如何进行中医问诊，回答不全面会扣分
答题要求	围绕以上主诉，口述该患者现病史及相关病史应询问的内容
参考答案及评分要点	
1. 现病史询问内容（7 分） （1）主症的时间、程度　持续的时间，有无规律？先从眼睑还是下肢开始？有无诱发因素，如外感、长疮、服药、劳累等？ （2）伴随症状　有无气喘？有无尿少？有无恶心呕吐、口有秽味？有无头痛？ （3）诊疗经过　是否进行过尿常规检查？是否检查过血压、肾功能？是否确诊？是否治疗，怎样治疗，效果如何？应用何种药物？ 2. 相关病史询问内容（2 分） 既往史、个人史、家族史、过敏史、手术史有无异常？是否有高血压病史？是否有高脂血症？是否有心脏病？是否有糖尿病？ 3. 根据临床症状不同等情况，有针对性地询问其他相关内容（1 分）	

试题七　患者，男，60 岁。多饮、多食、多尿、乏力、消瘦半年。（10 分）

考情分析	考生抽取中医问诊的一道题目，面对考官口述回答如何进行中医问诊，回答不全面会扣分
答题要求	围绕以上主诉，口述该患者现病史及相关病史应询问的内容
参考答案及评分要点	
1. 现病史询问内容（7 分） （1）主症的时间、程度　持续的时间，有无规律？有无诱发因素，如受凉、精神刺激、饮食不节、饮酒等？每日饮水量多少？尿量多少？体重下降程度？ （2）伴随症状　有无眩晕？有无胸痹心痛？有无肢体麻木、运动障碍？有无视力减退？有无身发疮痈？ （3）诊疗经过　是否进行过血糖检查？是否检查过尿常规？是否确诊？是否治疗，怎样治疗，效果如何？应用何种药物？	
2. 相关病史询问内容（2 分） 既往史、个人史、家族史、过敏史、手术史有无异常？是否有高血压病史？是否有高脂血症？是否有心脏病？是否有糖尿病？ 3. 根据临床症状不同等情况，有针对性地询问其他相关内容（1 分）	

试题八　患者，男，45 岁。腰痛半月。（10 分）

考情分析	考生抽取中医问诊的一道题目，面对考官口述回答如何进行中医问诊，回答不全面会扣分
答题要求	围绕以上主诉，口述该患者现病史及相关病史应询问的内容

参考答案及评分要点

1. 现病史询问内容（7 分）

（1）主症的时间、程度　持续的时间，有无规律？有无诱发因素，如外伤、受凉、房劳过度等？是缓慢起病还是突然疼痛？疼痛具体部位？有无局部皮肤颜色的改变？疼痛性质为刺痛、隐痛、冷痛？

（2）伴随症状　有无局部重着？有无腰酸无力？有无五心烦热？

（3）诊疗经过　是否进行过影像学检查？是否检查过尿常规？是否确诊？是否治疗，怎样治疗，效果如何？应用何种药物？

2. 相关病史询问内容（2 分）

既往史、个人史、家族史、过敏史、手术史有无异常？是否有高血压病史？是否有高脂血症？是否有心脏病？是否有糖尿病？

3. 根据临床症状不同等情况，有针对性地询问其他相关内容（1 分）

试题九　患者，女，25 岁。左侧乳房疼痛，有肿块一月余。（10 分）

考情分析	考生抽取中医问诊的一道题目，面对考官口述回答如何进行中医问诊，回答不全面会扣分
答题要求	围绕以上主诉，口述该患者现病史及相关病史应询问的内容

参考答案及评分要点

1. 现病史询问内容（7 分）

（1）主症的时间、程度　持续的时间，有无规律？有无诱发因素，如生气、精神抑郁、外伤等？疼痛性质如何，胀痛、刺痛、隐痛？与月经周期是否有关？肿块质地如何？活动度如何？局部皮肤颜色、温度是否有改变？

（2）伴随症状　有无失眠多梦？有无腰酸乏力、神疲倦怠？有无月经失调？

（3）诊疗经过　是否进行过钼靶 X 线摄片检查？是否检查过超声及红外线热图像？是否确诊？是否治疗，怎样治疗，效果如何？应用何种药物？

2. 相关病史询问内容（2 分）

既往史、个人史、家族史、过敏史、手术史有无异常？是否有高血压病史？是否有高脂血症？是否有心脏病？是否有糖尿病？

3. 根据临床症状不同等情况，有针对性地询问其他相关内容（1 分）

试题十　患者，女，36 岁。月经周期紊乱半年，每次行经时间两周。（10 分）

考情分析	考生抽取中医问诊的一道题目，面对考官口述回答如何进行中医问诊，回答不全面会扣分
答题要求	围绕以上主诉，口述该患者现病史及相关病史应询问的内容

参考答案及评分要点

1. 现病史询问内容（7 分）

（1）主症的时间、程度　持续的时间，有无规律？有无诱发因素，如情绪不佳、受凉等？出血的期、量、色、质如何？

（2）伴随症状　有无心烦潮热？有无大便干燥？有无腰腿酸软？有无头晕耳鸣？

（3）诊疗经过　是否进行过子宫内膜检查？是否进行过超声检查？是否确诊？是否治疗，怎样治疗，效果如何？应用何种药物？

2. 相关病史询问内容（2 分）

既往史、个人史、家族史、过敏史、手术史有无异常？是否有高血压病史？是否有高脂血症？是否有心脏病？是否有糖尿病？以往月经的周期、经期、经量有无异常，有无崩漏史，有无口服避孕药或其他激素史，有无宫内节育器及输卵管结扎术史等？此外，有无内科出血病史？

3. 根据临床症状不同等情况，有针对性地询问其他相关内容（1 分）

二、舌诊

<table>
<tr><td>考情分析</td><td colspan="2">此项操作简便易行，不受各种环境限制，且临床诊断意义重大，故而成为高频考点</td></tr>
<tr><td>要求</td><td colspan="2">叙述并演示舌诊的操作方法</td></tr>
<tr><td colspan="2">操作步骤</td><td>注意事项</td></tr>
<tr><td colspan="2">1. 患者采取坐位和仰卧位，医生的姿势略高于患者（2 分）
2. 光线直接照射于舌面，患者头略扬起，自然将舌伸出口外，尽量张口使舌体充分暴露（3 分）
3. 望舌的顺序：先察舌质，再察舌苔；先看舌尖，再看舌中、舌边、舌根（3 分）
4. 必要时可结合揩舌或刮舌的方法（2 分）</td><td>1. 患者应将舌自然伸出口外，避免舌体紧张
2. 采用自然光线</td></tr>
<tr><td colspan="3">考官提问</td></tr>
<tr><td colspan="3">提问正常舌象及其临床意义</td></tr>
</table>

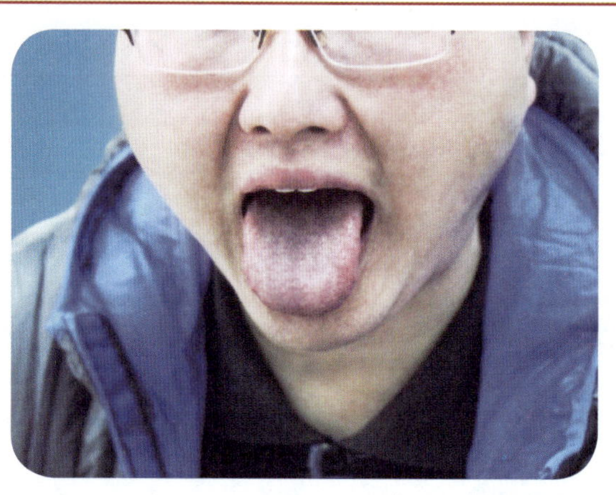

望舌

望舌

三、脉诊

<table>
<tr><td>考情分析</td><td colspan="2">此项操作简便易行，不受各种环境限制，且临床诊断意义重大，故而成为高频考点</td></tr>
<tr><td>要求</td><td colspan="2">叙述并演示脉诊的正确操作方法</td></tr>
<tr><td colspan="2">操作步骤</td><td>注意事项</td></tr>
<tr><td colspan="2">1. 患者体位　坐位或仰卧位（2 分）
2. 医生指法
（1）选指
① 医生用左手或右手的食指、中指和无名指三个手指指目诊察（1 分）
② 指端要平齐，手指略呈弓形，与患者体表约呈 45°为宜（1 分）
（2）布指
① 先用中指定关，即以中指按在掌后高骨内侧动脉处（1 分）
② 接着用食指按关前的寸脉部位，无名指按关后的尺脉部位（1 分）
（3）运指　常用的指法有举法、按法、寻法、循法、总按和单诊等（2 分）
3. 调息　医生在诊脉时注意调匀呼吸，即所谓“调息”。医生保持呼吸调匀，以自己的呼吸计算患者的脉搏至数；另外，调息有利于思想集中，仔细地辨别脉象（1 分）
4. 切脉时间　每次诊脉每手应不少于 1min，两手以 3min 左右为宜（1 分）</td><td>1. 注意考试按步骤给分，不可遗漏
2. 注意手指略呈弓形，并非与患者体表垂直，而是约呈 45°</td></tr>
<tr><td colspan="3">考官提问</td></tr>
<tr><td colspan="3">正常脉象的特征</td></tr>
</table>

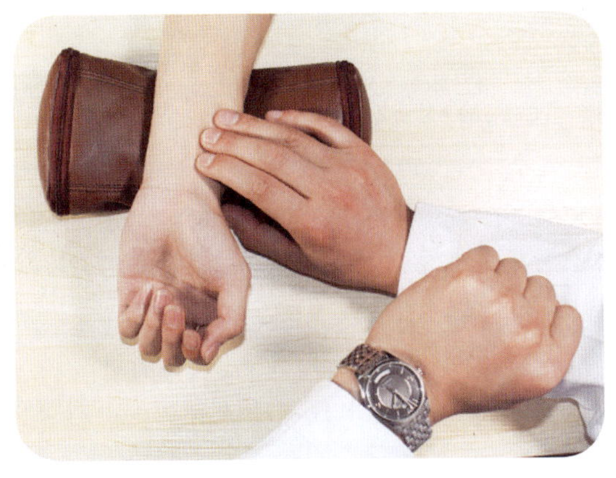

脉诊

脉诊

望诊

望小儿指纹

四、望诊

考情分析	此项操作简便易行，不受各种环境限制，且临床诊断意义重大，故而成为高频考点
要求	叙述并演示望小儿指纹的操作方法

操作步骤	注意事项
1. 让家长抱小儿于光线明亮处 2. 医生用左手拇指和食指握住小儿食指末端，以右手拇指在小儿食指掌侧前缘从指尖向指根部推擦数次，即从命关向气关、风关直推，络脉愈推愈明显，直至医生可以看清络脉为止	1. 注意小儿卧位时，如果侧卧则下面手臂受压，或上臂扭转，或手臂过高或过低，与心脏不在一个水平面时，都可以影响气血运行，使食指络脉色泽形态失真 2. 医生诊察所用手指或小儿食指络脉局部有皮肤病变时，则不宜用该侧进行望小儿食指络脉操作 3. 医生应严格按照望小儿食指络脉的方法进行操作。推指时切不可从风关推向命关，用力不可过大或过小 4. 重视个体差异，体质有强弱胖瘦之别，反映在食指络脉上也各有不同，应综合考虑 5. 诊病时可因小儿哭闹而使食指络脉失真，应注意使小儿保持安静 6. 结合四时分析。四时对人体的生理病理活动有重要影响，望小儿食指络脉也不例外，要排除情志干扰 7. 注重食指络脉与证合参，注意食指络脉色泽、形态变化与病儿临床表现之间的内在联系 8. 医生在望小儿食指络脉时面部表情宜和蔼可亲，或使用玩具，以免由于小儿对医生有恐惧感及陌生感而产生紧张或哭闹现象，影响指纹的真实性

考官提问
提问正常小儿指纹及其临床意义

五、按诊

（一）虚里按诊法

考情分析	此项操作简便易行，不受各种环境限制，且临床诊断意义重大，故而成为高频考点
要求	叙述并演示虚里按诊法的操作方法

操作步骤	注意事项
1. 病人采取坐位和仰卧位 2. 医生位于病人右侧，用右手全掌或指腹平抚左乳下第四、第五肋间，乳头下稍内侧的心尖搏动处，并调节压力 3. 注意诊察其动气之强弱、至数和聚散等 4. 按诊内容包括有无搏动、搏动部位及范围、搏动强度和节律、频率、聚散等	1. 操作手法要轻巧柔和、规范，避免突然暴力或冷手按诊 2. 按诊操作必须细致、精确、规范、全面而有重点 3. 按诊综合检查的顺序一般是先触摸，后按压，由轻而重，由浅入深

考官提问
提问虚里按诊的正常表现

（二）尺肤按诊法

考情分析	此项操作简便易行，不受各种环境限制，且临床诊断意义重大，故而成为高频考点
要求	叙述并演示尺肤按诊法的操作方法
操作步骤	**注意事项**
1. 受检者可采取坐位或仰卧位 2. 诊左尺肤时，医生用右手握住病人上臂近肘处，左手握住病人手掌，同时向桡侧转前臂，使前臂内侧面向上平放，尺肤部充分暴露 3. 医生用指腹或手掌平贴尺肤处并上下滑动来感觉尺肤的寒热、滑涩、缓急（紧张度） 4. 诊右尺肤时，医生操作手法同上，左、右手置换位置，方向相反	1. 操作手法要轻巧柔和、规范，避免突然暴力或冷手按诊 2. 按诊操作必须细致、精确、规范、全面而有重点 3. 检查时依次暴露各被检部位，力求系统全面，但要避免反复翻动病人 4. 按诊综合检查的顺序一般是先触摸，后按压，由轻而重，由浅入深，从健康部位开始，逐渐移向病变区域，先远后近，先上后下，先左后右 5. 诊尺肤应注意左、右尺肤的对比
考官提问	
提问尺肤按诊的正常表现	

按诊

第二单元　针灸常用腧穴

（一）手太阴肺经腧穴

1. 尺泽（合穴）

【定位】在肘区，肘横纹上，肱二头肌腱桡侧凹陷中。

【主治】①咳嗽、气喘、咯血、咽喉肿痛等肺系病证；②肘臂挛痛；③急性腹痛、吐泻、小儿惊风等急症。

【操作】直刺 0.8 ～ 1.2 寸，或点刺出血。

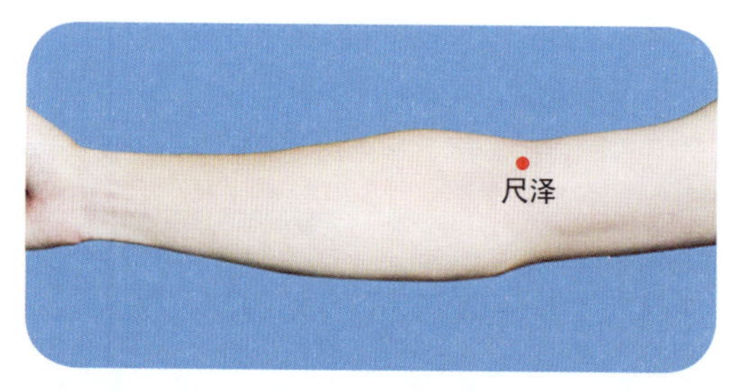

尺泽

2. 孔最（郄穴）

【定位】在前臂前区，腕掌侧远端横纹上 7 寸，尺泽与太渊连线上。

【主治】①咯血、鼻衄、咳嗽、气喘、咽喉肿痛等肺系病证；②肘臂挛痛；③痔疮出血。

【操作】直刺 0.5 ～ 1 寸。

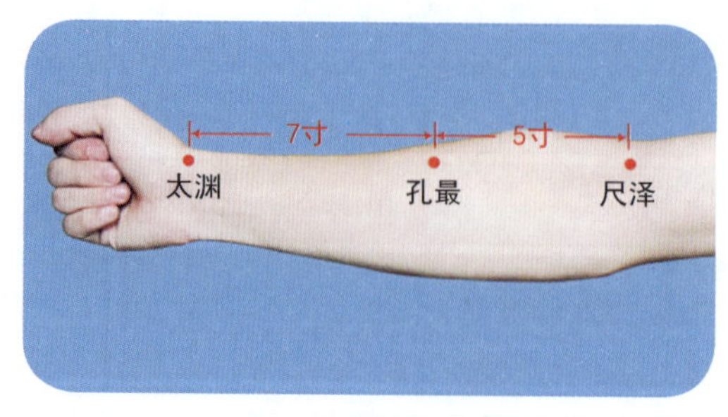

孔最

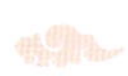

3. 列缺（络穴；八脉交会穴，通任脉）

【定位】在前臂，腕掌侧远端横纹上1.5寸，拇短伸肌腱与拇长展肌腱之间，拇长展肌腱沟的凹陷中。简便取穴法：两手虎口自然平直交叉，一手食指按在另一手桡骨茎突上，食指尖下凹陷中是穴。

【主治】①咳嗽、气喘、咽喉肿痛等肺系病证；②外感头痛、项强、齿痛、口㖞等头面五官疾患；③手腕痛。

【操作】向上斜刺0.5～0.8寸。

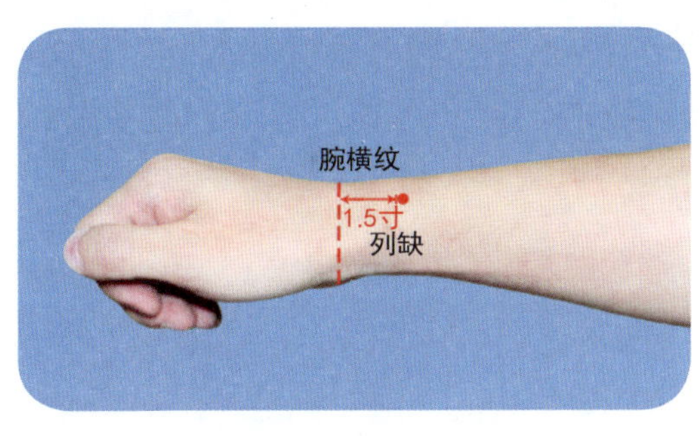

列缺

4. 鱼际（荥穴）

【定位】在手外侧，第1掌骨桡侧中点赤白肉际处。

【主治】①咳嗽、气喘、咯血、失音、喉痹、咽干等肺系病证；②外感发热，掌中热；③小儿疳积。

【操作】直刺0.5～0.8寸。

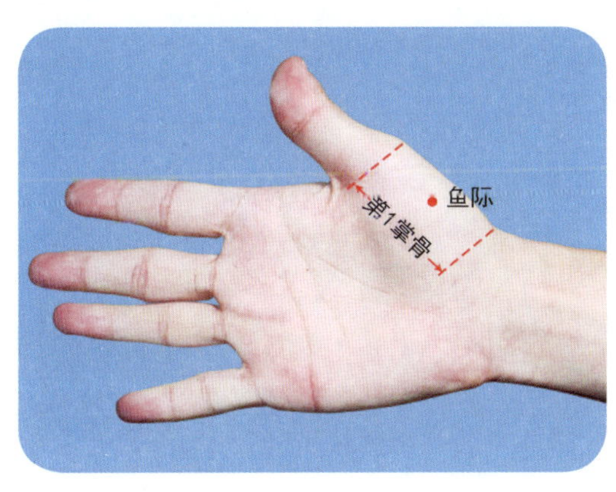

鱼际

5. 少商（井穴）

【定位】在手指，拇指末节桡侧，指甲根角侧上方0.1寸。

【主治】①咳嗽、气喘、咽喉肿痛、鼻衄等肺系实热病证；②中暑，发热；③昏迷，癫狂；④指肿、麻木。

【操作】浅刺0.1寸，或点刺出血。

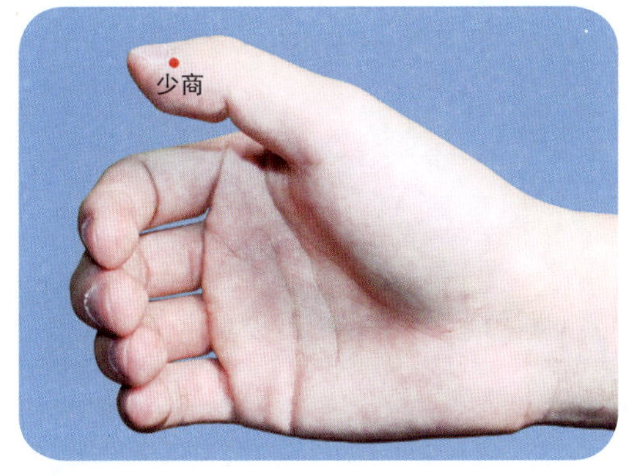

少商

（二）手阳明大肠经腧穴

1. 商阳（井穴）

【定位】在手指，食指末节桡侧，指甲根角侧上方0.1寸。

【主治】①齿痛、咽喉肿痛、耳聋、耳鸣、青盲、颐颔肿等五官疾病；②热病、昏迷等热证；③手指麻木。

【操作】浅刺0.1寸，或点刺出血。

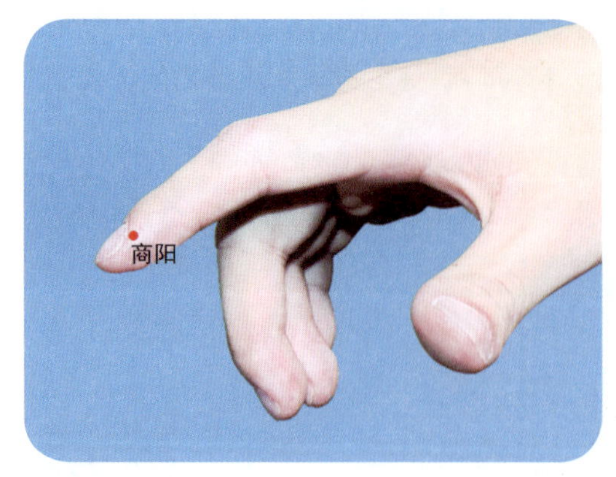

商阳

2. 合谷（原穴）

【定位】在手背，第 2 掌骨桡侧的中点处。

【主治】①头痛、齿痛、目赤肿痛、咽喉肿痛、牙关紧闭、口㖞、鼻衄、耳聋、痄腮等头面五官病证；②发热恶寒等外感病；③热病；④无汗或多汗；⑤经闭、滞产、月经不调、痛经、胎衣不下、恶露不止、乳少等妇科病证；⑥上肢疼痛、不遂；⑦皮肤瘙痒、荨麻疹等皮肤科病证；⑧小儿惊风、痉证；⑨腹痛、痢疾、便秘等肠腑病证；⑩牙拔出术、甲状腺手术等面口五官及颈部手术针麻常用穴。

【操作】直刺 0.5 ～ 1 寸。孕妇不宜针刺。

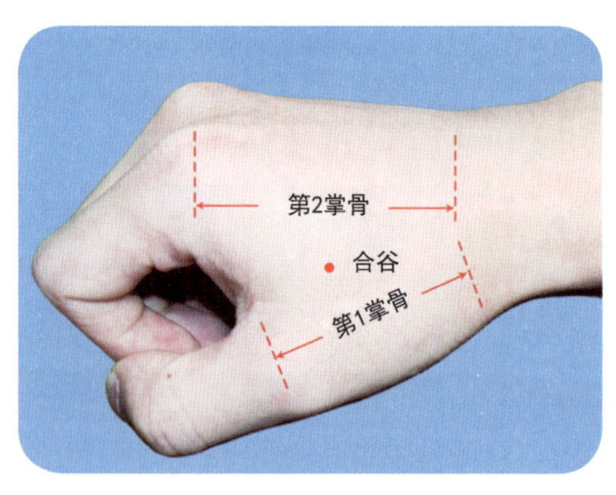

合谷

3. 手三里

【定位】在前臂，肘横纹下 2 寸，阳溪与曲池连线上。

【主治】①手臂麻痛、肘挛不伸、上肢不遂等上肢病证；②腹胀、泄泻等肠腑病证；③齿痛颊肿。

【操作】直刺 0.8 ～ 1.2 寸，可灸。

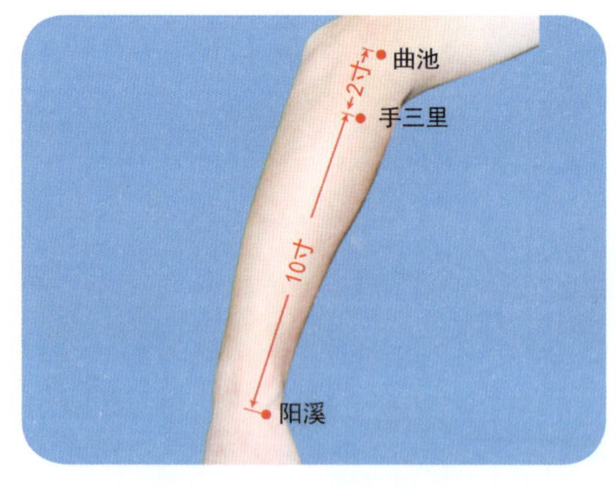

手三里

4. 曲池（合穴）

【定位】在肘区，尺泽与肱骨外上髁连线的中点处。

【主治】①目赤肿痛、齿痛、咽喉肿痛等五官热性病证；②热病；③手臂肿痛、上肢不遂等上肢病证；④风疹、瘾疹、湿疹等皮肤科病证；⑤腹痛、吐泻、痢疾等肠腑病证；⑥头痛，眩晕；⑦癫狂等神志病。

【操作】直刺 1 ～ 1.5 寸。

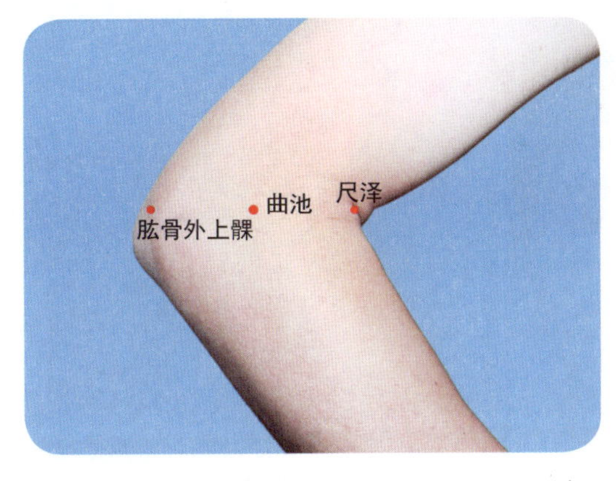

曲池

5. 肩髃（手阳明经与阳跷脉的交会穴）

【定位】在三角肌区，肩峰外侧缘前端与肱骨大结节两骨间凹陷中，臂外展或向前平伸时，当肩峰前方凹陷处。

【主治】①肩痛不举，上肢不遂；②瘰疬；③瘾疹。

【操作】直刺或向下斜刺 0.8 ～ 1.0 寸。

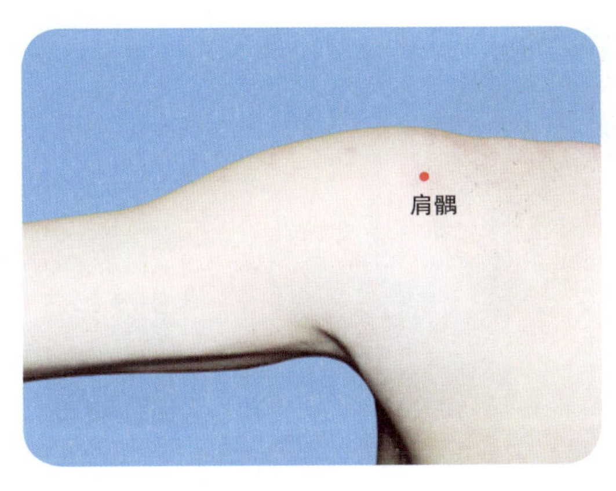

肩髃

6. 迎香

【定位】在面部，鼻翼外缘中点旁，鼻唇沟中。

【主治】①鼻塞、鼻衄、鼻渊等鼻病；②口㖞、面痒、面肿等面口部病证；③胆道蛔虫病。

【操作】略向内上方斜刺或平刺 0.3 ～ 0.5 寸。

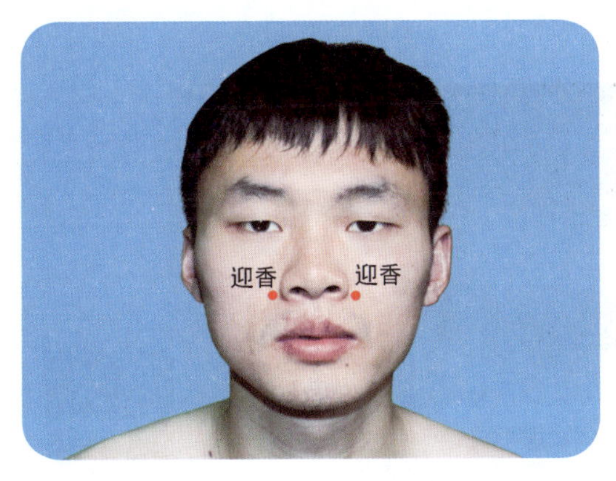

迎香

（三）足阳明胃经腧穴

1. 地仓（手、足阳明经与任脉的交会穴）

【定位】在面部，口角旁开 0.4 寸（指寸）。

【主治】口㖞、眼睑瞤动、流涎、齿痛、颊肿等头面五官病证。

【操作】斜刺或平刺 0.3 ～ 0.8 寸，可向颊车透刺。

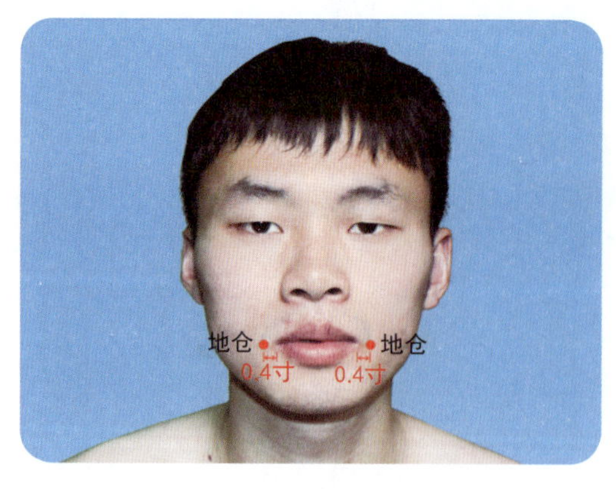

地仓

2. 下关

【定位】在面部，颧弓下缘中央与下颌切迹之间凹陷中。

【主治】①牙关不利、面痛、齿痛、口㖞等面口病证；②耳鸣、耳聋、聤耳等耳部病证。

【操作】直刺 0.5 ～ 1 寸。

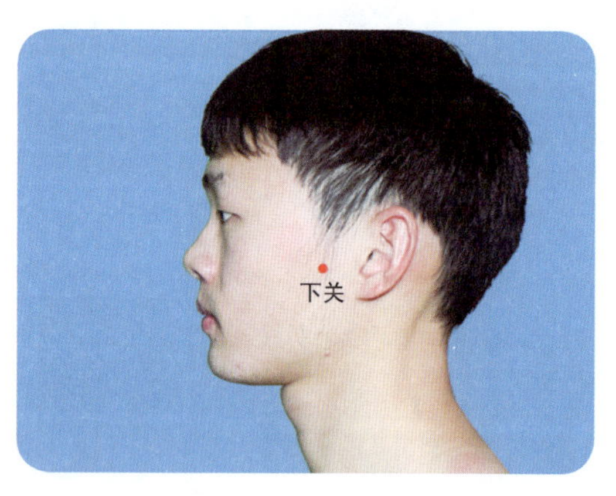

下关

3. 头维（足阳明经与足少阳经和阳维脉的交会穴）

【定位】在头部，额角发际直上 0.5 寸，头正中线旁开 4.5 寸。

【主治】头痛、眩晕、目痛、迎风流泪、眼睑瞤动等头面五官病证。

【操作】平刺 0.5 ～ 1 寸。

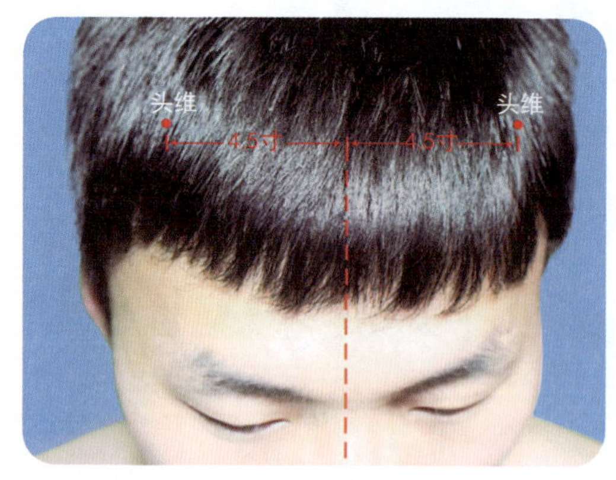

头维

4. 天枢（大肠募穴）

【定位】在腹部，横平脐中，前正中线旁开 2 寸。

【主治】①绕脐腹痛、腹胀、便秘、泄泻、痢疾等脾胃肠病证；②癥瘕、月经不调、痛经等妇科病证。

【操作】直刺 1 ～ 1.5 寸。

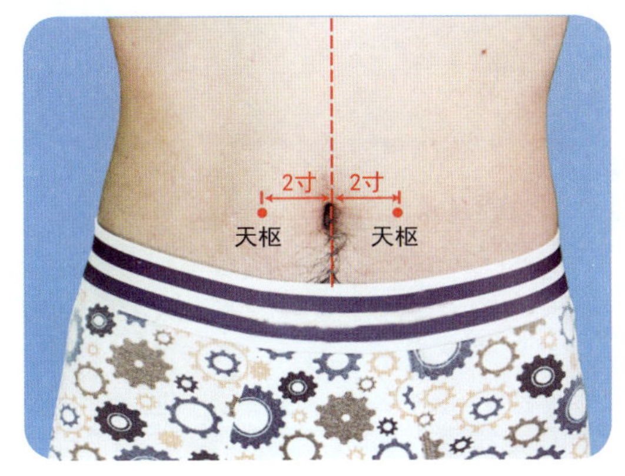

天枢

5. 梁丘（郄穴）

【定位】在股前区，髌底上 2 寸，股外侧肌与股直肌肌腱之间。

【主治】①急性胃痛；②膝肿痛、下肢不遂等下肢病证；③乳痈、乳痛等乳房病证。

【操作】直刺 1 ～ 1.2 寸。

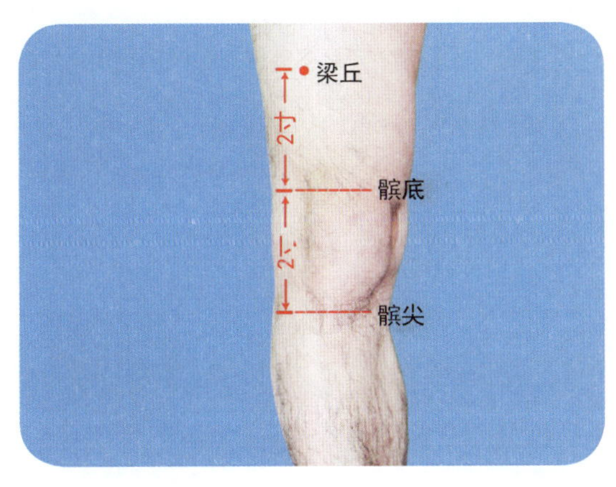

梁丘

6. 犊鼻

【定位】在膝前区，髌韧带外侧凹陷中。

【主治】膝肿、疼痛、屈伸不利、下肢痿痹等下肢病证。

【操作】向后内斜刺 0.5 ～ 1 寸。

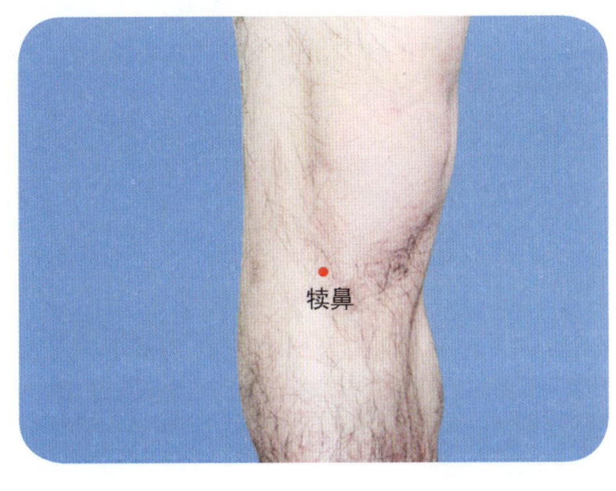

犊鼻

7. 足三里（合穴；胃下合穴）

【定位】在小腿外侧，犊鼻下 3 寸，犊鼻与解溪连线上。

【主治】①胃痛、呕吐、腹胀、泄泻、痢疾、便秘、肠痈等脾胃肠病证；②膝痛、下肢痿痹、中风瘫痪等下肢病证；③癫狂、不寐等神志病证；④气喘，痰多；⑤乳痈；⑥虚劳诸证，为强壮保健要穴。

【操作】直刺 1 ～ 2 寸。

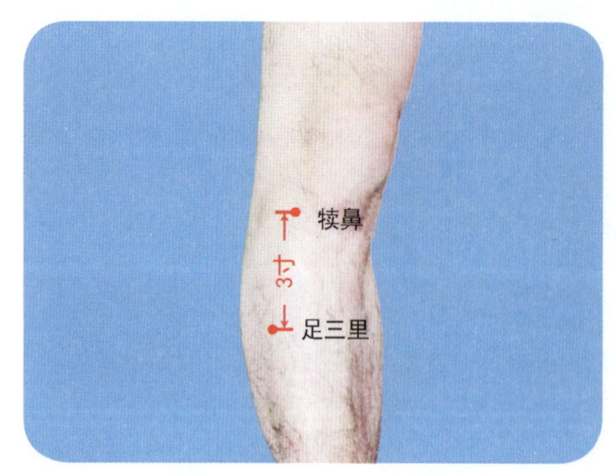

足三里

8. 上巨虚（大肠下合穴）

【定位】在小腿外侧，犊鼻下6寸，犊鼻与解溪连线上。
【主治】①肠鸣、腹中切痛、泄泻、便秘、肠痈等肠腑病证；②下肢痿痹、中风瘫痪等下肢病证。
【操作】直刺1～2寸。

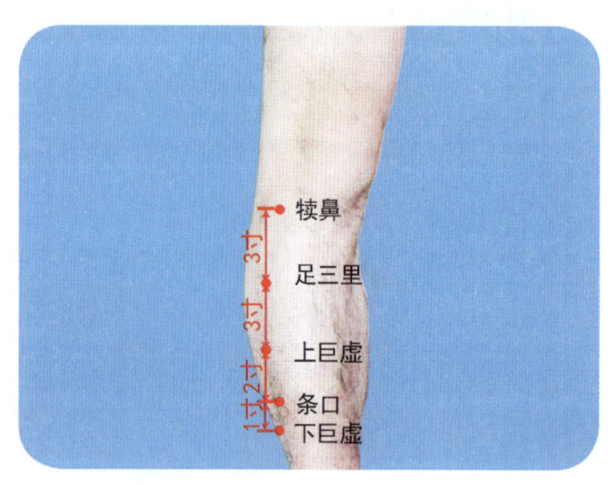

上巨虚

9. 条口

【定位】在小腿外侧，犊鼻下8寸，犊鼻与解溪连线上。
【主治】①下肢痿痹、跗肿、转筋等下肢病证；②肩臂痛；③脘腹疼痛。
【操作】直刺1～1.5寸。

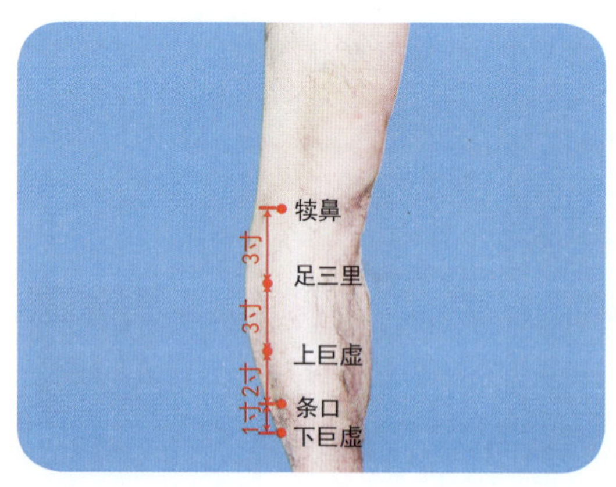

条口

10. 丰隆（络穴）

【定位】在小腿外侧，外踝尖上8寸，条口外侧，距胫骨前缘2横指（中指）。
【主治】①头痛、眩晕等头部病证；②癫狂；③咳嗽、哮喘、痰多等肺系病证；④下肢痿痹。
【操作】直刺1～1.5寸。

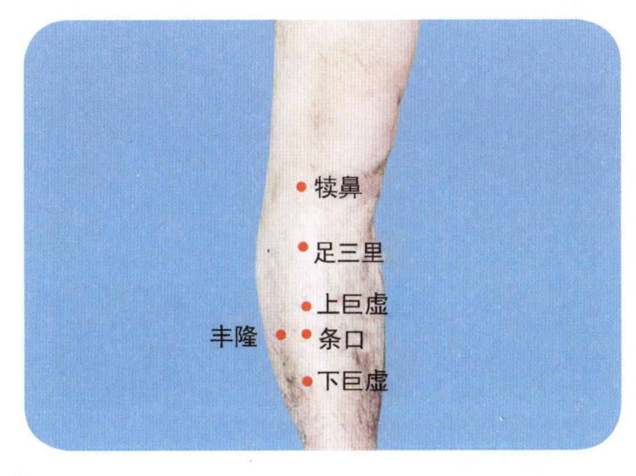

丰隆

11. 内庭（荥穴）

【定位】在足背，第 2、3 趾间，趾蹼缘后方赤白肉际处。

【主治】①胃痛、吐酸、泄泻、痢疾、便秘等胃肠病证；②足背肿痛；③齿痛、咽喉肿痛、鼻衄等五官病证；④热病。

【操作】直刺或斜刺 0.5 ～ 0.8 寸，可灸。

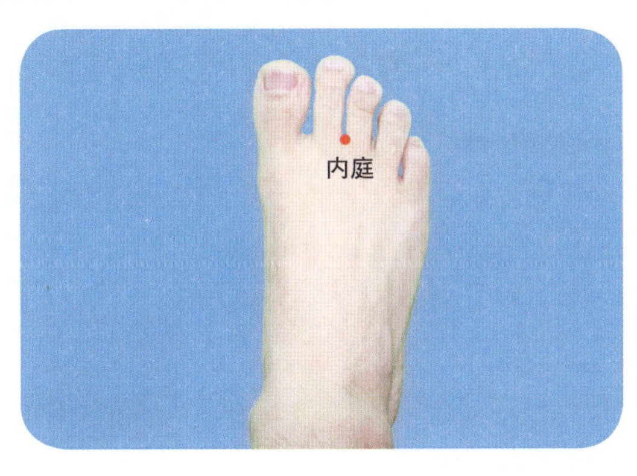

内庭

（四）足太阴脾经腧穴

1. 公孙（络穴；八脉交会穴，通冲脉）

【定位】在跖区，第 1 跖骨底的前下缘赤白肉际处。

【主治】①胃痛、呕吐、肠鸣、腹胀、腹痛、痢疾等脾胃病证；②心烦不寐、狂证等神志病证；③逆气里急、气上冲心（奔豚气）等冲脉病证。

【操作】直刺 0.6 ～ 1.2 寸。

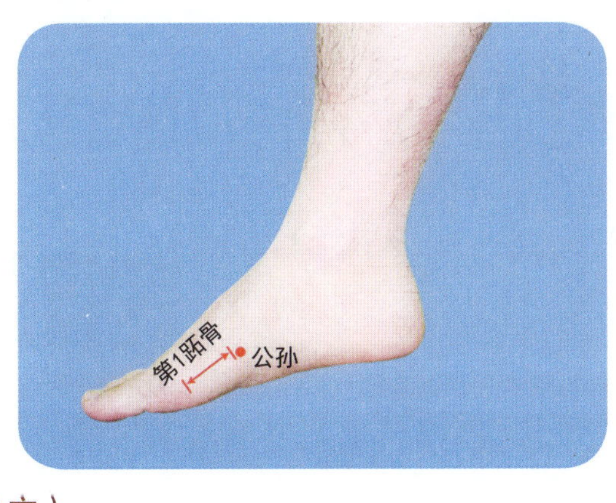

公孙

2. 三阴交（交会穴）

【定位】在小腿内侧，内踝尖上 3 寸，胫骨内侧缘后际。

【主治】①肠鸣、腹胀、泄泻、便秘等脾胃肠病证；②月经不调、经闭、痛经、带下、阴挺、不孕、滞产等妇产科病证；③心悸、不寐、癫狂等心神病证；④小便不利、遗尿、遗精、阳痿等生殖泌尿系统病证；⑤下肢痿痹；⑥湿疹、荨麻疹等皮肤病证；⑦阴虚诸证。

【操作】直刺 1 ～ 1.5 寸。孕妇禁针。

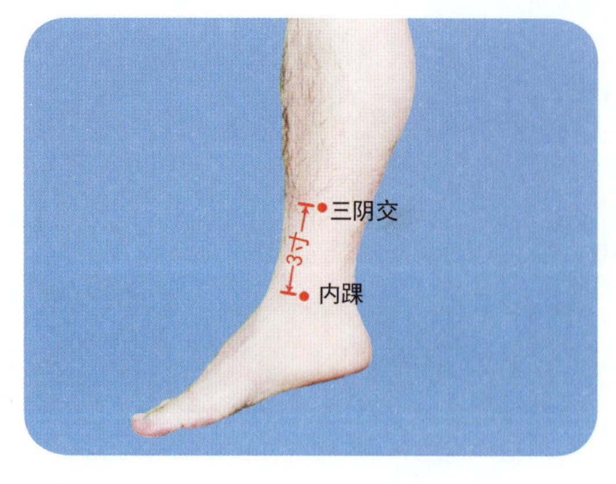

三阴交

3. 地机（郄穴）

【定位】在小腿内侧，阴陵泉下 3 寸，胫骨内侧缘后际。

【主治】①痛经、崩漏、月经不调、癥瘕等妇科病证；②腹胀、腹痛、泄泻等脾胃肠病证；③小便不利，水肿、遗精；④下肢痿痹。

【操作】直刺 1 ～ 2 寸。

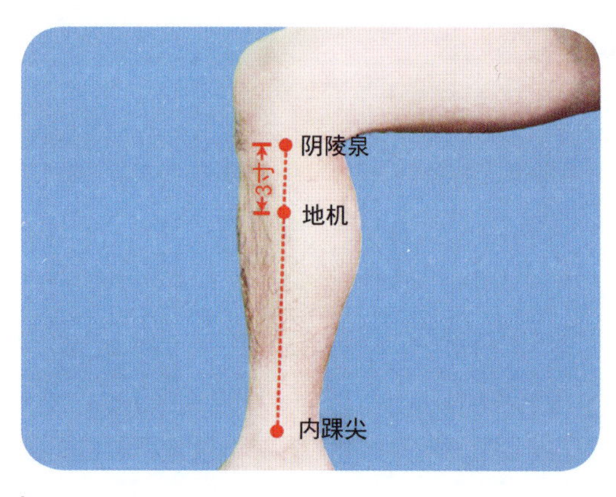

地机

4. 阴陵泉（合穴）

【定位】在小腿内侧，胫骨内侧髁下缘与胫骨内侧缘之间的凹陷中。

【主治】①腹痛、泄泻、水肿、黄疸等脾湿病证；②小便不利、遗尿、癃闭等泌尿系统病证；③遗精、阴茎痛等男科病证；④带下、妇人阴痛等妇科病证；⑤膝痛、下肢痿痹。

【操作】直刺 1 ～ 2 寸。

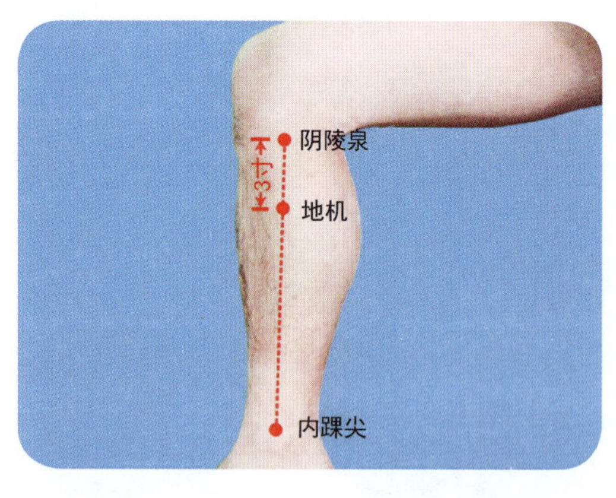

阴陵泉

5. 血海

【定位】在股前区，髌底内侧端上 2 寸，股内侧肌隆起处。简便取穴法：患者屈膝，医生以左手掌心按于患者右膝髌骨上缘（或者以右手掌心按于患者左膝髌骨上缘），第 2 ～ 5 指向上伸直，拇指约成 45°斜置，拇指尖下是穴。

【主治】①月经不调、痛经、经闭、崩漏等妇科病证；②湿疹、瘾疹、丹毒、皮肤瘙痒等皮外科病证；③膝股内侧痛。

【操作】直刺 1 ～ 1.5 寸。

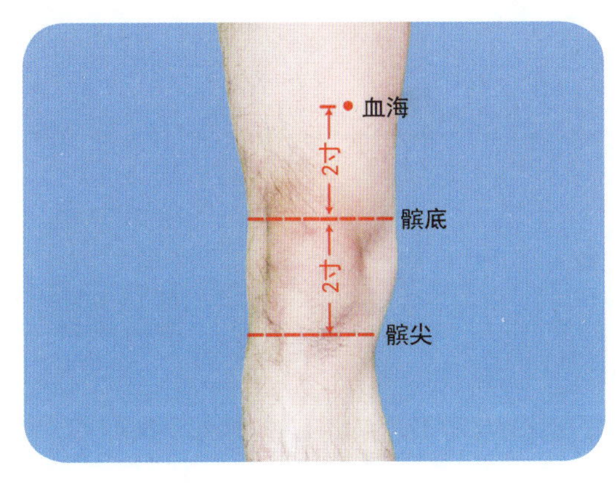

血海

6. 大横（足太阴脾经与阴维脉的交会穴）

【定位】在腹部，脐中旁开 4 寸。

【主治】①腹痛、泄泻、便秘等脾胃肠病证；②肥胖症。

【操作】直刺 1 ～ 2 寸。

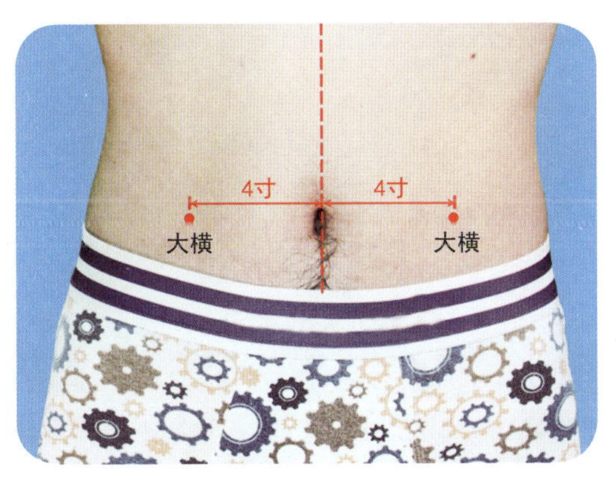

大横

（五）手少阴心经腧穴

1. 通里（络穴）

【定位】在前臂前区，腕掌侧远端横纹上 1 寸，尺侧腕屈肌腱的桡侧缘。

【主治】①心悸、怔忡等心疾；②暴喑、舌强不语等舌窍病证；③肘臂挛痛、麻木、手颤等上肢病证。

【操作】直刺 0.5 ～ 1 寸。

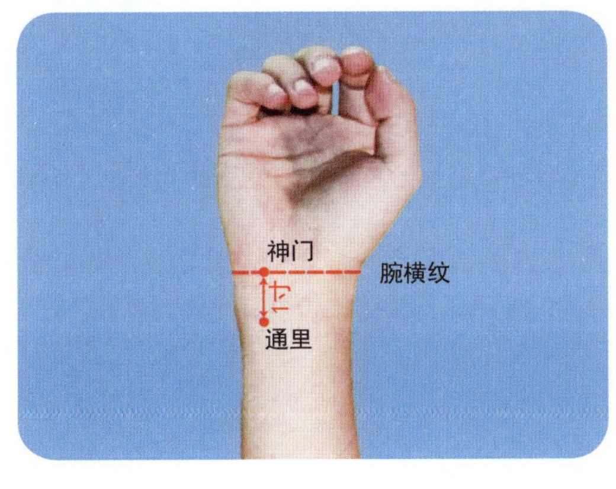

通里

2. 神门（输穴；原穴）

【定位】在腕前区，腕掌侧远端横纹尺侧端，尺侧腕屈肌腱的桡侧缘。

【主治】①心痛、心烦、惊悸、怔忡等心疾；②不寐、健忘、痴呆、癫狂痫等神志病证；③胸胁痛。

【操作】直刺 0.3 ～ 0.5 寸。

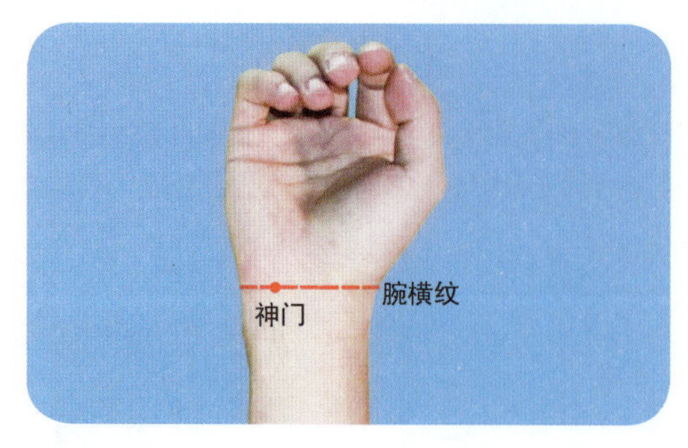

神门

3. 少府（荥穴）

【定位】在手掌，横平第 5 掌指关节近端，第 4、5 掌骨之间。

【主治】①心痛、心烦、惊悸、怔忡等心疾；②不寐、健忘、痴呆、癫狂痫等神志病证；③小便不利、遗尿、阴痒痛等前阴病证。

【操作】直刺 0.3 ～ 0.5 寸。

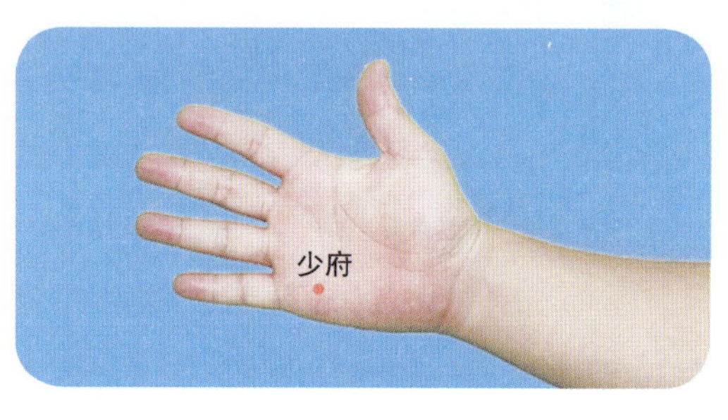

少府

（六）手太阳小肠经腧穴

1. 后溪（输穴；八脉交会穴，通督脉）

【定位】在手内侧，第 5 掌指关节尺侧近端赤白肉际凹陷中。

【主治】①头项强痛、腰背痛、手指及肘臂挛痛等；②耳聋、目赤、咽喉肿痛等五官病证；③癫狂痫等神志病证；④疟疾。

【操作】直刺 0.5 ～ 1 寸，治手指挛痛可透刺合谷。

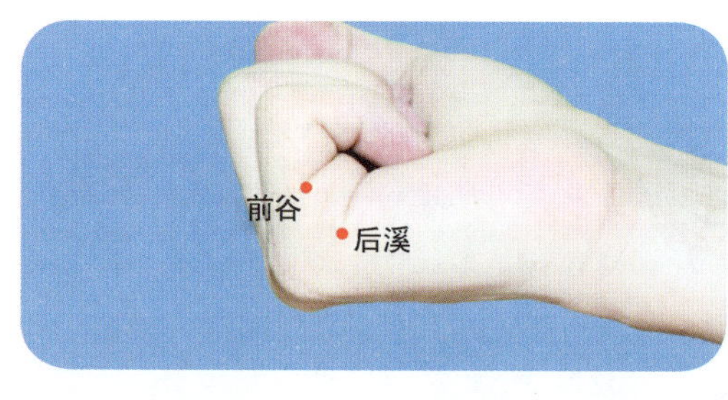

后溪

2. 养老（郄穴）

【定位】在前臂后区，腕背横纹上 1 寸，尺骨小头近端桡侧凹陷中。

【主治】①肩、背、肘、臂酸痛，项强等经脉循行所过部位病证；②急性腰痛；③目视不明。

【操作】直刺或斜刺 0.5 ～ 0.8 寸。

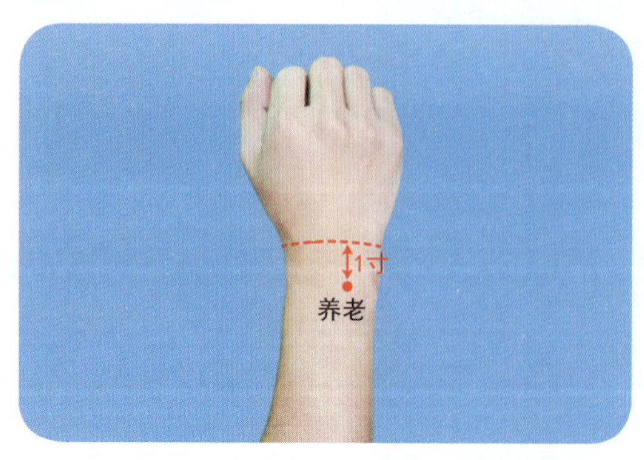

养老

3. 天宗

【定位】在肩胛区，肩胛冈中点与肩胛骨下角连线的上 1/3 与下 2/3 交点凹陷中。

【主治】①肩胛疼痛；②气喘；③乳痈、乳癖等乳房病证。

【操作】直刺或斜刺 0.5 ～ 1 寸，遇到阻力不可强行进针。

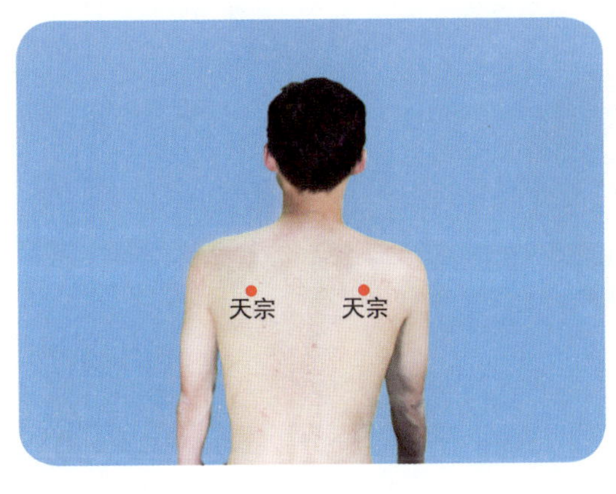

天宗

4. 听宫

【定位】在面部，耳屏正中与下颌骨髁状突之间的凹陷中。

【主治】①耳鸣、耳聋、聤耳等耳部病证；②面痛、齿痛等面口病证；③癫狂痫等神志病。

【操作】张口，直刺 1 ～ 1.5 寸。

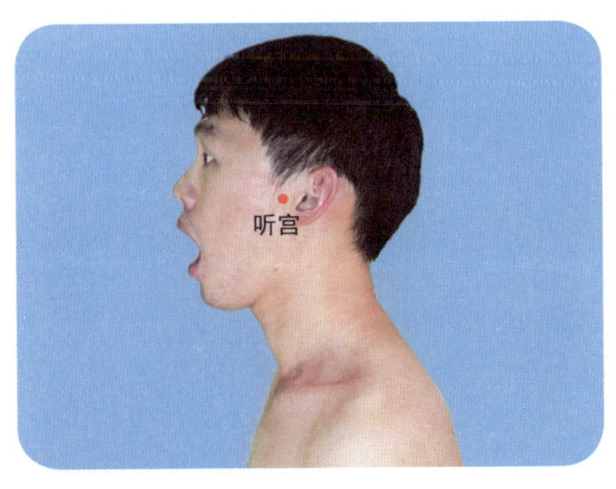

听宫

（七）足太阳膀胱经腧穴

1. 攒竹

【定位】在面部，眉头凹陷中，额切迹处。

【主治】①头痛、面痛、眉棱骨痛、面瘫等头面病证；②眼睑瞤动、眼睑下垂、目视不明、流泪、目赤肿痛等眼疾；③呃逆；④急性腰扭伤。

【操作】可向眉中或向眼眶内缘平刺或斜刺 0.5 ～ 0.8 寸，或直刺 0.2 ～ 0.3 寸。禁灸。

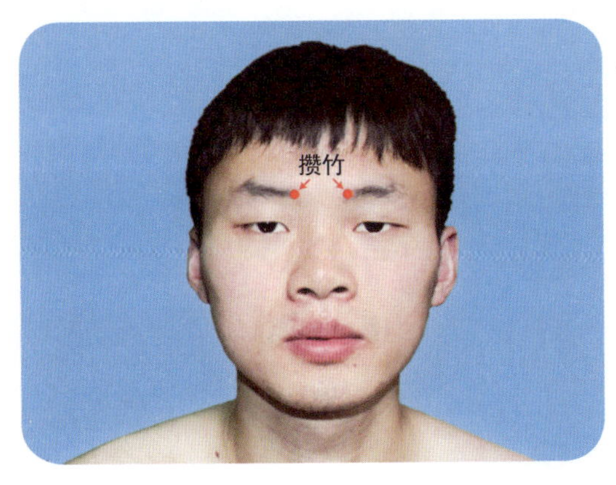

攒竹

2. 天柱

【定位】在颈后区，横平第 2 颈椎棘突上际，斜方肌外缘凹陷中。

【主治】①后头痛，项强，肩背痛；②眩晕、咽喉肿痛、鼻塞、目赤肿痛、近视等头面五官病证；③热病；④癫狂痫。

【操作】直刺或斜刺 0.5 ～ 0.8 寸，不可向内上方深刺，以免伤及延髓。

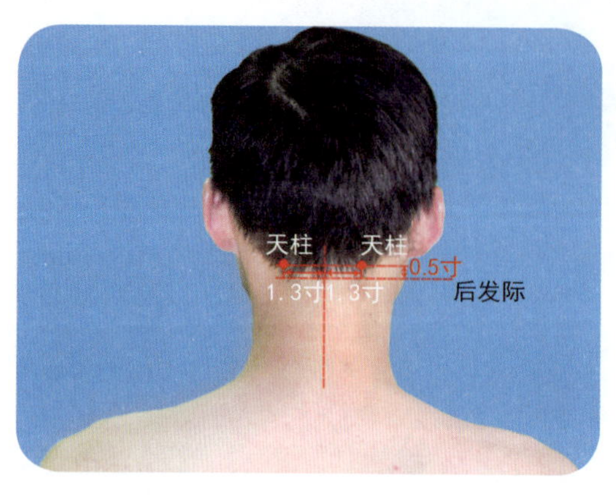

天柱

3. 肺俞（肺之背俞穴）

【定位】在脊柱区，第 3 胸椎棘突下，后正中线旁开 1.5 寸。

【主治】①鼻塞、咳嗽、气喘、咯血等肺系病证；②骨蒸潮热、盗汗等阴虚病证；③背痛；④皮肤瘙痒，瘾疹。

【操作】斜刺 0.5 ～ 0.8 寸。热证宜点刺放血。

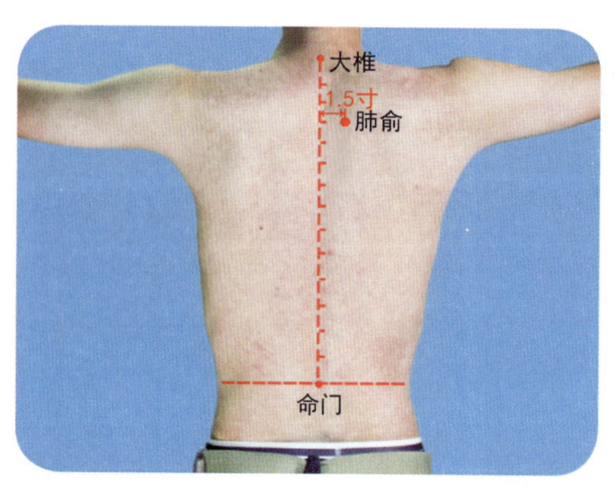

肺俞

4. 膈俞（八会穴之血会）

【定位】在脊柱区，第 7 胸椎棘突下，后正中线旁开 1.5 寸。

【主治】①胃痛；②呕吐、呃逆、咳嗽、气喘等气逆之证；③贫血、吐血、便血等血证；④瘾疹、皮肤瘙痒等皮肤病证；⑤潮热、盗汗等阴虚证。

【操作】斜刺 0.5 ～ 0.8 寸。

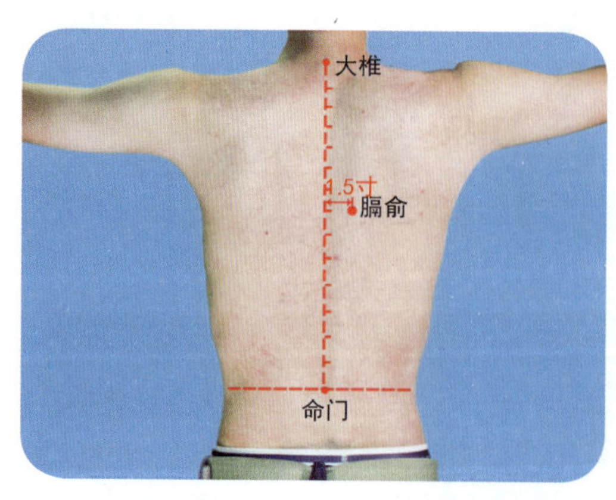

膈俞

5. 胃俞（胃之背俞穴）

【定位】在脊柱区，第 12 胸椎棘突下，后正中线旁开 1.5 寸。

【主治】胃痛、呕吐、腹胀、肠鸣、多食善饥、身体消瘦等脾胃病证。

【操作】斜刺 0.5 ～ 0.8 寸。

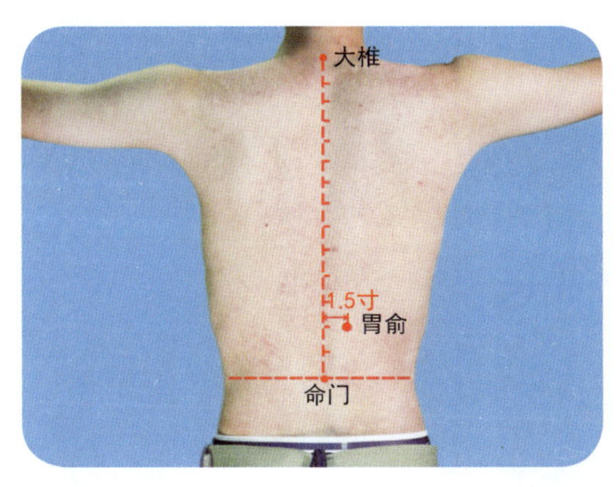

胃俞

6. 肾俞（肾之背俞穴）

【定位】在脊柱区，第 2 腰椎棘突下，后正中线旁开 1.5 寸。

【主治】①头晕、耳鸣、耳聋、慢性腹泻、气喘、腰酸痛、遗精、阳痿、不育等肾虚病证；②遗尿、癃闭等前阴病证；③月经不调、带下、不孕等妇科病证；④消渴。

【操作】直刺 0.5 ～ 1 寸。

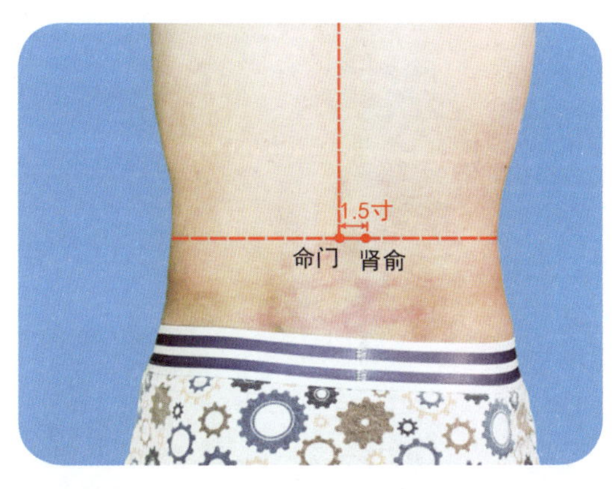

肾俞

7. 大肠俞（大肠之背俞穴）

【定位】在脊柱区，第 4 腰椎棘突下，后正中线旁开 1.5 寸。

【主治】①腰痛；②腹胀、泄泻、便秘等肠腑病证。

【操作】直刺 0.8 ～ 1.2 寸。

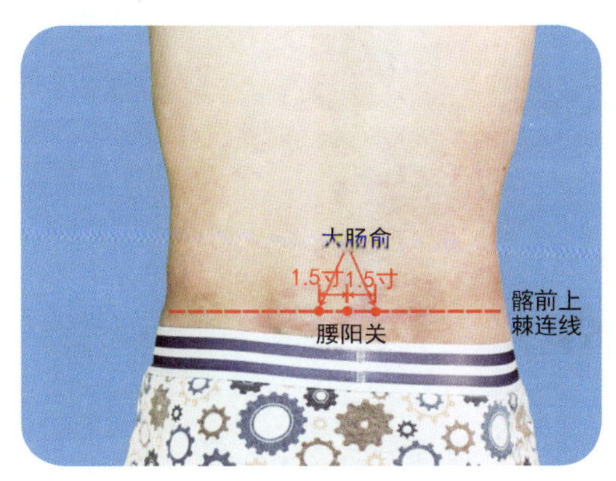

大肠俞

8. 次髎

【定位】在骶区，正对第 2 骶后孔中。

【主治】①月经不调、痛经、阴挺、带下等妇科病证；②遗精、阳痿等男科病证；③小便不利、癃闭、遗尿、疝气等前阴病证；④腰骶痛，下肢痿痹。

【操作】直刺 1 ～ 1.5 寸。

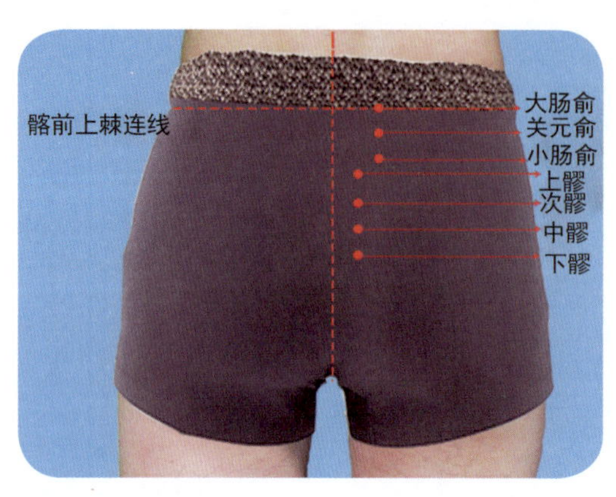

次髎

9. 委中（合穴；膀胱下合穴）

【定位】在膝后区，腘横纹中点。

【主治】①腰背痛、下肢痿痹等病证；②急性腹痛、急性吐泻等病证；③癃闭、遗尿等泌尿系病证；④丹毒、瘾疹、皮肤瘙痒、疔疮等血热病证。

【操作】直刺 1 ～ 1.5 寸，或用三棱针点刺腘静脉出血。针刺不宜过快、过强、过深，以免损伤血管和神经。

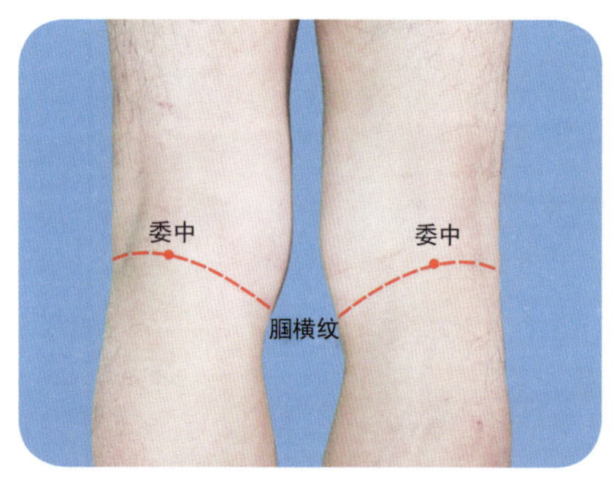

委中

10. 膏肓

【定位】在脊柱区，第 4 胸椎棘突下，后正中线旁开 3 寸。

【主治】①咳嗽、气喘、肺痨等肺系虚损病证；②肩胛痛；③健忘、遗精、盗汗、羸瘦等虚劳诸证。

【操作】斜刺 0.5 ～ 0.8 寸。此穴多用灸法。

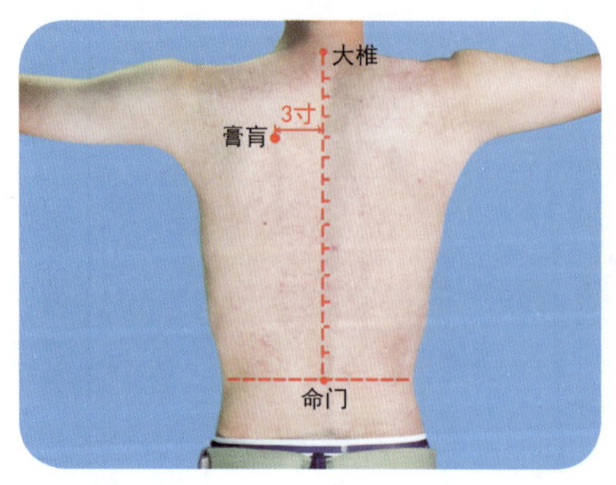

膏肓

11. 秩边

【定位】在骶区，横平第 4 骶后孔，骶正中嵴旁开 3 寸。

【主治】①腰骶痛，下肢痿痹；②癃闭、便秘、痔疾、阴痛等前后二阴病证。

【操作】直刺 1.5 ～ 3 寸。

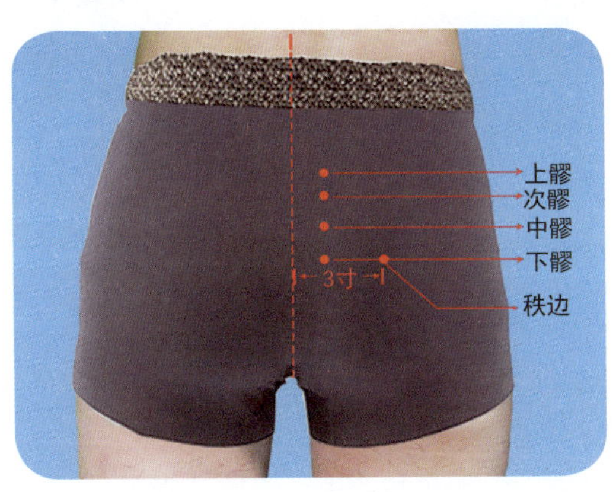

秩边

12. 承山

【定位】在小腿后区，腓肠肌两肌腹与肌腱交角处。

【主治】①腰腿拘急，疼痛；②痔疾，便秘；③腹痛，疝气。

【操作】直刺 1 ～ 2 寸，不宜做过强的刺激，以免引起腓肠肌痉挛。

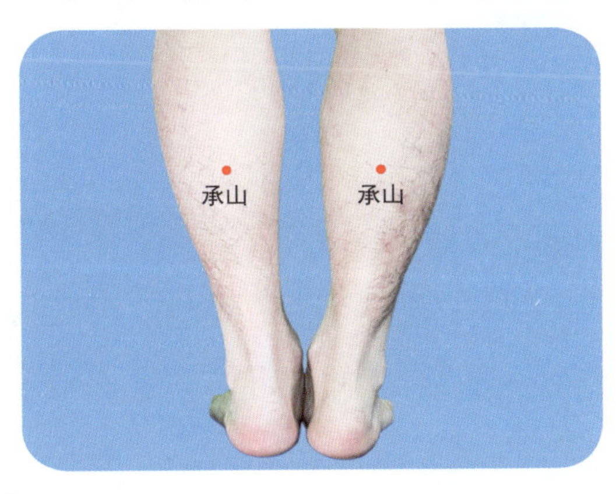

承山

13. 昆仑（经穴）

【定位】在踝区，外踝尖与跟腱之间的凹陷中。

【主治】①后头痛、目眩、项强等头项病证；②腰骶疼痛，足踝肿痛；③癫痫；④滞产。

【操作】直刺 0.5 ～ 0.8 寸，孕妇禁用，经期慎用。

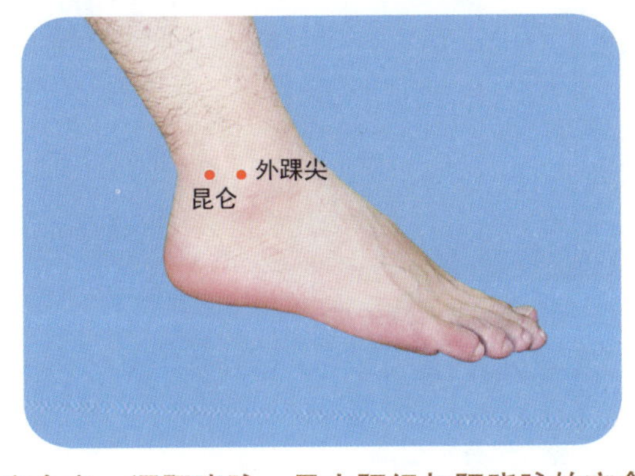

昆仑

14. 申脉（八脉交会穴，通阳跷脉；足太阳经与阳跷脉的交会穴）

【定位】在踝区，外踝尖直下，外踝下缘与跟骨之间凹陷中。

【主治】①头痛、眩晕等头部疾病；②癫狂痫等神志病证；③嗜睡、不寐等眼睛开合不利病证；④腰腿酸痛，下肢运动不利。

【操作】直刺 0.3 ～ 0.5 寸。

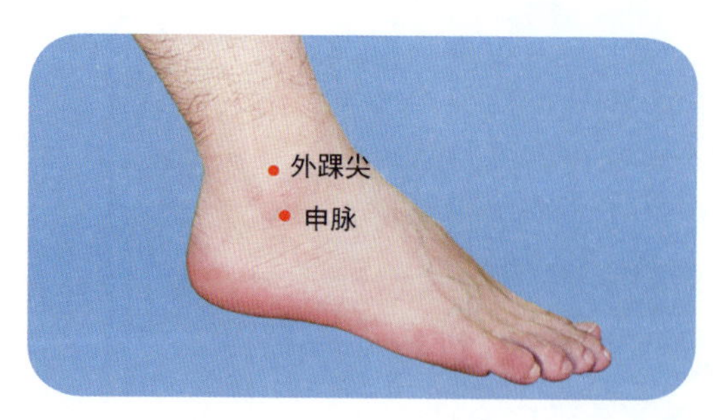

申脉

15. 至阴（井穴）

【定位】在足趾，小趾末节外侧，趾甲根角侧后方 0.1 寸（指寸）。

【主治】①胎位不正、滞产、胞衣不下等胎产病证；②头痛、目痛、鼻塞、鼻衄等头面五官病证。

【操作】浅刺 0.1 寸。胎位不正用灸法。

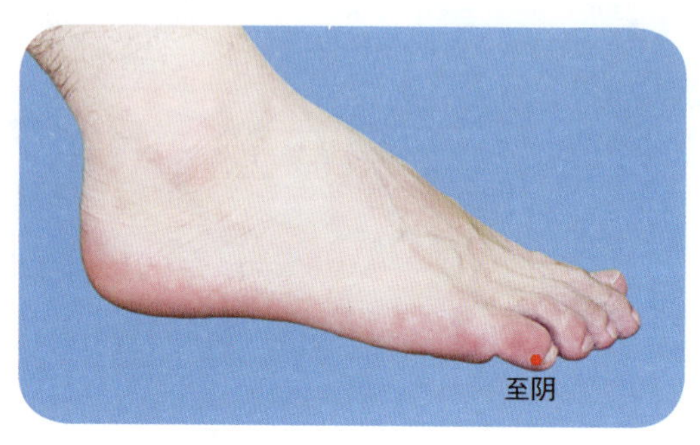

至阴

（八）足少阴肾经腧穴

1. 涌泉（井穴）

【定位】在足底，屈足卷趾时足心最凹陷中。约当足底第 2、第 3 趾趾缝纹头端与足跟中点连线的前 1/3 与后 2/3 交点处。

【主治】①昏厥、中暑、小儿惊风等急症；②癫狂痫、头痛、头晕、目眩、失眠等神志病；③咽喉肿痛、喉痹、失音等头面五官病证；④大便难、小便不利等前后二阴病证；⑤足心热；⑥奔豚气。

【操作】直刺 0.5 ～ 1.0 寸。针刺时要防止刺伤足底动脉弓。临床常用灸法或药物贴敷。

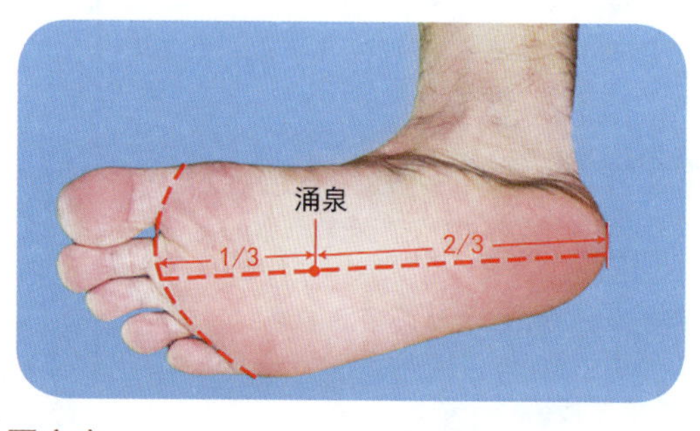

涌泉

2. 太溪（输穴；原穴）

【定位】在踝区，内踝尖与跟腱之间的凹陷中。

【主治】①头晕目眩、不寐、健忘、遗精、阳痿、月经不调等肾虚证；②咽喉肿痛、耳聋、耳鸣等阴虚性五官病证；③咳喘、胸痛、咯血等肺系病证；④消渴，小便频数，便秘；⑤腰脊痛，足跟痛，下肢厥冷。

【操作】直刺 0.5 ～ 0.8 寸。

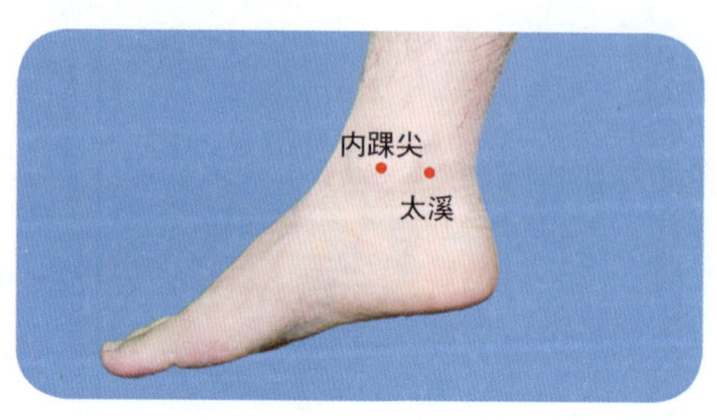

太溪

3. 照海（八脉交会穴，通阴跷脉）

【定位】在踝区，内踝尖下 1 寸，内踝下缘边际凹陷中。

【主治】①月经不调、痛经、阴痒、赤白带下等妇科病证；②癫痫、不寐、嗜卧、癔症等神志病证；③咽喉干痛，目赤肿痛；④小便频数，癃闭；⑤便秘。

【操作】直刺 0.5 ～ 0.8 寸。

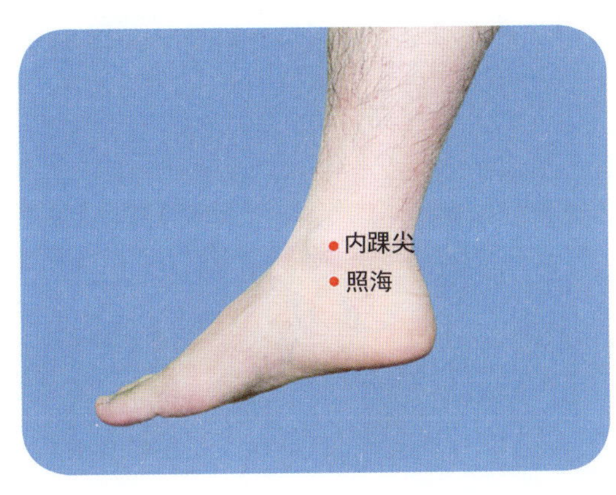

照海

4. 复溜（经穴）

【定位】在小腿内侧，太溪上 2 寸，跟腱的前缘。

【主治】①腹胀，泄泻，癃闭，水肿；②盗汗、汗出不止或热病无汗等津液输布失调病证；③下肢瘫痪，腰脊强痛。

【操作】直刺 0.5 ～ 1 寸。

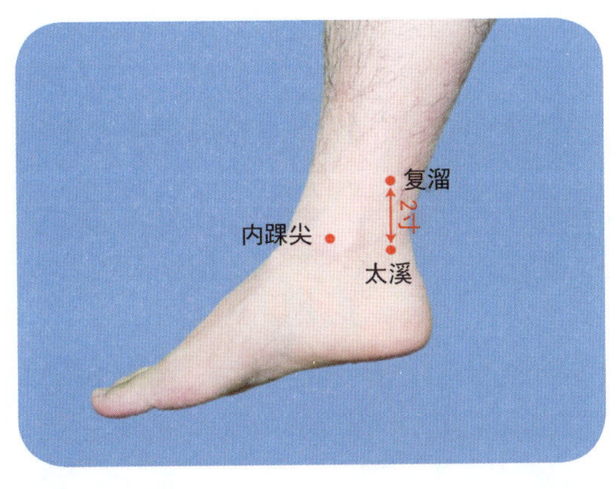

复溜

（九）手厥阴心包经腧穴

1. 郄门（郄穴）

【定位】在前臂前区，腕掌侧远端横纹上 5 寸，掌长肌腱与桡侧腕屈肌腱之间。

【主治】①心痛、心悸、心烦胸痛等心胸病证；②咯血、呕血、衄血等血证；③疔疮；④癫痫。

【操作】直刺 0.5 ～ 1 寸。

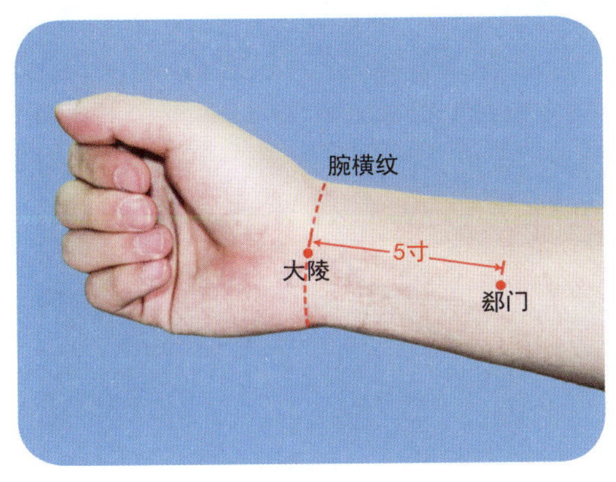

郄门

2. 内关（络穴；八脉交会穴，通阴维脉）

【定位】在前臂前区，腕掌侧远端横纹上 2 寸，掌长肌腱与桡侧腕屈肌腱之间。

【主治】①心痛、心悸、胸闷等心胸病证；②胃痛、呕吐、呃逆等胃腑病证；③不寐、郁病、癫狂痫等神志病证；④中风，眩晕，偏头痛；⑤胁痛，胁下痞块，肘臂挛痛。

【操作】直刺 0.5 ～ 1 寸。注意穴位深层有正中神经。

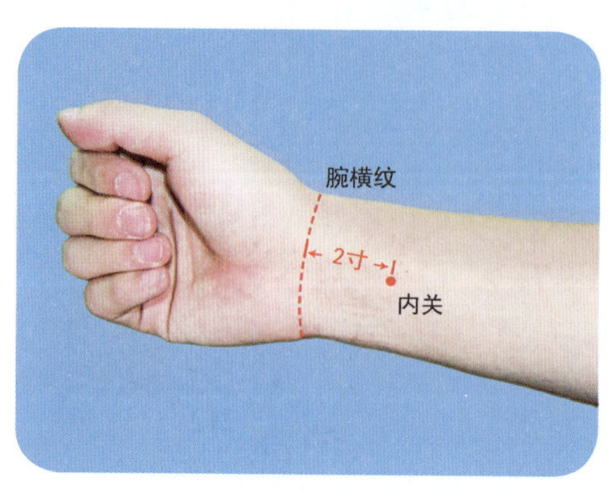

内关

3. 大陵（输穴；原穴）

【定位】在腕前区，腕掌侧远端横纹中，掌长肌腱与桡侧腕屈肌腱之间。

【主治】①心痛、心悸、胸胁胀痛等心胸病证；②胃痛、呕吐、口臭等胃腑病证；③喜笑悲恐、癫狂痫等神志病证；④手、臂挛痛。

【操作】直刺 0.3 ～ 0.5 寸。

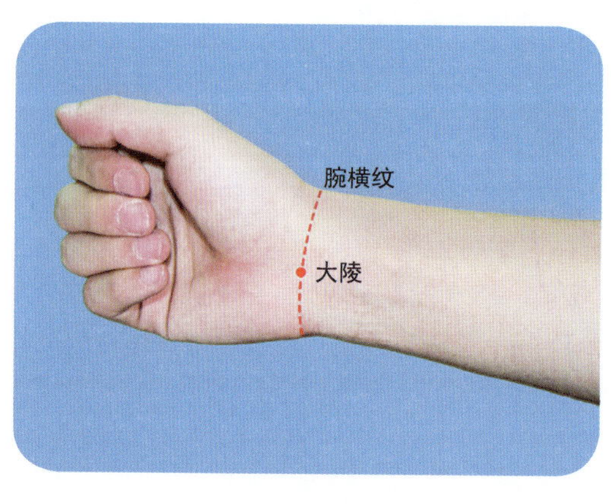

大陵

4. 中冲（井穴）

【定位】在手指，中指末节尖端中央。

【主治】①中风昏迷、舌强不语、中暑、昏厥、小儿惊风等急症；②高热；③舌下肿痛。

【操作】浅刺 0.1 寸，或点刺出血。为急救要穴之一。

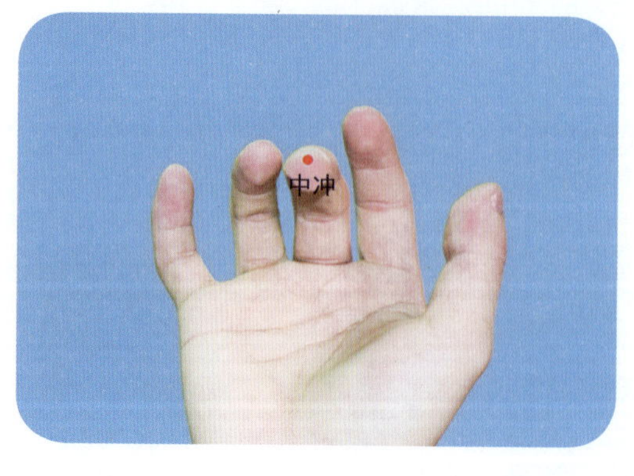

中冲

（十）手少阳三焦经腧穴

1. 中渚（输穴）

【定位】在手背，第 4、第 5 掌骨间，第 4 掌指关节近端凹陷中。

【主治】①手指屈伸不利，肘臂肩背痛；②头痛、耳鸣、耳聋、聤耳、耳痛、目赤、咽喉肿痛等头面五官病证；③热病，疟疾。

【操作】直刺 0.3 ～ 0.5 寸。

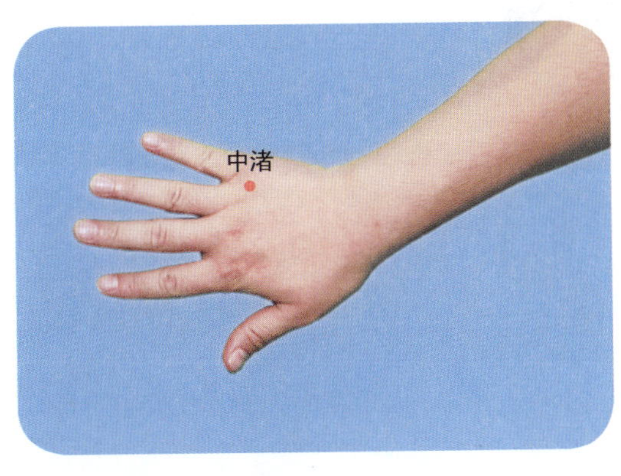

中渚

2. 外关（络穴；八脉交会穴，通阳维脉）

【定位】在前臂后区，腕背侧远端横纹上 2 寸，尺骨与桡骨之间。

【主治】①耳鸣、耳聋、聤耳、耳痛、目赤肿痛、目生翳膜、目眩、咽喉肿痛、口噤、口㖞、齿痛、面痛等头面五官病证；②头痛，颈项及肩部疼痛，胁痛，上肢痹痛；③热病，疟疾，伤风感冒；④瘰疬。

【操作】直刺 0.5 ～ 1 寸。

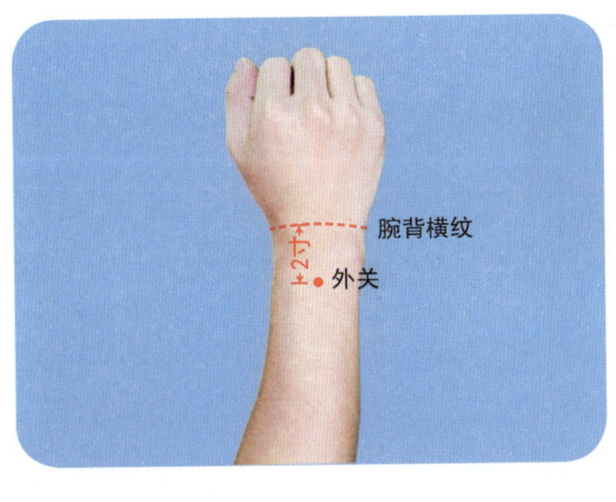

外关

3. 支沟（经穴）

【定位】在前臂后区，腕背侧远端横纹上 3 寸，尺骨与桡骨之间。

【主治】①便秘；②热病；③耳鸣、耳聋、咽喉肿痛、暴喑、头痛等头面五官病证；④肘臂痛，胁肋痛，落枕；⑤瘰疬。

【操作】直刺 0.8 ～ 1.2 寸。

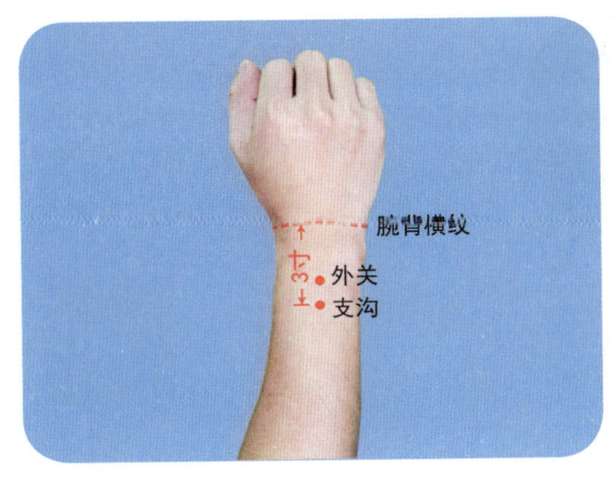

支沟

4. 翳风（手足少阳经脉的交会穴）

【定位】在颈部，耳垂后方，乳突下端前方凹陷中。

【主治】①耳鸣、耳聋、聤耳等耳病；②眼睑瞤动、颊肿、口㖞、牙关紧闭、齿痛等面口病；③瘰疬。

【操作】直刺 0.5 ～ 1 寸。

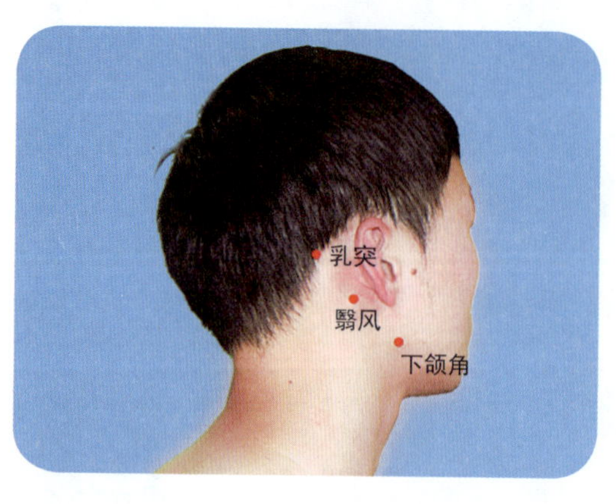

翳风

（十一）足少阳胆经腧穴

1. 风池（足少阳经与阳维脉的交会穴）

【定位】在颈后区，枕骨之下，胸锁乳突肌上端与斜方肌上端之间的凹陷中。

【主治】①中风、头痛、眩晕、不寐、癫痫等内风所致病证；②恶寒发热、口眼㖞斜等外风所致病证；③目赤肿痛、视物不明、鼻塞、鼻衄、鼻渊、耳鸣、咽喉肿痛等五官病证；④颈项强痛。

【操作】向鼻尖方向斜刺 0.8 ～ 1.2 寸。

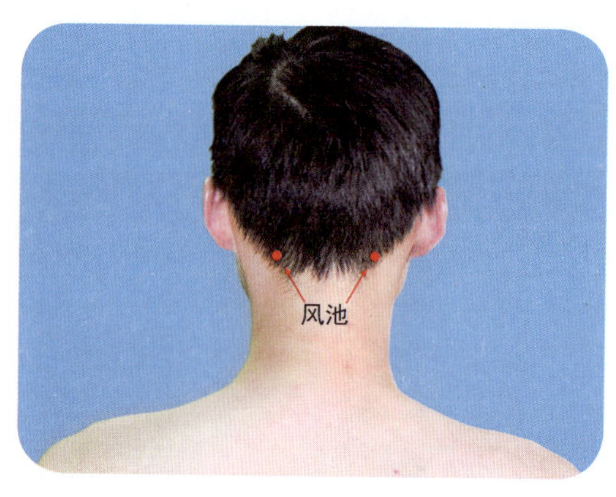

风池

2. 肩井（手、足少阳经与阳维脉的交会穴）

【定位】在肩胛区，大椎与肩峰连线的中点。

【主治】①头痛、眩晕、颈项强痛等头项部病证；②肩背疼痛，上肢不遂；③瘰疬；④乳痈、乳少、难产、胞衣不下等妇科病证。

【操作】直刺 0.3 ～ 0.5 寸，切忌深刺、捣刺。孕妇禁用。

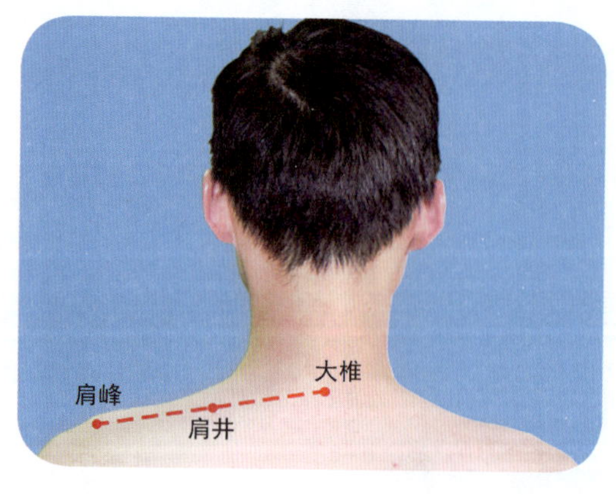

肩井

3. 环跳（足少阳经与足太阴经的交会穴）

【定位】在臀区，股骨大转子最凸点与骶管裂孔连线的外 1/3 与内 2/3 交点处。

【主治】①下肢痿痹，半身不遂，腰腿痛；②风疹。

【操作】直刺 2 ～ 3 寸。

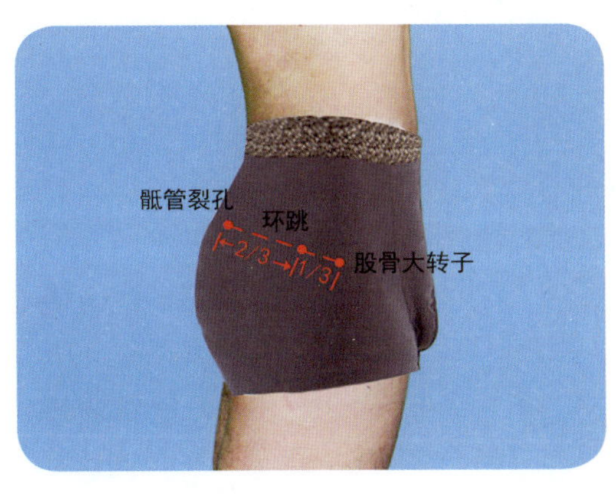

环跳

4. 阳陵泉（合穴；胆下合穴；八会穴之筋会）

【定位】在小腿外侧，腓骨小头前下方凹陷中。

【主治】①黄疸、口苦、呕吐、胁痛等胆腑病证；②下肢痿痹、膝髌肿痛、肩痛等筋病；③小儿惊风。

【操作】直刺 1 ～ 1.5 寸。

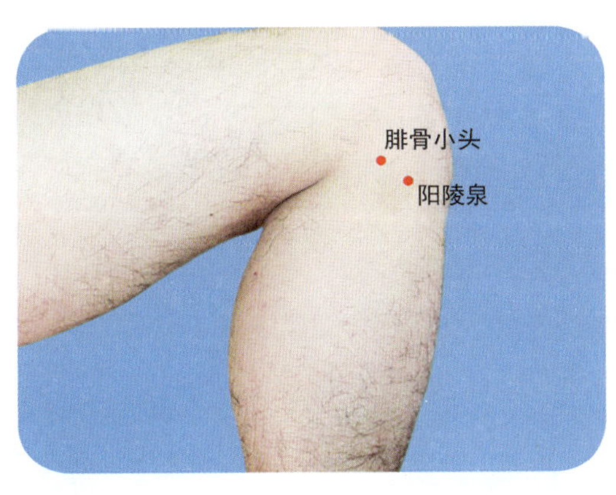

阳陵泉

5. 悬钟（八会穴之髓会）

【定位】在小腿外侧，外踝尖上 3 寸，腓骨前缘。

【主治】①中风、颈椎病、腰椎病等骨、髓病；②颈项强痛，偏头痛，咽喉肿痛；③胸胁胀痛；④下肢痿痹，脚气。

【操作】直刺 0.5 ～ 0.8 寸。

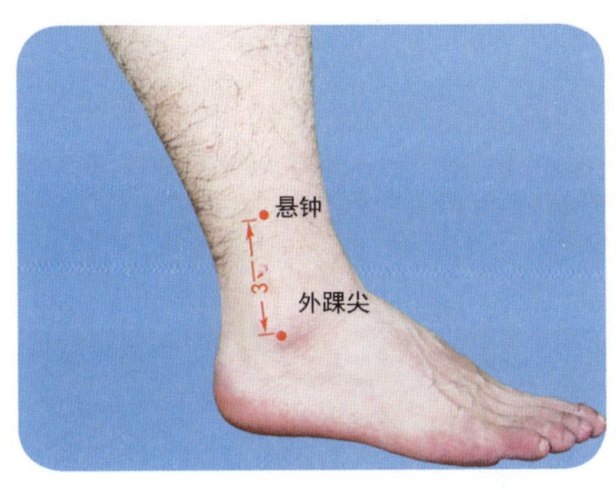

悬钟

6. 丘墟（原穴）

【定位】在踝区，外踝尖的前下方，趾长伸肌腱的外侧凹陷中。

【主治】①偏头痛，胸胁胀痛；②下肢痿痹，外踝肿痛，足下垂，脚气；③疟疾。

【操作】直刺 0.5 ～ 0.8 寸。

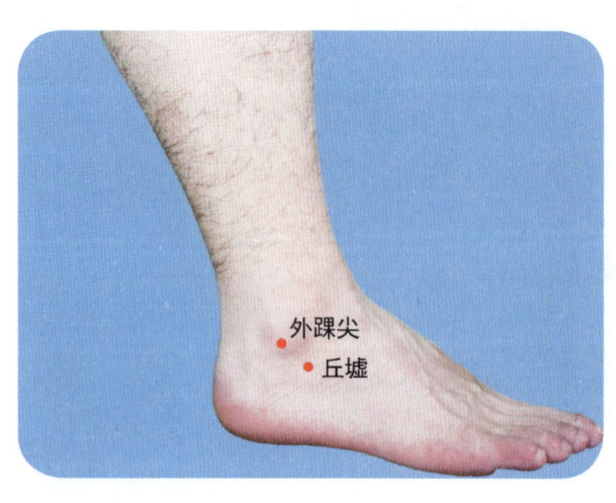

丘墟

（十二）足厥阴肝经腧穴

1. 太冲（输穴；原穴）

【定位】在足背，第 1、第 2 跖骨间，跖骨底结合部前方凹陷中，或触及动脉搏动。

【主治】①中风、癫狂痫、头痛、眩晕、口眼㖞斜、小儿惊风等内风所致病证；②目赤肿痛、青盲、咽喉干痛、耳鸣、耳聋等头面五官热性病证；③月经不调、崩漏、痛经、难产等妇科病证；④黄疸、胁痛、腹胀、呕逆等肝胃病证；⑤下肢痿痹，足跗肿痛。

【操作】直刺 0.5 ～ 1 寸。

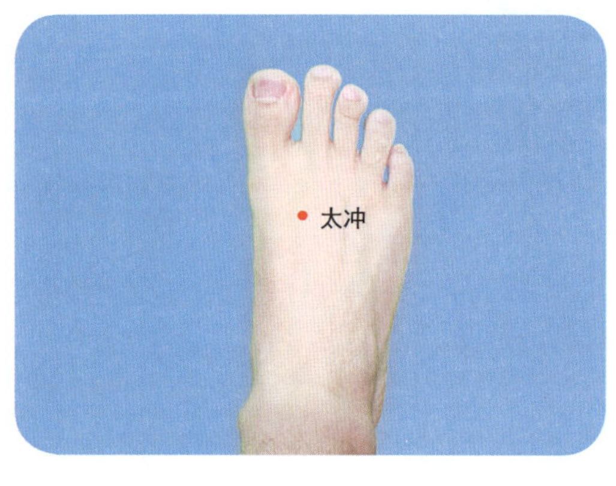

太冲

2. 蠡沟（络穴）

【定位】在小腿内侧，内踝尖上 5 寸，胫骨内侧面的中央。

【主治】①睾丸肿痛、阳强等男科病证；②月经不调、带下等妇科病证；③外阴瘙痒、小便不利、遗尿等前阴病证；④足胫疼痛。

【操作】平刺 0.5 ～ 0.8 寸。

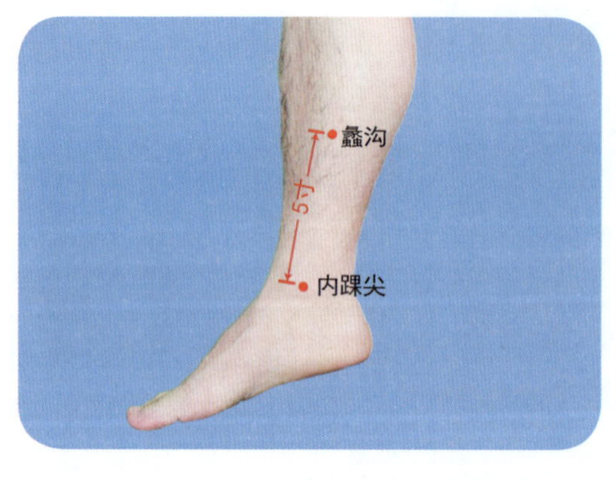

蠡沟

3. 期门（肝募穴；足厥阴经与足太阴经的交会穴）

【定位】在胸部，乳头直下，第 6 肋间隙，前正中线旁开 4 寸。
【主治】①胸胁胀痛；②腹胀、呃逆、吐酸等肝胃病证；③郁病，奔豚气；④乳痈。
【操作】斜刺 0.5 ～ 0.8 寸。

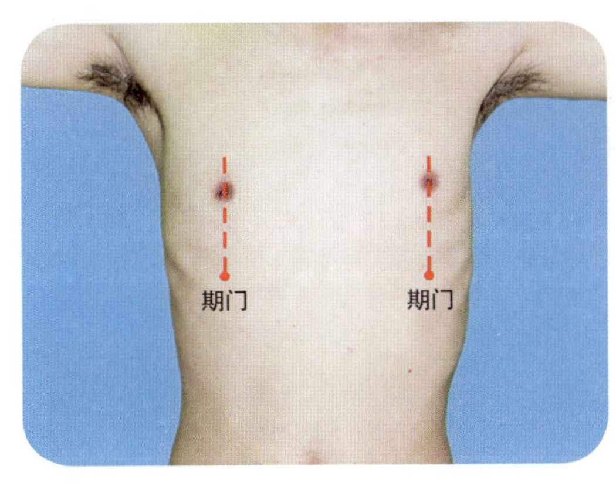

期门

（十三）督脉腧穴

1. 腰阳关

【定位】在脊柱区，第 4 腰椎棘突下凹陷中，后正中线上。
【主治】①月经不调、带下等妇科病证；②遗精、阳痿男科病证；③腰骶疼痛，下肢痿痹。
【操作】向上斜刺 0.5 ～ 1 寸。

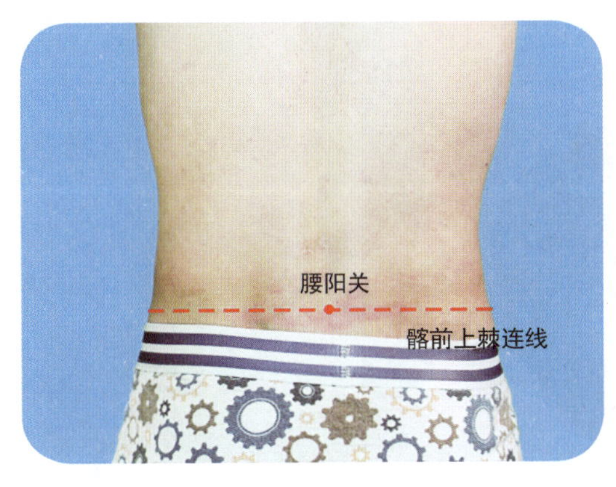

腰阳关

2. 命门

【定位】在脊柱区，第 2 腰椎棘突下凹陷中，后正中线上。

【主治】①月经不调、痛经、经闭、带下、不孕等妇科病证；②遗精、阳痿、不育等男科病证；③五更泄泻、小便频数、癃闭等肾虚病证；④腰脊强痛，下肢痿痹。

【操作】向上斜刺 0.5 ～ 1 寸。

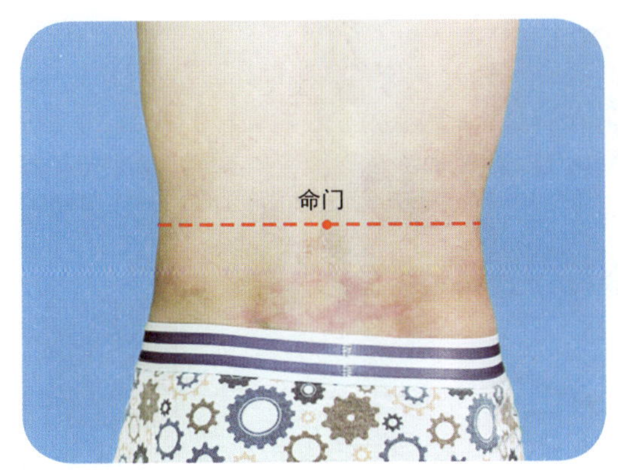

命门

3. 大椎（督脉与足三阳经的交会穴）

【定位】在脊柱区，第 7 颈椎棘突下凹陷中，后正中线上。

【主治】①恶寒发热、疟疾等外感病证；②热病，骨蒸潮热；③咳嗽、气喘等肺气失于宣降证；④癫狂痫、小儿惊风等神志病证；⑤风疹、痤疮等皮肤疾病；⑥项强、脊痛等脊柱病证。

【操作】直刺 0.5 ～ 1 寸。

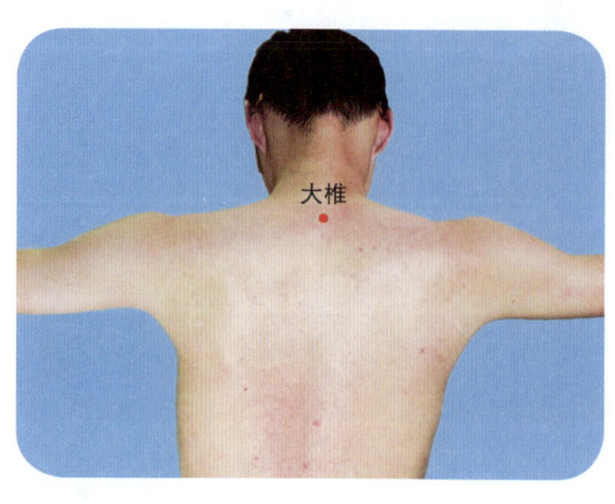

大椎

4. 百会（督脉与足太阳经的交会穴）

【定位】在头部，前发际正中直上 5 寸。

【主治】①晕厥、中风、失语、痴呆、癫狂、不寐、健忘等神志病；②头风、巅顶痛、眩晕耳鸣等头面病证；③脱肛、阴挺、胃下垂等气虚下陷证。

【操作】平刺 0.5 ～ 0.8 寸，升阳固脱多用灸法。

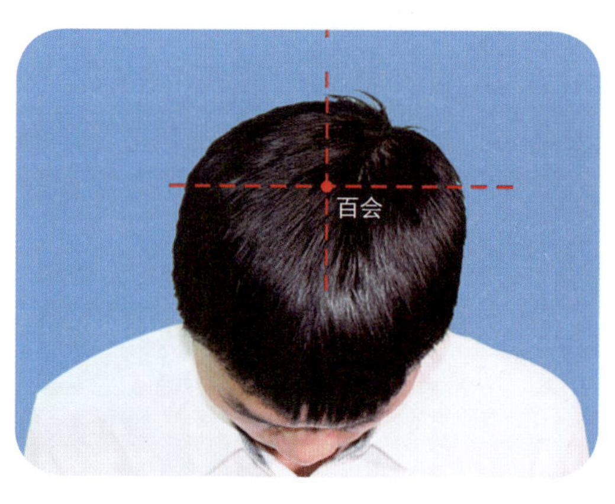

百会

5. 神庭（督脉与足太阳经、足阳明经的交会穴）

【定位】在头部，前发际正中直上 0.5 寸。

【主治】①癫狂痫、不寐、惊悸等神志病；②头痛、眩晕、目赤、目翳、鼻渊、鼻衄等头面五官病证。

【操作】平刺 0.5 ～ 0.8 寸。

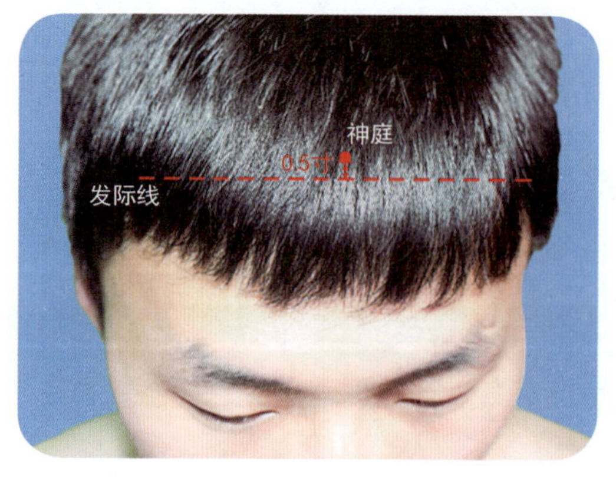

神庭

6. 水沟（督脉与手、足阳明经的交会穴）

【定位】在面部，人中沟的上 1/3 与中 1/3 交点处。

【主治】①昏迷、晕厥、中风、中暑、脱证等急症，为急救要穴之一；②癫狂痫、癔症、急慢惊风等神志病；③闪挫腰痛，脊背强痛；④口喎、面肿、鼻塞、牙关紧闭等头面五官病证。

【操作】向上斜刺 0.3 ～ 0.5 寸，强刺激；或指甲按掐。

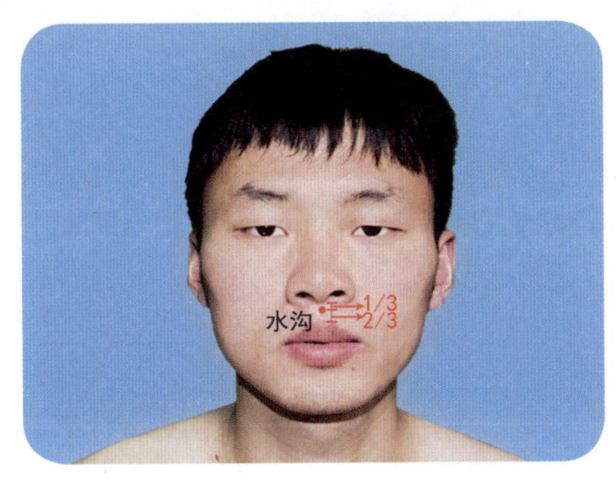

水沟

（十四）任脉腧穴

1. 印堂

【定位】在头部，两眉毛内侧端中间的凹陷中。

【主治】①不寐、健忘、痴呆、痫病、小儿惊风等神志病证；②头痛、眩晕、鼻渊、鼻鼽、鼻衄等头面五官病证；③小儿惊风，产后血晕，子痫。

【操作】平刺 0.3 ～ 0.5 寸，或三棱针点刺出血。

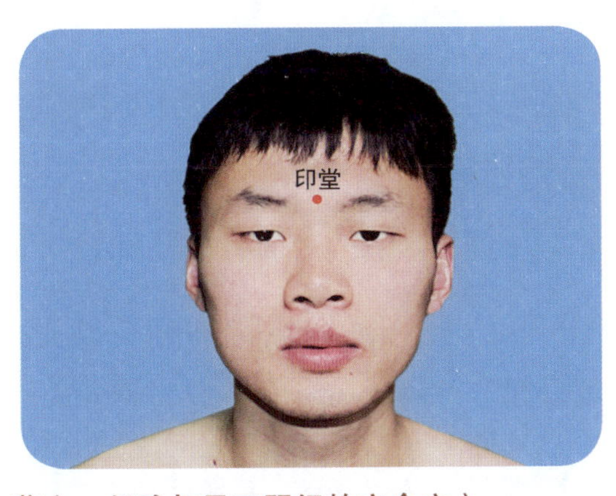

印堂

2. 中极（膀胱之募穴；任脉与足三阴经的交会穴）

【定位】在下腹部，脐中下 4 寸，前正中线上。

【主治】①遗尿、癃闭、尿频、尿急等泌尿系病证；②遗精、阳痿、不育等男科病证；③崩漏、月经不调、痛经、经闭、不孕、带下病等妇科病证。

【操作】直刺 1 ～ 1.5 寸，应在排尿后针刺，以免伤及深部膀胱。孕妇慎用。

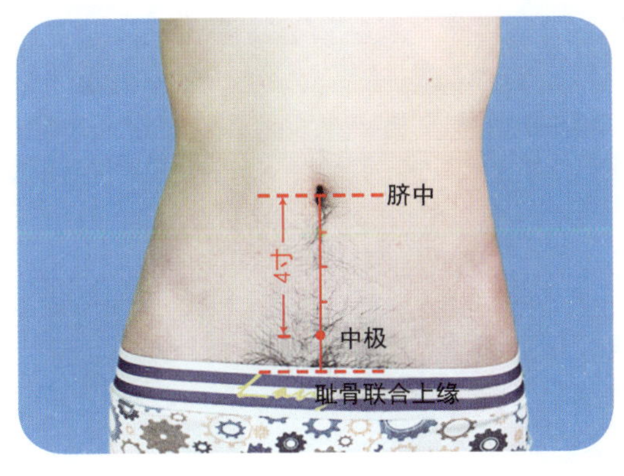

中极

3. 关元（小肠之募穴；任脉与足三阴经的交会穴）

【定位】在下腹部，脐中下 3 寸，前正中线上。

【主治】①中风脱证、虚劳羸瘦、脱肛、阴挺等元气虚损所致病证；②遗精、阳痿、早泄、不育等男科病证；③崩漏、月经不调、痛经、闭经、不孕、带下病等妇科病证；④遗尿、癃闭、尿频、尿急等泌尿系病证；⑤腹痛、泄泻、脱肛、便血等肠腑病证；⑥保健要穴。

【操作】直刺 1 ～ 1.5 寸，应在排尿后针刺，以免伤及深部膀胱。孕妇慎用。

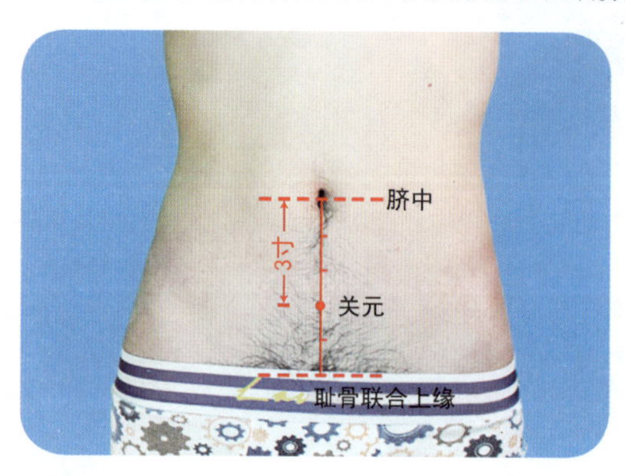

关元

4. 气海

【定位】在下腹部，脐中下 1.5 寸，前正中线上。

【主治】①中风脱证、虚劳羸瘦、脱肛、阴挺等气虚证；②遗精、阳痿、疝气、不育等男科病证；③崩漏、月经不调、痛经、经闭、不孕、带下等妇科病证；④遗尿、癃闭等泌尿系病证；⑤水谷不化、绕脐疼痛、便秘、泄泻等肠腑病证；⑥保健要穴。

【操作】直刺 1 ～ 1.5 寸。孕妇慎用。

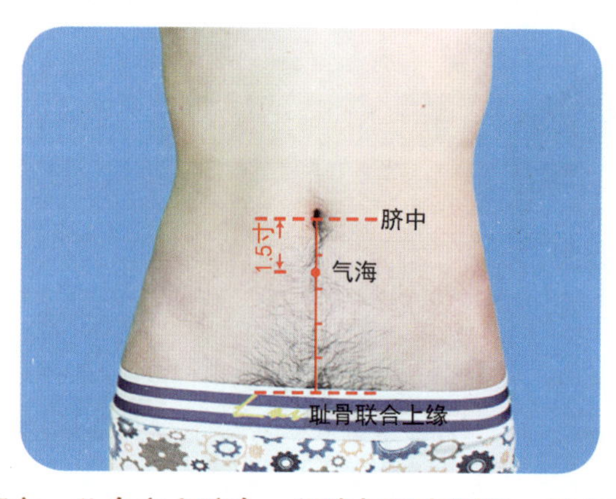

气海

5. 中脘（胃之募穴；八会穴之腑会；任脉与手少阳经、手太阳经、足阳明经的交会穴）

【定位】在上腹部，脐中上 4 寸，前正中线上。

【主治】①胃痛、呕吐、完谷不化、食欲不振、腹胀、泄泻、小儿疳积等脾胃病证；②癫痫、不寐等神志病；③黄疸。

【操作】直刺 1 ～ 1.5 寸。

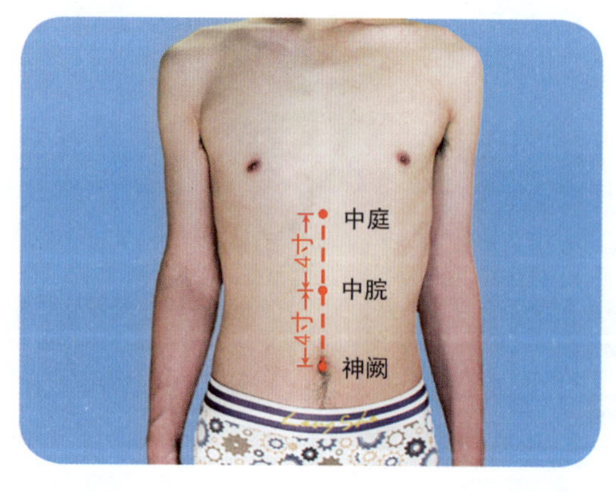

中脘

6. 膻中（心包之募穴；八会穴之气会）

【定位】在胸部，横平第 4 肋间隙，前正中线上。

【主治】①咳嗽、气喘、胸闷等胸中气机不畅病证；②心痛、心悸等心疾；③产后乳少、乳痈、乳癖等乳病；④呕吐、呃逆等胃气上逆证。

【操作】直刺 0.3 ～ 0.5 寸，或平刺。

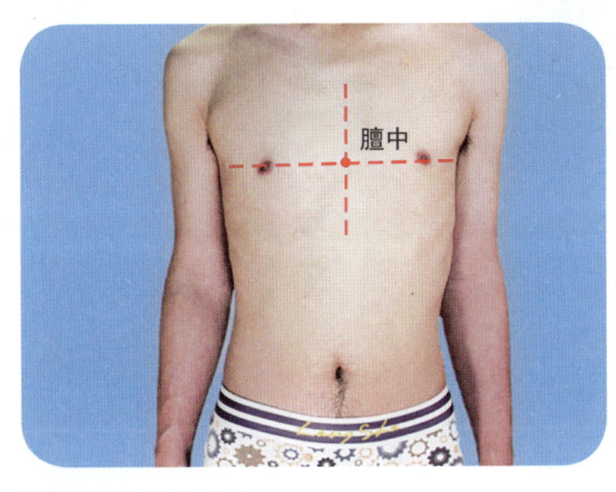

膻中

7. 天突（任脉与阴维脉的交会穴）

【定位】在颈前区，胸骨上窝中央，前正中线上。

【主治】①咳嗽、气喘、咽喉肿痛、胸痛等肺系病证；②暴喑、梅核气、瘿气等咽部病证。

【操作】先直刺 0.2 寸，然后将针尖转向下方，紧靠胸骨后方、气管前缘缓慢刺入 1 ～ 1.5 寸。必须严格掌握针刺的角度和深度，以防刺伤肺和有关动、静脉。

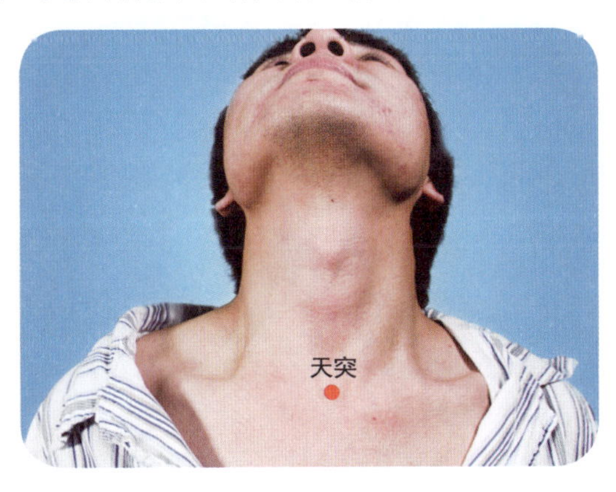

天突

（十五）常用经外奇穴

1. 四神聪

【定位】在头部，百会前后左右各旁开 1 寸，共 4 穴。

【主治】①头痛、眩晕、健忘等头脑病证；②不寐、癫痫等神志病证。

【操作】平刺 0.5 ～ 0.8 寸。

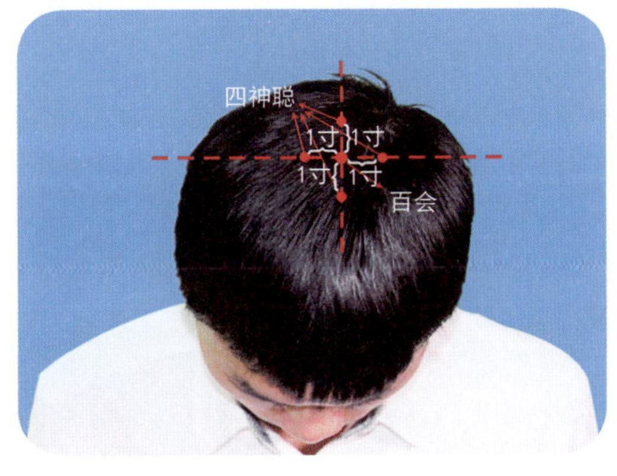

四神聪

2. 太阳

【定位】在头部，眉梢与目外眦之间，向后约一横指的凹陷中。

【主治】①头痛；②目赤肿痛，眼睑瞤动，色盲；③面瘫。

【操作】直刺 0.3 ～ 0.5 寸，或点刺出血。

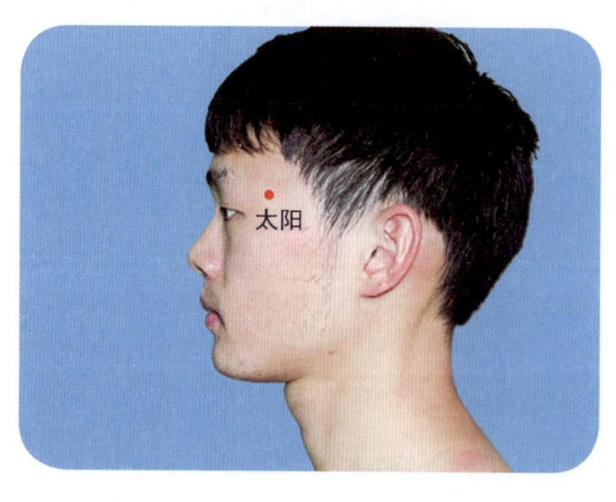

太阳

3. 定喘

【定位】在脊柱区，横平第 7 颈椎棘突下（大椎），后正中线旁开 0.5 寸。

【主治】①哮喘，咳嗽；②肩背痛，落枕。

【操作】直刺 0.5 ～ 1 寸。

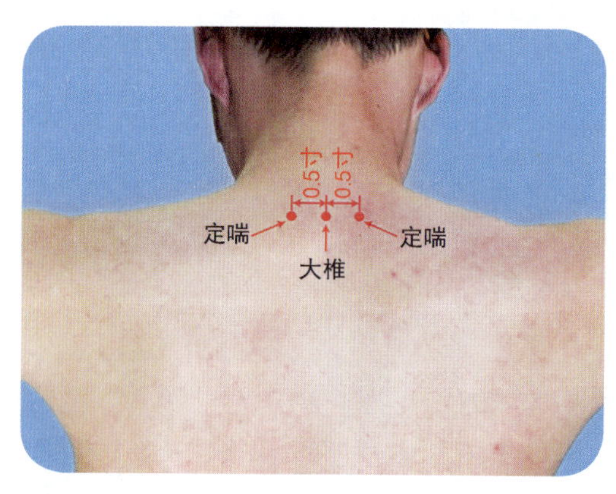

定喘

4. 夹脊

【定位】在脊柱区，第 1 胸椎至第 5 腰椎，各椎棘突下旁开 0.5 寸，一侧 17 穴。

【主治】上背部的夹脊穴治疗心肺及上肢病证，下背部的夹脊穴治疗胃肠病证，腰部的夹脊穴治疗腰腹及下肢病证。

【操作】直刺 0.5 ～ 1 寸，或梅花针叩刺。

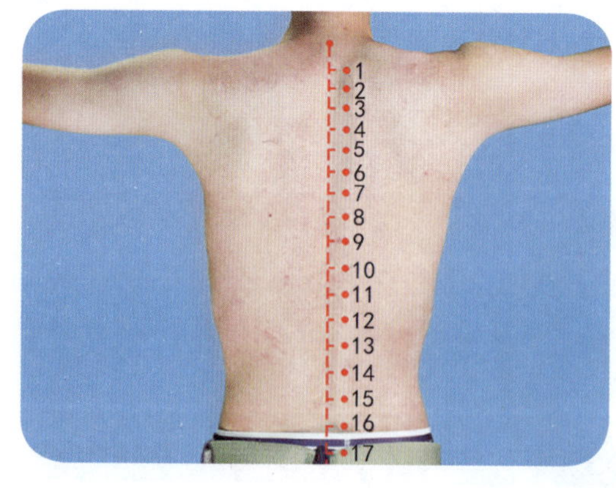

夹脊

5. 腰痛点

【定位】在手背，第 2、第 3 掌骨间及第 4、第 5 掌骨间，腕背侧远端横纹与掌指关节的中点处，一手 2 穴。

【主治】急性腰扭伤。

【操作】直刺 0.3 ～ 0.5 寸。

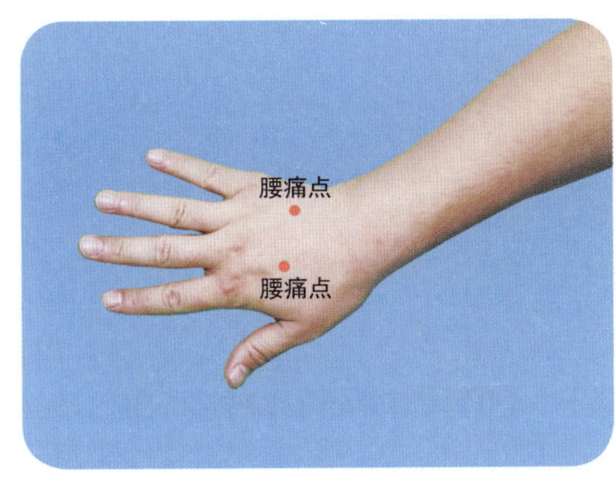

腰痛点

6. 十宣

【定位】在手指，十指尖端，距指甲游离缘 0.1 寸（指寸），左右共 10 穴。
【主治】①中风、昏迷、晕厥等神志病；②中暑、高热等急症；③咽喉肿痛；④手指麻木。
【操作】直刺 0.1 ～ 0.2 寸，或点刺出血。

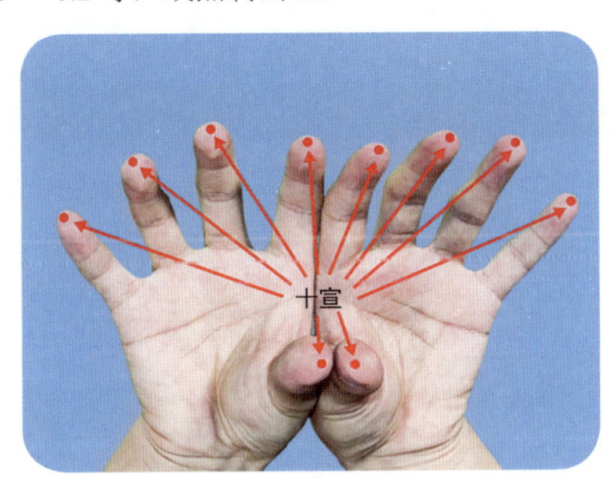

十宣

【试题演练】

试题一　叙述并指出百会、足三里、尺泽的定位。（10 分）

参考答案：
百会：在头部，前发际正中直上 5 寸。（3 分）
足三里：在小腿外侧，犊鼻下 3 寸，犊鼻与解溪连线上。（3 分）
尺泽：在肘区，肘横纹上，肱二头肌腱桡侧凹陷处。（4 分）

试题二　叙述并指出迎香、中脘、内关的定位。（10 分）

参考答案：
迎香：在面部，鼻翼外缘中点旁，鼻唇沟中。（3 分）
中脘：在上腹部，脐中上 4 寸，前正中线上。（3 分）
内关：在前臂前区，腕掌侧远端横纹上 2 寸，掌长肌腱与桡侧腕屈肌腱之间。（4 分）

试题三　叙述并指出上巨虚、大横、养老的定位。（10 分）

参考答案：
上巨虚：在小腿外侧，犊鼻下 6 寸，犊鼻与解溪连线上。（3 分）
大横：在腹部，脐中旁开 4 寸。（3 分）
养老：在前臂后区，腕背横纹上 1 寸，尺骨小头近端桡侧凹陷中。（4 分）

试题四　叙述并指出复溜、郄门、中渚的定位。（10 分）

参考答案：
复溜：在小腿内侧，太溪上 2 寸，跟腱的前缘。（3 分）

郄门：在前臂前区，腕掌侧远端横纹上 5 寸，掌长肌腱与桡侧腕屈肌腱之间。（4 分）

中渚：在手背，第 4、第 5 掌骨间，第 4 掌指关节近端凹陷中。（3 分）

试题五　叙述并指出丘墟、蠡沟、腰痛点的定位。（10 分）

参考答案：

丘墟：在踝区，外踝的前下方，趾长伸肌腱的外侧凹陷中。（3 分）

蠡沟：在小腿内侧，内踝尖上 5 寸，胫骨内侧面的中央。（3 分）

腰痛点：在手背，第 2、第 3 掌骨间及第 4、第 5 掌骨间，腕背侧远端横纹与掌指关节中点处，一手 2 穴。（4 分）

第三单元　针刺操作技术

一、单手进针法

<table>
<tr><td>考情分析</td><td>为避免发生针刺安全性问题，针刺部分主要为步骤演示，无法完成实际进针</td></tr>
<tr><td colspan="2">物品准备</td></tr>
<tr><td colspan="2">适宜毫针、消毒干棉球</td></tr>
<tr><td>操作方式</td><td>注意事项</td></tr>
<tr><td>（一）操作前准备
1. 选择适宜毫针，常规消毒用具
2. 选择适宜体位，充分暴露施术部位
（二）操作过程
1. 消毒　腧穴皮肤、医生双手常规消毒
2. 持针　拇指、食指指腹持针，中指指腹抵住针身下段，中指指端比针尖略长出或齐平
3. 指抵皮肤　对准穴位，中指指端紧抵腧穴皮肤
4. 刺入　拇指、食指向下用力按压刺入，中指随之屈曲，快速将针刺入。刺入时保持针身直而不弯
5. 出针　消毒干棉球按压针孔，以防出血
（三）操作后
1. 协助患者穿好衣物，嘱咐其回去好好休息
2. 收拾物品，整理现场
3. 报告考官操作完毕</td><td>1. 消毒时不要忘记医生双手的消毒
2. 刺入时保持针身直而不弯</td></tr>
<tr><td colspan="2">考官提问</td></tr>
<tr><td colspan="2">1. 该操作适用于什么型号的针具
2. 该针刺部位腧穴应该怎样消毒</td></tr>
</table>

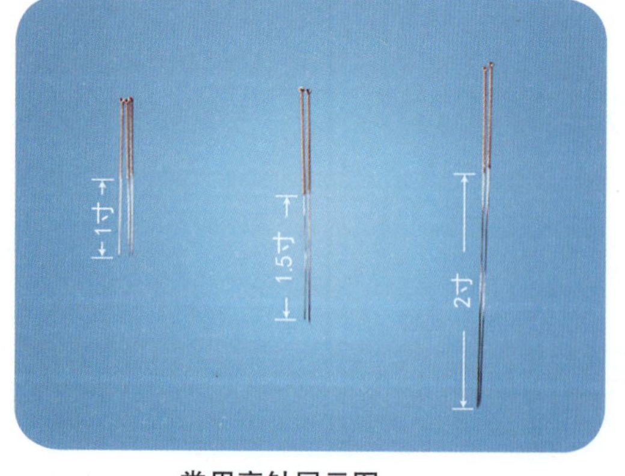

常用毫针展示图

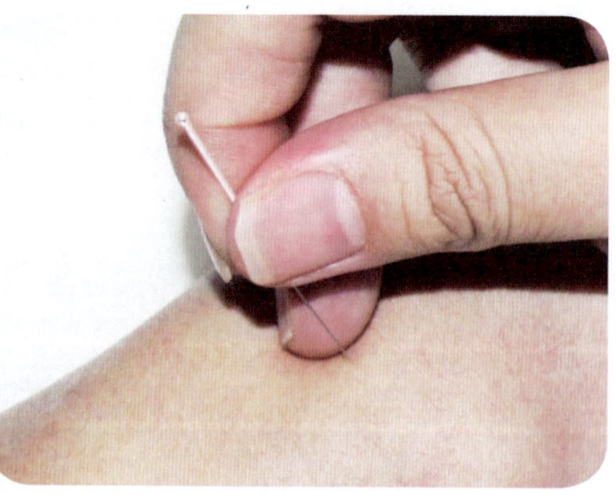
单手进针法

单手进针法

二、指切进针法

<table>
<tr><td>考情分析</td><td colspan="2">为避免发生针刺安全性问题，针刺部分主要为步骤演示，无法完成实际进针</td></tr>
<tr><td colspan="3">物品准备</td></tr>
<tr><td colspan="3">适宜毫针、消毒干棉球</td></tr>
<tr><td colspan="2">操作方式</td><td>注意事项</td></tr>
<tr><td colspan="2">适宜于短针的进针
（一）操作前准备
1. 选择适宜毫针，常规消毒用具
2. 选择适宜体位，充分暴露施术部位
（二）操作过程
1. 消毒　腧穴皮肤、医生双手常规消毒
2. 押手固定穴区皮肤　押手拇指或食指指甲切掐固定腧穴处皮肤
3. 持针　刺手拇指、食指、中指三指指腹持针
4. 刺入　针身紧贴押手指甲缘快速刺入
5. 出针　消毒干棉球按压针孔，以防出血
（三）操作后
1. 协助患者穿好衣物，嘱咐其回去好好休息
2. 收拾物品，整理现场
3. 报告考官操作完毕</td><td>1. 消毒时不要忘记医生双手的消毒
2. 刺手拇指、食指、中指三指指腹持针</td></tr>
<tr><td colspan="3">考官提问</td></tr>
<tr><td colspan="3">1. 该操作适用于什么型号的针具
2. 该针刺部位腧穴应该怎样消毒</td></tr>
</table>

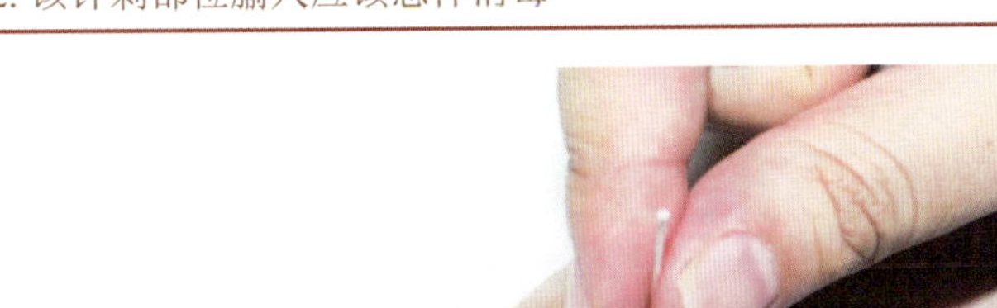

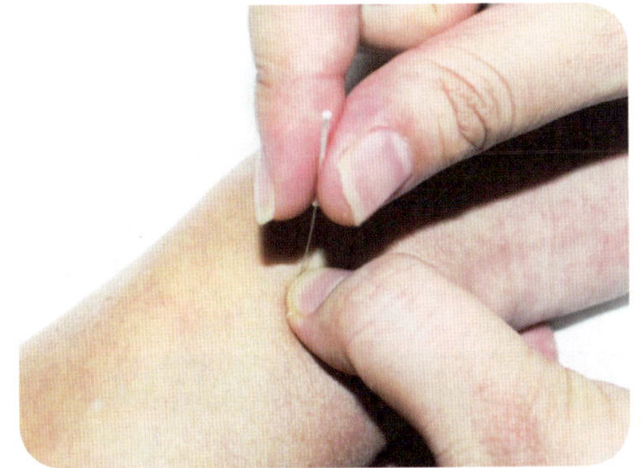

指切进针法

指切进针法

直刺手法

三、夹持进针法

<table>
<tr><td>考情分析</td><td colspan="2">为避免发生针刺安全性问题，针刺部分主要为步骤演示，无法完成实际进针</td></tr>
<tr><td colspan="3">物品准备</td></tr>
<tr><td colspan="3">适宜毫针、消毒干棉球</td></tr>
<tr><td colspan="2">操作方式</td><td>注意事项</td></tr>
<tr><td colspan="2">适用于长针的进针
（一）操作前准备
1. 选择适宜毫针，常规消毒用具
2. 选择适宜体位，充分暴露施术部位
（二）操作过程
1. 消毒　腧穴皮肤、医生双手常规消毒
2. 持针　押手拇指、食指持消毒干棉球裹住针身下段，以针尖端露出 0.3 ～ 0.5cm 为宜；刺手拇指、食指、中指三指指腹夹持针柄，使针身垂直</td><td></td></tr>
</table>

续表

<table>
<tr><th>操作方式</th><th>注意事项</th></tr>
<tr><td>3. 刺入　将针尖固定在腧穴皮肤表面，刺手捻转针柄，押手下压，双手配合，同时用力，迅速将针刺入腧穴皮下
4. 出针　消毒干棉球按压针孔，以防出血
（三）操作后
1. 协助患者穿好衣物，嘱咐其回去好好休息
2. 收拾物品，整理现场
3. 报告考官操作完毕</td><td>1. 消毒时不要忘记医生双手的消毒
2. 夹持进针法适用于长针的进针
3. 持针刺手拇指、食指、中指三指指腹夹持针柄，使针身垂直</td></tr>
<tr><th colspan="2">考官提问</th></tr>
<tr><td colspan="2">1. 该操作适用于什么型号的针具
2. 该针刺部位腧穴应该怎样消毒</td></tr>
</table>

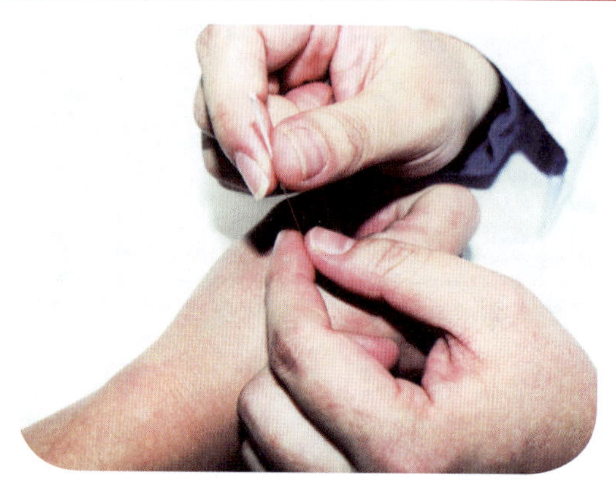

夹持进针法

夹持进针法

四、提捏进针法

<table>
<tr><th>考情分析</th><td colspan="2">为避免发生针刺安全性问题，针刺部分主要为步骤演示，无法完成实际进针</td></tr>
<tr><th colspan="3">物品准备</th></tr>
<tr><td colspan="3">适宜毫针、消毒干棉球</td></tr>
<tr><th colspan="2">操作方式</th><th>注意事项</th></tr>
<tr><td colspan="2">适用于皮肉浅薄部位的腧穴进针
（一）操作前准备
1. 选择适宜毫针，常规消毒用具
2. 选择适宜体位，充分暴露施术部位
（二）操作过程
1. 消毒　腧穴皮肤、医生双手常规消毒
2. 押手提捏穴旁皮肉　押手拇指、食指轻轻提捏腧穴近旁的皮肉，提捏的力度大小要适当
3. 持针　刺手拇指、食指、中指三指指腹持针
4. 刺入　刺手持针快速刺入腧穴
5. 出针　消毒干棉球按压针孔，以防出血
（三）操作后
1. 协助患者穿好衣物，嘱咐其回去好好休息
2. 收拾物品，整理现场
3. 报告考官操作完毕</td><td>1. 消毒时不要忘记医生双手的消毒
2. 适用于皮肉浅薄部位的腧穴进针</td></tr>
<tr><th colspan="3">考官提问</th></tr>
<tr><td colspan="3">1. 该操作适用于什么穴位针刺，请举例说明
2. 该操作需要留针多长时间</td></tr>
</table>

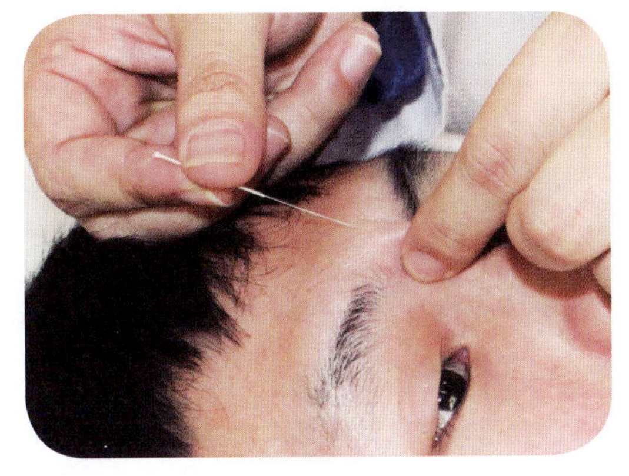

提捏进针法

提捏进针法

斜刺手法

平刺手法

五、舒张进针法

考情分析	为避免发生针刺安全性问题，针刺部分主要为步骤演示，无法完成实际进针
物品准备	
适宜毫针、消毒干棉球	
操作方式	**注意事项**
适用于皮肤松弛部位的腧穴进针 （一）操作前准备 1. 选择适宜毫针，常规消毒用具 2. 选择适宜体位，充分暴露施术部位 （二）操作过程 1. 消毒　腧穴皮肤、医生双手常规消毒 2. 绷紧皮肤　以押手拇指、食指或食指、中指把腧穴处皮肤向两侧轻轻撑开，使之绷紧，两指间距离适当 3. 持针　刺手拇指、食指、中指三指指腹持针 4. 刺入　于押手两指间的腧穴处刺入 5. 出针　消毒干棉球按压针孔，以防出血 （三）操作后 1. 协助患者穿好衣物，嘱咐其回去好好休息 2. 收拾物品，整理现场 3. 报告考官操作完毕	1. 消毒时不要忘记医生双手的消毒 2. 适用于皮肤松弛部位的腧穴进针 3. 押手绷紧皮肤，两指间距离适当
考官提问	
1. 该操作适用于什么部位的腧穴进针 2. 该操作需要留针多长时间	

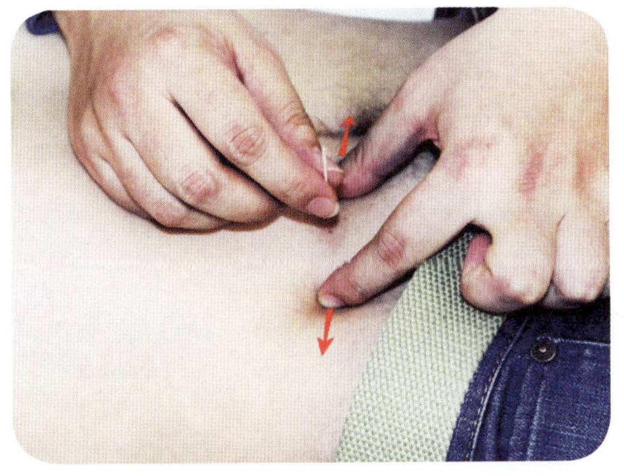

舒张进针法

舒张进针法

六、提插法

<table>
<tr><td>考情分析</td><td colspan="2">为避免发生针刺安全性问题，针刺部分主要为步骤演示，无法完成实际进针</td></tr>
<tr><td colspan="3">物品准备</td></tr>
<tr><td colspan="3">适宜毫针、消毒干棉球</td></tr>
<tr><td colspan="2">操作方式</td><td>注意事项</td></tr>
<tr><td colspan="2">多用于肌肉较丰厚部位的腧穴
（一）操作前准备
1. 选择适宜毫针，常规消毒用具
2. 选择适宜体位，充分暴露施术部位
（二）操作过程
1. 消毒　腧穴皮肤、医生双手常规消毒
2. 刺入毫针　将毫针刺入腧穴的一定深度
3. 实施提插操作　反复多次
4. 出针　消毒干棉球按压针孔，以防出血
（三）操作后
1. 协助患者穿好衣物，嘱咐其回去好好休息
2. 收拾物品，整理现场
3. 报告考官操作完毕</td><td>1. 提插的幅度、层次的变化、频率和操作的时间，应根据患者情况灵活掌握
2. 上提时不要提出皮肤，下插时不要刺伤脏器和筋骨
3. 提插过程中要保持针身垂直</td></tr>
<tr><td colspan="3">考官提问</td></tr>
<tr><td colspan="3">1. 该操作适用于什么部位的腧穴
2. 什么是提插补法，请说明
3. 什么是提插泻法，请说明</td></tr>
</table>

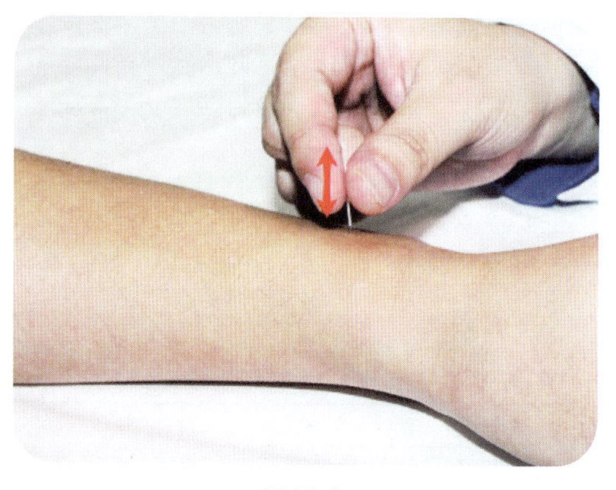
提插法

提插法

提插补泻法

七、捻转法

<table>
<tr><td>考情分析</td><td colspan="2">为避免发生针刺安全性问题，针刺部分主要为步骤演示，无法完成实际进针</td></tr>
<tr><td colspan="3">物品准备</td></tr>
<tr><td colspan="3">适宜毫针、消毒干棉球</td></tr>
<tr><td colspan="2">操作方式</td><td>注意事项</td></tr>
<tr><td colspan="2">（一）操作前准备
1. 选择适宜毫针，常规消毒用
2. 选择适宜体位，充分暴露施术部位
（二）操作过程
1. 消毒　腧穴皮肤、医生双手常规消毒
2. 刺入毫针　将毫针刺入腧穴的一定深度</td><td>1. 捻转的角度、频率、时间等，应根据患者情况而定
2. 适用于人体绝大多数部位的腧穴
3. 操作应轻快自然，有连续交替性
4. 捻转角度不可过大，或呈单向捻转</td></tr>
</table>

续表

操作方式	注意事项
3. 实施捻转操作　针身向前向后持续均匀来回捻转 4. 出针　消毒干棉球按压针孔，以防出血 （三）操作后 1. 协助患者穿好衣物，嘱咐其回去好好休息 2. 收拾物品，整理现场 3. 报告考官操作完毕	
考官提问	
1. 该操作适用于什么部位的腧穴 2. 什么是捻转补法，请说明 3. 什么是捻转泻法，请说明	

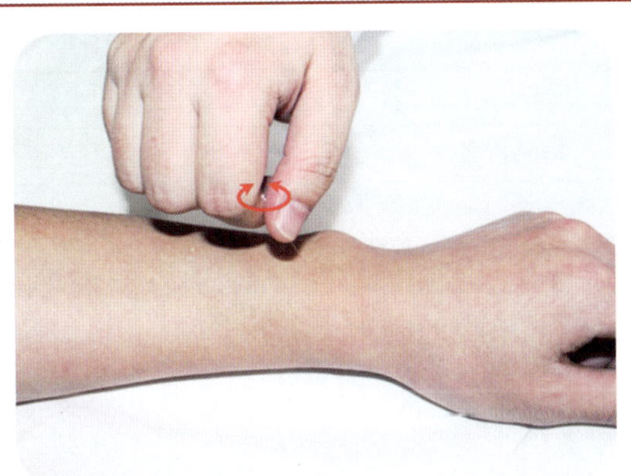

捻转法

捻转法

捻转补泻法

八、循法

考情分析	为避免发生针刺安全性问题，针刺部分主要为步骤演示，无法完成实际进针
物品准备	
适宜毫针、消毒干棉球	
操作方式	**注意事项**
（一）操作前准备 1. 选择适宜毫针，常规消毒用具 2. 选择适宜体位，充分暴露施术部位 （二）操作过程 1. 确定腧穴所在经脉及循行路线 2. 用拇指指腹，或第 2、第 3、第 4 指并拢后用第 3 指的指腹循按或拍叩 3. 反复操作至穴周肌肉得以放松或出现针感或循经感传为止 4. 出针，消毒干棉球按压针孔，以防出血 （三）操作后 1. 协助患者穿好衣物，嘱咐其回去好好休息 2. 收拾物品，整理现场 3. 报告考官操作完毕	1. 用指腹进行循按或拍叩 2. 用力轻柔适度 3. 循法具有催气、行气、解除滞针、减轻患者紧张的作用
考官提问	
1. 请说明合谷穴应怎么操作循法 2. 请说明内关穴应怎么操作循法	

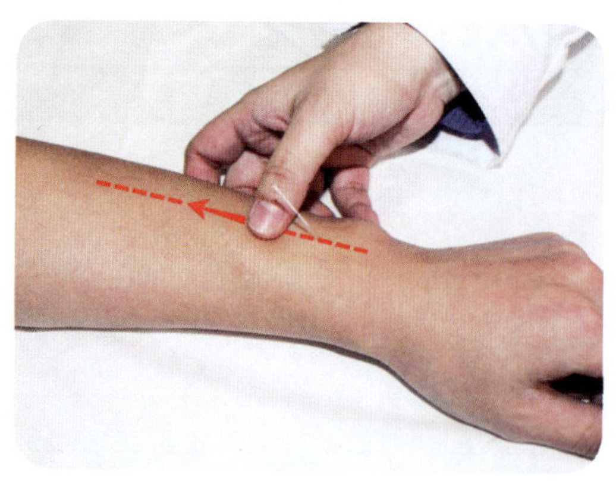
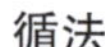

循法

循法

九、弹法

<table>
<tr><td>考情分析</td><td colspan="2">为避免发生针刺安全性问题，针刺部分主要为步骤演示，无法完成实际进针</td></tr>
<tr><td colspan="3">物品准备</td></tr>
<tr><td colspan="3">适宜毫针、消毒干棉球</td></tr>
<tr><td colspan="2">操作方式</td><td>注意事项</td></tr>
<tr><td colspan="2">（一）操作前准备
1. 选择适宜毫针，常规消毒用具
2. 选择适宜体位，充分暴露施术部位
（二）操作过程
1. 刺入一定深度
2. 拇指与食指相交，食指指甲缘轻抵拇指指腹
3. 弹叩针柄：用食指指甲面对准针柄或针尾，轻轻弹叩
4. 弹叩多次
5. 出针，消毒干棉球按压针孔，以防出血
（三）操作后
1. 协助患者穿好衣物，嘱咐其回去好好休息
2. 收拾物品，整理现场
3. 报告考官操作完毕</td><td>1. 针刺深度要合适
2. 手指灵活，用力均匀，力度适中，以针身微微颤动为度
3. 弹叩次数：一般 7 ～ 10 次即可</td></tr>
<tr><td colspan="3">考官提问</td></tr>
<tr><td colspan="3">请说明什么情况下适用于弹法</td></tr>
</table>

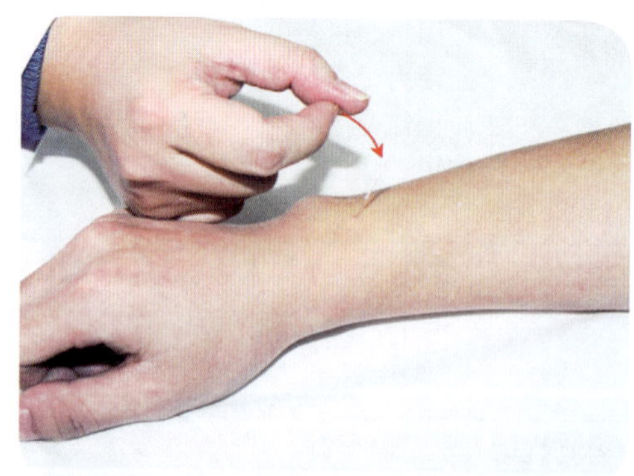

弹法

弹法

十、刮法

<table>
<tr><td>考情分析</td><td>为避免发生针刺安全性问题，针刺部分主要为步骤演示，无法完成实际进针</td></tr>
<tr><td colspan="2">物品准备</td></tr>
<tr><td colspan="2">适宜毫针、消毒干棉球</td></tr>
<tr><td>操作方式</td><td>注意事项</td></tr>
<tr><td>（一）操作前准备
1. 选择适宜毫针，常规消毒用具
2. 选择适宜体位，充分暴露施术部位
（二）操作过程
1. 刺入一定深度
2. 用拇指指腹或食指指腹轻抵针尾
3. 用食指指甲或拇指指甲或中指指甲频频刮动针柄，使针身产生轻度震颤
4. 刮动数次
5. 出针，消毒干棉球按压针孔，以防出血
（三）操作后
1. 协助患者穿好衣物，嘱咐其回去好好休息
2. 收拾物品，整理现场
3. 报告考官操作完毕</td><td>1. 手指灵活，用力均匀，力度适中
2. 频率要匀速
3. 术者指甲要修理平整、光滑
4. 可由针根部自下而上刮，也可由针尾自上而下刮</td></tr>
<tr><td colspan="2">考官提问</td></tr>
<tr><td colspan="2">请说明什么情况下适用于刮法</td></tr>
</table>

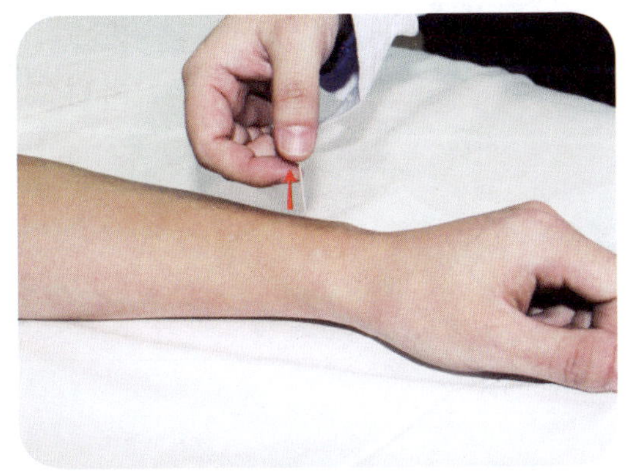

刮法

刮法

十一、摇法

<table>
<tr><td>考情分析</td><td>为避免发生针刺安全性问题，针刺部分主要为步骤演示，无法完成实际进针</td></tr>
<tr><td colspan="2">物品准备</td></tr>
<tr><td colspan="2">适宜毫针、消毒干棉球</td></tr>
<tr><td>操作方式</td><td>注意事项</td></tr>
<tr><td>（一）操作前准备
1. 选择适宜毫针，常规消毒用具
2. 选择适宜体位，充分暴露施术部位
（二）操作过程
1. 直立针身而摇的操作要点
（1）直刺进针
（2）刺入一定深度
（3）手持针柄画圈样或前后或左右摇动</td><td>1. 进针角度与直立针身或卧倒针身而摇相结合
2. 用力要均匀柔和</td></tr>
</table>

续表

操作方式	注意事项
（4）反复数次 2. 卧倒针身而摇的操作要点 （1）斜刺或平刺进针 （2）刺入一定深度 （3）手持针柄左右摇动 （4）反复数次 （5）出针，消毒干棉球按压针孔，以防出血 （三）操作后 1. 协助患者穿好衣物，嘱咐其回去好好休息 2. 收拾物品，整理现场 3. 报告考官操作完毕	
考官提问	
请说明什么情况下适用于摇法	

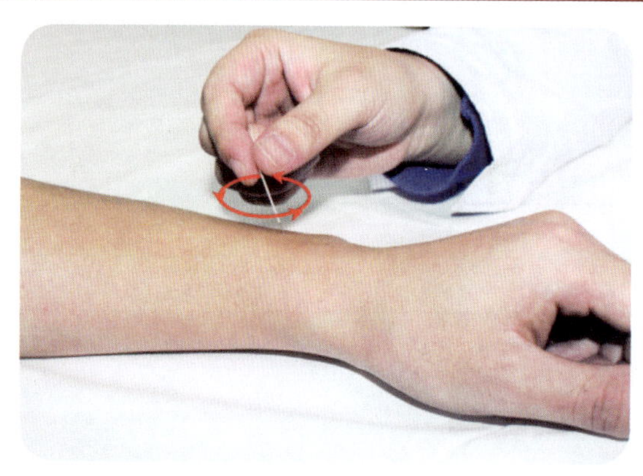

摇法

摇法

十二、飞法

考情分析	为避免发生针刺安全性问题，针刺部分主要为步骤演示，无法完成实际进针
物品准备	
适宜毫针、消毒干棉球	
操作方式	注意事项
（一）操作前准备 1. 选择适宜毫针，常规消毒用具 2. 选择适宜体位，充分暴露施术部位 （二）操作过程 1. 刺入一定深度 2. 轻微捻搓针柄数次后快速张开两指 3. 反复数次 4. 出针，消毒干棉球按压针孔，以防出血 （三）操作后 1. 协助患者穿好衣物，嘱咐其回去好好休息 2. 收拾物品，整理现场 3. 报告考官操作完毕	1. 宜在肌肉丰厚处的腧穴施术 2. 手指灵活，力度要均匀一致
考官提问	
1. 该操作适用于什么部位的腧穴 2. 请说明什么情况下适用于飞法	

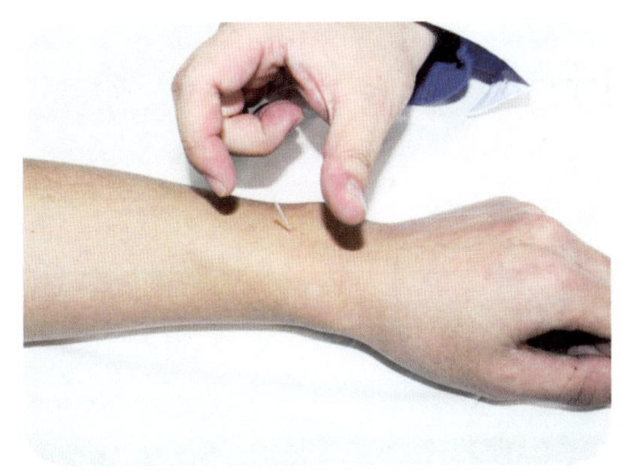

飞法

飞法

十三、震颤法

考情分析	为避免发生针刺安全性问题，针刺部分主要为步骤演示，无法完成实际进针
物品准备	
适宜毫针、消毒干棉球	
操作方式	**注意事项**
（一）操作前准备 1. 选择适宜毫针，常规消毒用具 2. 选择适宜体位，充分暴露施术部位 （二）操作过程 1. 进针，刺入一定深度 2. 刺手拇、食二指或拇、食、中指夹持针柄 3. 提插捻转：小幅度、快频率，若手颤之状，使针身微微颤动 4. 反复数次 5. 出针，消毒干棉球按压针孔，以防出血 （三）操作后 1. 协助患者穿好衣物，嘱咐其回去好好休息 2. 收拾物品，整理现场 3. 报告考官操作完毕	1. 用力轻柔 2. 小幅度颤动和震摇
考官提问	
请说明什么情况下适用于震颤法	

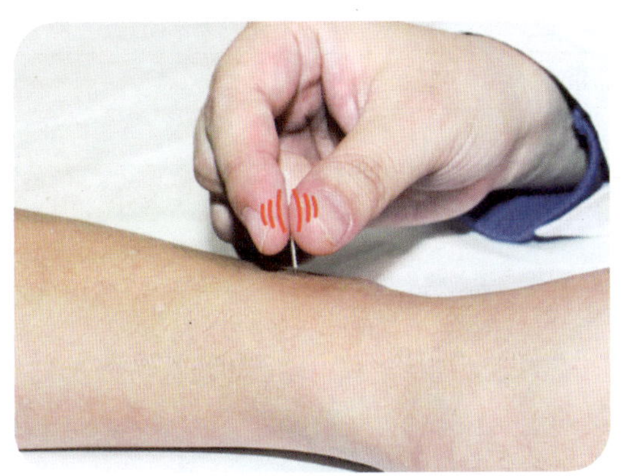

震颤法

震颤法

出针

第四单元　艾灸法

一、瘢痕灸

<table>
<tr><td>考情分析</td><td>艾灸法操作中，瘢痕灸为次要考点，因患处易感染，临床亦不常用</td></tr>
<tr><td colspan="2">物品准备</td></tr>
<tr><td colspan="2">艾炷、大蒜汁或医用凡士林或清水、无菌纱布等</td></tr>
<tr><td>操作方式</td><td>注意事项</td></tr>
<tr><td>1. 选择合适体位，取穴
2. 穴区皮肤消毒、涂擦黏附剂　涂少量的大蒜汁或医用凡士林或清水
3. 点燃艾炷　用线香点燃艾炷顶部，每壮艾炷必须燃尽，除去灰烬后，方可继续易炷再灸，待规定壮数灸完为止
4. 轻轻拍打穴旁，减轻施灸疼痛　施灸时艾火烧灼皮肤，可产生剧痛，可用手在施灸腧穴周围拍打、按压，借以缓解疼痛
5. 灸后预防感染　灸毕贴敷消炎药膏，用无菌纱布覆盖，外用胶布固定。灸后 1 周左右，施灸部位化脓形成灸疮，5 ～ 6 周，灸疮自行痊愈，结痂脱落后留下瘢痕</td><td>1. 瘢痕灸是燃尽易炷再灸
2. 操作过程中要体现人文关怀</td></tr>
<tr><td colspan="2">考官提问</td></tr>
<tr><td colspan="2">瘢痕灸和无瘢痕灸操作要点简要说明</td></tr>
</table>

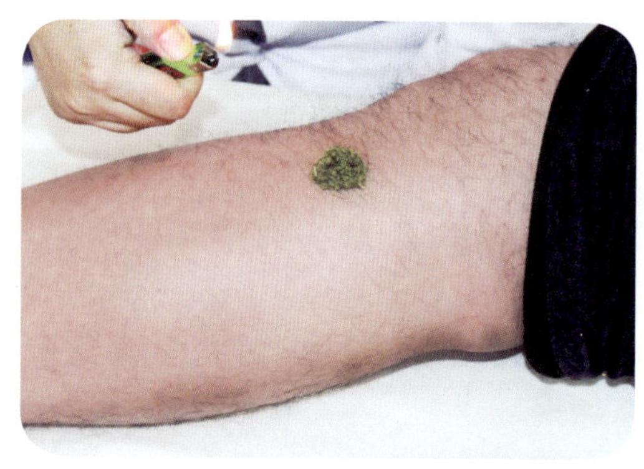

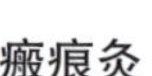

瘢痕灸

瘢痕灸

二、无瘢痕灸

<table>
<tr><td>考情分析</td><td>相对于瘢痕灸，无瘢痕灸常考</td></tr>
<tr><td colspan="2">物品准备</td></tr>
<tr><td colspan="2">艾炷、大蒜汁或医用凡士林或清水</td></tr>
<tr><td>操作方式</td><td>注意事项</td></tr>
<tr><td>1. 选择合适体位，取穴
2. 涂擦黏附剂　先在所灸腧穴部位涂以少量的大蒜汁或凡士林或清水，用以黏附艾炷
3. 点燃艾炷　每炷不可燃尽，当艾炷燃剩 1/3，患者感觉局部有灼痛时，易炷再灸
4. 掌握灸量　一般应灸至局部皮肤出现红晕而不起疱为度</td><td>1. 操作过程要体现人文关怀
2. 无瘢痕灸时不可燃尽，艾炷燃剩 1/3 易炷再灸
3. 无瘢痕灸操作过程中注意不要烫伤患者，局部红晕不起疱为度</td></tr>
<tr><td colspan="2">考官提问</td></tr>
<tr><td colspan="2">如何确定艾灸壮数</td></tr>
</table>

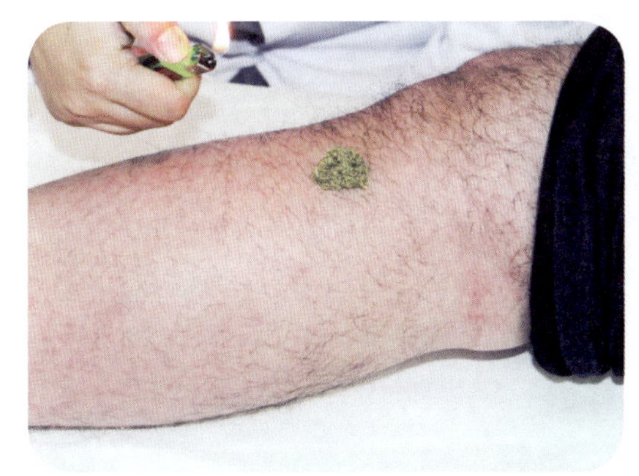

无瘢痕灸

无瘢痕灸

三、隔姜灸

<table>
<tr><td>考情分析</td><td colspan="2">隔姜灸、隔蒜灸、隔盐灸为此部分重要考点，需重点把握</td></tr>
<tr><td colspan="3">物品准备</td></tr>
<tr><td colspan="3">艾炷、鲜姜片、镊子</td></tr>
<tr><td colspan="2">操作方式</td><td>注意事项</td></tr>
<tr><td colspan="2">1. 准备姜片　将鲜姜切成直径 2 ～ 3cm、厚 0.2 ～ 0.3cm 的薄片，中间以针刺数孔
2. 选取体位，暴露腧穴
3. 放置姜片和艾炷，点燃艾炷　将姜片置于应灸的腧穴部位或患处，再将艾炷放在姜片上点燃施灸
4. 调适温度　若患者感觉局部灼痛不可耐受，可用镊子将姜片一侧夹住端起，片刻之后重新放下
5. 更换艾炷和姜片　艾炷燃尽，除去艾灰，更换艾炷再灸。姜片焦干萎缩时置换新的姜片
6. 掌握灸量　每穴灸 5 ～ 9 壮，至局部皮肤潮红而不起疱为度</td><td>1. 选用中、大号艾炷
2. 选用新鲜老姜，现切现用。姜片不宜过厚
3. 随时观察局部皮肤情况
4. 操作过程中要体现人文关怀</td></tr>
<tr><td colspan="3">考官提问</td></tr>
<tr><td colspan="3">隔姜灸适用于治疗哪些疾患</td></tr>
</table>

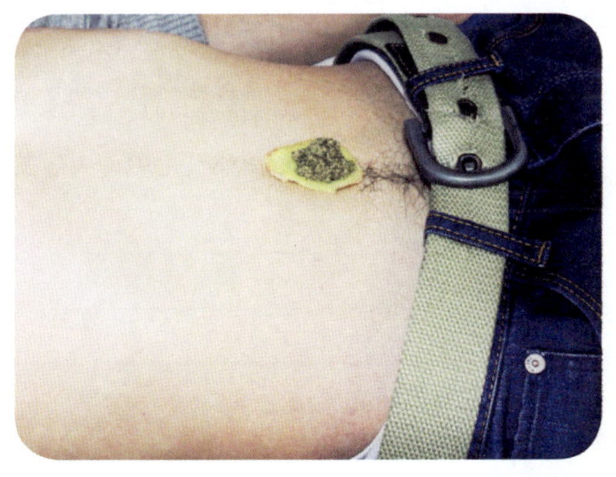

隔姜灸

隔姜灸

四、隔蒜灸

<table>
<tr><td>考情分析</td><td>隔姜灸、隔蒜灸、隔盐灸为此部分重要考点，需重点把握</td></tr>
<tr><td colspan="2">物品准备</td></tr>
<tr><td colspan="2">艾炷、蒜头、镊子</td></tr>
</table>

续表

操作方式	注意事项
1. 制备蒜片　将鲜大蒜头切成厚 0.2 ～ 0.3cm 的薄片，中间以针刺数孔（亦可捣蒜泥） 2. 选取体位，暴露腧穴 3. 放置蒜片和艾炷，点燃艾炷　将蒜片置于应灸的腧穴部位或患处，再将艾炷放在蒜片上点燃施灸 4. 调适温度　如患者感觉局部灼痛不可耐受，可用镊子将蒜片一侧夹住端起，片刻之后重新放下 5. 更换艾炷和蒜片　艾炷燃尽，除去艾灰，更换艾炷再灸。蒜片焦干萎缩时，置换新的蒜片 6. 掌握灸量　一般每穴灸 5 ～ 7 壮，以局部皮肤潮红而不起疱为度	1. 选用中、大号艾炷 2. 随时观察局部皮肤情况 3. 操作过程中要体现人文关怀
考官提问	
隔蒜灸适用于治疗哪些疾患	

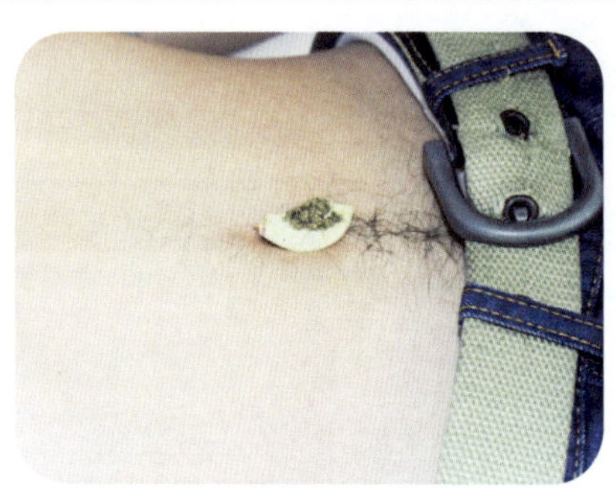

隔蒜灸

隔蒜灸

五、隔盐灸

考情分析	隔姜灸、隔蒜灸、隔盐灸为此部分重要考点，需重点把握
物品准备	
艾炷、盐、镊子	
1. 选择体位，暴露腧穴 2. 食盐填脐　用纯净干燥的食盐将脐窝填平，也可于盐上再放置一姜片 3. 放置艾炷　将艾炷放置于盐上，点燃艾炷尖端 4. 调适温度，更换艾炷　若患者感觉施灸部位灼热不可耐受，可用镊子夹去残炷，换炷再灸 5. 把握灸量　反复施灸，灸满规定壮数，一般灸 5 ～ 9 壮 6. 灸毕，除去艾灰和食盐	1. 要用干燥纯净的食盐 2. 脐窝太浅者，填食盐时可适当高出皮肤，以免烫伤 3. 一般选用中、大号艾炷
考官提问	
隔盐灸适用于治疗哪些疾患	

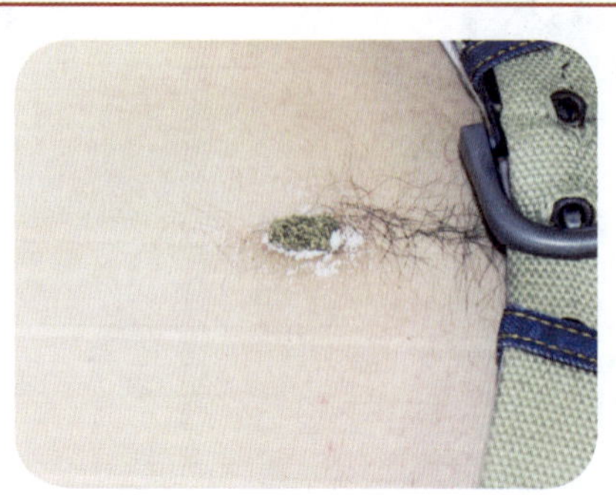

隔盐灸

隔盐灸

六、隔附子饼灸

考情分析	艾灸法操作中，隔附子饼为次要考点
物品准备	
艾炷、附子饼、镊子	
操作方式	**注意事项**
1. 制备附子饼　用黄酒调和附子细末成泥状，做成直径约 3cm、厚约 0.8cm 的圆饼，用针穿刺附子饼中心数孔备用 2. 选取体位，暴露腧穴 3. 放置附子饼及艾炷　将艾炷放置于附子饼上，点燃艾炷尖端 4. 更换艾炷　艾炷燃尽，去艾灰，更换艾炷。施灸中，若患者感觉施灸局部灼痛不可耐受，可用镊子将附子饼一端夹住端起，片刻之后重新放下再灸 5. 把握灸量　灸完规定壮数为止，一般每穴灸 3 ～ 9 壮 6. 灸毕，去除附子饼及艾灰	1. 一般选择大、中号艾炷 2. 施灸中若附子饼焦干，宜置换新饼继续施灸 3. 随时观察局部皮肤情况
考官提问	
隔附子饼灸适用于治疗哪些疾患	

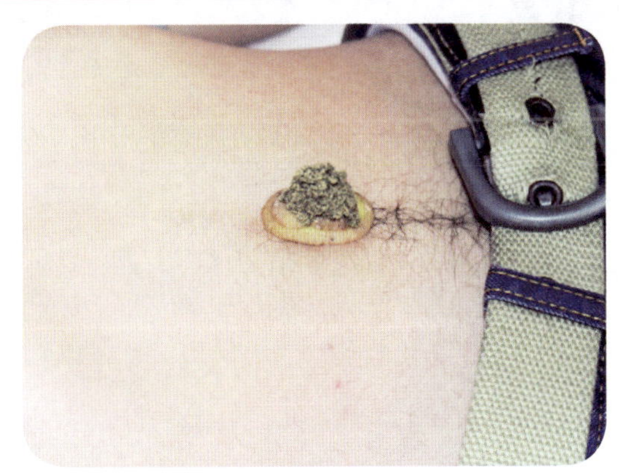

隔附子饼灸

隔附子饼灸

七、温和灸

考情分析	温和灸、雀啄灸、回旋灸为需要鉴别记忆的考点，注意三者操作的区别
物品准备	
艾卷	
操作方式	**注意事项**
1. 选取体位，暴露腧穴 2. 点燃艾卷　将纯艾卷一端点燃 3. 燃艾施灸　医生手持艾卷中上部，艾卷燃烧端对准腧穴，距腧穴皮肤 2 ～ 3cm 进行熏烤。根据患者自觉局部温热舒适度，调整与皮肤的距离（此距离应保持相对固定）；若小儿或局部知觉减退者，医生可将食、中两指，置于施灸部位两侧，通过手指来测知患者局部受热程度 4. 把握灸量　灸至皮肤出现红晕，有温热感而无灼痛为度，通常情况下每穴灸 5 ～ 10min 5. 灸毕，熄灭艾火	1. 手持艾卷应该与皮肤保持适当的距离，若皮肤出现灼热感，可上下调适艾卷与皮肤的距离 2. 注意及时掸除艾灰，以防烫伤
考官提问	
温和灸与雀啄灸操作要点的主要区别	

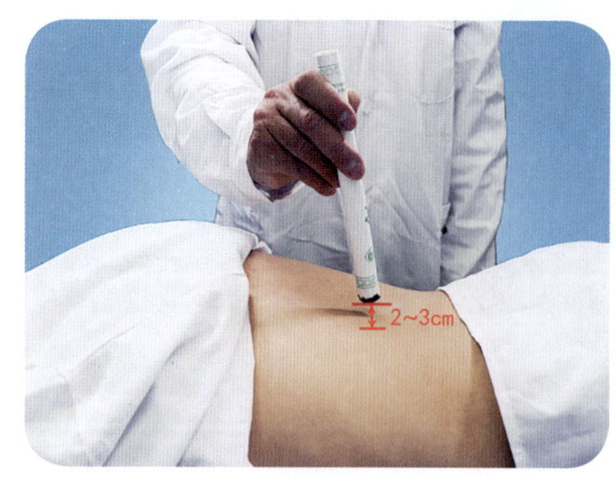
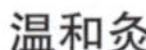

温和灸

悬起灸

八、雀啄灸

考情分析	温和灸、雀啄灸、回旋灸为需要鉴别记忆的考点，注意三者操作的区别
物品准备	
艾卷	
操作方式	**注意事项**
1. 选取体位，暴露腧穴 2. 点燃艾卷　将纯艾卷一端点燃 3. 燃艾施灸　医生手持艾卷中上部，艾卷燃烧端对准腧穴，如麻雀啄米样一上一下移动，使艾卷燃烧端与皮肤的距离远近不一。动作要匀速，起落幅度一致。反复操作，给予施灸局部变量刺激。若小儿或局部知觉减退者，医生可将食、中两指，置于施灸部位两侧，通过手指来测知患者局部受热程度 4. 把握灸量　灸至皮肤出现红晕，有温热感而无灼痛为度，通常情况下灸 5 ～ 10min 5. 灸毕，熄灭艾火	1. 向下移动时勿将燃烧端触到皮肤，以免烫伤 2. 注意及时掸除艾灰，以防烫伤
考官提问	
温和灸与雀啄灸操作要点的主要区别	

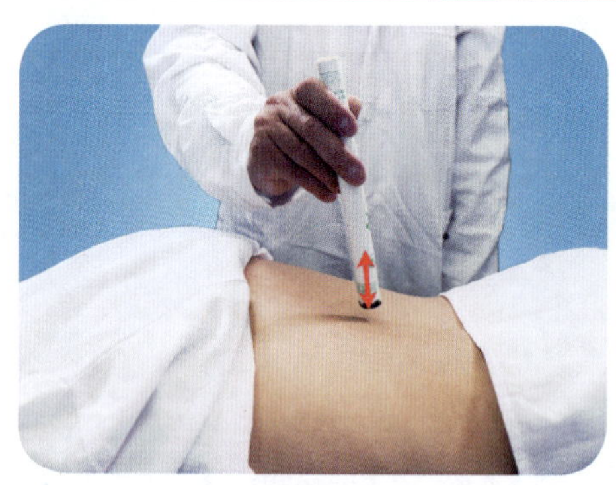

雀啄灸

九、回旋灸

考情分析	温和灸、雀啄灸、回旋灸为需要鉴别记忆的考点注意三者操作的区别
物品准备	
艾卷	

续表

操作方式	注意事项
1. 选取体位，暴露腧穴 2. 点燃艾卷　将纯艾卷一端点燃 3. 燃艾施灸　医生手持艾卷中上部，艾卷燃烧端对准腧穴，与施灸部位保持相对固定的距离（一般在3cm左右），左右平移或反复旋转施灸。动作要匀速。若小儿或局部知觉减退者，医生可将食、中两指，置于施灸部位两侧，通过手指来测知患者局部受热程度 4. 把握灸量　灸至皮肤出现红晕，有温热感而无灼痛为度，通常情况下灸5～10min 5. 灸毕，熄灭艾火	1. 要左右水平移动或反复旋转，不是上下高低移动 2. 注意及时掸除艾灰，以防烫伤
考官提问	
雀啄灸与回旋灸操作要点的主要区别	

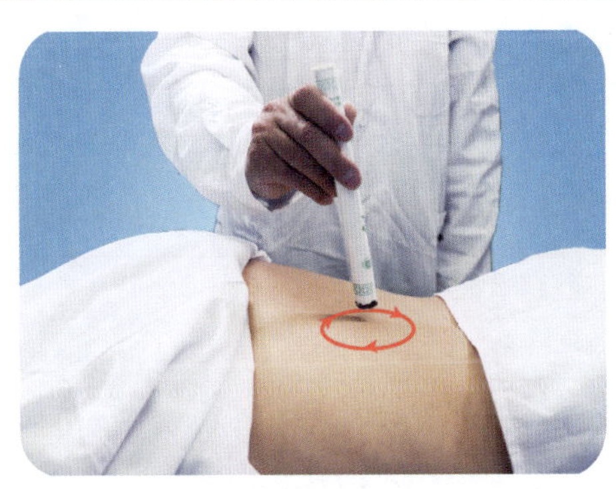

回旋灸

温针灸

十、温针灸

考情分析	艾灸法操作中，温针灸为重要考点，需重点掌握
物品准备	
艾卷或艾绒、适宜毫针	
操作方式	注意事项
1. 准备艾卷或艾绒　截取一段2cm的艾卷，将一端中心扎一深1～1.5cm的小孔。或选用易搓捏的柔软艾绒 2. 选取体位，暴露腧穴 3. 针刺得气后留针　常规消毒腧穴皮肤，直刺进针，行针得气后，将针留在合适的深度 4. 插套艾卷或搓捏艾绒，点燃　将艾卷有孔的一端经针尾插在针柄上，插牢、插正。或将少许艾绒搓捏紧在针尾上，点燃施灸 5. 艾卷燃尽去灰，重新置艾　艾卷或艾绒完全燃尽成灰时，将针稍倾斜，将艾灰掸落到容器中，每穴每次可施灸1～3壮 6. 针柄冷却后出针	1. 不宜选取过细过长的毫针 2. 直刺进针，得气后留针 3. 保证艾卷下端与皮肤有适当的距离（一般为2.5～3cm） 4. 从下端点燃艾卷 5. 可将硬纸片放置到艾卷与皮肤之间，以防艾灰脱落
考官提问	
—	

十一、太乙针灸、雷火针灸

考情分析	艾灸法操作中，太乙针灸、雷火针灸为次要考点
物品准备	
艾卷、棉布	

续表

操作方式	注意事项
1. 点燃艾卷　将艾卷一端点燃 2. 棉布裹艾　用 6 ～ 7 层棉布裹紧艾火端 3. 持艾灸熨　术者手持艾卷将艾火端乘热按到施术部位，停止 1 ～ 2s 后抬起 4. 艾火熄灭则再点燃再按熨 5. 反复灸至皮肤红晕为度，灸熨 7 ～ 10 次为度	1. 艾条要燃透再灸，才不容易熄灭 2. 必须使用棉布 3. 点灸的间隔时间不宜太长，最好两针交替使用
考官提问	
—	

第五单元　拔罐法

一、留罐法

考情分析	留罐法为主要考点，且临床应用较多，故应熟练掌握
物品准备	
大小合适的罐具、止血钳或镊子、酒精棉球等	
操作方式	**注意事项**
1. 选取合适体位，暴露腧穴 2. 选用大小合适的罐具 3. 用止血钳或镊子夹住并点燃酒精棉球（95%），使棉球在罐具内壁中段绕 1 ～ 3 圈或短暂停留后退出，迅速将罐扣在应拔的部位 4. 留罐时间一般为 10 ～ 15min 5. 起罐时，一手握罐，一手用拇指或食指按压罐口周围皮肤，使空气进入罐内，罐体脱下	1. 根据留罐部位、肌肉是否丰厚、患者的耐受力及体质等确定吸拔力的大小 2. 依靠负压自然吸附，不应为增加吸拔力而用力将罐具按压在皮肤上 3. 若因吸拔力过大而有不适感，可用启罐时的动作向罐内放进少许空气 4. 避免火焰在罐口停留过久，以防罐口烫伤皮肤
考官提问	
举例指出在哪些部位可以运用留罐法治疗，或者某一具体部位是否可以进行留罐	

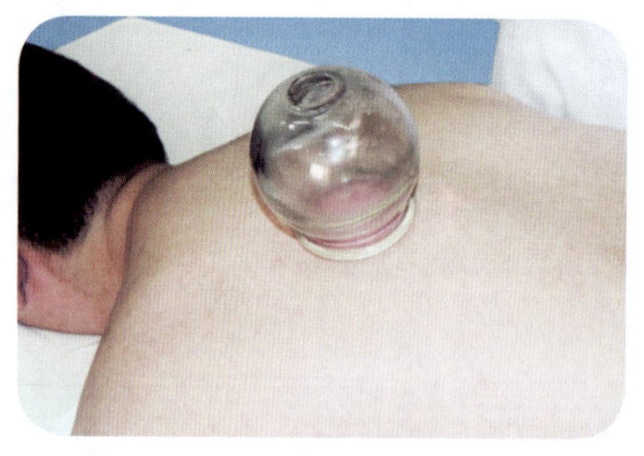

留罐法

留罐法

二、走罐法

考情分析	拔罐法中，走罐法为主要考点
物品准备	
大小合适的罐具、凡士林（润滑剂）等	

操作方式	注意事项
1. 选取合适体位，暴露腧穴 2. 选用大小合适的罐具 3. 拔罐时先在所拔部位的皮肤或罐口上，涂一层凡士林等润滑剂 4. 用闪火法将罐吸拔在施术部位上，用单手或双手握住罐体，在施术部位上下、左右来回推移。走罐时，可将罐口的前进侧的边缘稍抬起，另一侧边缘稍着力，以利于罐子的推拉 5. 反复操作至施术部位红润、充血甚至瘀血为度 6. 起罐时，一手握罐，一手用拇指或食指按压罐口周围皮肤，使空气进入罐内，罐体脱下	1. 多用于肌肉比较丰厚、面积较大的部位，如背部、下肢部。不宜在皮肤松弛、皱褶过多处、毛发浓密处、骨骼突出凹凸不平处走罐，不宜吸附且易导致疼痛 2. 吸拔力、推拉速度要以皮肤潮红、患者可耐受为原则 3. 推拉用力要均匀一致 4. 罐口应光滑弧圆者
考官提问	
举例指出在哪些部位可以运用走罐法治疗，或者某一具体部位是否可以进行走罐	

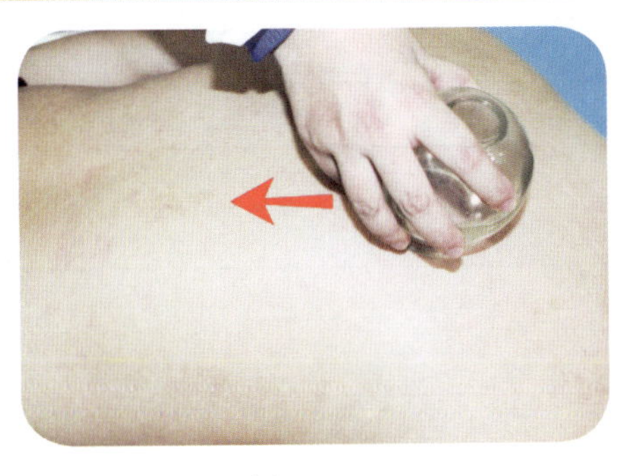

(a)

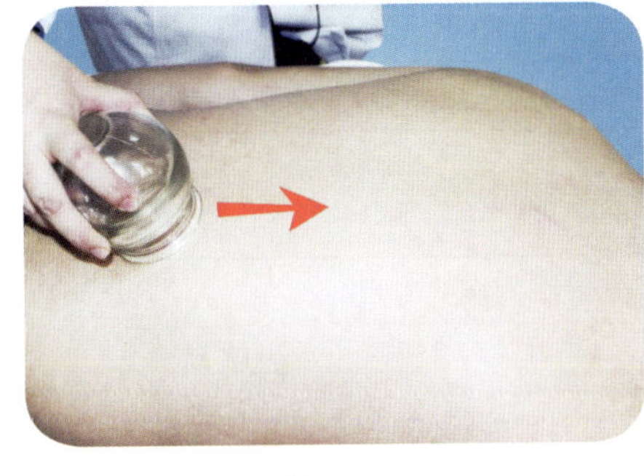

(b)

走罐法

走罐法

三、闪罐法

考情分析	拔罐法中，闪罐法为主要考点
物品准备	
大小合适的罐具、镊子、酒精棉球等	
操作方式	注意事项
1. 选取合适体位，暴露腧穴 2. 选用大小合适的罐具 3. 用镊子夹紧95%的酒精棉球，点燃并在罐内壁中段绕1～3圈或短暂停留后退出，迅速将罐扣在应拔部位，随即将罐起下 4. 反复多次操作 5. 拔至施术部位皮肤潮红、充血或瘀血	1. 闪火、吸拔、起罐动作要连贯，手腕要求放松，吸拔时翻转灵活自如 2. 火力适中 3. 吸附力大小适当 4. 避免闪拔时火焰在罐口停留过久或用一个罐子操作时间过长，以防罐口过热而烫伤皮肤
考官提问	
举例指出在哪些部位可以运用闪罐法治疗，或者某一具体部位是否可以进行闪罐	

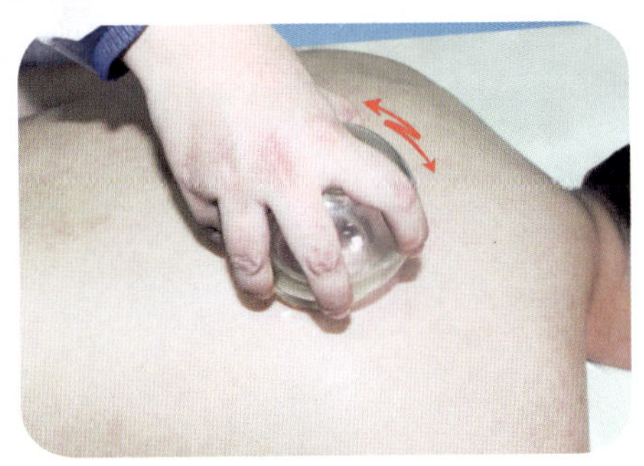

闪罐法

闪罐法

四、刺血拔罐法

<table>
<tr><td>考情分析</td><td colspan="2">拔罐法中，刺血拔罐法为次要考点</td></tr>
<tr><td colspan="3">物品准备</td></tr>
<tr><td colspan="3">大小合适的罐具、碘伏、手套、三棱针或皮肤针等</td></tr>
<tr><td colspan="2">操作方式</td><td>注意事项</td></tr>
<tr><td colspan="2">1. 选取合适体位，暴露腧穴
2. 选用大小合适的罐具
3. 在施术部位用碘伏消毒，医者戴消毒手套，持三棱针（或一次性注射针头）刺络出血，或用皮肤针叩刺出血
4. 用闪火法留罐，留置 10 ～ 15min 后起罐
5. 起罐时不可迅猛，以免罐内污血污染周围环境。用消毒棉签清理皮肤上残存的血液，清洗并消毒处理火罐</td><td>1. 有严重血液病者禁用本法，如血友病、血小板减少、白细胞降低；严重糖尿病者要慎用本法；不要在大血管上使用本法
2. 点刺深度、出血量、治疗的间隔时间要根据病情确定。一般情况下，同一部位要间隔数日再行治疗，但实热、热毒深重者也可以每日 1 次
3. 罐子要以刺血部位为中心拔住</td></tr>
<tr><td colspan="3">考官提问</td></tr>
<tr><td colspan="3">举例说明哪些病证可以使用刺血拔罐法进行治疗，或者某一具体病证是否可以使用刺血拔罐法</td></tr>
</table>

五、留针拔罐法

<table>
<tr><td>考情分析</td><td colspan="2">拔罐法中，留针拔罐法为次要考点</td></tr>
<tr><td colspan="3">物品准备</td></tr>
<tr><td colspan="3">大小合适的罐具、毫针等</td></tr>
<tr><td colspan="2">操作方式</td><td>注意事项</td></tr>
<tr><td colspan="2">1. 选取合适体位，暴露腧穴
2. 选用大小合适的罐具
3. 毫针直刺到一定深度，行针、得气并留针
4. 用闪火法以针刺点为中心留罐 10 ～ 15min，至局部皮肤潮红、充血或瘀血
5. 起罐后出针</td><td>1. 多用于肌肉丰厚部位，本法不宜使用在胸背部穴位
2. 留罐时应以针刺点为中心留罐，不可过度偏倚
3. 选择大小合适的罐，以罐底不压住毫针针尾为宜
4. 吸拔力要适中</td></tr>
<tr><td colspan="3">考官提问</td></tr>
<tr><td colspan="3">举例指出在哪些部位可以运用留针拔罐法治疗；毫针的选择需要注意哪些</td></tr>
</table>

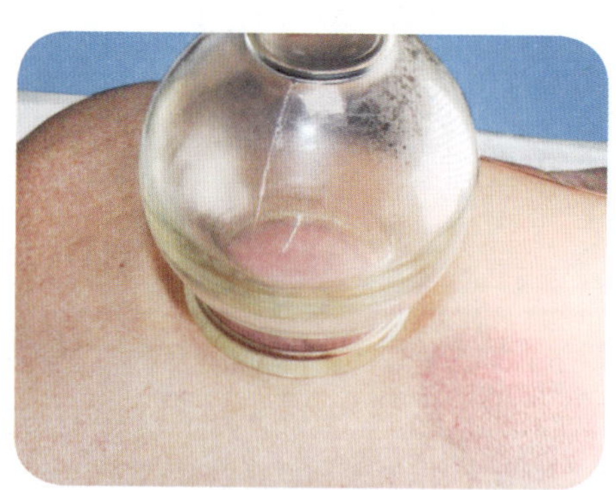

留针拔罐法

刺血拔罐法

留针拔罐法

第六单元　其他针法

一、三棱针法

（一）点刺法

考情分析	三棱针法中，点刺法为主要考点
物品准备	
三棱针、手套、消毒干棉球等	
操作方式	注意事项
1. 选取合适体位，暴露腧穴 2. 医者戴消毒手套，穴区皮肤消毒 3. 使施术部位充血。在针刺部位及其周围，轻轻地推、揉、挤、捋 4. 医者一手固定点刺部位，另一手持针，露出针尖 3 ～ 5mm，对准点刺部位快速刺入，迅速出针。一般刺入 2 ～ 3mm 5. 挤压针孔周围皮肤，使其适量出血或出黏液 6. 用消毒干棉球按压针孔	1. 持针要稳，对准点刺部位进针，手法要轻巧，点刺要快进快出 2. 严格消毒针具、皮肤和医者双手 3. 选穴宜少 4. 出血量根据病情确定
考官提问	
举例说明哪些病证可以使用点刺法进行治疗，或者某一具体病证是否可以使用点刺法	

（二）散刺法

考情分析	三棱针法中，散刺法为主要考点
物品准备	
三棱针、手套、消毒干棉球等	
操作方式	注意事项
1. 选取体位，暴露腧穴 2. 医者戴消毒手套，穴区皮肤常规消毒 3. 由病变外缘向中心部位呈环形进行点刺。一般点刺 10 ～ 20 针 4. 点刺后可见点状出血，出血不明显时可用留罐法以增加出血量 5. 用消毒干棉球按压针孔。若施术部位面积较大，可敷以无菌敷料	1. 应垂直点刺；深度一般为 1 ～ 2mm；快进快出 2. 皮肤有溃疡、感染、瘢痕、不明原因肿块，不可直接散刺，应在病灶周围散刺
考官提问	
举例说明哪些病证可以使用散刺法进行治疗，或者某一具体病证是否可以使用散刺法	

（三）刺络法

考情分析	三棱针法中，刺络法为主要考点
物品准备	
三棱针、手套、橡皮管、消毒干棉球等	
操作方式	注意事项
1. 选取体位，确定血络 2. 医者戴消毒手套 3. 使血络充盈。肘、膝部静脉处放血时，将橡皮管结扎在针刺部位的近心端，以使血络怒张。其他部位不方便结扎可轻轻拍打血络处 4. 严格消毒血络处皮肤 5. 一手拇指按压在被刺部位下端，相对固定血络位置，一手持针对准针刺部位，顺血络走向，斜向上 45°刺入，刺穿血络前壁，刺入 2 ～ 3mm 后迅速出针 6. 使其流出一定量的血液，可轻轻按压静脉上端助瘀血流出	1. 使血络明显充盈 2. 严格消毒 3. 动作要稳和准 4. 出血量要适宜 5. 避免误刺动脉，误刺时应立即以消毒干棉球按压 6. 若在同一部位施术，宜 5 ～ 7 天进行 1 次

续表

操作方式	注意事项
7. 松开橡皮管，等出血自然停止 8. 消毒干棉球按压针孔，用 75% 酒精棉球清除针处及其周围的血液	
考官提问	
举例说明哪些病证可以使用刺络法进行治疗，或者某一具体病证是否可以使用刺络法	

（四）挑刺法

考情分析	三棱针法中，挑刺法为次要考点
物品准备	
三棱针、手套、无菌敷料等	
操作方式	**注意事项**
1. 选取合适体位，暴露腧穴 2. 医者戴消毒手套 3. 皮肤严格消毒 4. 挑破表皮，挑断皮下纤维组织：医者一手按压两侧或捏起皮肤使之紧绷固定，另一手持针迅速刺入皮肤 1 ～ 2mm，倾斜针身挑破表皮，使之出少量血液或黏液。也可再刺入 2 ～ 5mm，倾斜针身使针尖轻轻挑起，挑断皮下纤维组织 5. 出针，无菌敷料覆盖创口	1. 体质较弱、畏惧疼痛者，可局部麻醉（2% 利多卡因）后再施术 2. 不可直刺进针，刺入过深 3. 施术一次时，挑治点不宜过多 4. 适宜 5 ～ 7 天挑治 1 次
考官提问	
举例说明哪些病证可以使用挑刺法进行治疗，或者某一具体病证是否可以使用挑刺法	

二、皮肤针

考情分析	皮肤针法为次要考点
物品准备	
皮肤针、无菌干棉球等	
操作方式	**注意事项**
1. 选取体位，暴露腧穴 2. 常规消毒穴区皮肤 3. 硬柄皮肤针持针式　拇指、中指夹持针柄，食指置于针柄中段，无名指、小指固定针柄末端于大小鱼际之间 4. 软柄皮肤针持针式　针柄末端置于掌心，食指在下，拇指居上，中指、无名指、小指呈握拳状固定针柄末端 5. 叩刺　主要运用腕力叩刺，垂直叩击皮肤后立即弹起，反复操作 6. 无菌干棉球或棉签擦拭	1. 叩刺前严格消毒 2. 刺激强度，根据病情、体质等合理选择 3. 一般叩刺顺序为由上到下、由内到外。皮肤病患部叩刺时，应由外到内 4. 落针要稳、准，针尖与皮肤呈垂直接触并垂直抬起 5. 骨骼突出部位禁用本法 6. 轻刺、中刺可每天或隔天 1 次，重刺宜 5 ～ 7 天 1 次 7. 凝血机制障碍患者，血管瘤部位，原因不明的肿块部位，局部皮肤创伤、溃疡或瘢痕部位，急性传染病者，孕妇腰骶部、小腹部禁用本法
考官提问	
举例说明哪些病证 / 部位可以使用皮肤针法治疗，或者某一具体部位 / 病证是否可以使用皮肤针法	

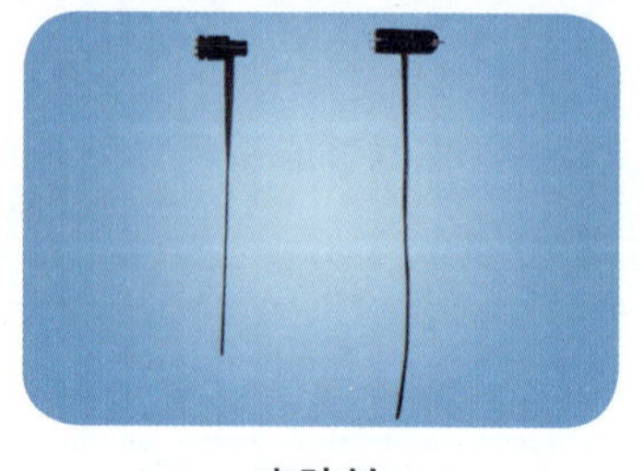
皮肤针

皮肤针法

第七单元　针灸异常情况的处理

一、晕针

考情分析	本类型考题均为口述，不必进行实际操作
诊断	**处理**
现象：患者突然出现精神疲倦，头晕目眩，面色苍白，恶心欲吐，多汗，心慌，四肢发冷，血压下降，脉象沉细，或神志昏迷，仆倒在地，唇甲青紫，二便失禁，脉微细欲绝	1. 立即停止针刺，将针全部起出 2. 将患者扶至空气流通之处，让患者头低脚高位平卧，松开衣带，且要注意保暖。轻者仰卧片刻，给饮温开水或糖水后，即可恢复正常 3. 重者在上述处理基础上，可刺人中、素髎、内关、涌泉、足三里，灸百会、关元、气海等穴，即可恢复。若仍不省人事、呼吸细微、脉细弱者，可考虑配合其他治疗或采用急救措施
考官提问	
怎样判断患者为晕针	

二、滞针

考情分析	本类型考题均为口述，不必实际进行操作
诊断	**处理**
现象：针在体内，捻转不动，提插、出针均感困难，若勉强捻转、提插时，则患者痛不可忍	1. 若患者精神紧张，局部肌肉过度收缩时，可稍延长留针时间，或于滞针腧穴附近进行循按或叩弹针柄，或在附近再刺一针，以宣散气血，而缓解肌肉的紧张 2. 若行针不当或单向捻针而致者，可向相反方向将针捻回，并用刮柄、弹柄法，使缠绕的肌纤维回释，即可消除滞针
考官提问	
滞针的判断	

三、弯针

考情分析	本类型考题均为口述，不必实际进行操作
诊断	**处理**
现象：针柄改变了进针或刺入留针时的方向和角度，提插、捻转及出针均感困难，而患者感到疼痛	1. 出现弯针后，即不得再行提插、捻转等手法。如针柄轻微弯曲，应慢慢将针起出 2. 若弯曲度过大时，应顺着弯曲方向将针起出。若由患者移动体位所致弯针，应使患者慢慢恢复原来体位，局部肌肉放松后，再将针缓缓起出。切忌强行拔针，以免将针体折断，留在体内 3. 预防：医者进针手法要熟练，指力要均匀，并要避免进针过速、过猛。选择适当体位，在留针过程中，嘱患者不要随意变动体位 4. 注意保护针刺部位，针柄不得受外物硬碰和压迫
考官提问	
弯针的判断	

四、断针

考情分析	本类型考题均为口述，不必实际进行操作
诊断	**处理**
现象：行针时或出针后发现针身折断，其断端部分针身尚露于皮肤外，或断端全部没入皮肤之下	1. 医者必须从容镇静，嘱患者切勿变更原有体位，以防断针向肌肉深部陷入 2. 若残端部分针身显露于体外时，可用手指或镊子将针起出

续表

诊断	处理
	3. 若断端与皮肤相平或稍凹陷于体内者，可用左手拇、食二指垂直向下挤压针孔两旁，使断针暴露体外，右手持镊子将针取出 4. 若断针残端全部没入皮内，但距离皮下不远，而且断针下还有强硬的组织（如骨骼）时，可由针旁外面向下轻压皮肤，利用该组织将针顶出 5. 若断针下面为软组织，可将该部肌肉捏住，将断针残端向上托出 6. 若断针完全深入皮下或肌肉深层时，应在 X 线片下定位，手术取出 7. 若断针在重要脏器附近，或患者有不适感觉及功能障碍时，应立即采取外科手术方法处理
考官提问	
断针的判断	

五、血肿

考情分析	本类型考题均为口述，不必实际进行操作
诊断	处理
现象：出针后，针刺部位肿胀疼痛，继则皮肤呈现青紫色	1. 若微量皮下出血而局部小块青紫时，一般不必处理，可以自行消退。 2. 若局部肿胀疼痛较剧，青紫面积大而且影响活动功能时，先做冷敷止血后，再做热敷或在局部轻轻揉按，以促使局部瘀血消散吸收
考官提问	
血肿的判断	

六、皮肤灼伤及起疱

考情分析	本类型考题均为口述，不必实际进行操作
诊断	处理
现象：施灸或拔罐过程中，因操作不当或有意为之导致皮肤被灼伤起疱的现象	1. 局部出现小水疱，只要注意不擦破，可任其自然吸收 2. 如水疱较大，对局部皮肤严格消毒后，用消毒的三棱针或粗毫针刺破水疱，放出水液，或用无菌的一次性注射器针抽出水液，再涂烫伤油等，并以纱布包敷，每日更换药膏 1 次，直至结痂，注意不要擦破疱皮 3. 如用化脓灸者，在灸疮化脓期间，要注意适当休息，保持局部清洁，并可用敷料保护灸疮，防止污染，待其自然愈合 4. 如处理不当，灸疮脓液呈黄绿色或有渗血现象，可用消炎药膏或玉红膏涂敷
考官提问	
皮肤灼伤及起疱后，怎样预防感染	

七、创伤性气胸

考情分析	本类型考题均为口述，不必实际进行操作
诊断	处理
现象：毫针刺伤肺组织，使空气进入胸腔，引起肺萎陷。轻者出现胸痛、胸闷、心慌、呼吸不畅；重者出现呼吸困难、唇甲发绀、血压下降等症状	1. 立即出针，并让患者采取半卧位休息，切勿翻转体位 2. 安慰患者以消除其紧张恐惧心理 3. 必要时请相关科室会诊 4. 根据不同的病情程度采用不同的处理方法 ① 漏气量少者，可自行吸收。要密切观察病情，随时对症处理，酌情给予吸氧、镇咳、抗感染等治疗 ② 病情严重者，应及时组织抢救，可采用胸腔闭式引流排气等救治
考官提问	
气胸的判断	

八、刺伤其他内脏

考情分析	本类型考题均为口述，不必实际进行操作
诊断	**处理**
现象：针刺的角度和深度不当还会造成其他内脏的损伤，主要症状是疼痛和出血。刺伤肝、脾，可引起内出血，肝区或脾区疼痛，有的可向背部放射 若出血量过大，会出现腹痛、腹肌紧张，并有压痛及反跳痛等急腹症症状。刺伤心脏时，轻者可出现强烈刺痛，重者有剧烈撕裂痛，引起心外射血，导致休克等危重情况。刺伤肾脏，可出现腰痛、血尿，严重时血压下降、休克。刺伤胆囊、膀胱、胃、肠等空腔脏器时，可引起疼痛，甚至急腹症等症状	1. 发现内脏损伤后，要立即出针 2. 安慰患者以消除其紧张恐惧心理 3. 必要时请相关科室会诊 4. 根据病情程度不同采用不同的处理方法 ① 损伤轻者，应卧床休息，一段时间后一般即可自愈 ② 损伤较重，或有持续出血倾向者，应用止血药等对症处理，并密切观察病情及血压变化 ③ 若损伤严重，出血较多，出现失血性休克时，则必须迅速进行输血等急救或外科手术治疗
考官提问	
—	

九、刺伤脑脊髓

考情分析	本类型考题均为口述，不必实际进行操作
诊断	**处理**
现象：指由于针刺过深造成脑及脊髓的损伤。刺伤延髓时，可出现头痛、恶心、呕吐、呼吸困难、休克和神志昏迷等。刺伤脊髓，可出现触电样感觉向肢端放射，甚至引起暂时性肢体瘫痪，有时可危及生命	1. 发现脑脊髓损伤时，应立即出针 2. 安慰患者以消除其紧张恐惧心理 3. 根据症状轻重不同采用不同的处理方法 ① 轻者，需安静休息，经过一段时间后，可自行恢复 ② 重者，请相关科室会诊，及时救治
考官提问	
—	

十、外周神经损伤

考情分析	本类型考题均为口述，不必实际进行操作
诊断	**处理**
现象：指针刺操作不当造成相应的神经干损伤。当神经受损后，多出现麻木、灼痛等症状，甚至出现神经分布区域及所支配脏器的功能障碍或末梢神经炎等症状	1. 立刻停止针刺，勿继续提插捻转，应缓慢轻柔出针 2. 损伤严重者，可在相应经络腧穴上进行 B 族维生素类药物穴位注射；根据病情需要或可应用激素冲击疗法以对症治疗 3. 可进行理疗、局部热敷或中药治疗等
考官提问	
—	

第八单元　常见急性病症的针灸治疗

一、偏头痛

考情分析	本类型考题均为口述，不必进行实际操作
内容	偏头痛的针灸治疗

物品准备	
适宜毫针、消毒干棉球等	
选穴	**操作**
1. 治法　疏泄肝胆，通经止痛。取手足少阳、足厥阴经穴以及局部穴为主 2. 主穴　率谷、阿是穴、风池、外关、足临泣、太冲 3. 配穴　肝阳上亢配百会、行间；痰湿偏盛配中脘、丰隆；瘀血阻络配血海、膈俞	毫针刺，泻法。当偏头痛发作时一般以远端穴为主，用较强刺激

二、眩晕（助理不考）

考情分析	本类型考题均为口述，不必进行实际操作
内容	眩晕的针灸治疗
物品准备	
适宜毫针、消毒干棉球等	
选穴	**操作**
1. 治法　平肝潜阳，化痰定眩。取足少阳、足厥阴经穴及督脉穴为主 2. 主穴　百会、风池、太冲、内关 3. 配穴　肝阳上亢配行间、侠溪、太溪；痰湿中阻配头维、中脘、丰隆。高血压配曲池、足三里；颈源性眩晕配风府、天柱、颈夹脊	毫针泻法。针刺风池穴应正确把握针刺的方向、角度和深度，刺激量不宜强。高血压者，太冲朝涌泉方向透刺

三、落枕

考情分析	本类型考题均为口述，不必进行实际操作
内容	落枕的针灸治疗
物品准备	
适宜毫针、消毒干棉球等	
选穴	**操作**
1. 治法　疏经活络，调和气血。取局部阿是穴和手太阳、足少阳经穴为主 2. 主穴　外劳宫、天柱、阿是穴 3. 配穴　病在督脉、太阳经配后溪、昆仑；病在少阳经配外关、肩井；风寒袭络配风池、合谷；气滞血瘀配内关、合谷；肩痛配肩髃；背痛配天宗	毫针刺，泻法。先刺远端外劳宫，持续捻转，嘱患者慢慢活动颈部，一般颈项疼痛立即缓解，再针刺局部腧穴。风寒袭络者可局部配合艾灸，气滞血瘀者可局部配合三棱针点刺放血

四、中风

（一）中经络

考情分析	本类型考题均为口述，不必进行实际操作
内容	中风中经络的针灸治疗
物品准备	
适宜毫针、消毒干棉球等	
选穴	**操作**
1. 治法　疏通经络，醒脑调神。取督脉、手厥阴及足太阴经穴为主 2. 主穴　水沟、内关、三阴交、极泉、尺泽、委中 3. 配穴　肝阳暴亢配太冲、太溪；风痰阻络配丰隆、风池；痰热腑实配曲池、内庭、丰隆；气虚血瘀配气海、血海、足三里；阴虚风动配太溪、风池。上肢不遂配肩髃、曲池、手三里、合谷；下肢不遂配环	水沟向上方斜刺，用雀啄法，以眼球湿润为度；内关用泻法；三阴交用补法；刺极泉时，在标准定位下1寸心经上取穴，避开动脉，直刺进针，用提插泻法，以患者上肢有麻胀感和抽动感为度；尺泽、委中直刺，用提插泻法使肢体有抽动感

续表

选穴	操作
跳、风市、阳陵泉、足三里、悬钟、太冲。病侧肢体屈曲拘挛者，肘部配曲泽，腕部配大陵，膝部配曲泉，踝部配太溪；足内翻配丘墟透照海；足外翻配太溪、中封；足下垂配解溪。口角㖞斜配地仓、颊车、合谷、太冲；语言謇涩配廉泉、通里、哑门；吞咽困难配廉泉、金津、玉液；复视配风池、睛明；便秘配天枢、丰隆；尿失禁、尿潴留配中极、关元	

（二）中脏腑

考情分析	本类型考题均为口述，不必进行实际操作
内容	中风中脏腑络的针灸治疗
物品准备	
适宜毫针、消毒干棉球、艾炷、盐、镊子等	
选穴	操作
1. 治法 ① 闭证：平肝息风，醒脑开窍，取督脉、手厥阴经穴和十二井穴为主。 ② 脱证：回阳固脱，以任脉经穴为主 2. 主穴　水沟、百会、内关 3. 配穴 ① 闭证：十二井穴、太冲、合谷 ② 脱证：关元、神阙、气海	十二井穴用三棱针点刺出血；太冲、合谷用泻法；神阙用隔盐灸，关元、气海用大艾炷灸，至四肢转温为止

五、心悸

考情分析	本类型考题均为口述，不必进行实际操作
内容	心悸的针灸治疗
物品准备	
适宜毫针、消毒干棉球、艾炷、大小合适的罐具等	
选穴	操作
1. 治法　宁心安神，定悸止惊。取手少阴、手厥阴经穴及相应脏腑俞募穴为主 2. 主穴　内关、神门、郄门、心俞、巨阙 3. 配穴　阴虚火旺配太溪、肾俞；痰火扰心配尺泽、丰隆；水气凌心配气海、阴陵泉；心脉瘀阻配膻中、膈俞。易惊配大陵；浮肿配水分	毫针平补平泻。水气凌心者，心俞可加灸法；心脉瘀阻者，膈俞可用刺络拔罐法

六、哮喘

考情分析	本类型考题均为口述，不必进行实际操作
内容	哮喘的针灸治疗
物品准备	
适宜毫针、消毒干棉球、艾炷、大小合适的罐具等	
选穴	操作
1. 实证 ① 治法：祛邪肃肺，化痰平喘。取手太阴经穴及相应背俞穴为主 ② 主穴：列缺、尺泽、肺俞、中府、定喘 ③ 配穴：风寒外袭配风门、合谷；痰热阻肺配丰隆、曲池；喘甚者配天突	1. 实证　毫针刺，泻法。风寒者可酌加艾灸 2. 虚证　毫针刺，补法。可酌加艾灸或拔罐

续表

选穴	操作
2. 虚证 ① 治法：补益肺肾，止哮平喘。取相应背俞穴及手太阴、足少阴经穴为主 ② 主穴：肺俞、膏肓、肾俞、太渊、太溪、足三里、定喘 ③ 配穴：肺气虚配气海；肾气虚配关元	

七、呕吐

考情分析	本类型考题均为口述，不必进行实际操作
内容	呕吐的针灸治疗
物品准备	
适宜毫针、消毒干棉球、艾炷等	
选穴	操作
1. 治法　和胃理气，降逆止呕。取胃的募穴及足阳明、手厥阴经穴为主 2. 主穴　中脘、胃俞、足三里、内关 3. 配穴　寒邪客胃配上脘、公孙；热邪内蕴配商阳、内庭、金津、玉液；饮食停滞配梁门、天枢；肝气犯胃配肝俞、太冲	毫针刺，平补平泻法。寒邪客胃者可加灸法，热邪内蕴者金津、玉液点刺出血

八、胃痛（助理不考）

考情分析	本类型考题均为口述，不必进行实际操作
内容	胃痛的针灸治疗
物品准备	
适宜毫针、消毒干棉球、艾炷等	
选穴	操作
1. 治法　和胃止痛。取足阳明经穴及胃的募穴为主 2. 主穴　中脘、足三里、内关 3. 配穴　寒邪客胃配胃俞、神阙；饮食停滞配天枢、梁门；肝气犯胃配太冲、阳陵泉。急性胃炎配梁丘；消化性溃疡配公孙	主穴毫针刺行平补平泻法。疼痛发作时，足三里持续行针 1～2min，一般疼痛可逐渐缓解。寒气客胃者宜加用灸法

九、腹痛（助理不考）

考情分析	本类型考题均为口述，不必进行实际操作
内容	腹痛的针灸治疗
物品准备	
适宜毫针、消毒干棉球、艾炷等	
选穴	操作
1. 治法　和胃调肠，缓急止痛。取足阳明、足太阴经穴及相应脏腑募穴为主 2. 主穴　中脘、天枢、足三里、三阴交 3. 配穴　寒邪内积配神阙、关元；湿热壅滞配阴陵泉、内庭；饮食停滞配下脘、梁门；气滞血瘀配太冲、血海	疼痛发作时，足三里持续行针 1～2min，一般疼痛可逐渐缓解。寒邪内积可配用灸法

十、泄泻（助理不考）

考情分析	本类型考题均为口述，不必进行实际操作
内容	泄泻的针灸治疗

续表

物品准备	
适宜毫针、消毒干棉球、艾炷、盐、鲜姜片、镊子等	
选穴	**操作**
1. 治法　除湿导滞，通调腑气。取足阳明、足太阴经穴为主 2. 主穴　天枢、上巨虚、阴陵泉、水分 3. 配穴　寒湿内盛配神阙；肠腑湿热配内庭、曲池；食滞肠胃配中脘；泻下脓血配曲池、三阴交、内庭	神阙穴用隔盐灸或隔姜灸，其他腧穴常规针刺，寒湿内盛针灸并用

十一、癃闭（助理不考）

考情分析	本类型考题均为口述，不必进行实际操作
内容	癃闭的针灸治疗
物品准备	
适宜毫针、消毒干棉球等	
选穴	**操作**
1. 治法　清热利湿，行气活血。以足太阳、足太阴经穴及相应俞募穴为主 2. 主穴　中极、膀胱俞、秩边、阴陵泉、三阴交 3. 配穴　膀胱湿热配委阳；肺热壅盛配尺泽；肝郁气滞配太冲、大敦；浊瘀阻塞配次髎、膈俞	毫针泻法。秩边深刺2.5～3寸，以针感向会阴部放射为度。针刺中极前，应首先检查膀胱的膨胀程度，以决定针刺的方向、角度和深度，膀胱充盈者不能直刺，应向下斜刺、浅刺，使针感到达会阴并引起小腹收缩、抽动为佳

十二、痛经

考情分析	本类型考题均为口述，不必进行实际操作
内容	痛经的针灸治疗等
物品准备	
适宜毫针、消毒干棉球、艾炷等	
选穴	**操作**
1. 治法　行气活血，调经止痛。取任脉、足太阴经穴为主 2. 主穴　中极、次髎、地机、三阴交、十七椎 3. 配穴　气滞血瘀配太冲、血海；寒凝血瘀配关元、归来	毫针泻法，寒凝者加艾灸

十三、扭伤

考情分析	本类型考题均为口述，不必进行实际操作
内容	扭伤的针灸治疗
物品准备	
适宜毫针、消毒干棉球等	
选穴	**操作**
1. 治法　祛瘀消肿，舒筋通络。取扭伤局部腧穴为主 2. 主穴　阿是穴、局部腧穴 ① 腰部取阿是穴、大肠俞、腰痛点、委中 ② 项部取阿是穴、风池、绝骨、后溪 ③ 肩部取阿是穴、肩髃、肩髎、肩贞 ④ 肘部取阿是穴、曲池、小海、天井 ⑤ 腕部取阿是穴、阳溪、阳池、阳谷	毫针泻法。常先针刺远端穴位，并令患者同时活动患部，常有针入痛止之效

续表

选穴	操作
⑥ 髋部取阿是穴、环跳、秩边、居髎 ⑦ 膝部取阿是穴、膝眼、膝阳关、梁丘 ⑧ 踝部取阿是穴、申脉、解溪、丘墟 3. 配穴 ① 根据病位配合循经远端取穴。急性腰扭伤，督脉病证配水沟或后溪，足太阳经筋病证配昆仑或后溪，手阳明经筋病证配手三里或三间 ② 根据病位在其上下循经邻近取穴，如膝内侧扭伤，病在足太阴脾经，可在扭伤部位其上取血海，其下取阴陵泉 ③ 根据手足同名经配穴法进行配穴。方法：踝关节与腕关节对应、膝关节与肘关节对应、髋关节与肩关节对应	

十四、牙痛

考情分析	本类型考题均为口述，不必进行实际操作
内容	牙痛的针灸治疗
物品准备	
适宜毫针、消毒干棉球等	
选穴	操作
1. 治法　祛风泻火，通络止痛。取手、足阳明经穴为主 2. 主穴　合谷、颊车、下关 3. 配穴　风火牙痛配外关、风池；胃火牙痛配内庭、二间	毫针泻法，或平补平泻。循经远取可左右交叉刺，合谷持续行针 1 ～ 2min

十五、晕厥

考情分析	本类型考题均为口述，不必进行实际操作
内容	晕厥的针灸治疗
物品准备	
适宜毫针、消毒干棉球等	
选穴	操作
1. 治法　苏厥醒神。以督脉穴为主 2. 主穴　水沟、百会、内关、涌泉 3. 配穴　虚证配气海、关元；实证配合谷、太冲	毫针补虚泻实法

十六、高热（助理不考）

考情分析	本类型考题均为口述，不必进行实际操作
内容	高热的针灸治疗
物品准备	
适宜毫针、消毒干棉球等	
选穴	操作
1. 治法　清泻热邪。以督脉和手阳明经穴、井穴为主 2. 主穴　大椎、曲池、合谷、十二井或十宣 3. 配穴　风热表证配鱼际、尺泽；肺热证配少商、尺泽；气分热盛配内庭、支沟；热入营血配血海、内关；神昏谵语配水沟、内关；抽搐配阳陵泉、太冲	毫针泻法，大椎、十二井、十宣、曲泽、委中可点刺出血

十七、抽搐

考情分析	本类型考题均为口述，不必进行实际操作
内容	抽搐的针灸治疗
物品准备	
适宜毫针、消毒干棉球、艾卷、大小合适的罐具等	
选穴	操作
1. 治法　息风止痉，清热开窍。取督脉、手足厥阴经穴为主 2. 主穴　水沟、内关、合谷、太冲、阳陵泉 3. 配穴　热极生风配曲池、大椎；痰热化风配风池、丰隆；血虚生风配血海、足三里；神昏不醒配十宣、涌泉	毫针泻法。水沟向上斜刺 0.5 寸，用雀啄法捣刺；大椎刺络拔罐；十宣、中冲可点刺出血

十八、内脏绞痛

（一）心绞痛

考情分析	本类型考题均为口述，不必进行实际操作
内容	心绞痛的针灸治疗
物品准备	
适宜毫针、消毒干棉球、艾炷等	
选穴	操作
1. 治法　通阳行气，活血止痛。以手厥阴、手少阴经穴为主 2. 主穴　内关、郄门、阴郄、膻中 3. 配穴　气滞血瘀配太冲、血海；寒邪凝滞配神阙、至阳；痰浊阻络配中脘、丰隆；阳气虚衰配心俞、至阳	毫针泻法。寒证、虚证加艾灸

（二）胆绞痛

考情分析	本类型考题均为口述，不必进行实际操作
内容	胆绞痛的针灸治疗
物品准备	
适宜毫针、消毒干棉球等	
选穴	操作
1. 治法　疏肝利胆，行气止痛。以足少阳经穴、胆的俞募穴为主 2. 主穴　胆囊穴、阳陵泉、胆俞、日月 3. 配穴　肝胆气滞配太冲、丘墟；肝胆湿热配行间、阴陵泉；蛔虫妄动配迎香透四白	毫针泻法。日月、胆俞注意针刺方向，勿深刺

（三）肾绞痛

考情分析	本类型考题均为口述，不必进行实际操作
内容	肾绞痛的针灸治疗
物品准备	
适宜毫针、消毒干棉球等	
选穴	操作
1. 治法　清利湿热，通淋止痛。以足太阴经穴、肾与膀胱的背俞穴及膀胱之募穴为主 2. 主穴　肾俞、膀胱俞、中极、三阴交、京门 3. 配穴　下焦湿热配委阳、阴陵泉；肾气不足配水分、关元	毫针泻法

第九单元　推拿技术

小鱼际㨰法

一、㨰法

（一）小鱼际㨰法

考情分析	推拿技术的考查结合应试者在考场抽取的病例，要求应试者在模特（或模拟人）身上进行操作，并口述操作要点及注意事项
操作方式	**注意事项**
1. 拇指自然伸直，余指自然屈曲，无名指与小拇指的掌指关节屈曲约 90° 2. 手背沿掌横弓排列呈弧面，以第 5 掌指关节背侧为吸点，吸附于患者的体表施术部位上 3. 以肘关节为支点，前臂主动做推旋运动，带动腕关节做较大幅度的屈伸旋转活动，使小鱼际和手背尺侧部在施术部位上连续不断地来回㨰动	1. 在操作时术者以第 5 掌指关节背侧为吸定点，吸附于患者的体表施术部位上，紧贴治疗部位㨰动，不宜拖动或手背相对体表而空转，尽量避免掌指关节的骨突部与脊椎棘突或其他部位关节的骨突处猛烈撞击 2. 操作时应尽可能增大腕关节的屈伸幅度，同时控制好腕关节的屈伸，不宜出现折刀样的突变动作造成跳动感 3. 操作时常结合肢体关节的被动运动，要注意两手动作协调，被动运动要“轻巧、短促、随发随收”
考官提问	
小鱼际㨰法的操作要点有哪些	

（二）立㨰法

考情分析	推拿技术的考查结合应试者在考场抽取的病例，要求应试者在模特（或模拟人）身上进行操作，并口述操作要点及注意事项
操作方式	**注意事项**
以第 5 掌指关节背侧作为吸定点，以第 4 掌指关节至第 5 掌骨基底部与掌背尺侧缘形成的扇形区域为着力面，腕关节略屈伸向尺侧，以肘关节为支点，前臂主动做推旋运动，带动腕关节做较大幅度的屈伸旋转活动，使第 5 掌指关节背侧在施术部位上连续不断地来回㨰动	1. 在操作时术者以第 5 掌指关节背侧作为吸定点，以第 4 掌指关节至第 5 掌骨基底部与掌背尺侧缘形成的扇形区域为着力面，紧贴治疗部位㨰动，不宜拖动或手背相对体表而空转，尽量避免掌指关节的骨突部与脊椎棘突或其他部位关节的骨突处猛烈撞击 2. 操作时应尽可能增大腕关节的屈伸幅度，同时控制好腕关节的屈伸，不宜出现折刀样的突变动作造成跳动感 3. 操作时常结合肢体关节的被动运动，要注意两手动作协调，被动运动要“轻巧、短促、随发随收”
考官提问	
在进行立㨰法操作时要注意哪些事项	

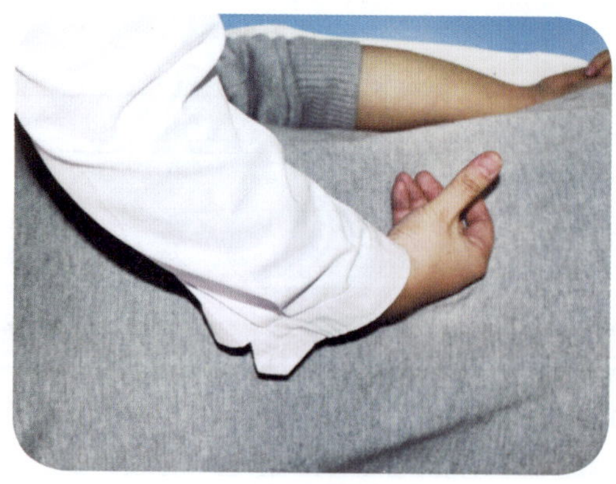
小鱼际㨰法

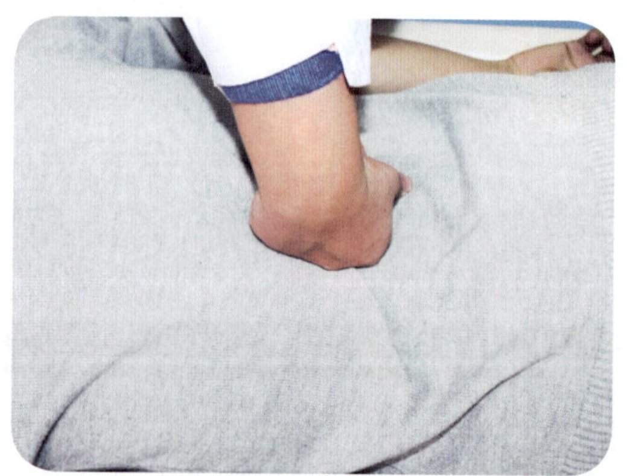
立㨰法

拳滚法

（三）拳滚法

考情分析	推拿技术的考查结合应试者在考场抽取的病例，要求应试者在模特（或模拟人）身上进行操作，并口述操作要点及注意事项
操作方式	**注意事项**
拇指自然伸直，余指呈半握空拳状，以食指、中指、无名指和小指的第1节指背着力于施术部位上。肘关节屈曲20°～40°，前臂主动施力，推拉摆动，带动腕关节屈伸活动，在施术部位上持续不断地滚动	1. 在操作时术者食指、中指、无名指和小指的第1节指背紧贴治疗部位滚动，不宜拖动或手背相对体表而空转，尽量避免掌指关节的骨突部与脊椎棘突或其他部位关节的骨突处猛烈撞击 2. 操作时应尽可能增大腕关节的屈伸幅度，同时控制好腕关节的屈伸，不宜出现折刀样的突变动作造成跳动感 3. 操作时常结合肢体关节的被动运动，要注意两手动作协调，被动运动要“轻巧、短促、随发随收”
考官提问	
拳滚法的操作要点有哪些	

二、揉法

（一）大鱼际揉法

考情分析	推拿技术的考查结合应试者在考场抽取的病例，要求应试者在模特（或模拟人）身上进行操作，并口述操作要点及注意事项
操作方式	**注意事项**
沉肩垂肘，腕关节放松至微屈或水平状。拇指内收，其余四指自然伸直，大鱼际着力于施术部位。以肘关节为支点，前臂做主动运动，带动腕关节摆动，使大鱼际在治疗部位上做轻缓柔和的上下、左右或轻度环旋揉动	揉法应吸定于施术部位，带动皮下组织一起运动，不可在体表上有摩擦运动。操作时向下的压力不可过大
考官提问	
大鱼际揉法的操作要点有哪些	

（二）掌根揉法

考情分析	推拿技术的考查结合应试者在考场抽取的病例，要求应试者在模特（或模拟人）身上进行操作，并口述操作要点及注意事项
操作方式	**注意事项**
肘关节微屈，腕关节放松并略背伸，手指自然弯曲，掌根部附着于施术部位。肘关节为支点，前臂做主动运动，带动腕、手掌、前臂做回旋揉动（小幅度）	揉法应吸定于施术部位，带动皮下组织一起运动，不可在体表上有摩擦运动。操作时向下的压力不可过大
考官提问	
掌根揉法操作时要注意哪项事项	

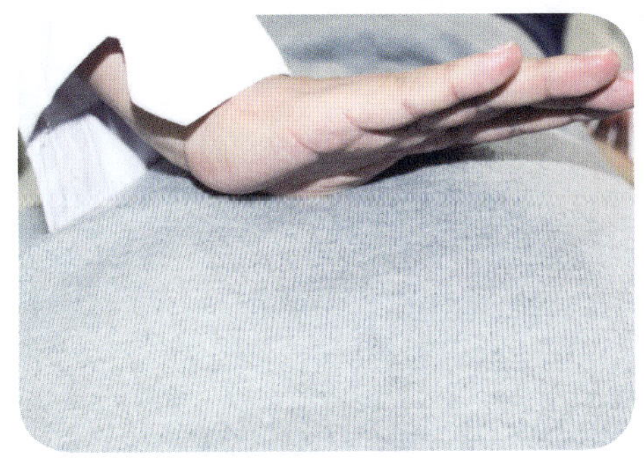
大鱼际揉法

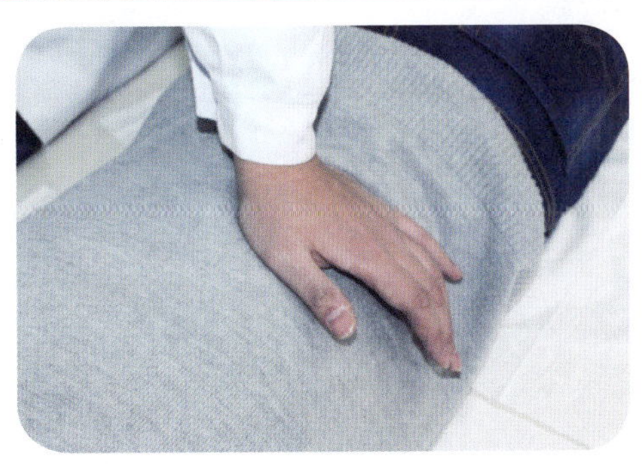
掌根揉法

大鱼际揉法

掌根揉法

中指揉法

（三）中指揉法

考情分析	推拿技术的考查结合应试者在考场抽取的病例，要求应试者在模特（或模拟人）身上进行操作，并口述操作要点及注意事项
操作方式	注意事项
中指伸直，食指搭在中指远端指间关节的背侧，腕关节微屈，用中指罗纹面着力于治疗部位。以肘关节为支点，前臂做主动运动，运用腕关节使中指罗纹面做轻柔的小幅度环旋运动	揉法应吸定于施术部位，带动皮下组织一起运动，不可在体表上有摩擦运动。操作时向下的压力不可过大
考官提问	
中指揉法的操作要点是什么	

（四）三指揉法

考情分析	推拿技术的考查结合应试者在考场抽取的病例，要求应试者在模特（或模拟人）身上进行操作，并口述操作要点及注意事项
操作方式	注意事项
食指、中指、无名指三指并拢，罗纹面着力，其操作参考中指揉法	揉法应吸定于施术部位，带动皮下组织一起运动，不可在体表上有摩擦运动。操作时向下的压力不可过大
考官提问	
三指揉法的操作要领是什么	

三、按法

（一）指按法

考情分析	推拿技术的考查结合应试者在考场抽取的病例，要求应试者在模特（或模拟人）身上进行操作，并口述操作要点及注意事项
操作方式	注意事项
以拇指罗纹面着力于患者的施术部位，其余四指张开支撑助力，腕关节屈曲40°～60°。拇指主动用力垂直向下按压。当按压力达到所需的力度后，稍停片刻，即所谓的“按而留之”，然后松劲撤力，再做重复按压	指按法接触面积较小，刺激较强，可在按后施以揉法，有“按一揉三”之说，即重按一下、轻揉三下
考官提问	
在施行指按法时应注意什么	

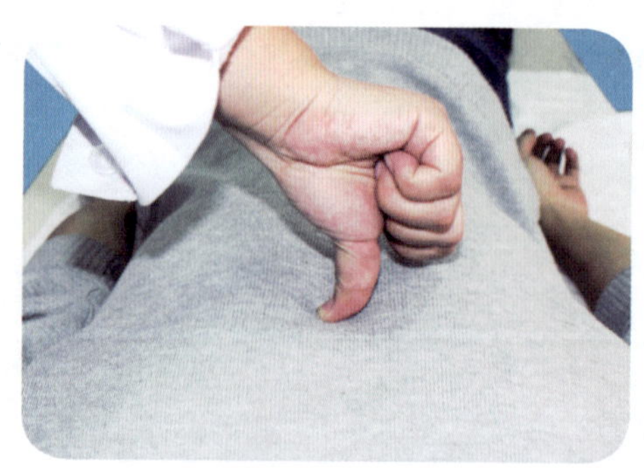

指按法

（二）掌按法

考情分析	推拿技术的考查结合应试者在考场抽取的病例，要求应试者在模特（或模拟人）身上进行操作，并口述操作要点及注意事项
操作方式	**注意事项**
1. 单手或双手掌面重叠置于施术部位。以肩关节为支点，将身体上半部的重量通过上臂、前臂传至手掌部，垂直向下按压 2. 当掌按法以肩关节为支点时，身体上半部的重量很容易通过上臂、前臂传到手掌部，使用力沉稳着实，操作者不易疲劳 3. 按压的用力方向应为垂直向下或与受力面相垂直 4. 用力要由轻到重，稳而持续	1. 按时注意不可突然施以暴力，要有缓慢的节奏性，其用力原则是由轻而重，再由重而轻，手法操作不可突发突止，暴起暴落 2. 按压力度应使刺激充分达到机体组织的深部 3. 要明确诊断，注意患者的骨质情况，以避免发生骨折
考官提问	
在施行掌按法时要注意什么	

四、推法

指推法

（一）拇指端推法

考情分析	推拿技术的考查结合应试者在考场抽取的病例，要求应试者在模特（或模拟人）身上进行操作，并口述操作要点及注意事项
物品准备	
凡士林、冬青膏、红花油、滑石粉等润滑剂	
操作方式	**注意事项**
拇指端着力于施术部位或穴位上，其余四指置于对侧或相应部位以固定，腕关节屈曲并向尺侧偏斜。拇指及腕部主动施力，向拇指指端方向呈单方向、短距离、直线推进	1. 推法的速度不可过快，压力应适中，不可过重或过轻 2. 不可推破皮肤，可使用凡士林、冬青膏、红花油、滑石粉等润滑剂
考官提问	
拇指端推法准备润滑剂的目的是什么	

（二）拇指平推法

考情分析	推拿技术的考查结合应试者在考场抽取的病例，要求应试者在模特（或模拟人）身上进行操作，并口述操作要点及注意事项
物品准备	
凡士林、冬青膏、红花油、滑石粉等润滑剂	
操作方式	**注意事项**
拇指罗纹面着力于施术部位上，其余四指置于其前外方助力，腕关节屈曲。拇指及腕部施力，向其食指方向呈单向、短距离、直线推进。推进过程中，拇指罗纹面的着力部分逐渐偏向桡侧，并随着拇指的推进逐渐伸直腕关节	1. 推法的速度不可过快，压力应适中，不可过重或过轻 2. 不可推破皮肤，可使用凡士林、冬青膏、红花油、滑石粉等润滑剂
考官提问	
拇指平推法的操作要点有什么	

（三）三指推法

考情分析	推拿技术的考查结合应试者在考场抽取的病例，要求应试者在模特（或模拟人）身上进行操作，并口述操作要点及注意事项
物品准备	
凡士林、冬青膏、红花油、滑石粉等润滑剂	
操作方式	注意事项
食指、中指、无名指并拢，指端着力于施术部位上，腕关节屈曲。前臂施力，通过腕关节及掌部使三指向指端方向单向直线推进	1. 推法的速度不可过快，压力应适中，不可过重或过轻 2. 不可推破皮肤，可使用凡士林、冬青膏、红花油、滑石粉等润滑剂
考官提问	
三指推法的操作要领是什么	

（四）掌推法

考情分析	推拿技术的考查结合应试者在考场抽取的病例，要求应试者在模特（或模拟人）身上进行操作，并口述操作要点及注意事项
物品准备	
凡士林、冬青膏、红花油、滑石粉等润滑剂	
操作方式	注意事项
掌根部着力于施术部位，稍背伸腕关节，伸直肘关节。以肩关节为支点，上臂施力，通过肘、前臂、腕，使掌根部向前方直线推进	1. 推法的速度不可过快，压力应适中，不可过重或过轻 2. 不可推破皮肤，可使用凡士林、冬青膏、红花油、滑石粉等润滑剂
考官提问	
掌推法的施力部位是哪里	

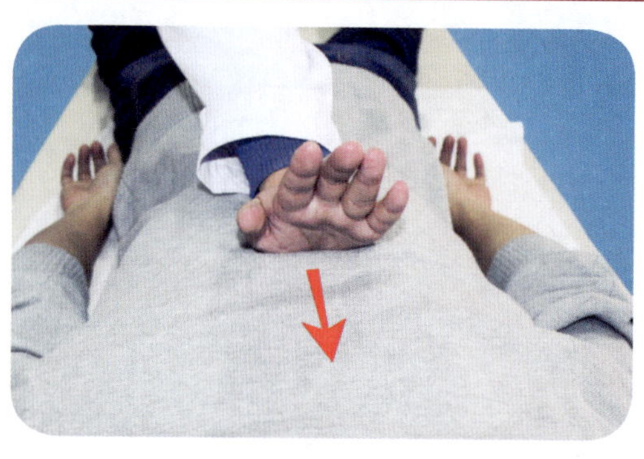

掌推法

掌推法

（五）拳推法

考情分析	推拿技术的考查结合应试者在考场抽取的病例，要求应试者在模特（或模拟人）身上进行操作，并口述操作要点及注意事项
物品准备	
凡士林、冬青膏、红花油、滑石粉等润滑剂	
操作方式	注意事项
手握实拳，以食指、中指、无名指及小指四指的近侧指间关节突起部着力，挺紧伸直腕关节，略屈肘关节，以肘关节为支点，前臂施力，向前单向直线推进	1. 推法的速度不可过快，压力应适中，不可过重或过轻 2. 不可推破皮肤，可使用凡士林、冬青膏、红花油、滑石粉等润滑剂
考官提问	
在施行拳推法时应注意哪些操作要点	

（六）肘推法

考情分析	推拿技术的考查结合应试者在考场抽取的病例，要求应试者在模特（或模拟人）身上进行操作，并口述操作要点及注意事项
物品准备	
凡士林、冬青膏、红花油、滑石粉等润滑剂	
操作方式	**注意事项**
屈肘，以肘关节尺骨鹰嘴突起部着力于施术部位，并抬起另一侧手臂，另一手掌部扶握屈肘的侧拳顶以助力。以肩关节为支点，腰部发力，上臂部施力，缓慢地单方向直线推进	1. 推法的速度不可过快，压力应适中，不可过重或过轻 2. 不可推破皮肤，可使用凡士林、冬青膏、红花油、滑石粉等润滑剂
考官提问	
肘推法适用于在哪些部位操作	

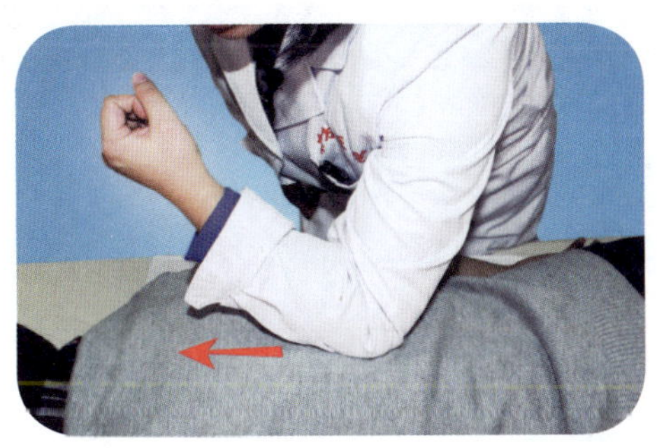

肘推法

拳推法和肘推法

五、抖法

（一）抖上肢法

考情分析	推拿技术的考查结合应试者在考场抽取的病例，要求应试者在模特（或模拟人）身上进行操作，并口述操作要点及注意事项
操作方式	**注意事项**
受术者取坐位或站立位，术者站在其前外侧，身体略前倾。术者用双手或单手握住受术者右手腕部，缓慢将被抖动的上肢向前外方抬至60°左右，然后前臂微用力做连续小幅度上下抖动，并使抖动所产生的抖动波似波浪般传递到肩部。或术者以一手按住受术者肩部，另一手握住受术者腕部，连续小幅度地上下抖动，抖动中可结合被操作肩关节的前后方向活动。又称为上肢提抖法	1. 行抖法时受术者不可屏气 2. 受术者肩、肘、腕部有习惯性脱位者禁用抖法 3. 腰部疼痛较重，活动受限，肌肉不能放松者禁用
考官提问	
抖上肢时上肢抬高的角度是多少	

（二）抖下肢法

考情分析	推拿技术的考查结合应试者在考场抽取的病例，要求应试者在模特（或模拟人）身上进行操作，并口述操作要点及注意事项
操作方式	**注意事项**
受术者取仰卧位，放松双下肢。术者站其足端，双手握住受术者两足踝部，抬起两下肢，离床面约30cm左右，然后上臂、前臂施力，连续小幅度上下抖动，使其下肢及髋部有舒松感。双下肢可同时操作，亦可单侧操作	1. 行抖法时受术者不可屏气 2. 受术者肩、肘、腕部有习惯性脱位者禁用抖法 3. 腰部疼痛较重，活动受限，肌肉不能放松者禁用
考官提问	
抖下肢时，病人应采取什么体位	

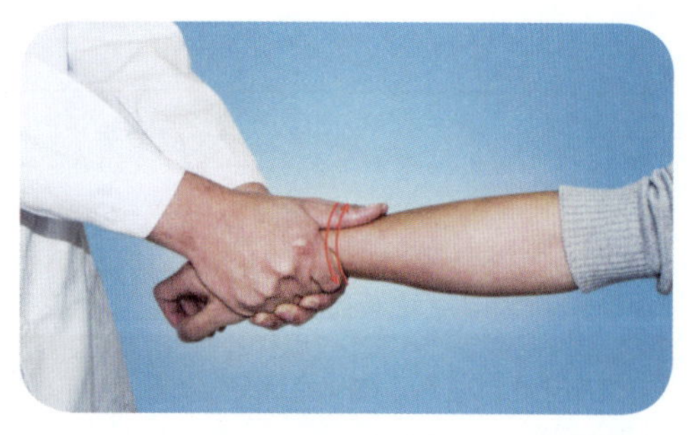

抖上肢法

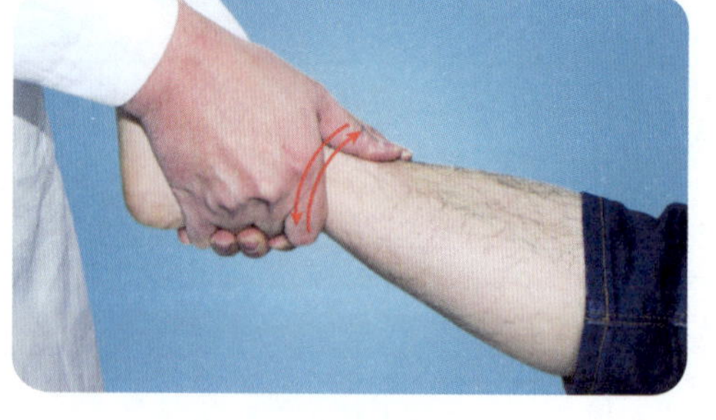

抖下肢法

抖上肢法

抖下肢法

（三）抖腰法

<table>
<tr><td>考情分析</td><td colspan="2">推拿技术的考查结合应试者在考场抽取的病例，要求应试者在模特（或模拟人）身上进行操作，并口述操作要点及注意事项</td></tr>
<tr><th colspan="2">操作方式</th><th>注意事项</th></tr>
<tr><td colspan="2">抖腰法是牵引法与短阵性的较大幅度抖法的结合应用。受术者取俯卧位，两手拉住床头或由助手固定其两腋部。术者两手握住受术者两足踝部，伸直两臂，后仰身体。先与助手相对用力，牵引受术者腰部，待腰部放松后，术者身体先前倾，以准备抖动。其后随身体起立之势，瞬间用力，以较大幅度抖动 1 ～ 3 次，使其产生较大幅度的波浪状运动</td><td>1. 行抖法时受术者不可屏气
2. 受术者肩、肘、腕部有习惯性脱位者禁用抖法
3. 腰部疼痛较重，活动受限，肌肉不能放松者禁用</td></tr>
<tr><th colspan="3">考官提问</th></tr>
<tr><td colspan="3">进行抖腰法操作时，应结合哪些手法一起进行</td></tr>
</table>

六、捏脊法

拇指前位捏脊法

（一）拇指前位捏脊法

<table>
<tr><td>考情分析</td><td colspan="2">推拿技术的考查结合应试者在考场抽取的病例，要求应试者在模特（或模拟人）身上进行操作，并口述操作要点及注意事项</td></tr>
<tr><th colspan="2">操作方式</th><th>注意事项</th></tr>
<tr><td colspan="2">术者双手半握空拳，略背伸腕关节，食指、中指、无名指和小指的背侧置于脊柱两侧，拇指伸直向前按，并对准食指中节处。以食指桡侧缘和拇指罗纹面捏起皮肤，进行提捻，然后向前推行。在向前移动时，两手拇指要交替向前按，同时前臂用力推动食指桡侧缘前行，两者相互配合，交替捏提捻动前行</td><td>捏脊时注意要用手指的罗纹面着力，不可用指端挤捏，不可将肌肤拧转，以免使患者产生疼痛。一般在空腹时进行，饭后宜 1h 后再捏拿</td></tr>
<tr><th colspan="3">考官提问</th></tr>
<tr><td colspan="3">进行拇指前位捏脊法时，一般用手指的哪个部位着力</td></tr>
</table>

（二）拇指后位捏脊法

<table>
<tr><td>考情分析</td><td colspan="2">推拿技术的考查结合应试者在考场抽取的病例，要求应试者在模特（或模拟人）身上进行操作，并口述操作要点及注意事项</td></tr>
<tr><th colspan="2">操作方式</th><th>注意事项</th></tr>
<tr><td colspan="2">伸直拇指，两拇指端置于脊柱两侧，指面向前；两手食指、中指前按，微屈腕关节。两手拇指与食指、中指罗纹面捏起皮肤，轻轻提捻，向前推行移动。在向前移动时，拇指前推，食指、中指交替前按，交替捏提捻动前行</td><td>捏脊时注意要用手指的罗纹面着力，不可用指端挤捏，不可将肌肤拧转，以免使患者感觉疼痛。一般在空腹时进行，饭后宜 1h 后再捏拿</td></tr>
<tr><th colspan="3">考官提问</th></tr>
<tr><td colspan="3">拇指后位捏脊法的操作要点有哪些</td></tr>
</table>

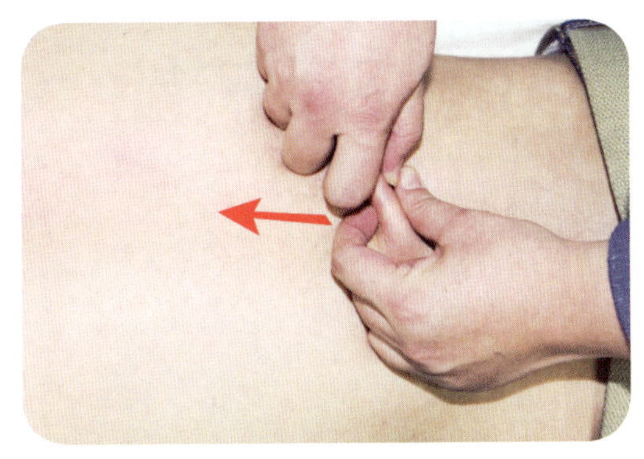

拇指后位捏脊法

拇指后位捏脊法

七、拿法

考情分析	推拿技术的考查结合应试者在考场抽取的病例，要求应试者在模特（或模拟人）身上进行操作，并口述操作要点及注意事项
操作方式	注意事项
以拇指和其余手指的指面相对用力，捏住施术部位肌肤并逐渐收紧、提起，用力由轻到重，不可突然用力。腕关节放松。以拇指同其他手指的对合力进行轻重交替、连续不断地提捏治疗部位	拿法应注意动作的协调性，不可呆板僵硬。初习者不可用力过久，以防伤及腕部与手指的屈肌肌腱及腱鞘
考官提问	
拿法的操作要点有哪些	

八、搓法

（一）夹搓法

考情分析	推拿技术的考查结合应试者在考场抽取的病例，要求应试者在模特（或模拟人）身上进行操作，并口述操作要点及注意事项
操作方式	注意事项
以双手掌面夹住施术部位，令受术者肢体放松。以肘关节和肩关节为支点，前臂与上臂部主动施力，做相反方向的较快速搓动，并同时做上下往返移动	施力不可过重。夹搓时如夹得太紧或推搓时下压力过大，会造成手法呆滞
考官提问	
搓法的操作要点有哪些	

（二）推搓法

考情分析	推拿技术的考查结合应试者在考场抽取的病例，要求应试者在模特（或模拟人）身上进行操作，并口述操作要点及注意事项
操作方式	注意事项
1. 操作时动作要协调、连贯。搓法含有擦、揉、摩、推等多种成分，搓动时掌面在施术部位体表有小幅度位移，受术者有较强的疏松感。 2. 搓动的速度应快，而上下移动的速度宜慢。 3. 夹搓法双手用力要对称	施力不可过重。夹搓时如夹得太紧或推搓时下压力过大，会造成手法呆滞
考官提问	
搓法的操作要点有哪些	

第三考站　西医临床技能

【技能考试大纲要求】

（一）体格检查

1. 全身状态检查　生命征、发育与体型、营养状态、意识状态、面容、体位、步态。

2. 皮肤检查

3. 浅表淋巴结检查

4. 头部检查

（1）眼部检查　眼睑、结膜、巩膜、瞳孔（大小与形状、对光反射、集合反射）、眼球运动（助理不考）。

（2）咽部、扁桃体检查

（3）鼻窦检查

5. 颈部检查（血管、甲状腺、气管）

6. 胸廓、胸壁与乳房检查

7. 肺和胸膜检查

（1）视诊（呼吸运动、呼吸频率、呼吸节律、呼吸深度）

（2）触诊（胸廓扩张度、语音震颤、胸膜摩擦感）

（3）叩诊［叩诊方法、叩诊音、肺界叩诊（助理不考）］

（4）听诊［听诊方法、呼吸音、啰音、胸膜摩擦音（助理不考）、听觉语音］

8. 心脏检查

（1）视诊［心前区隆起、心尖搏动、心前区异常搏动（助理不考）］

（2）触诊［心尖搏动、震颤、心包摩擦感（助理不考）］

（3）叩诊（心脏相对浊音界）

（4）听诊［心脏瓣膜听诊区、听诊方法、心率、心律、心音、额外心音（助理不考）、心脏杂音、心包摩擦音（助理不考）］

9. 血管检查　脉搏、血管杂音（助理不考）、周围血管征。

10. 腹部检查

（1）视诊（腹部外形、呼吸运动、腹壁静脉、胃肠型和蠕动波）

（2）触诊（腹壁紧张度、压痛及反跳痛、腹部包块、肝脾触诊、墨菲征、液波震颤）

（3）叩诊［腹部叩诊音、肝浊音界、移动性浊音、肾区叩击痛、膀胱叩诊（助理不考）］

（4）听诊（肠鸣音、振水音）

11. 脊柱、四肢检查

（1）脊柱（弯曲度、活动度、压痛与叩击痛）

（2）四肢关节

12. 神经系统检查

（1）肌力、肌张力

（2）共济运动

（3）神经反射（浅反射、深反射、病理反射）

（4）脑膜刺激征

（5）拉塞格征

（二）基本操作

1. 外科手消毒

2. 戴无菌手套

3. 穿、脱手术衣（助理不考）

4. 手术区皮肤消毒

5. 穿、脱隔离衣
6. 创伤的现场止血法
7. 伤口（切口）换药
8. 脊柱损伤的现场搬运
9. 长骨骨折现场急救固定
10. 心肺复苏术
11. 气囊-面罩简易呼吸器的使用
12. 导尿术（男、女）（助理不考）
13. 胸膜腔穿刺术（助理不考）
14. 腹腔穿刺术（助理不考）

（三）辅助检查结果分析判读

1. 心电图

（1）正常心电图
（2）心房肥大（助理不考）、心室肥大
（3）心肌缺血
（4）急性心肌梗死
（5）过早搏动
（6）阵发性室上性心动过速
（7）室性心动过速
（8）心房颤动
（9）心室颤动
（10）房室传导阻滞

2. 普通X线片

（1）正常胸部正位片
（2）阻塞性肺气肿
（3）气胸
（4）胸腔积液
（5）肺炎链球菌肺炎
（6）原发性肺癌
（7）胃溃疡
（8）急性胃肠穿孔
（9）肠梗阻（助理不考）
（10）长骨骨折

3. CT影像诊断（助理不考）

（1）原发性肺癌
（2）急性胰腺炎
（3）急性硬膜外血肿
（4）急性硬膜下血肿
（5）脑梗死
（6）脑出血
（7）蛛网膜下腔出血

4. 实验室检查

（1）血液一般检查
（2）尿液检查
（3）粪便检查
（4）肝功能（血清蛋白、丙氨酸氨基转移酶、天冬氨酸氨基转移酶、γ-谷氨酰转肽酶、胆红素）
（5）甲、乙、丙型肝炎病毒标志物（助理不考）

（6）肾功能［尿素氮、肌酐、尿酸、内生肌酐清除率（助理不考）］
（7）血糖、葡萄糖耐量试验（助理不考）、糖化血红蛋白、血浆胰岛素、C 肽测定（助理不考）
（8）血清总胆固醇、甘油三酯、高密度脂蛋白胆固醇、低密度脂蛋白胆固醇
（9）血清钾、钠、氯、钙
（10）血清淀粉酶
（11）血清心肌标志物（心肌酶、肌钙蛋白）
（12）血浆 B 型脑钠肽（助理不考）
（13）抗链球菌溶血素“O”
（14）类风湿因子与抗核抗体
（15）浆膜腔积液
（16）动脉血气分析（助理不考）
（17）常用肿瘤标志物［AFP、CEA、CA125（助理不考）］
（18）血、尿 hCG（助理不考）
（19）甲状腺功能［FT_3、FT_4、TSH、甲状腺自身抗体（助理不考）］

第一单元　体格检查

第一节　全身状态检查

一、体温测量

考情分析	体温测量有三种方式，即口测法、肛测法、腋测法，但考试中只抽查其中一种，因受测量方式所限，考查内容主要为腋测法。因考试时间有限，主要为步骤演示，无法完成实际测量
物品准备	
体温计、毛巾、润滑剂等	
操作方式	**注意事项**
测试体温前体温计读数应小于 35℃ 1. 口测法　将经过消毒的口腔温度计水银端置于舌下，紧闭口唇，不用口腔呼吸，5min 后读数。正常值为 36.3 ～ 37.2℃。婴幼儿及意识障碍者不宜使用 2. 肛测法　患者侧卧，将直肠温度计水银端涂以润滑剂，缓慢插入肛门，深达肛表的一半为止，5min 后读数。正常值为 36.5 ～ 37.7 ℃。适用于小儿及神志不清的患者 3. 腋测法　擦干腋窝汗液，将腋窝温度计水银端放在腋窝深处，用上臂夹紧温度计，10min 后读数。正常值为 36 ～ 37 ℃	1. 体温计测量前读数须小于 35℃ 2. 读取测量结果时平视体温计 3. 口腔温度计水银端置于舌下位置，测量时间 5min 4. 直肠温度计润滑后置入其一半深度，测量时间 5min 5. 腋窝温度计水银端置于腋窝深处，测量时间 10min
考官提问	
正常体温值	
考试常见问题汇总	1. 忘记体温计测量前读数须小于 35℃ 2. 忘记测量时间 3. 忘记平视读数

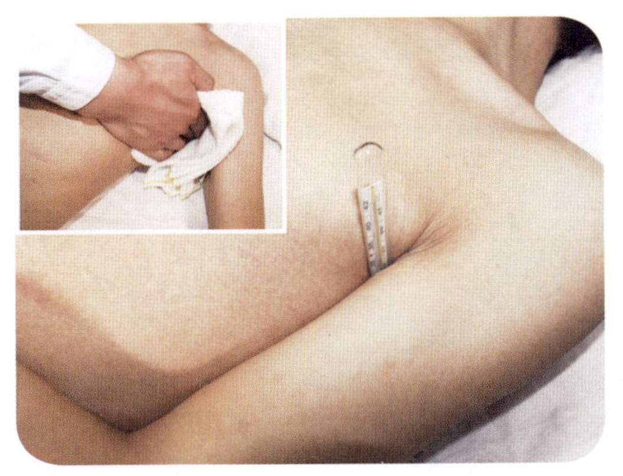

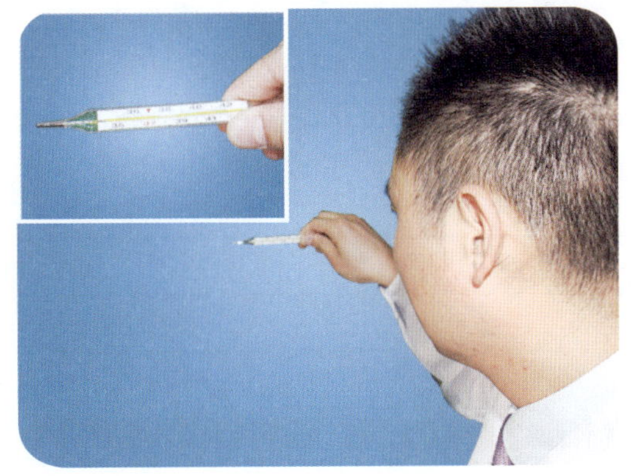

体温测量

体温测量

二、脉搏测量

<table>
<tr><td>考情分析</td><td colspan="2">脉搏测量对于中医考生是极其简单的内容，相比中医切诊的要求要简略许多。本操作于考试中可以实际完成</td></tr>
<tr><td colspan="3">物品准备</td></tr>
<tr><td colspan="3">脉枕、手表等</td></tr>
<tr><td colspan="2">操作步骤</td><td>注意事项</td></tr>
<tr><td colspan="2">1. 测量前交代测量目的，取得被检查者的配合。测量前休息30min
2. 嘱被检查者取坐位或仰卧位，检查者位于被检查者的右侧，将食指、中指、无名指的指端放置在桡动脉，加压触诊桡动脉的搏动。触诊时间为1min，记住每分钟跳动的频率、节律，注意检查另一侧
3. 报告考官被检查者脉率次数及节律是否整齐</td><td>1. 内容口述即可
2. 使用食指、中指、无名指指端触诊桡动脉即可，不必定位寸、关、尺
3. 若桡动脉不能触及，也可触摸肱动脉、颞动脉和颈动脉等
4. 口述检查另一侧即可</td></tr>
<tr><td colspan="3">考官提问</td></tr>
<tr><td colspan="3">1. 正常脉率值　正常成人安静状态下脉率为60～100次/分。儿童较快，婴幼儿可达130次/分
2. 脉率及节律变化时见于什么情况
① 脉率增快：多发生在发热、疼痛、贫血、甲状腺功能亢进症（甲亢）、心力衰竭、休克、心肌炎等情况下
② 脉率减慢：多出现在颅内高压、伤寒、病态窦房结综合征、房室传导阻滞，或服用强心苷、钙通道阻滞剂、β受体阻滞剂等药时
③ 脉率与心率是否一致。若脉率少于心率，则为脉搏短绌，多出现在心房颤动、频发早搏时</td></tr>
<tr><td>考试常见问题汇总</td><td colspan="2">1. 忘记表述与被检查者沟通
2. 忘记提及检查另一侧</td></tr>
</table>

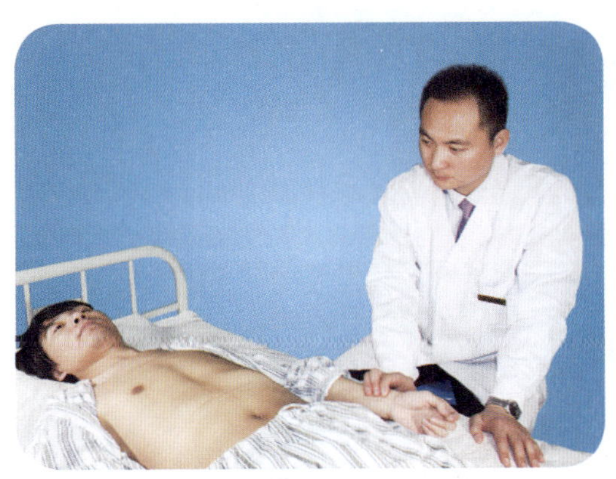

脉搏测量

脉搏测量

三、血压测量

（一）测量方法

1. 直接测量法 仅适用于危重和大手术的患者。

2. 间接测量法

<table>
<tr><td>考情分析</td><td colspan="2">血压测量是高频的考题，步骤及细节偏多，需加以注意。本项操作于考试中可以实际完成</td></tr>
<tr><td colspan="3">物品准备</td></tr>
<tr><td colspan="3">血压计、听诊器等</td></tr>
<tr><td colspan="2">操作步骤</td><td>注意事项</td></tr>
<tr><td colspan="2">1. 与患者沟通，嘱被检查者测量前休息至少 5min，测量时取坐位或仰卧位。检查血压计，排空袖带空气，打开血压计，观察水银柱顶端位于 0 刻度点
2. 协助被检查者裸露右上臂并外展 45°，肘部置于与右心房同一水平 (坐位平第 4 肋软骨，仰卧平腋中线)。将袖带平展地缚于被检查者上臂，袖带下缘距肘窝横纹 2 ～ 3cm，松紧适宜。检查者先于肘窝处触及肱动脉搏动，将听诊器体件置于肱动脉上，轻压听诊器体件
3. 用气囊将空气打入袖带，待动脉音消失，再升高汞柱 20 ～ 30mmHg，开始缓慢放气（2 ～ 6mmHg/s）
4. 测压时双眼平视汞柱表面，当听到第一个声音时所示的压力值是收缩压，继续放气，声音消失时（个别声音不消失者，可采用变音值）所示的压力值是舒张压。间隔 1 ～ 2min 重复测量，取两次读数的平均值
5. 报告考官所测数值。协助被检查者穿衣，收拾物品，将袖带解下、排气，平整地放入血压计盒内，将血压计汞柱向右侧倾斜 45°，使管中水银完全进入水银槽后，关闭汞柱开关和血压计</td><td>1. 沟通内容口述即可
2. 袖带松紧以刚好可伸入一横指为宜
3. 肱动脉位置在肘窝内侧
4. 听诊器体件是手持置于肱动脉，不可塞入袖带
5. 打气时听诊器戴入耳内，边打气边听诊
6. 报告时先说收缩压（高压）再说舒张压（低压）</td></tr>
<tr><td colspan="3">考官提问</td></tr>
<tr><td colspan="3">1. 血压正常标准
2. 血压变异的临床意义</td></tr>
<tr><td>考试常见问题汇总</td><td colspan="2">1. 袖带绑缠过紧
2. 将听诊器体件塞入袖带
3. 听诊器忘记戴入耳内
4. 未平视读数
5. 汇报血压先说舒张压</td></tr>
<tr><td>特殊状况汇总（考区差异产生的）</td><td colspan="2">极少数严格的考官会询问血压测量时是否需要复测，正确回答：应休息片刻进行复测，取两次测量结果平均值</td></tr>
</table>

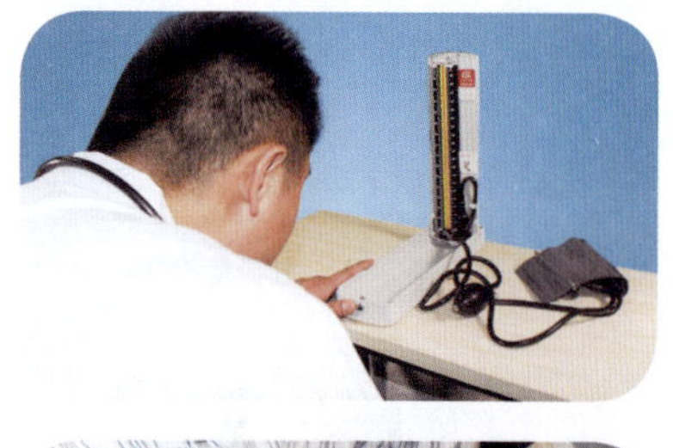
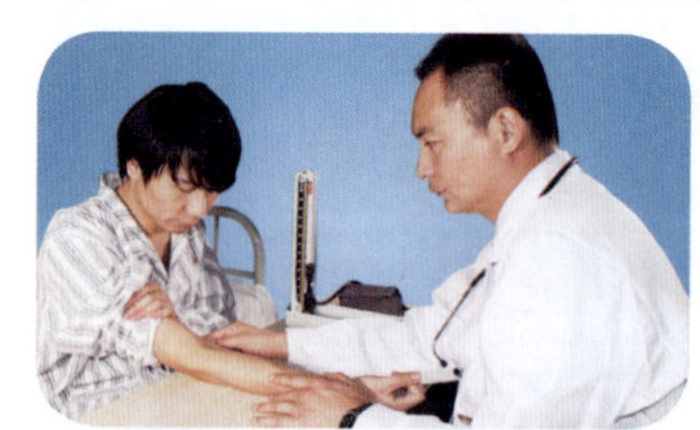
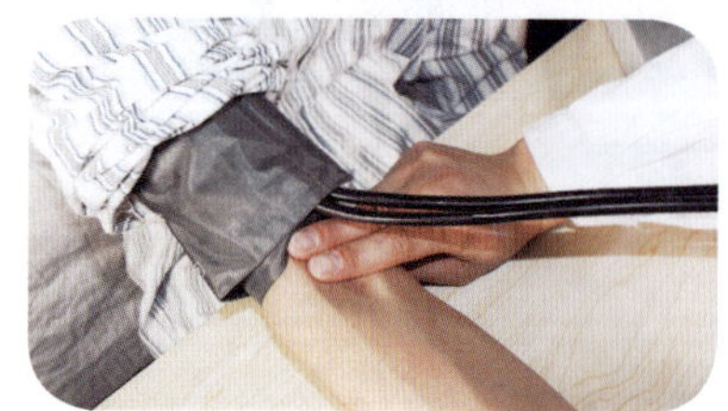
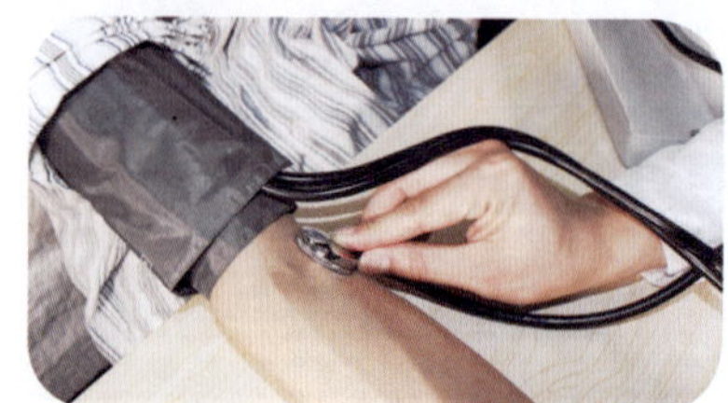
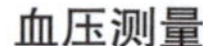

血压测量

血压测量

（二）血压正常标准

类别	收缩压 /mmHg		舒张压 /mmHg
正常血压	＜ 120	和	＜ 80
正常高限	120 ～ 139	和（或）	80 ～ 89
高血压	≥ 140	和（或）	≥ 90
1 级高血压（轻度）	140 ～ 159	和（或）	90 ～ 99
2 级高血压（中度）	160 ～ 179	和（或）	100 ～ 109
3 级高血压（重度）	≥ 180	和（或）	≥ 110
单纯收缩期高血压	≥ 140	和（或）	＜ 90

（三）血压变异的临床意义

1. 高血压 未服抗高血压药情况下，收缩压≥ 140mmHg 和（或）舒张压≥ 90mmHg。收缩期高血压：只有收缩压达到高血压标准。高血压大多为原发性，继发性高血压少见（约＜ 5%），多由肾脏疾病、肾上腺皮质或髓质肿瘤、肢端肥大症、甲亢、颅内高压、妊娠高血压综合征等所致。

2. 低血压 血压低于 90/60mmHg。多见于急性心肌梗死、心力衰竭、心脏压塞、肾上腺皮质功能减退症、休克等，也可见于极度衰弱的患者。

3. 脉压增大 脉压＞ 40mmHg。多见于主动脉瓣关闭不全、动脉导管未闭、动静脉瘘、高热、甲亢、严重贫血、老年主动脉硬化等。

4. 脉压减小 脉压＜ 30mmHg，多见于主动脉瓣狭窄、心力衰竭、低血压休克、心包积液、缩窄性心包炎等。

四、发育与体型

发育是否正常，以年龄与体格成长状态（身高、体重）、智力和性征（第一、第二性征）之间的关系来判断。体型是身体各部发育的外观表现（如骨骼、肌肉的成长，脂肪分布等），临床中将正常人的体型分为匀称型、矮胖型、瘦长型。体型病态发育与内分泌密切相关。如巨人症是在发育成熟前，脑垂体前叶功能亢进造成的体格异常高大。脑垂体性侏儒症是在发育成熟前，垂体功能减退造成的体格异常矮小。

五、营养状态

根据皮肤、毛发、皮下脂肪、肌肉的发育情况来判断营养状态的优劣，分为良好、中等、不良三个等级。

六、意识状态

意识状态指被检查者对环境的知觉状态，分为意识清楚、嗜睡、昏睡、昏迷、谵妄、意识模糊等。

七、面容

正常面容润泽，表情自然。常见异常面容有：

1. 急性病容 面色潮红，口唇干燥，呼吸急促，表情痛苦，有时鼻翼扇动，口唇疱疹。多见于急性感染性疾病。

2. 慢性病容 面容憔悴，面色晦暗或苍白无华，表情淡漠等。常见于慢性消耗性疾病。

3. 甲状腺功能亢进面容 眼裂增大，眼球突出，呈惊恐貌，兴奋不安，烦躁易怒。

4. 黏液性水肿面容 面色苍白，睑厚面宽，颜面水肿，反应迟钝，毛发稀疏，舌淡胖大。见于甲状腺功能减退症。

5. 二尖瓣面容 面色晦暗，双颊紫红，口唇轻度发绀。见于风湿性心脏病二尖瓣狭窄。

6. 伤寒面容 表情淡漠，反应迟钝，呈无欲状态。见于伤寒、脑脊髓膜炎、脑炎等。

7. 苦笑面容 牙关紧闭，面肌痉挛，呈苦笑状。见于破伤风。

8. 满月面容 面圆如满月，肤红，常伴痤疮和小胡须。见于库欣综合征及长期应用肾上腺皮质激素者。

9. 肢端肥大症面容 头颅增大，下颌增大，向前突出，脸面变长，眉弓及两额隆起，耳鼻增大。见于肢端肥大症。

10. 面具面容 面部呆板无表情，似戴面具。见于帕金森病。

11. 贫血面容 面白唇淡，表情疲惫。见于各种原因引起的贫血。

12. 肝病面容 面色晦暗，额部、鼻背、双颊有色素沉着。见于慢性肝脏疾病。

13. 肾病面容 面色苍白，眼睑、颜面水肿。见于慢性肾脏疾病。

八、体位

1. 自动体位 活动自如，不受限制。

2. 被动体位 患者不能随意调整或变换体位，需别人帮助。

3. 强迫体位 患者为了减轻疾病痛苦，被迫采取的特殊体位。常见以下几种：

（1）强迫仰卧位 仰卧，双腿蜷曲，以减轻腹部肌肉张力。见于急性腹膜炎等。

（2）强迫俯卧位 可减轻脊背肌肉的紧张程度。常见于脊柱疾病。

（3）强迫侧卧位 侧卧于患侧，以减轻疼痛，有利于健侧代偿呼吸。见于一侧胸膜炎及大量胸腔积液。

（4）强迫坐位（端坐呼吸） 坐于床沿上，两手置于膝盖上或扶床边。见于心肺功能不全的患者。

（5）辗转体位 坐卧不安，辗转反侧。见于胆绞痛、肾绞痛、肠绞痛等。

（6）角弓反张 颈及脊背肌肉强直，以致头向后仰，胸腹前凸，背过伸，躯干呈反弓形。见于破伤风及小儿脑膜炎。

九、步态

步态是患者走路时的频率、节律、方式和姿态。常见异常步态有以下几种：

1. 痉挛性偏瘫步态（划圈样步态） 瘫痪侧上肢内收、旋前，关节屈曲，无正常摆动；下肢伸直并外旋，举步时患侧骨盆抬高以提起瘫痪侧下肢，以髋关节为中心，脚尖拖地，向外画半个圆圈跨前。多见于急性脑血管疾病的后遗症。

2. 剪刀步态 下肢肌张力增高，尤以伸肌和内收肌张力为著，双下肢强直内收，交叉到对侧，形如剪刀。见于脑性瘫痪或截瘫。

3. 共济失调步态 起步时一脚高抬，骤然垂落，且双目向下注视，两脚间距很宽，以防身体倾斜，闭目时则不能保持平衡。常见于脊髓痨。

4. 慌张步态 步行时头及躯干前倾，步距较小，起步动作慢，但行走后越走越快，有难以止步之势。见于震颤麻痹。

5. 蹒跚步态（鸭步） 走路时身体左右摇摆似鸭行。见于佝偻病、大骨节病、进行性肌营养不良或先天性双髋关节脱位等。

第二节 皮肤检查

一、皮肤弹性

检查皮肤弹性时用拇指和食指将皮肤捏起（常选择手背或前臂内侧皮肤），然后松开。皮肤弹性良好时在手捏过后很快恢复常态，弹性减退时皱褶持久不消。

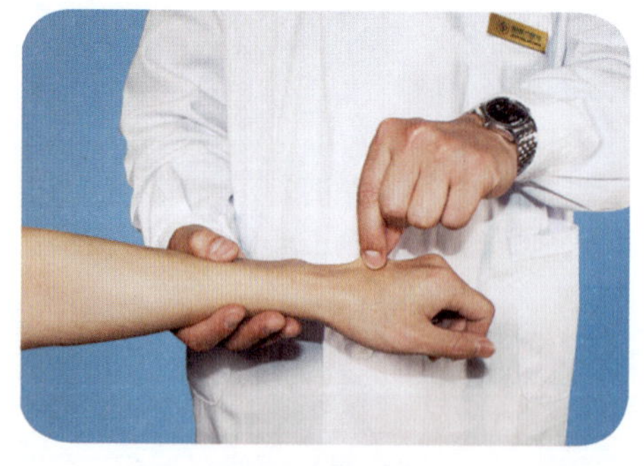

皮肤弹性检查

皮肤检查

二、皮肤颜色

常见改变有发红、苍白、黄染、发绀、色素沉着、色素脱失等。

三、湿度与出汗

皮肤的温度与汗腺分泌功能有关。出汗增多见于风湿热、结核病、甲亢、佝偻病、布鲁菌病等。盗汗见于肺结核活动期。冷汗见于休克与虚脱。

四、皮疹

注意皮疹出现与消失的时间、发展顺序、部位、平坦或隆起、形状及大小、颜色、压之是否褪色、有无瘙痒和脱屑等。常见皮疹如下：

1. **斑疹** 局部皮肤发红，不高出皮肤。见于麻疹初起、斑疹伤寒、丹毒等。

2. **玫瑰疹** 鲜红色的圆形斑疹，直径 2 ～ 3mm，由病灶周围的血管扩张所形成，压之褪色，松开复现。见于伤寒或副伤寒。

3. **丘疹** 直径小于 1cm，局部颜色改变且隆起于皮面。见于药物疹、麻疹、猩红热等。

4. **斑丘疹** 在丘疹周围合并皮肤发红的底盘。见于猩红热等。

5. **荨麻疹**（风团块） 边缘清楚的红色或苍白色的瘙痒性皮肤损害，出现快，消退快，退后不留痕迹。见于各种过敏。

五、皮下出血

皮肤或黏膜下出血面直径小于 2mm 者，称为瘀点。小的出血点与小红色皮疹或小红痣区别点在于：皮疹压之褪色，出血点压之不褪色，小红痣加压虽不褪色，但稍高出平面且表面发亮。出血直径在 3 ～ 5mm 者，称为紫癜；皮下出血直径超过 5mm 者，称为瘀斑；片状出血并伴有皮肤隆起者，称为血肿。皮下出血常见于造血系统疾病、某些血管损害性疾病、重症感染、某些毒物或药物中毒等。

六、蜘蛛痣

蜘蛛痣出现部位多在上腔静脉分布区，如面、颈、手背、上臂、前胸和肩部等处，大小可由针头到直径数厘米不等。检查时除观察其形态外，可用铅笔尖或火柴杆等压迫其中心，如周围辐射状的小血管随之消退，解除压迫后又复出现，则证明为蜘蛛痣。常见于慢性肝炎、肝硬化，也可见于健康妊娠妇女。慢性肝病患者手掌大、小鱼际处常发红，加压后褪色，称为肝掌。

七、皮下结节

在检查皮下结节时应注意大小、硬度、部位、活动度、有无压痛。

八、水肿

检查有无水肿时，可用手指按压被检查部位皮肤（通常是胫骨前内侧皮肤），待手指松开后若加压部位组织发生凹陷，不能很快恢复者，称为凹陷性水肿。黏液性水肿及象皮肿（丝虫病所致）指压后无组织凹陷，称非凹陷性水肿。全身性水肿常见于肾病、心力衰竭（尤其是右心衰竭）、肝硬化失代偿期及营养不良等。局限性水肿可见于局部的炎症、外伤、过敏、血栓及静脉或淋巴回流受阻。

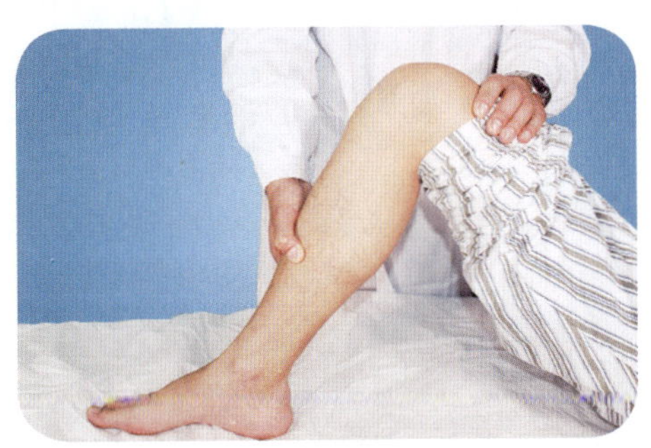

水肿检查

九、皮下气肿

气体进入皮下组织为皮下气肿，外观肿胀如同水肿，指压可凹陷，去掉压力后迅速恢复原形。按压时引起气体在皮下移动可产生柔软带弹性的振动感，称为捻发感（握雪感）。

第三节　浅表淋巴结检查

一、淋巴结检查顺序

考情分析	淋巴结检查的内容分项虽然多，但考试中只是抽查其中之一，单项内容量非常小，又是十分高频的抽查项目，故而很容易得分，应熟练掌握
物品准备	
—	
操作步骤	**注意事项**
1. 耳前、耳后、乳突、枕骨下区 2. 颌下、颏下 3. 颈后三角、颈前三角 4. 锁骨上窝、腋窝、滑车上 5. 腹股沟、腘窝等	1. 淋巴结检查顺序的内容以口述为主，如需演示也只是大体展示其各自的位置 2. 叙述顺序参照一般检查顺序，大体上是自上而下 3. 淋巴结检查时是双侧检查的
考官提问	
1. 淋巴结触诊时应注意什么　应注意淋巴结有无肿大，如触及肿大的淋巴结，应描述部位、数量、大小、质地、活动度，有无压痛，局部皮肤有无红肿、瘢痕、瘘管等 2. 正常淋巴结触诊表现　正常淋巴结触感质地柔软，表面光滑，无粘连，无压痛，且不易触及	
考试常见问题汇总	1. 遗漏某处淋巴结 2. 顺序叙述错误

二、检查方法

1. 颌下淋巴结

考情分析	淋巴结检查的内容分项虽然多，但考试中只是抽查其中之一，单项内容量非常小，又是十分高频的抽查项目，故而很容易得分，应熟练掌握
物品准备	
—	
操作步骤	**注意事项**
1. 嘱被检查者取坐位，检查者站于被检查者的前方，触诊被检查者左侧淋巴结。将左手置于被检查者头顶，使被检查者头微向左前倾斜。检查者右手四指并拢，屈曲掌指及指间关节，沿下颌骨内缘向上由浅入深滑动触诊 2. 触诊被检查者右侧的淋巴结。检查者将右手置于被检查者头顶，使被检查者头微向右前倾斜。左手四指并拢，屈曲掌指及指间关节，沿下颌骨内缘向上由浅入深滑动触诊 3. 注意淋巴结数目、大小、质地、移动度，表面是否光滑，有无红肿、压痛和波动，是否有瘢痕、溃疡和瘘管等 4. 报告检查结果，协助被检查者穿衣	1. 淋巴结的检查手法大多为四指并拢 2. 一只手协助固定头部，另一只手触诊 3. 检查哪侧就使被检查者头部歪向哪侧 4. 只是换另一侧重复操作，淋巴结检查除颏下位置均为双侧 5. 此处内容口述即可，如遗忘叙述，考官可能会提问
考官提问	
1. 淋巴结触诊时应注意什么　应注意淋巴结有无肿大，如触及肿大的淋巴结，应描述部位、数量、大小、质地、活动度，有无压痛，局部皮肤有无红肿、瘢痕、瘘管等 2. 正常淋巴结触诊表现　正常淋巴结触感质地柔软，表面光滑，无粘连，无压痛，且不易触及	
考试常见问题汇总	1. 忘记放松被检部位（歪头） 2. 忘记检查对侧

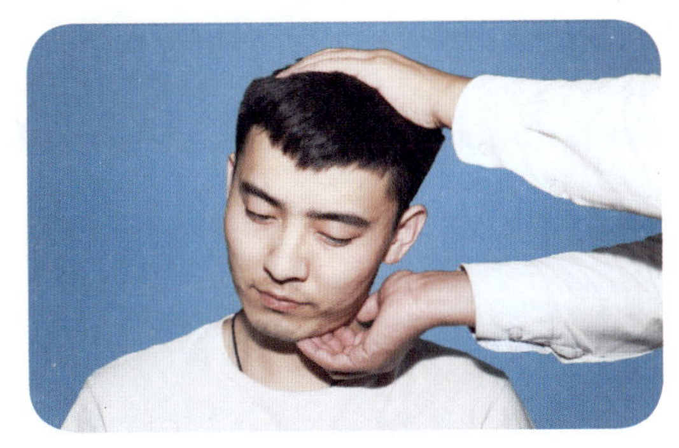

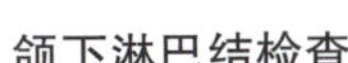

颌下淋巴结检查

颌下淋巴结检查

2. 颈部淋巴结

<table>
<tr><td>考情分析</td><td colspan="2">淋巴结检查的内容分项虽然多，但考试中只是抽查其中之一，单项内容量非常小，又是十分高频的抽查项目，故而很容易得分，应熟练掌握</td></tr>
<tr><td colspan="3">物品准备</td></tr>
<tr><td colspan="3">—</td></tr>
<tr><td colspan="2">操作步骤</td><td>注意事项</td></tr>
<tr><td colspan="2">1. 嘱被检查者取坐位，检查者站于被检查者的身后
2. 嘱被检查者头向前倾，并稍向检查的一侧倾斜，然后用四指紧贴检查部位，先检查颈后淋巴结，再检查颈前淋巴结，由浅入深进行滑动触诊。同法检查对侧
3. 注意淋巴结数目、大小、质地、移动度，表面是否光滑，有无红肿、压痛和波动，是否有瘢痕、溃疡和瘘管等
4. 报告检查结果，协助被检查者穿衣</td><td>1. 注意检查颈部淋巴结时检查者应位于被检查者身后
2. 检查哪侧就使被检查者头部歪向哪侧
3. 不要遗漏检查对侧
4. 此处内容口述即可，如遗忘叙述，考官可能会提问</td></tr>
<tr><td colspan="3">考官提问</td></tr>
<tr><td colspan="3">1. 淋巴结触诊时应注意什么　应注意淋巴结有无肿大，如触及肿大的淋巴结，应描述部位、数量、大小、质地、活动度，有无压痛，局部皮肤有无红肿、瘢痕、瘘管等
2. 正常淋巴结触诊表现　正常淋巴结触感质地柔软，表面光滑，无粘连，无压痛，且不易触及</td></tr>
<tr><td>考试常见问题汇总</td><td colspan="2">1. 站错位置
2. 忘记放松被检部位（歪头）
3. 忘记检查对侧</td></tr>
</table>

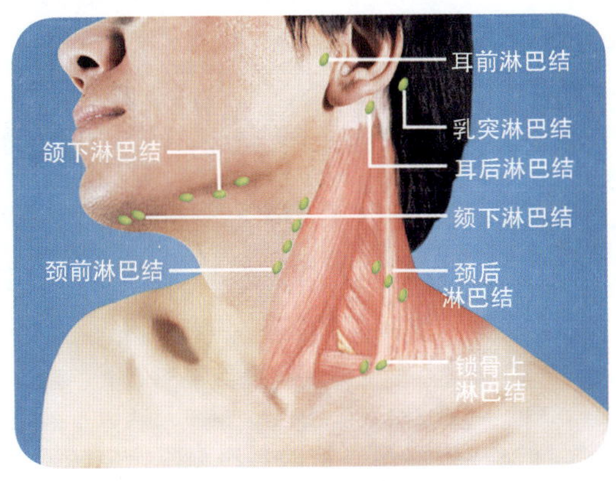

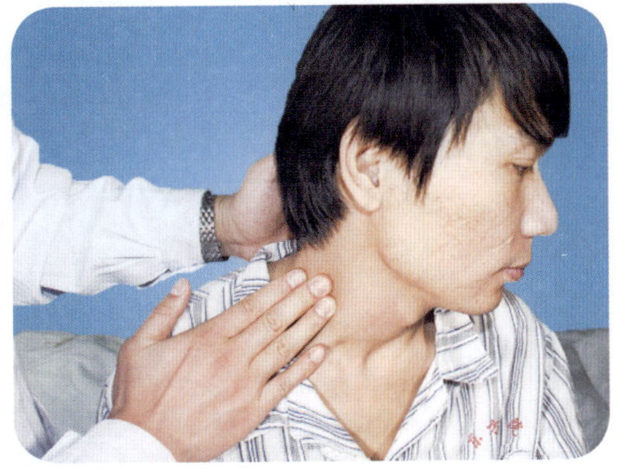

颈部淋巴结检查

颈部淋巴结检查

3. 锁骨上窝淋巴结

<table>
<tr><td>考情分析</td><td>淋巴结检查的内容分项虽然多，但考试中只是抽查其中之一，单项内容量非常小，又是十分高频的抽查项目，故而很容易得分，应熟练掌握</td></tr>
<tr><td colspan="2">物品准备</td></tr>
<tr><td colspan="2">—</td></tr>
</table>

续表

操作步骤	注意事项
1. 嘱被检查者取坐位或仰卧位 2. 检查者右手检查被检查者左锁骨上窝，左手检查被检查者右锁骨上窝。两侧可以同时检查，也可以先检查一侧，再检查另一侧 3. 检查时将食指与中指屈曲并拢，在锁骨上窝进行触诊，并深入锁骨后深部 4. 注意淋巴结数目、大小、质地、移动度，表面是否光滑，有无红肿、压痛和波动，是否有瘢痕、溃疡和瘘管等 5. 报告检查结果，协助被检查者穿衣	1. 注意检查锁骨上窝淋巴结时使用的是食指与中指 2. 记得叙述深入锁骨后深部 3. 此处内容口述即可，如遗忘叙述，考官可能会提问
考官提问	
1. 淋巴结触诊时应注意什么　应注意淋巴结有无肿大，如触及肿大的淋巴结，应描述部位、数量、大小、质地、活动度，有无压痛，局部皮肤有无红肿、瘢痕、瘘管等 2. 正常淋巴结触诊表现　正常淋巴结触感质地柔软，表面光滑，无粘连，无压痛，且不易触及	
考试常见问题汇总	1. 用错手法 2. 忘记叙述深入锁骨后深部

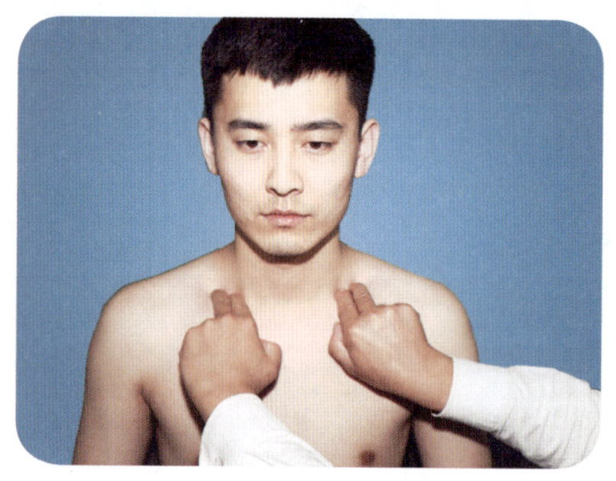

锁骨上窝淋巴结检查

锁骨上窝淋巴结检查

4. 腋窝淋巴结

考情分析	淋巴结检查的内容分项虽然多，但考试中只是抽查其中之一，单项内容量非常小，又是十分高频的抽查项目，故而很容易得分，应熟练掌握
物品准备	
—	

操作步骤	注意事项
1. 被检查者取坐位，检查者站于被检查者的前面，面向被检查者 2. 检查左腋窝淋巴结时，检查者左手握被检查者左手，向上屈肘外展抬高约45°，右手四指并拢，掌面贴近胸壁向上逐渐达腋窝顶部滑动触诊，然后依次触诊腋窝后壁、外侧壁、前壁和内侧壁 3. 触诊腋窝后壁时应在腋窝后壁肌群仔细触诊，触诊腋窝外侧壁时应将被检查者上臂下垂，检查腋窝前壁时应在胸大肌深面仔细触诊，检查腋窝内侧壁时应在腋窝近肋骨和前锯肌处进行触诊。同样方法检查右侧腋窝淋巴结 4. 注意淋巴结数目、大小、质地、移动度，表面是否光滑，有无红肿、压痛和波动，是否有瘢痕、溃疡和瘘管等 5. 报告检查结果，协助被检查者穿衣	1. 握手的方式容易混淆，参照日常的握手方式 2. 检查的手从被检查者手臂内侧伸入触诊 3. 注意检查腋窝淋巴结的顺序与临床要求不同，此处的顺序按照中医类别大纲要求为顶、后、外、前、内，很容易出现混淆，但即便在考试中检查顺序出现混淆，也不要遗漏区域 4. 此处内容口述即可，如遗忘叙述，考官可能会提问

考官提问	
1. 淋巴结触诊时应注意什么　应注意淋巴结有无肿大，如触及肿大的淋巴结，应描述部位、数量、大小、质地、活动度，有无压痛，局部皮肤有无红肿、瘢痕、瘘管等 2. 正常淋巴结触诊表现　正常淋巴结触感质地柔软，表面光滑，无粘连，无压痛，且不易触及	
考试常见问题汇总	1. 从被检查者手臂外侧伸手触诊 2. 检查顺序混淆 3. 忘记检查对侧

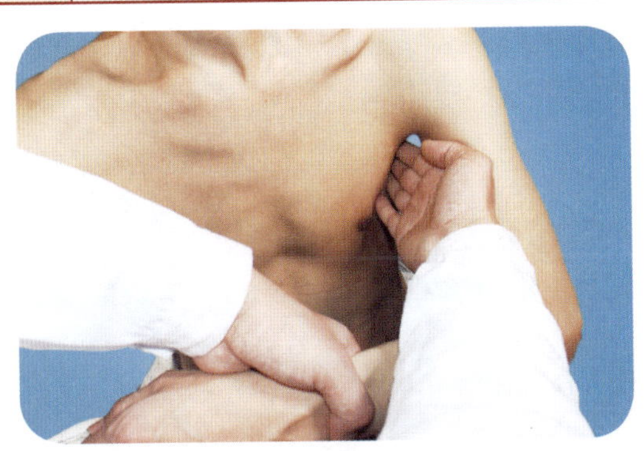

腋窝淋巴结检查

腋窝淋巴结检查

5. 滑车上淋巴结

考情分析	淋巴结检查的内容分项虽然多，但考试中只是抽查其中之一，单项内容量非常小，又是十分高频的抽查项目，故而很容易得分，应熟练掌握
物品准备	
—	
操作步骤	注意事项
1. 被检查者取坐位，检查者站于被检查者的前面，面向被检查者 2. 检查右侧滑车上淋巴结时，检查者以右手握被检查者右手腕，屈肘 90°，左手掌向上，小指抵在肱骨内上髁上，左手的食、中、无名指并拢，在肱二、三头肌间沟内滑动触诊。同样以右手检查左侧的滑车上淋巴结 3. 注意淋巴结数目、大小、质地、移动度，表面是否光滑，有无红肿、压痛和波动，是否有瘢痕、溃疡和瘘管等 4. 报告检查结果，协助被检查者穿衣	1. 一定叙述出触诊的位置 2. 此处内容口述即可，如遗忘叙述，考官可能会提问
考官提问	
1. 淋巴结触诊时应注意什么　应注意淋巴结有无肿大，如触及肿大的淋巴结，应描述部位、数量、大小、质地、活动度，有无压痛，局部皮肤有无红肿、瘢痕、瘘管等 2. 正常淋巴结触诊表现　正常淋巴结触感质地柔软，表面光滑，无粘连，无压痛，且不易触及	
考试常见问题汇总	1. 忘记叙述滑车上淋巴结位置 2. 忘记检查对侧

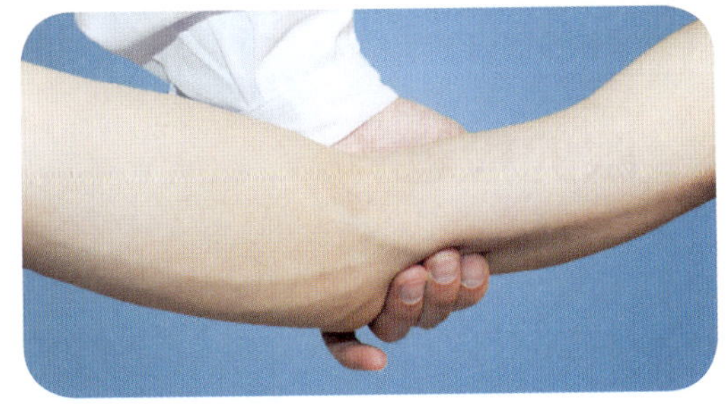

滑车上淋巴结检查

滑车上淋巴结检查

6. 腹股沟淋巴结

<table>
<tr><td>考情分析</td><td colspan="2">淋巴结检查的内容分项虽然多，但考试中只是抽查其中之一，单项内容量非常小，又是十分高频的抽查项目，故而很容易得分，应熟练掌握</td></tr>
<tr><td colspan="3">物品准备</td></tr>
<tr><td colspan="3">—</td></tr>
<tr><td colspan="2">操作步骤</td><td>注意事项</td></tr>
<tr><td colspan="2">1. 被检查者仰卧，下肢伸直，检查者用手指指腹在腹股沟处平行进行触诊
2. 检查者四指并拢，沿腹股沟平行处进行由浅入深的滑动触诊。先检查水平组淋巴结，再检查垂直组淋巴结
3. 用同样的方法检查另一侧
4. 注意淋巴结数目、大小、质地、移动度，表面是否光滑，有无红肿、压痛和波动，是否有瘢痕、溃疡和瘘管等
5. 报告检查结果，协助被检查者穿衣</td><td>1. 注意触诊顺序
2. 不要遗漏对侧
3. 此处内容口述即可，如遗忘叙述，考官可能会提问</td></tr>
<tr><td colspan="3">考官提问</td></tr>
<tr><td colspan="3">1. 淋巴结触诊时应注意什么　应注意淋巴结有无肿大，如触及肿大的淋巴结，应描述部位、数量、大小、质地、活动度，有无压痛，局部皮肤有无红肿、瘢痕、瘘管等</td></tr>
<tr><td colspan="3">2. 正常淋巴结触诊表现　正常淋巴结触感质地柔软，表面光滑，无粘连，无压痛，且不易触及</td></tr>
<tr><td>考试常见问题汇总</td><td colspan="2">忘记检查对侧</td></tr>
</table>

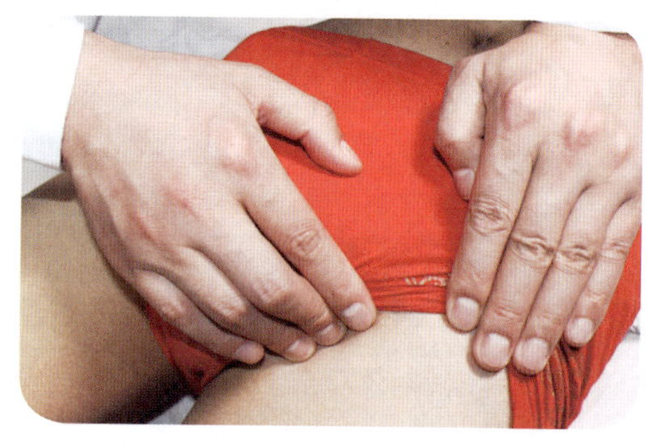

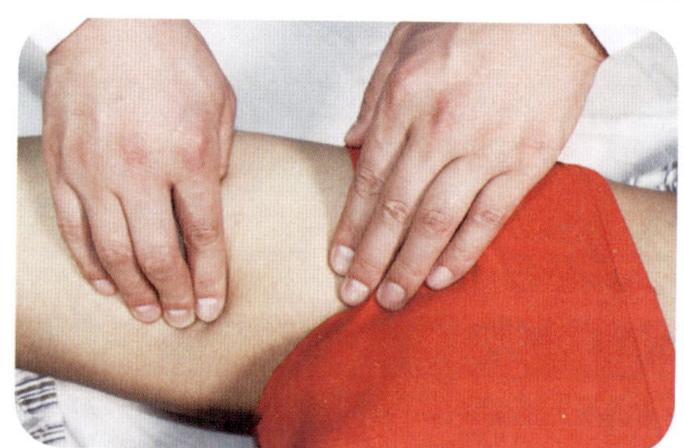

腹股沟淋巴结检查

腹股沟淋巴结检查

三、浅表淋巴结肿大的临床意义

（一）局限性淋巴结肿大

1. 非特异性淋巴结炎　一般炎症所致的淋巴结肿大多有触痛，表面光滑，无粘连，质不硬。

2. 淋巴结结核　常发生在颈部血管周围，呈多发性，质地较硬，可互相粘连或与邻近组织、皮肤粘连，移动性稍差。若发生干酪性坏死，可触到波动感。晚期破溃后形成瘘管，愈合后可形成瘢痕。

3. 转移性淋巴结肿大　恶性肿瘤转移所致，质硬或有橡皮样感，一般无压痛，表面光滑或有突起，与周围组织粘连而不易推动。左锁骨上窝淋巴结肿大，多为腹腔脏器癌肿转移；右锁骨上窝淋巴结肿大，多为胸腔脏器癌肿转移；颈部淋巴结肿大，多为鼻咽癌转移；乳腺癌常引起腋下淋巴结肿大。

（二）全身淋巴结肿大

常见于传染性单核细胞增多症、白血病、淋巴瘤等。

第四节　眼的检查

一、眼睑

注意观察有无红肿、水肿，有无内翻或外翻，睫毛排列是否整齐及生长方向，两侧眼睑是否对称，有无眼睑闭合不全、上睑下垂及眼睑水肿。

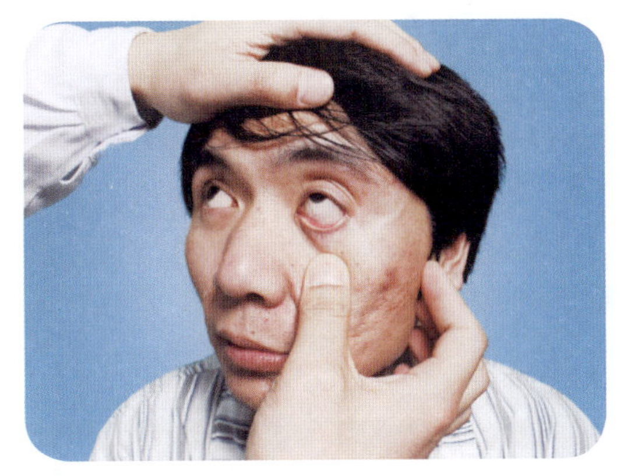

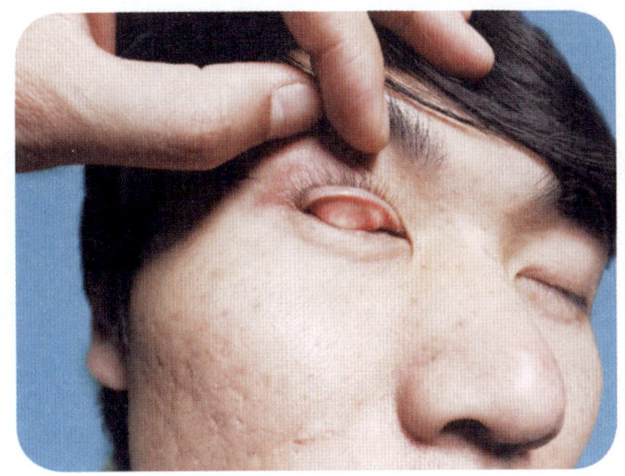

眼睑检查

二、结膜

<table>
<tr><td>考情分析</td><td colspan="2">结膜的检查操作简单，容易得分，应熟练掌握</td></tr>
<tr><td colspan="3">物品准备</td></tr>
<tr><td colspan="3">—</td></tr>
<tr><td colspan="2">操作步骤</td><td>注意事项</td></tr>
<tr><td colspan="2">1. 嘱被检查者取坐位，检查者站于被检查者前面
2. 检查球结膜时，以拇指和食指将上、下眼睑分开，嘱被检查者向上、下、左、右各方向转动眼球
3. 检查下眼睑结膜，嘱被检查者向上看，拇指于下眼睑中部边缘向下轻按压，暴露下眼睑结膜。同法检查另一侧
4. 检查左眼上眼睑结膜时，嘱被检查者向下看，用右手食指（在上方）和拇指（在下方）捏住上睑的中部边缘并轻轻向前下方牵拉，食指轻压睑板上缘的同时，拇指向上捻转翻开上眼睑，暴露上睑结膜，然后用拇指固定上睑缘。检查右眼时用左手，方法同前
5. 检查时应注意有无充血、水肿、乳头增生、结膜下出血、滤泡和异物等</td><td>1. 忌分开眼皮，检查眼球
2. 随着被检查者眼球运动观察眼球结膜各个部位
3. 眼皮翻转不开时有发生，不必慌乱，叙述清楚即可
4. 此处内容口述即可，不强求，如遗漏，考官可能有提问</td></tr>
<tr><td colspan="3">考官提问</td></tr>
<tr><td>检查结膜时注意什么</td><td colspan="2">注意有无充血、水肿、乳头增生、结膜下出血、滤泡和异物等</td></tr>
<tr><td>考试常见问题汇总</td><td colspan="2">1. 忘记检查球结膜
2. 忘记嘱咐被检查者的视野方向</td></tr>
</table>

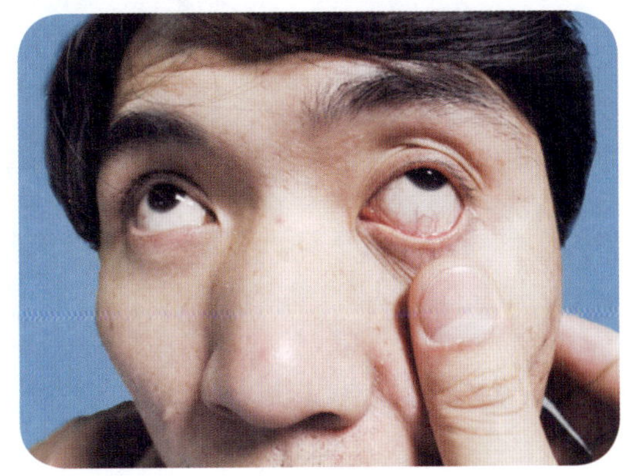

结膜检查

结膜检查

三、巩膜

患者有显性黄疸时，多先在巩膜出现均匀的黄染。应在自然光线下观察巩膜有无黄染。

四、瞳孔

（一）大小与形状

正常瞳孔直径 2 ～ 5mm，两侧等大等圆（助理不考瞳孔形状）。

（二）对光反射

用手电筒照射瞳孔，正常人受光刺激后，双侧瞳孔会立即缩小，移开照射光后双侧瞳孔随即复原。对光反射分为直接对光反射及间接对光反射。

<table>
<tr><td>考情分析</td><td colspan="2">对光反射的考查十分高频，但操作简单，要熟练掌握。注意对光反射检查分为直接及间接两种，考查时是一并考查的</td></tr>
<tr><td colspan="3">物品准备</td></tr>
<tr><td colspan="3">小手电筒</td></tr>
<tr><td colspan="2">操作步骤</td><td>注意事项</td></tr>
<tr><td colspan="2">1. 检查手电筒，嘱被检查者取坐位或仰卧位，眼睛向前看，检查者站于被检查者前面
2. 直接对光反射　用电筒光直接照射一侧瞳孔，观察照射的瞳孔立即缩小，移开光后瞳孔迅速复原。同样的方法检查另一侧
3. 间接对光反射　用手隔开双眼，电筒光照射一侧瞳孔后，观察另一侧瞳孔也立即缩小，移开光线后瞳孔迅速复原。同样的方法检查另一侧</td><td>光线照射瞳孔不要太久，如观察不清晰可重复操作，避免持续直射</td></tr>
<tr><td colspan="3">考官提问</td></tr>
<tr><td colspan="3">—</td></tr>
<tr><td>考试常见问题汇总</td><td colspan="2">1. 光照瞳孔时间过久
2. 忘记检查对侧
3. 遗漏一个反射</td></tr>
</table>

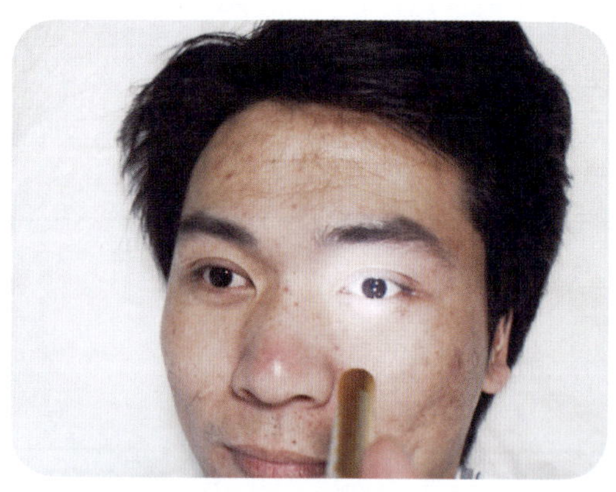

直接对光反射检查

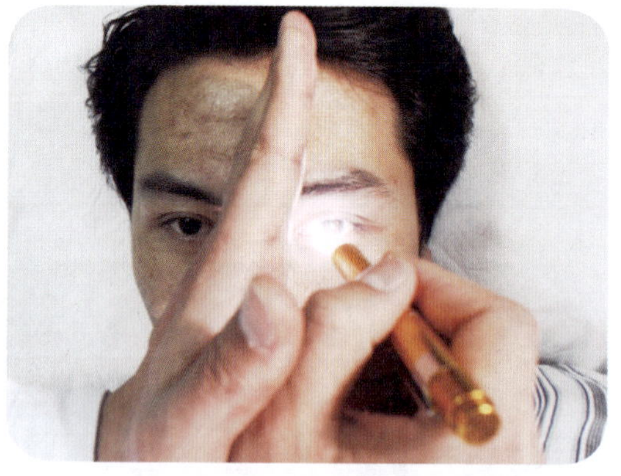

间接对光反射检查

对光反射检查

（三）调节反射与集合反射（助理不考）

<table>
<tr><td>考情分析</td><td>调节反射与集合反射是经常抽查的考题，操作简单，应熟练掌握</td></tr>
<tr><td colspan="2">物品准备</td></tr>
<tr><td colspan="2">—</td></tr>
</table>

<table>
<tr><th>操作步骤</th><th>注意事项</th></tr>
<tr><td>1. 嘱被检查者取坐位，眼睛向前看，检查者站于被检查者前方
2. 嘱被检查者注视 1m 以外的食指尖，然后逐渐将手指移至距被检查者眼球约 10cm 处
3. 观察被检查者瞳孔是否缩小，两眼球是否内聚
4. 正常反应是双侧瞳孔逐渐缩小（调节反射）、双眼球向内聚合（集合反射）</td><td>1. 手指的放置及变动距离一定表述清楚
2. 此处口述完成，一定不要遗漏</td></tr>
<tr><th colspan="2">考官提问</th></tr>
<tr><td colspan="2">—</td></tr>
<tr><th>考试常见问题汇总</th><td>1. 忘记手指的具体距离
2. 忘记调节反射和集合反射的表现</td></tr>
</table>

五、眼球运动（助理不考）

<table>
<tr><th>考情分析</th><td>眼球运动是经常抽查的考题，操作简单，应熟练掌握</td></tr>
<tr><th colspan="2">物品准备</th></tr>
<tr><td colspan="2">—</td></tr>
<tr><th>操作步骤</th><th>注意事项</th></tr>
<tr><td>1. 嘱被检查者取坐位，检查者站于被检查者前面
2. 检查者左手置于被检查者头顶并固定头部，确保头部不能随视线转动，右手指尖（或棉签）放在被检查者眼前 30 ～ 40cm 处
3. 嘱被检查者两眼注视检查者右手指尖，并随检查者右手指尖移动方向运动
4. 检查者右手指尖移动的方向是按照被检查者左侧、左上、左下、右侧、右上、右下 6 个方向进行
5. 注意观察眼球运动的幅度、灵活度、持久性及同步情况，询问有无复视</td><td>1. 一定确保是被检查者的眼球随检查者指尖运动，头部不动
2. 注意每做一个动作需要将指尖归位回中点
3. 口述完成，如遗漏，考官可能提问</td></tr>
<tr><th colspan="2">考官提问</th></tr>
<tr><td colspan="2">1. 眼球运动的观察内容　观察眼球运动的幅度、灵活度、持久性及同步情况，询问有无复视
2. 眼球运动不正常的病因　动眼神经（Ⅲ）、滑车神经（Ⅳ）和展神经（Ⅵ）支配眼球运动，这些神经麻痹时，会引起眼球运动障碍，并伴有复视</td></tr>
<tr><th>考试常见问题汇总</th><td>1. 没有固定好头部导致头部转动
2. 指尖运动时忘记回到中点</td></tr>
</table>

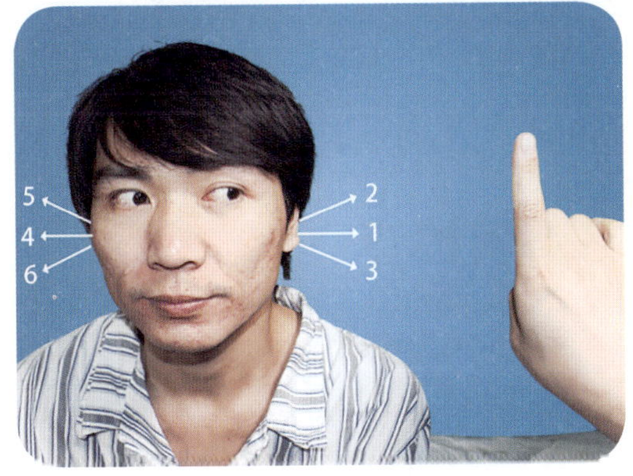

眼球运动检查

眼球运动检查

第五节　口腔检查

主要检查咽部、扁桃体。

一、检查方法

<table>
<tr><td>考情分析</td><td colspan="2">口腔检查是经常抽查的考题，操作简单，应熟练掌握</td></tr>
<tr><td colspan="3">物品准备</td></tr>
<tr><td colspan="3">压舌板、小手电</td></tr>
<tr><td colspan="2">操作步骤</td><td>注意事项</td></tr>
<tr><td colspan="2">1. 被检查者取坐位或立位
2. 嘱被检查者头稍向后仰，口张大并拉长发“啊”音
3. 检查者一手用压舌板在舌前 2/3 与舌后 1/3 交界处迅速下压舌体，另一手持电筒照射咽部，观察咽部情况，注意咽后壁有无充血、水肿，扁桃体有无肿大</td><td>动作应尽量轻快，避免引起被检查者恶心、不适</td></tr>
<tr><td colspan="3">考官提问</td></tr>
<tr><td colspan="3">1. 口腔检查观察内容　观察咽后壁有无充血、水肿，扁桃体有无肿大
2. 扁桃体肿大的分度</td></tr>
<tr><td>考试常见问题汇总</td><td colspan="2">1. 忘记嘱被检查者后仰
2. 压舌时动作拖沓，造成被检查者恶心</td></tr>
</table>

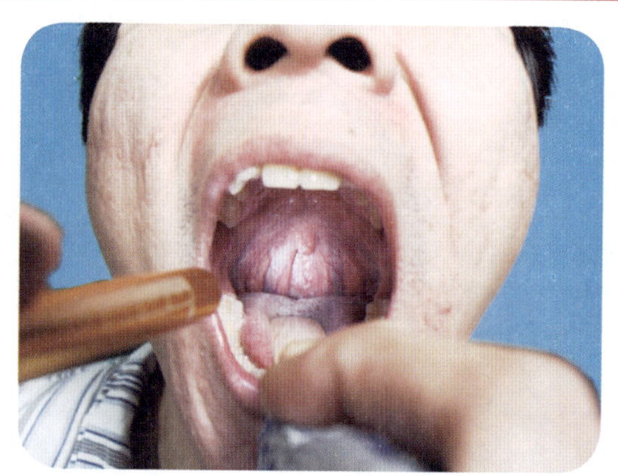

咽部检查

咽部检查

二、扁桃体肿大的分度

Ⅰ度肿大：扁桃体不超过咽腭弓。

Ⅱ度肿大：扁桃体超过咽腭弓，介于Ⅰ度与Ⅲ度之间。

Ⅲ度肿大：扁桃体达到或超过咽后壁中线。

扁桃体充血红肿，有不易剥离的假膜（强行剥离则出血），见于白喉。

第六节　鼻窦检查

一、鼻窦

鼻窦检查

鼻窦包括筛窦、额窦、上颌窦、蝶窦。鼻窦区压痛多为鼻窦炎。

二、鼻窦检查

考情分析	鼻窦检查属于高频考查内容，步骤稍多，但熟悉鼻窦位置后不难掌握
物品准备	
—	

续表

操作步骤	注意事项
1. 嘱被检查者取坐位或立位 2. 检查额窦压痛　检查者一手扶住被检查者枕后，另一手拇指或食指置于眼眶上缘内侧，用力向后上方按压 3. 检查上颌窦压痛　检查者双手拇指置于被检查者颧部，其余手指分别置于被检查者的两侧耳后，固定其头部，双拇指向后方按压 4. 检查筛窦压痛　检查者双手扶住被检查者两侧耳后，双手拇指分别置于鼻根部与眼内眦之间，向后方按压	1. 按压操作时注意询问患者是否有压痛 2. 蝶窦解剖位置较深，不能在体表检查到压痛 3. 确保枕后的手托付牢固，否则按压时会使被检查者头部移动
考官提问	
1. 鼻窦压痛时多是什么问题　鼻窦炎 2. 无法在体表检查的鼻窦　蝶窦	
考试常见问题汇总	检查额窦时枕部托付不稳，患者头部移动

第七节　颈部检查

一、颈部的血管

1. 颈静脉　正常人安静坐位或立位时，颈外静脉是塌陷的，平卧时颈外静脉轻度充盈，充盈水平仅限于锁骨上缘至下颌角距离的下 2/3 以内。在坐位或半卧位（上半身与水平面成 45°）明显见到颈静脉充盈，称为颈静脉怒张。常见于右心衰竭、心包积液、上腔静脉受压、缩窄性心包炎。提示体循环静脉血回流受阻或上腔静脉压增高。

2. 颈动脉　正常人在安静坐位或立位时，颈动脉搏动微弱而不易看到。如安静状态下出现明显的颈动脉搏动，提示心排血量增加或脉压增加。见于甲亢、高血压、主动脉瓣关闭不全或严重贫血等。

二、甲状腺

甲状腺检查

（一）检查方法

甲状腺位于甲状软骨下方和两侧，正常 15 ～ 25g，表面光滑，柔软不易触及。

1. 甲状腺视诊　被检查者双手放于枕后，头向后仰，观察甲状腺的大小、对称性。做吞咽动作时甲状腺可随吞咽动作向上移动，可据此鉴别甲状腺病变与颈前的其他包块。

2. 甲状腺触诊（前位）　需触诊甲状腺峡部和甲状腺侧叶。

考情分析	甲状腺触诊是高频的考查项目，分为前位及后位触诊两种方式，均应熟练掌握
物品准备	
—	
操作步骤	**注意事项**
1. 嘱被检查者取坐位，检查者位于被检查者前面 2. 检查甲状腺峡部时，用右手拇指从胸骨上切迹向上触摸，可感到气管前软组织，判断有无增厚，配合吞咽判断有无增大和肿块 3. 触摸甲状腺侧叶时，一手拇指施压于一侧甲状软骨，将气管推向对侧，另一手食指、中指在对侧胸锁乳突肌后缘向前推挤甲状腺侧叶，拇指在胸锁乳突肌前缘触诊，配合吞咽动作，重复检查对侧	1. 看清题目要求是前位还是后位触诊，不要站错位置 2. 不要遗漏峡部的触诊
考官提问	
1. 甲状腺肿大的分度 2. 触及肿物时如何初步区分是甲状腺还是其他组织　甲状腺可随吞咽动作而上下移动	
考试常见问题汇总	1. 前位后位动作混淆 2. 忘记嘱被检查者做吞咽动作 3. 忘记触诊峡部

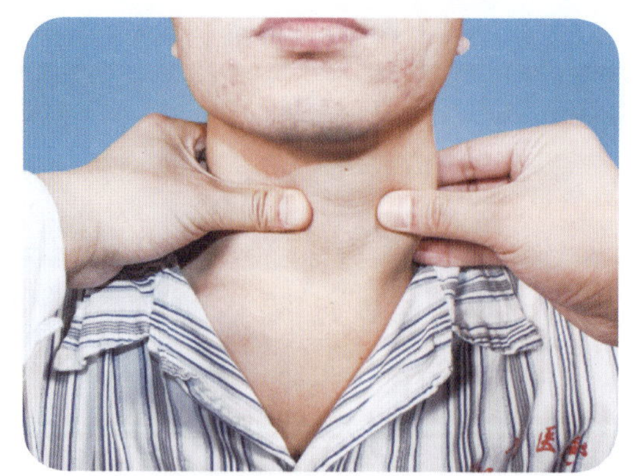

甲状腺触诊（前位）

3. 甲状腺触诊（后位） 需触诊甲状腺峡部和甲状腺侧叶。

<table>
<tr><td>考情分析</td><td colspan="2">甲状腺触诊是高频的考查项目，分为前位及后位触诊两种方式，均应熟练掌握</td></tr>
<tr><td colspan="3">物品准备</td></tr>
<tr><td colspan="3">—</td></tr>
<tr><td colspan="2">操作步骤</td><td>注意事项</td></tr>
<tr><td colspan="2">1. 被检查者取坐位，检查者位于被检查者身后
2. 首先触摸甲状腺峡部，用食指从胸骨上切迹向上触摸，可感到气管前软组织，判断有无增厚，配合吞咽判断有无增大和肿块
3. 触摸甲状腺侧叶时，一手食指、中指施压于一侧甲状软骨，将气管推向对侧，另一手拇指在对侧胸锁乳突肌后缘向前推挤甲状腺，食指、中指在其前缘触诊甲状腺，配合吞咽动作，重复检查对侧</td><td>1. 看清题目要求是前位还是后位触诊，不要站错位置
2. 不要遗漏峡部的触诊</td></tr>
<tr><td colspan="3">考官提问</td></tr>
<tr><td colspan="3">1. 甲状腺肿大的分度
2. 触及肿物时如何初步区分是甲状腺还是其他组织　甲状腺可随吞咽动作而上下移动</td></tr>
<tr><td>考试常见问题汇总</td><td colspan="2">1. 前位后位动作混淆
2. 忘记嘱被检查者做吞咽动作
3. 忘记触诊峡部</td></tr>
</table>

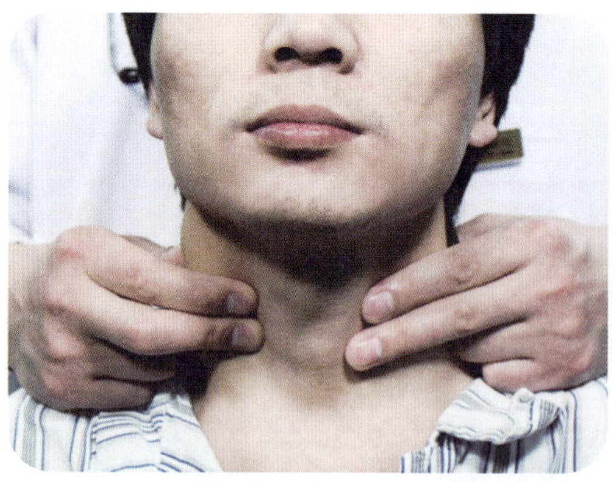

甲状腺触诊（后位）

4. 甲状腺听诊 当触到甲状腺肿大时，用钟型听诊器直接放在肿大的甲状腺上，如听到收缩期或连续性血管杂音，有助于诊断甲状腺功能亢进症。

（二）甲状腺肿大分度

Ⅰ度：不能看出肿大但能触及。

Ⅱ度：既可看出肿大又能触及，但在胸锁乳突肌以内。

Ⅲ度：肿大超出胸锁乳突肌外缘。

注意甲状腺的大小、对称性、硬度，有无压痛、结节、震颤、血管杂音，是否光滑。病理性甲状腺肿大多见于单纯性甲状腺肿、甲亢、甲状腺肿瘤、慢性淋巴性甲状腺炎等。

三、气管

正常人的气管位于颈前正中部。

气管位置检查方法

<table>
<tr><td>考情分析</td><td colspan="2">气管检查是高频的抽查项目，但操作极其简便，要熟练掌握</td></tr>
<tr><td colspan="3">物品准备</td></tr>
<tr><td colspan="3">—</td></tr>
<tr><td colspan="2">操作步骤</td><td>注意事项</td></tr>
<tr><td colspan="2">1. 被检查者取坐位或仰卧位，头颈部保持自然正中位置
2. 检查者分别将右手食指和无名指置于两侧胸锁关节上，中指在胸骨上切迹部置于气管正中
3. 观察中指是否在食指和无名指的中间。也可将中指放于气管与两侧胸锁乳突肌之间的间隙内，根据两侧间隙是否相等来判断气管有无移位</td><td>1. 本操作动作过于简练，一定要尽量叙述完整
2. 中指是放于气管正中，不是放于颈部正中，正常人两位置相同</td></tr>
<tr><td colspan="3">考官提问</td></tr>
<tr><td colspan="3">—</td></tr>
<tr><td>考试常见问题汇总</td><td colspan="2">1. 叙述内容太少
2. 忘记位置名称</td></tr>
</table>

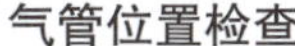

气管位置检查

气管位置检查

第八节　胸廓、胸壁与乳房检查

一、胸廓检查

（一）正常胸廓

正常胸廓近似圆锥形，两侧基本对称，成年人胸廓前后径与左右径的比值约 1∶1.5。

（二）异常胸廓

1. 桶状胸　胸廓前后径与左右径几乎相等，胸廓呈圆桶形。肋间隙增宽，颈短肩高，锁骨上、下窝展平或突出，腹上角呈钝角，胸椎后凸。多见于慢性阻塞性肺气肿及支气管哮喘发作时，亦见于部分老年人。

2. 扁平胸　胸廓扁平，前后径常常不到左右径的一半。颈部细长，锁骨突出，锁骨上、下窝凹陷，腹上角呈锐角。见于瘦长体型者，也可见于慢性消耗性疾病（如肺结核等）。

3. 佝偻病胸　又称鸡胸，为佝偻病导致的胸部病变。胸骨下部显著前凸，两侧肋骨凹陷，形似鸡胸，因而得名。严重时胸骨下端剑突处内陷，有时连同依附的肋软骨一起内陷，形似漏斗，称漏斗胸。见于佝偻病。

4. 胸廓一侧或局限性变形

（1）一侧膨隆　见于大量胸腔积液、气胸等。

（2）一侧下陷　见于肺不张、肺纤维化、广泛胸膜肥厚粘连等。

（3）胸廓局部隆起　见于心脏明显增大、大量心包积液、肋软骨炎和肋骨骨折等。

5. 脊柱畸形引起的胸廓改变　常见于强直性脊柱炎、脊柱侧弯、胸椎疾患等。

二、胸壁检查

1. 胸壁静脉检查　正常胸壁静脉不会明显可见。胸壁静脉的血流方向自上向下见于上腔静脉受阻时；胸壁静脉的血流方向自下向上见于下腔静脉受阻时。

2. 胸骨检查　手指轻压或轻叩胸壁，正常人没有疼痛的感觉。局部压痛见于胸壁炎症、肿瘤浸润、肋软骨炎、肋间神经痛、带状疱疹、肋骨骨折等。骨髓异常增生时，常有胸骨压痛或叩击痛，见于白血病。

三、乳房检查

1. 乳房视诊　查看两侧乳房的大小、对称性、外表、乳头状态、有无溢液等。

（1）乳房外表发红、肿胀并伴疼痛、发热　急性乳腺炎。

（2）“橘皮样”征　乳房皮肤表皮水肿隆起，毛囊及毛囊孔明显下陷，呈“橘皮样”，多为浅表淋巴管被乳腺癌堵塞后局部皮肤出现淋巴性水肿所致。

（3）乳房溃疡和瘘管　乳腺炎、结核或脓肿。

（4）单侧乳房表浅静脉扩张　常是晚期乳腺癌或肉瘤的征象。妊娠、哺乳常双侧扩张。

（5）乳头内陷　若自幼发生，为发育异常。

（6）近期发生的乳头内陷或位置偏移　可能为癌变。

（7）乳头有血性分泌物　乳管内乳头状瘤、乳腺癌。

2. 乳房触诊

考情分析	乳房触诊是高频的考题，应熟练掌握，现场考核均以模拟人进行操作，本项操作于考试中可以实际完成
物品准备	
—	
操作步骤	**注意事项**
1. 嘱被检查者取仰卧位或坐位，双臂自然下垂后再双手叉腰，检查者站于被检查者右侧 2. 检查时，暴露胸部，先检查健侧乳房，再检查患侧 3. 检查者以并拢的手指掌面略施压力，以旋转或往复滑动的方式进行触诊，切忌用手指将乳房提起来触摸。检查按外上、外下、内下、内上、中央（乳头、乳晕）的顺序进行 4. 检查腋窝、锁骨上窝、锁骨下窝淋巴结 5. 触诊时注意有无包块和压痛，触及乳房包块时，应注意其部位、大小、外形、硬度、压痛及活动度。报告考官并协助被检查者穿衣	1. 现场考核时使用的是模拟人，叙述采取仰卧位即可 2. 注意手法是滑动触诊，不可以做成捏、按、提拉等 3. 在触诊时不要遗漏区域，不要跳动触诊 4. 口述完成，不强求，如遗漏考官可能提问
考官提问	
1. 乳房触诊时注意什么内容　注意有无包块和压痛，触及乳房包块时，应注意其部位、大小、外形、硬度、压痛及活动度 2. 触诊结果异常时的临床意义　若乳房较坚实而无弹性，提示皮下组织受肿瘤或炎症浸润。乳房压痛多由炎症所致，恶性病变一般无压痛	
考试常见问题汇总	1. 乳房部位触诊顺序错误 2. 乳房部位触诊时手指掌面离开乳房表面 3. 忘记触诊腋窝及锁骨部位淋巴结

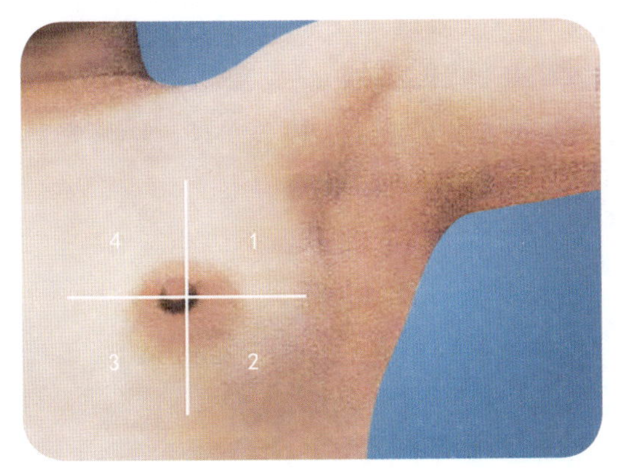

乳房触诊象限

1、2、3、4 代表了外上、外下、内下、内上的触诊顺序

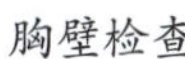
胸壁检查

乳房检查

第九节　肺和胸膜检查

一、视诊

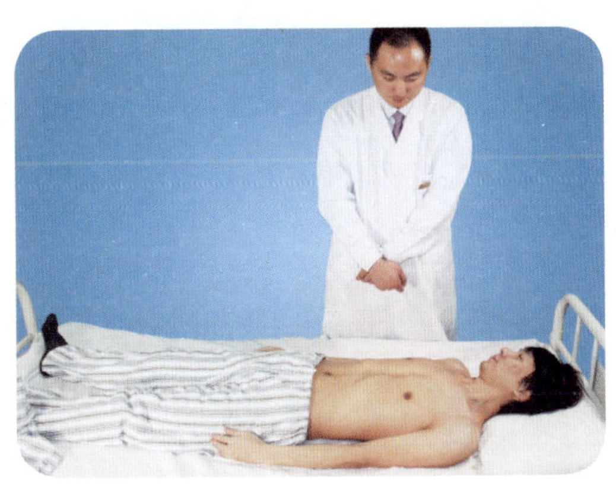

视诊

（一）呼吸类型

1. 胸式呼吸　以胸廓运动为主的呼吸。

2. 腹式呼吸　以腹部运动为主的呼吸。

一般来说，成年女性以胸式呼吸为主，儿童及成年男性以腹式呼吸为主。

3. 胸式呼吸减弱而腹式呼吸增强　见于大叶性肺炎、重症肺结核、胸膜炎、肋骨骨折、肋间肌麻痹等胸部疾病。

4. 腹式呼吸减弱而胸式呼吸增强　见于腹膜炎、大量腹水、卵巢巨大囊肿、肝脾极度肿大、胃肠胀气等腹部疾病及妊娠晚期。

（二）呼吸频率、深度及节律

（1）正常情况下成人呼吸频率为 12 ～ 20 次 / 分，呼吸与脉搏之比为 1∶4，深度适中。

（2）成人呼吸频率超过 20 次 / 分，称为呼吸过速，见于剧烈体力活动、发热、贫血、甲亢、心力衰竭、肺炎、胸膜炎、精神紧张等。成人呼吸频率低于 12 次 / 分，称为呼吸过缓，见于深睡、颅内高压、麻醉或镇静剂过量、吗啡中毒等。

（3）常见的呼吸节律变化　①潮式呼吸，多见于脑炎、脑膜炎、脑出血、脑肿瘤等引起的颅内压增高及某些中毒等。②间停呼吸（比奥呼吸），较潮式呼吸更为严重，预后多不良，常为临终前的征象。

（4）严重代谢性酸中毒时，病人可以出现节律匀齐，深而大的呼吸，称为库斯莫尔（Kussmaul）呼吸，又称酸中毒大呼吸，见于尿毒症、糖尿病酮症酸中毒等疾病。呼吸浅快可见于肺气肿、胸膜炎、胸腔积液、气胸、呼吸肌麻痹、大量腹水、肥胖等。

（三）呼吸运动

正常人胸廓两侧动度对称。

（1）一侧或局部胸廓扩张度减弱或消失　见于肋骨骨折、大叶性肺炎、胸腔积液（中等量以上）、气胸、胸膜肥厚或粘连、单侧严重肺纤维化、肺不张等，同时对侧呼吸动度增强。

（2）两侧呼吸动度减弱　常见于呼吸肌麻痹、重度肺气肿、双侧肺纤维化等。

（3）两侧呼吸运动增强　多见于剧烈运动、酸中毒大呼吸。

二、触诊

胸廓扩张度检查

（一）胸廓扩张度

胸廓扩张度的检查分为前胸廓扩张度和后胸廓扩张度两种检查方式。

1. 前胸廓扩张度检查

<table>
<tr><td>考情分析</td><td colspan="2">胸廓扩张度检查考查概率相对较小，但操作简单，容易得分，应熟练掌握</td></tr>
<tr><td colspan="3">物品准备</td></tr>
<tr><td colspan="3">—</td></tr>
<tr><td colspan="2">操作步骤</td><td>注意事项</td></tr>
<tr><td colspan="2">1. 嘱被检查者取坐位或仰卧位，检查者协助其解开衣物，暴露前胸
2. 检查者两手四指并拢与拇指分开，双手分别放在前下胸壁的两侧，拇指沿着肋缘指向剑突，左右对称，嘱患者做深呼吸运动
3. 观察两侧拇指与前正中线的距离随呼吸变化是否一致，以此观察两侧呼吸动度是否相等
4. 报告考官检查结果，协助被检查者穿衣</td><td>双侧拇指可向中线稍稍推挤，更易观察运动变化</td></tr>
<tr><td colspan="3">考官提问</td></tr>
<tr><td colspan="3">—</td></tr>
<tr><td>考试常见问题汇总</td><td colspan="2">四指在检查时没有并拢</td></tr>
</table>

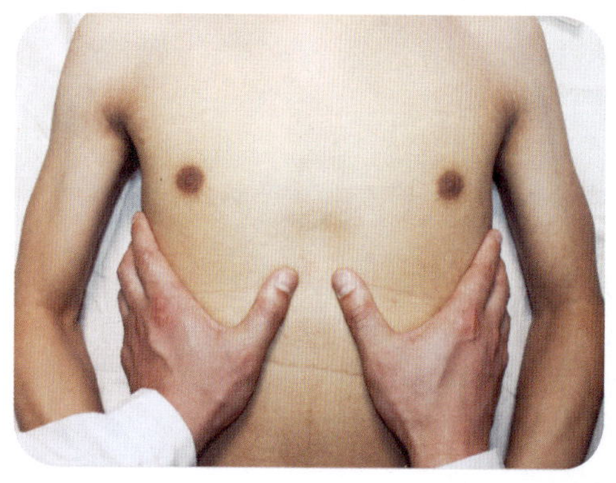
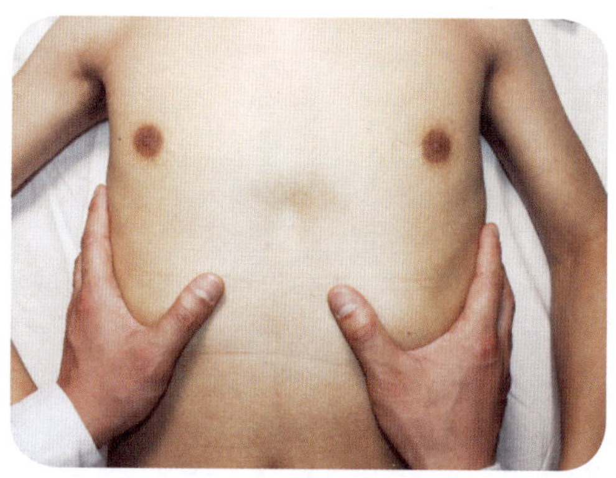

前胸廓扩张度检查

2. 后胸廓扩张度检查

<table>
<tr><td>考情分析</td><td colspan="2">胸廓扩张度检查考查概率相对较小，但操作简单，容易得分，应熟练掌握</td></tr>
<tr><td colspan="3">物品准备</td></tr>
<tr><td colspan="3">—</td></tr>
<tr><td colspan="2">操作步骤</td><td>注意事项</td></tr>
<tr><td colspan="2">1. 嘱被检查者取坐位，检查者位于被检查者后方，协助其解开衣物，暴露后背
2. 检查者将两手掌面平置于肩胛下区对称部位，拇指在后正中线对称部位，并将两侧皮肤向中线轻推，其余四指并拢紧贴于后胸廓两侧，嘱被检查者做深呼吸运动</td><td>注意与前胸廓检查时不同，此时拇指是相互平行的</td></tr>
</table>

续表

操作步骤	注意事项
3. 观察两侧拇指与后正中线的距离随呼吸变化是否一致，以此观察两侧呼吸动度是否相等 4. 报告考官检查结果，协助被检查者穿衣	
考官提问	
—	
考试常见问题汇总	四指在检查时没有并拢

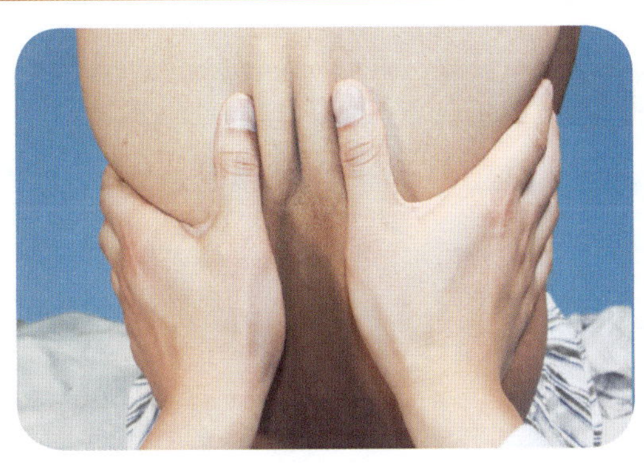
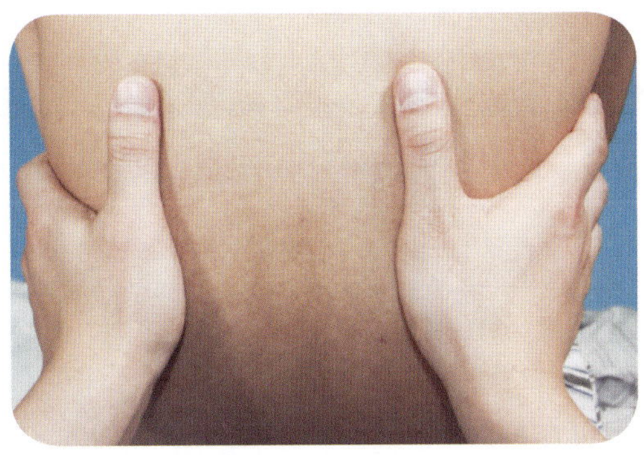

后胸廓扩张度检查

（二）语音震颤（语颤）

1. 检查方法

考情分析	触觉语颤的检查是常见的考查项目，应熟练掌握
物品准备	
—	
操作步骤	**注意事项**
1. 嘱被检查者取坐位，协助暴露检查部位 2. 检查者将两手掌或手掌尺侧缘平贴于被检查者胸壁两侧对称部位 3. 嘱被检查者用低音调拉长说“一”字音，此时检查者用手掌感知震动 4. 检查者的手掌应轻轻放在前胸壁上，自上而下、从内侧到外侧，再到背部，两手交叉换手比对。比较两侧对称部位的语颤是否相同 5. 报告考官检查结果，协助被检查者穿衣	1. 手法的选择不必拘泥，大原则是不要遗漏区域 2. 为避免自身双手触觉差异，一定记得交叉换手比较对称部位
考官提问	
语颤变化的临床意义	
考试常见问题汇总	1. 没嘱咐被检查者发声而自己说“一” 2. 忘记交叉换手比对

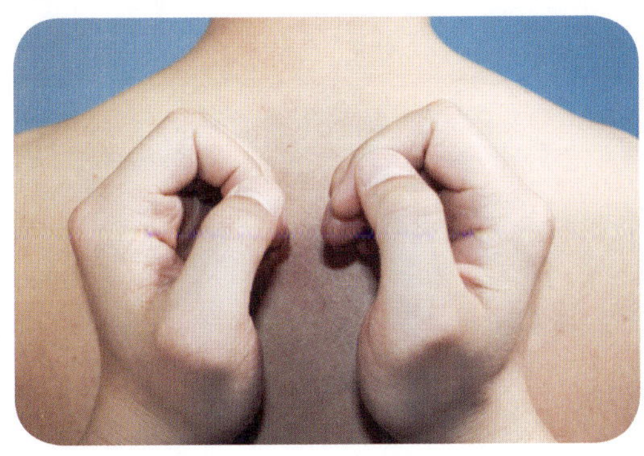
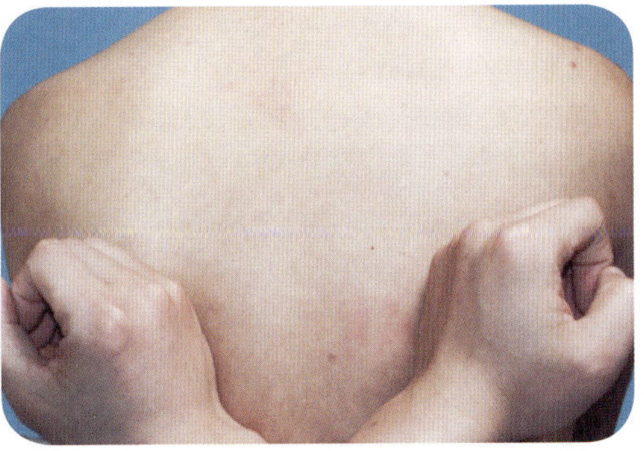

触觉语颤检查

触觉语颤检查

2. 语颤变化的临床意义

（1）语颤增强　常见于肺实变、压迫性肺不张、较浅而大的肺空洞。

（2）语颤减弱或消失　①体质衰弱；②胸壁距肺组织距离加大：胸腔积液、气胸、胸膜高度增厚及粘连、胸壁水肿等；③肺泡内含气量增多：肺气肿及支气管哮喘发作时；④支气管阻塞：阻塞性肺不张、气管内分泌物增多。

（三）胸膜摩擦感

<table>
<tr><td>考情分析</td><td colspan="2">胸膜摩擦感的检查是常见的考查项目，应熟练掌握</td></tr>
<tr><td colspan="3">物品准备</td></tr>
<tr><td colspan="3">—</td></tr>
<tr><td colspan="2">操作步骤</td><td>注意事项</td></tr>
<tr><td colspan="2">1. 嘱被检查者取仰卧位，协助暴露检查部位，检查者站于被检查者右侧
2. 检查者将双手掌置于被检查者两侧腋中线第 5 ～ 7 肋间，被检查者做深慢呼吸，感触有无皮革相互摩擦的感觉
3. 如果触到摩擦感，嘱被检查者屏住呼吸，如果屏住呼吸后摩擦感仍然存在为心包摩擦感，消失为胸膜摩擦感
4. 报告考官检查结果，协助被检查者穿衣</td><td>本项操作动作过于简练，叙述尽量争取完整，口述完成，如遗漏，考官可能会提问</td></tr>
<tr><td colspan="3">考官提问</td></tr>
<tr><td colspan="3">如何区分胸膜摩擦感及心包摩擦感　触诊时如果触到摩擦感，嘱被检查者屏住呼吸，如果屏住呼吸后摩擦感仍然存在为心包摩擦感，消失为胸膜摩擦感</td></tr>
<tr><td>考试常见问题汇总</td><td colspan="2">叙述内容太少</td></tr>
</table>

胸膜摩擦感检查

三、叩诊

（一）叩诊方法

多用间接叩诊法，被检查者可取坐位或仰卧位，放松肌肉，呼吸均匀。首先叩诊前胸，由锁骨上窝开始，然后沿锁骨中线、腋前线自第 1 肋间隙从上至下逐一肋间进行叩诊；其次叩诊侧胸，嘱被检查者两臂抱起置于头上，自腋窝开始沿腋中线、腋后线向下叩诊至肋缘；最后叩诊背部，嘱被检查者稍低头，身体稍向前倾，双手交叉抱肘，尽可能使肩胛骨移向外侧方，自肺尖开始沿肩胛线逐一肋间向下叩诊。叩诊时应左右、上下、前后进行对比，并注意叩诊音的变化。

（二）胸部生理性叩诊音

1. 肺部　为清音，出现在纯肺部区域。

2. 肝脏或心脏的相对浊音区　为浊音，在肺与肝或心交界的重叠区域。

3. 心脏或肝脏的绝对浊音区　为实音，在未被肺遮盖的心脏或肝脏区。

4. 胃泡区　呈鼓音，上界为左肺下缘，下界为肋弓，左界为脾脏，右界为肝脏。

（三）胸部病理性叩诊音

1. 浊音或实音

（1）肺组织含气量减少或消失　如肺炎、肺结核、肺不张、肺水肿、肺硬化等。

（2）胸膜腔病变　如胸腔积液、胸膜增厚粘连等。

（3）肺内不含气的病变　如肺肿瘤、肺包囊虫病、未穿破的肺脓肿等。

（4）胸壁疾病　如胸壁水肿等。

2. 鼓音　肺部有大的含气腔，见于气胸、直径＞3 ～ 4cm 的浅表肺空洞。

3. 过清音　介于鼓音和清音之间，见于肺气肿、支气管哮喘发作时（肺内含气量增加且肺泡弹性减退）。

（四）肺界叩诊（助理不考）

1. 肺下界叩诊方法

考情分析	肺下界的叩诊方法是高频考题，步骤偏多，属于考试中相对的难点。但把握好大体原则，熟悉好肺下界的解剖位置，多操作数次，是可以确保得分的，应熟练掌握
物品准备	
—	
操作步骤	**注意事项**
1. 采用间接叩诊法，叩诊时板指平贴于肋间隙并与肋骨平行。被检查者取坐位或卧位，放松肌肉，平静呼吸。分别在右侧锁骨中线、腋中线、肩胛线上自上而下沿肋间进行叩诊确定肺下界 2. 先在右侧锁骨中线上第 2 肋间开始自上向下轻叩，由清音转为浊音，继而转为实音时，为右侧锁骨中线肺下界 3. 随后沿右侧腋中线自腋窝顶点自上而下叩诊，由清音转为浊音时，为右侧腋中线肺下界 4. 取坐位，沿右侧肩胛线自上而下叩诊，由清音转为浊音时，为右侧肩胛线肺下界 5. 协助被检查者穿衣，口述检查结果：正常人坐位右肺下界的体表投影分别在右锁骨中线平第 6 肋间隙，在右腋中线平第 8 肋间隙，在右肩胛线平第 10 肋间隙	1. 左侧因为有胃泡等结构，所以肺下界的叩诊一般于右侧操作，左肺下界的叩诊也不是中医类别考查的内容 2. 右锁骨中线上肺下界的变音往往是容易混淆的内容，而实际上中医类别大纲要求中并没有明确描述。故而于考试中也不必过于拘泥，表述上，明确表述出 3 条叩诊线、自上而下、变音 3 个关键操作步骤，叙述出右肺下界的正常界限已可以确保不失分 3. 各叩诊线的起始位置，准确记忆自然最理想，但考试中常有遗忘，如出现遗忘时，千万不要纠结于此而影响操作与叙述 4. 此处口述内容要尽量确保叙述完整，如遗漏，考官会有追问
考官提问	
正常右肺下界的位置　右肺下界的体表投影分别在右锁骨中线平第 6 肋间隙，在右腋中线平第 8 肋间隙，在右肩胛线平第 10 肋间隙	
考试常见问题汇总	1. 忘记叩诊的起点位置，心态受影响以致操作及叙述慌乱 2. 变音叙述混乱 3. 忘记正常右肺下界位置

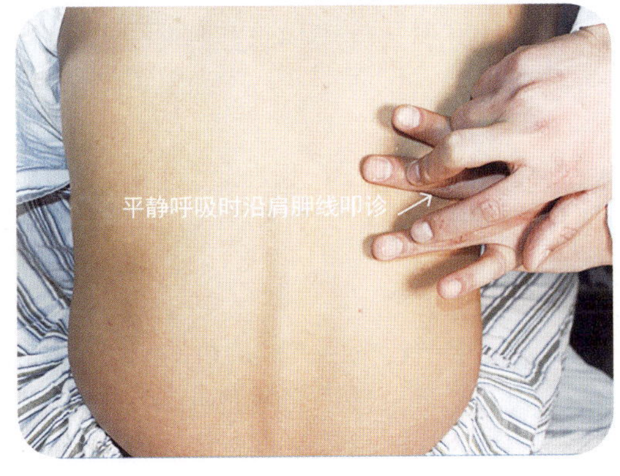

右肺下界的叩诊方法

右肺下界叩诊

2. 临床意义　体型肥胖或妊娠时可上移 1 个肋间；体型瘦长者可下移 1 个肋间；卧位时肺下界可比直立时升高 1 个肋间。在病理情况下，两侧肺下界下移可见于肺气肿；单侧肺下界上移可见于气胸、肺不张、胸腔积液等；两侧肺下界上移可见于大量的腹水、肝脾大、鼓肠、腹腔肿瘤、膈肌麻痹等。

四、听诊

用听诊器听诊，检查的体位、顺序同“叩诊”。

（一）正常呼吸音

1. 支气管呼吸音　如同将舌抬起经口呼气所发出的“哈”的声音。音调高，音响强。吸气相短，呼气相长。在喉部、胸骨上窝、背部第 6 颈椎至第 2 胸椎附近可闻及支气管呼吸音。如在肺部其他部位听到支气管呼吸音则为病理现象。

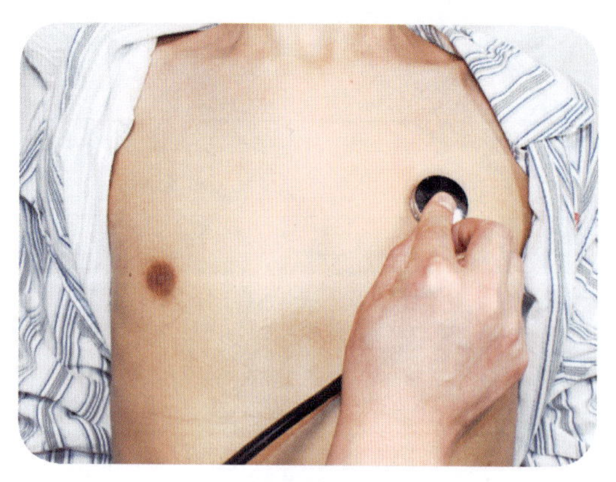

肺部听诊

2. 肺泡呼吸音 很像上齿轻咬下唇吸气时发出的“fu”的声音，为一种柔软吹风样性质，音调较低，音响较弱。吸气音比呼气音音响较强、音调较高且时间较长。除支气管呼吸音部位和支气管肺泡呼吸音部位外，其余部位均可闻及肺泡呼吸音。

3. 支气管肺泡呼吸音 在胸骨角附近，肩胛间区的第 3、4 胸椎水平及右肺尖可以听及。其特点是吸气音和呼气音的强弱、音调、时限大致相等。其他部位听到支气管肺泡呼吸音提示有病变存在。

（二）病理性呼吸音

1. 病理性肺泡呼吸音 ①肺泡呼吸音减弱或消失：多见于呼吸运动障碍、呼吸道阻塞、肺顺应性降低、胸腔内肿物以及胸膜疾患；②双侧肺泡呼吸音增强：见于运动、发热、甲亢、贫血、代谢性酸中毒等。

2. 病理性支气管呼吸音 在正常肺泡呼吸音分布区域内听到的支气管呼吸音。常见于肺组织实变、肺内大空洞、压迫性肺不张等。

3. 病理性支气管肺泡呼吸音 在正常肺泡呼吸音区域内听到支气管肺泡呼吸音。多见于肺实变区小且与正常肺组织掺杂，或肺实变部位较深并被正常肺组织遮盖。

（三）啰音

1. 干啰音 气流通过狭窄的支气管时产生漩涡，或通过有黏稠分泌物的管腔时引起的振动所致。

（1）听诊特点 吸气和呼气时均可听到，呼气时更加清楚；性质多变，可分为鼾音、哨笛音、哮鸣音；部位变换不定。

（2）临床意义 支气管有病变的表现。①两肺干啰音：见于急慢性支气管炎、支气管肺炎、支气管哮喘、心源性哮喘等。②局限性干啰音：见于支气管局部结核、肿瘤、异物等引起的支气管局部狭窄。③局部而持久的干啰音：见于肺癌早期或支气管内膜结核。

2. 湿啰音 又称水泡音，分为大、中、小湿啰音和捻发音。

（1）听诊特点 吸气和呼气时均可听到，多见于吸气相，吸气终末时多而清楚；性质不易改变；部位较恒定。

（2）临床意义 肺与支气管有病变的表现。①两肺散在分布：见于支气管炎、支气管肺炎、血行播散型肺结核、肺水肿等。②两肺底分布：见于肺淤血、肺水肿、支气管肺炎等。③一侧或局限性分布：见于肺炎、肺结核（多在肺上部）、支气管扩张症（多在肺下部）、肺脓肿、肺癌及肺出血等。

（3）捻发音（助理不考） 如同一束头发在耳边捻搓的声音。病理性捻发音见于肺炎早期、肺结核早期、肺淤血等。

（四）胸膜摩擦音（助理不考）

吸气和呼气相均可听到，一般在呼气开始或吸气末时较明显。屏住呼吸时消失，此特点可区别于心包摩擦音。胸膜摩擦音一般在患侧胸廓下侧沿腋中线处听诊最清楚，这是干性胸膜炎的重要体征，见于结核性胸膜炎、化脓性胸膜炎、尿毒症性胸膜炎等。

（五）听觉语音

嘱被检查者按一般的说话音调发“一、二、三”音，检查者在胸壁上用听诊器可听到柔和而模糊的声音，即听觉语音，也称语音共振。听觉语音减弱见于过度衰弱、支气管阻塞、胸腔积液、气胸、胸膜增厚、胸壁水肿、慢性阻塞性肺气肿等。听觉语音增强见于肺实变、肺空洞、压迫性肺不张。听觉语音增强、响亮，且音节清晰，称为支气管语音，见于肺组织实变，常伴有触觉语颤增强、病理性支气管呼吸音等肺实变体征，但以支气管语音出现最早。

被检查者用耳语声调发“一、二、三”音，在胸壁上听诊，正常在肺泡呼吸音的听诊区域只能听到极微弱的声音，此音为耳语音。耳语音增强见于肺实变、肺空洞及压迫性肺不张。耳语音增强且字音清晰者为胸耳语音，是广泛肺实变的体征。

第十节　心脏检查

一、视诊

（一）心前区隆起

主要见于某些先天性心脏病（法洛四联症、肺动脉瓣狭窄等）及慢性风湿性心脏病伴右心室增大者。

（二）心尖搏动

1. 正常心尖搏动　位于第 5 肋间隙左锁骨中线内侧 0.5 ～ 1.0cm 处，范围为 2.0 ～ 2.5cm。部分正常人可看不到心尖搏动（如胸壁较厚或为乳房遮盖）。

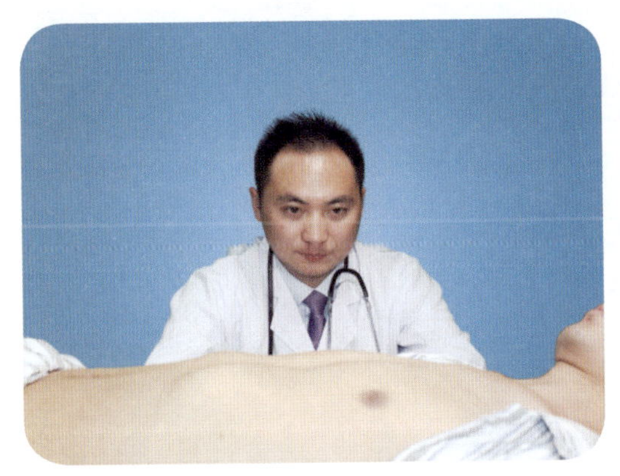

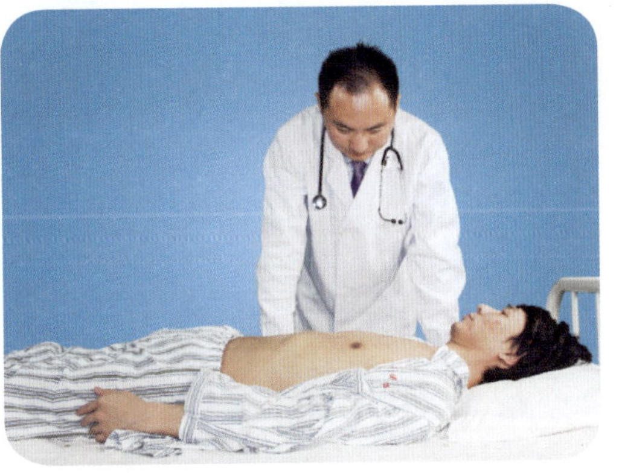

心尖搏动检查

心脏视诊

2. 生理因素对心尖搏动的影响

（1）体位　左侧卧位时心尖搏动可向左移，右侧卧位时可向右移，仰卧位时可稍上移。

（2）体型　体型矮胖、小儿、妊娠者，心脏常呈横位，心尖搏动可向上外方移位。瘦长体型者，心尖搏动可向下内方移位。

（3）胸壁　胸壁厚、肋间隙窄，心尖搏动弱且范围小。胸壁薄、肋间隙宽，心尖搏动强且范围大。

（4）其他　心尖搏动增强还可见于剧烈运动、精神紧张、情绪激动时。

3. 病理因素对心尖搏动的影响

（1）心脏疾病

① 左心室增大：心尖搏动向左下移位，搏动增强且范围大。

② 右心室增大：向左移位。

③ 先天性右位心：位于胸部右侧相应部位。

④ 心包积液：心尖搏动减弱或消失。

⑤ 心肌炎：心尖搏动弥散、减弱。

⑥ 大量心包积液：搏动减弱，位于心浊音界内侧。

⑦ 粘连性心包炎：负性心尖搏动。

（2）胸部疾病

① 心尖搏动偏向患侧：肺不张、粘连性胸膜炎。

② 心尖搏动偏向健侧：胸腔积液、气胸。

③ 心尖搏动减弱或消失：肺气肿、左侧胸膜肥厚粘连、气胸或胸腔积液。

（3）腹部疾病　大量腹水、肠胀气、腹腔巨大肿瘤、妊娠时，心尖搏动位置向左外移位。

（4）甲亢、重度贫血及发热　心尖搏动增强。

（三）心前区异常搏动

1. 胸骨左缘第 2 肋间搏动 见于肺动脉高压或肺动脉扩张，有时也可见于正常青年人。

2. 胸骨右缘第 2 肋间收缩期搏动 见于升主动脉瘤及高血压等。

3. 胸骨左缘第 3、4 肋间搏动 可见于右心室肥大、房间隔缺损、二尖瓣狭窄、慢性肺源性心脏病或瘦弱者。

4. 剑突下搏动 可为右心室的搏动（心脏垂位或右心室肥大），也可为腹主动脉搏动（正常的腹主动脉搏动或腹主动脉瘤）所致。

二、触诊

先用右手全手掌置于心前区，然后用手掌尺侧（小鱼际）或食指和中指指腹并拢进行局部触诊，必要时也可用单指指腹触诊。

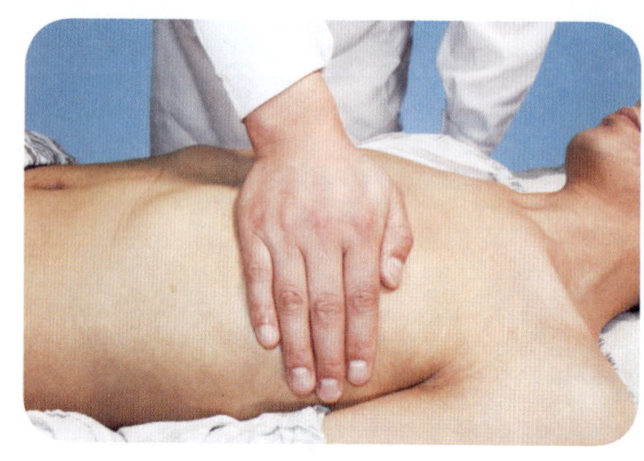

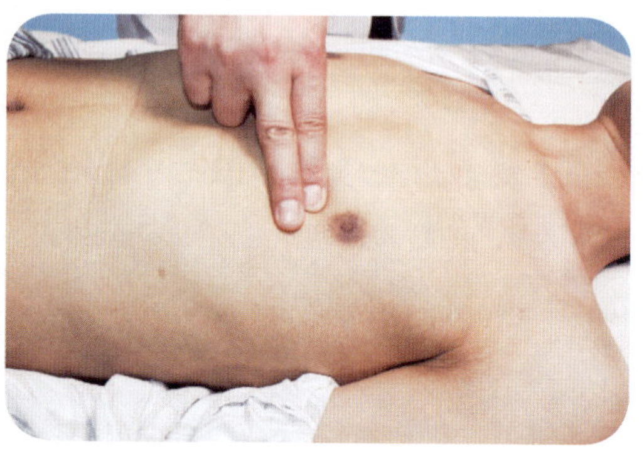

心脏触诊

心脏触诊

（一）心尖搏动与心前区搏动

触诊可进一步证实视诊所见的心尖搏动及其他心前区搏动，并确定其位置、范围、节律、频率及强度。

（1）左心室肥大 心尖搏动有抬举感。

（2）右心室肥大 剑突下可触及右心室搏动。

（二）震颤

心脏震颤是用手触及的一种微细的震动感，又称为“猫喘”，是器质性心血管疾病的体征。

常见心脏震颤的临床意义

时期	部位	意义
收缩期	胸骨左缘第 2 肋间	肺动脉瓣狭窄
	胸骨左缘第 3、4 肋间	室间隔缺损
	胸骨右缘第 2 肋间	主动脉瓣狭窄
	心尖部	重度二尖瓣关闭不全
舒张期	心尖部	二尖瓣狭窄
连续性	胸骨左缘第 2 肋间附近	动脉导管末闭

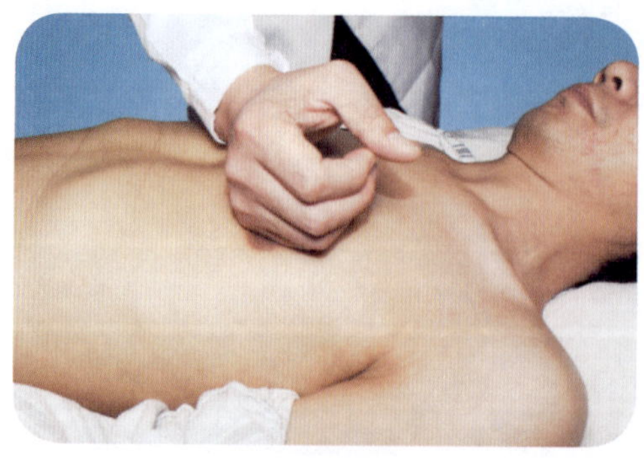

心脏震颤触诊

（三）心包摩擦感（助理不考）

急性心包炎早期，可在心前区或胸骨左缘第 3、4 肋间触及收缩期和舒张期双相的粗糙摩擦感，以收缩期、前倾体位和呼气末更明显，若在该部位听诊可闻及心包摩擦音。常见于结核性或化脓性心包炎、风湿热、尿毒症、急性心肌梗死、SLE 等引起的心包炎。

（四）检查方法

<table>
<tr><td>考情分析</td><td colspan="2">心脏触诊的操作并不复杂，但内容偏多，包括触诊心前区搏动与心尖搏动、心脏震颤、心包摩擦感 3 项内容，考试时是一并考查的，注意不要遗漏</td></tr>
<tr><td colspan="3">物品准备</td></tr>
<tr><td colspan="3">—</td></tr>
<tr><td colspan="2">操作步骤</td><td>注意事项</td></tr>
<tr><td colspan="2">1. 嘱被检查者取仰卧位，暴露前胸部，检查者站于右侧。心脏触诊内容包括：心前区搏动和心尖搏动、心脏震颤、心包摩擦感
2. 心前区搏动和心尖搏动　检查者将右手全掌置于被检查者的心前区，然后用右手小鱼际触诊，感触心尖区有无异常的搏动隆起。再逐渐缩小至食指和中指的指腹指向心尖搏动点，了解心尖搏动的强弱和范围
3. 心脏震颤　右手小鱼际依次放在二尖瓣听诊区→肺动脉瓣听诊区→主动脉瓣第一听诊区→主动脉瓣第二听诊区→三尖瓣听诊区感知有无震颤
4. 心包摩擦感　被检查者取坐位，稍前倾，检查者将右手小鱼际放在胸骨左缘第 4 肋间触诊，嘱被检查者屏住呼吸，了解有无心包摩擦感
5. 协助被检查者穿衣，报告考官检查结果</td><td>1. 内容分为 3 项，不要遗漏
2. 心尖区位于第 5 肋间左锁骨中线内侧 0.5～1.0cm（位置基本相当于乳头下一肋间）
3. 触诊范围逐渐缩小
4. 触诊顺序与听诊循序相同，不要遗漏区域
5. 操作内容很少，口述尽量完整</td></tr>
<tr><td colspan="3">考官提问</td></tr>
<tr><td colspan="3">1. 心脏瓣膜各听诊区位置
2. 触诊心脏震颤阳性时的临床意义
3. 心包摩擦感与胸膜摩擦感的区分　屏住呼吸时摩擦感是否消失</td></tr>
<tr><td>考试常见问题汇总</td><td colspan="2">1. 遗漏某项操作
2. 忘记听诊区位置
3. 忘记触诊顺序
4. 触诊心包摩擦感时叙述过少</td></tr>
</table>

三、叩诊

（一）叩诊方法

<table>
<tr><td>考情分析</td><td colspan="2">心脏叩诊步骤偏多，属于体格检查操作中少数难点之一，但考查相对高频，应熟练掌握</td></tr>
<tr><td colspan="3">物品准备</td></tr>
<tr><td colspan="3">—</td></tr>
<tr><td colspan="2">操作步骤</td><td>注意事项</td></tr>
<tr><td colspan="2">1. 嘱被检查者取仰卧位，暴露前胸部，检查者站于右侧
2. 首先叩诊左侧心浊音界，从心尖搏动最强点外侧 2～3cm 处开始，由外向内叩诊，当清音变为浊音时，为心脏的相对浊音界，做好标记。然后同样方法逐一肋间向上叩诊至第 2 肋间，分别标记
3. 叩诊右侧心浊音界时，先沿右锁骨中线自上向下叩诊，当清音变为浊音时为肝上界，然后从肝上界的上一肋间开始，以与左侧相同的方法，自下而上叩至第 2 肋间，并做好心浊音界标记</td><td>1. 叩诊板指与肋间平行
2. 心尖搏动点即相当于心尖区，位于第 5 肋间左锁骨中线内侧 0.5cm（位置基本相当于乳头下一肋间）
3. 左侧叩诊结束时标记出 4 个点
4. 先叩诊出肝上界，再进行心脏叩诊，因为正常人肝上界平第 5 肋间位置，以此寻找右侧第 4 肋间作为心脏叩诊起点</td></tr>
</table>

续表

操作步骤	注意事项
4. 用直尺测量左锁骨中线到前正中线的距离，以及各标记点到前正中线的距离，并记录 5. 协助被检查者穿衣，报告考官检查结果	5. 右侧叩诊结束时标记出 3 个点 6. 测量两个内容，一是左锁骨中线到前正中线距离，然后是各标记点到前正中线距离
考官提问	
1. 正常心脏的相对浊音界范围 2. 心脏浊音界改变时的临床意义	
考试常见问题汇总	1. 忘记叩诊起始点 2. 忘记叩诊顺序 3. 叩诊右侧时忘记寻找肝上界 4. 测量时忘记先测量左锁骨中线至前正中线
特殊状况汇总（考区差异产生的）	本项操作，由于考查时均使用模拟人，多不允许考生实际标记，且由于操作费时，所以很多时候考官只要求大体演示，考查内容多以口述为主

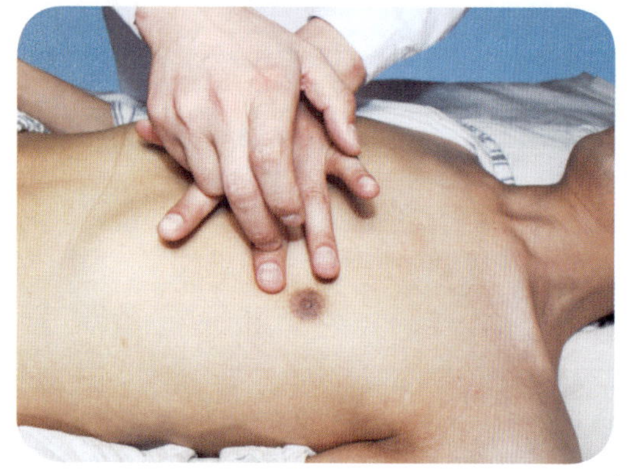

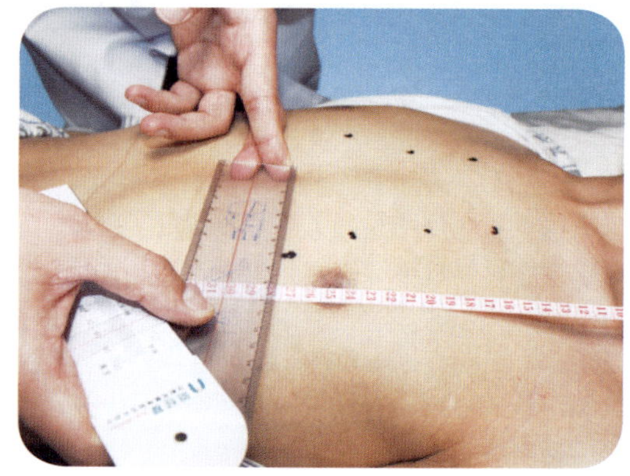

心脏叩诊

心脏叩诊

（二）正常心脏相对浊音界

正常心脏相对浊音界

右侧 /cm	肋间隙	左侧 /cm
2 ～ 3	Ⅱ	2 ～ 3
2 ～ 3	Ⅲ	3.5 ～ 4.5
3 ～ 4	Ⅳ	5 ～ 6
—	Ⅴ	7 ～ 9

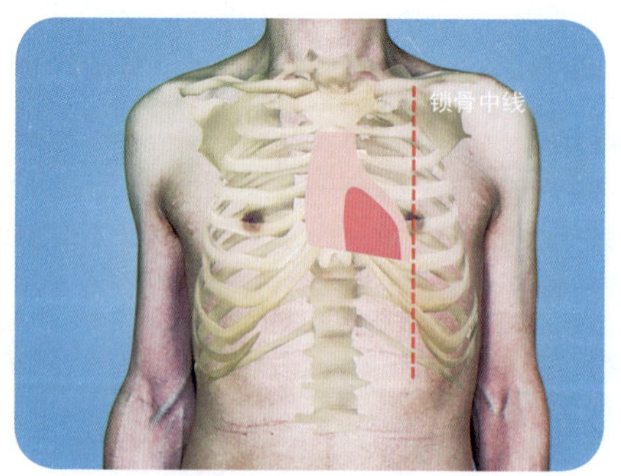

心脏相对浊音界

（三）心脏浊音界的改变及其临床意义

1. 心脏本身病变

（1）左心室增大　心脏浊音界向左下扩大，心腰部相对内陷，导致心脏浊音区呈靴形。见于主动脉瓣关闭不全，所以又称为主动脉型心脏，亦见于高血压性心脏病。

（2）右心室增大　心脏浊音界同时向左、右扩大，但向左扩大更为显著。常见于肺源性心脏病或单纯二尖瓣狭窄。

（3）二尖瓣狭窄　梨形心。

（4）左、右心室增大

① 心界向两侧扩大：常见于扩张型心肌病、缺血性心肌病、弥漫性心肌炎全心扩大时。

② 心包积液：心浊音界向两侧扩大。心浊音界随体位改变而改变，坐位时呈三角烧瓶形，卧位时心底部浊音界增宽，是心包积液的特征性体征。

2. 心外因素

（1）大量胸腔积液、积气时，心浊音界移向健侧，患侧心脏浊音界可叩不清。胸膜增厚粘连、阻塞性肺不张时，心界移向患侧。肺气肿时，心脏浊音界变小或叩不清。肺实变、肺肿瘤、纵隔淋巴结肿大时，如与心脏浊音界连在一起，则真正的心脏浊音区无法叩出。

（2）腹腔大量积液、巨大肿瘤、妊娠后期可使膈肌上抬，心脏呈横位，心浊音界向左扩大。

（3）体位、体型、呼吸、脊柱或胸廓畸形等可引起心脏浊音区发生相应变化。

四、听诊

（一）心脏瓣膜听诊区

1. 二尖瓣区　位于第 5 肋间左锁骨中线内侧。

2. 肺动脉瓣区　位于胸骨左缘第 2 肋间。

3. 主动脉瓣区　位于胸骨右缘第 2 肋间。

4. 主动脉瓣第二听诊区　位于胸骨左缘第 3、4 肋间。

5. 三尖瓣区　位于胸骨下端左缘，即胸骨左缘第 4、5 肋间处。

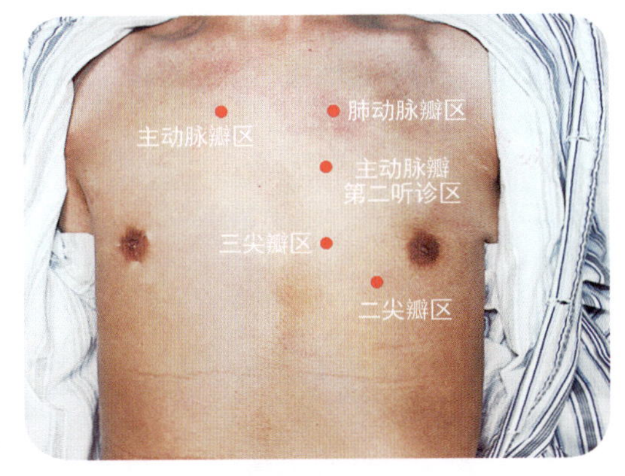

心脏瓣膜听诊区

心脏瓣膜听诊

考情分析	心脏瓣膜听诊区的位置是相对高频的考查内容。考生只需口述听诊区位置，熟练记忆即可
物品准备	
—	
操作步骤	**注意事项**
1. 二尖瓣区　位于第 5 肋间左锁骨中线内侧 2. 肺动脉瓣区　位于胸骨左缘第 2 肋间 3. 主动脉瓣区　位于胸骨右缘第 2 肋间 4. 主动脉瓣第二听诊区　位于胸骨左缘第 3、4 肋间 5. 三尖瓣区　位于胸骨下端左缘，即胸骨左缘第 4、5 肋间处	心脏瓣膜虽然有 4 个，但听诊区有 5 个，主动脉瓣有两个听诊区

续表

考官提问	
—	
考试常见问题汇总	各瓣膜听诊区及位置没有记牢

（二）听诊顺序及方式

考情分析	心脏瓣膜听诊是高频的考查内容，需指出听诊位置并演示操作，应熟练掌握
物品准备	
听诊器	
操作步骤	注意事项
1. 嘱被检查者取坐位或仰卧位，暴露前胸部，检查者站于右侧 2. 听诊区位置　二尖瓣区位于第5肋间左锁骨中线内侧，肺动脉瓣区位于胸骨左缘第2肋间，主动脉瓣区位于胸骨右缘第2肋间，主动脉瓣第二听诊区位于胸骨左缘第3、4肋间，三尖瓣区位于胸骨下端左缘，即胸骨左缘第4、5肋间处 3. 听诊顺序　二尖瓣区→肺动脉瓣区→主动脉瓣区→主动脉瓣第二听诊区→三尖瓣区，每个瓣膜听诊时间不少于30s，听诊内容包括心率、心律、心音，有无额外心音、心脏杂音和心包摩擦音 4. 协助被检查者换衣，报告考官听诊结果	1. 听诊顺序需重点掌握 2. 操作时为大体演示，内容口述为主 3. 听诊的内容不强求牢记，但如果忘记表述，考官可能会提问
考官提问	
心脏听诊内容有什么　心率、心律、心音，有无额外心音、心脏杂音和心包摩擦音等	
考试常见问题汇总	1. 各瓣膜听诊区位置记忆不准确 2. 遗漏听诊区

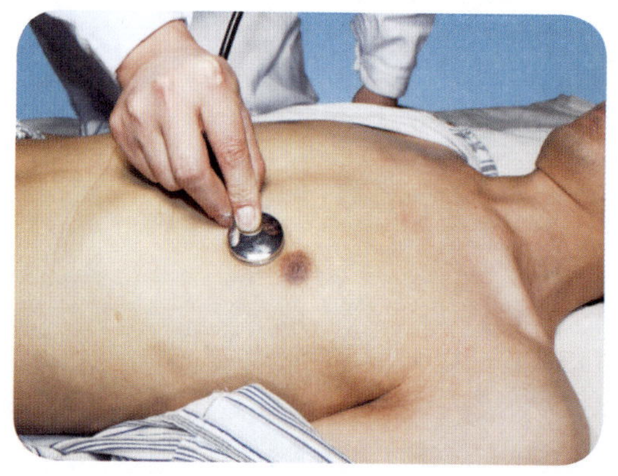

心脏听诊

（三）听诊内容

1. 心率　正常成人心率为60～100次/分。

（1）心率＞100次/分　为心动过速，病理情况下见于发热、贫血、甲亢、休克、心肌炎、心功能不全及使用肾上腺素、阿托品等药物后。

（2）心率＜60次/分　为心动过缓，病理情况下见于颅内高压、甲状腺功能减退症、病态窦房结综合征、高钾血症和强心苷、奎尼丁或β受体阻滞剂等药物过量。

2. 心律　正常人心律规则。

（1）期前收缩　提早发生的心脏搏动，又称过早搏动（简称早搏）。根据异位起搏点不同，分为室性、房性、房室交界性。

①二联律：每个正常心搏后都有一个早搏。

② 三联律：每两个正常心搏后有一个早搏，或一个正常心搏后有一成对早搏。

③早搏见于：a. 情绪激动、过劳、酗酒、饮过多浓茶、大量吸烟等；b. 心脏病、心导管检查、心脏手术等；c. 奎尼丁、强心苷等药物毒性作用；d. 电解质紊乱（如低钾血症）；e. 自主神经功能失调。

（2）房颤　听诊特点①心律绝对不规则；② S_1 强弱不等；③脉搏短绌（脉率小于心率）。房颤见于冠心病、二尖瓣狭窄、甲亢等。

3. 心音

（1）正常心音　第一心音（S_1）、第二心音（S_2）、第三心音（S_3）及第四心音（S_4）。

通常听到的是 S_1 和 S_2，S_3 有时可在儿童和青少年中听到，S_4 一般听不到。若听到 S_4，多数是病理情况。

S_1：心室收缩期的开始，由二尖瓣、三尖瓣骤然关闭的振动导致。

S_2：心室舒张期的开始，心室舒张开始时，由半月瓣（即主动脉瓣及肺动脉瓣）突然关闭的振动导致。主动脉瓣关闭形成 A_2，肺动脉瓣关闭形成 P_2。正常青少年 $P_2 > A_2$，中年人两者大致相等，老年人 $P_2 < A_2$。

第一、第二心音的区别

区别点	第一心音	第二心音
声音特点	音强调低，时限长	音弱调高，时限短
最强部位	心尖部	心底部
与心尖搏动和动脉搏动的关系	与心尖搏动和动脉搏动同时出现	心尖搏动之后出现
与心动周期的关系	S_1 和 S_2 间隔（收缩期）较短	S_2 到下一心动周期 S_1 间隔（舒张期）较长

（2）心音的改变及其临床意义

① 心音强度的改变

a. 两个心音同时改变：同时增强见于胸壁较薄、劳动、情绪激动、甲亢、发热、贫血等。同时减弱见于肥胖、胸壁水肿、左侧胸腔积液、肺气肿、心包积液、缩窄性心包炎、甲状腺功能减退症、心肌炎、心肌病、心肌梗死、心力衰竭及休克等。

b. 第一心音改变：S_1 增强见于发热、甲亢、二尖瓣狭窄等。S_1 减弱见于心肌收缩力减弱，如心肌炎、心肌病、心肌梗死、二尖瓣关闭不全等。S_1 强弱不等见于房颤、完全性房室传导阻滞等。

c. 第二心音改变：A_2 增强呈金属调，常见于高血压病、主动脉粥样硬化等。P_2 亢进多见于原发性肺动脉高压症、二尖瓣狭窄、左心衰竭、室间隔缺损、动脉导管未闭、慢性肺源性心脏病等。A_2 减弱见于低血压、主动脉瓣狭窄和关闭不全引起的主动脉内压力降低。P_2 减弱见于肺动脉瓣狭窄或关闭不全。

② 心音性质改变

a. 钟摆律：心肌有严重病变时，心肌收缩力减弱，使 S_1 与 S_2 相似，同时因心搏加速使舒张期明显缩短而收缩期与舒张期的时间几乎相等，此时听诊 S_1、S_2 酷似钟摆的“滴答”声，称为钟摆律。

b. 胎心律：如钟摆律时心率超过 120 次 / 分，酷似胎儿心音，称为胎心律，提示严重心肌损害。

以上两者可见于大面积急性心肌梗死和重症心肌炎等。

③ 心音分裂

a. 第一心音分裂：左右心室收缩明显不同步时，可出现 S_1 分裂。在二、三尖瓣听诊区均可听到，胸骨左下缘较清楚。多见于二尖瓣狭窄等，偶见于儿童及青少年。

b. 第二心音分裂：由主、肺动脉瓣关闭明显不同步所致，肺动脉瓣区听诊较明显，深吸气时更明显。可见于青少年，常见于右室排血时间延长、肺动脉瓣关闭明显延迟或左心室射血时间缩短、主动脉关闭时间提前等。

4. 额外心音（助理不考）

正常心音之外的附加心音。

（1）奔马律　出现在 S_2 后的响亮额外音，心率快时与原有的 S_1、S_2 组合，类似马奔跑时的蹄声。按出现的时间分为舒张早期奔马律、舒张晚期奔马律。

① 舒张早期奔马律（室性奔马律）：最常见的奔马律。

a. 左室舒张早期奔马律在心尖部或心尖部内上方可以听到，呼气末最响。

b. 提示左室功能低下、心肌功能严重障碍。

c. 见于心肌梗死、心肌炎、冠心病等导致的左心衰竭；也可见于二尖瓣关闭不全、主动脉瓣关闭不全等导致的进入心室的血流增多、血流速度增快时。

② 舒张晚期奔马律（房性奔马律）

a. 左心病变引起者，患者左侧卧位时，在心尖部最易听到，呼气末明显。常见于高血压性心脏病、肥厚型心肌病等阻力负荷过重引起心室肥厚的心脏病，及心肌梗死、心肌炎导致的严重心肌损害。

b. 右心病变引起者，于胸骨左下缘最易听到。可见于肺动脉瓣狭窄、肺动脉高压、肺源性心脏病等。

（2）开瓣音（二尖瓣开放拍击音） 在 S_2 之后出现，音调高、短促、清脆，呈拍击样，见于瓣膜弹性尚好的二尖瓣狭窄，于心尖部和胸骨左缘第 3、4 肋间或两者之间易听到，是二尖瓣分离术适应证的参考条件之一。当瓣膜严重钙化或纤维化，或伴二尖瓣关闭不全时，此音消失。

5. 心脏杂音

（1）产生机制 ①血流加速；②瓣膜口、大血管通道狭窄；③异常通道；④心腔内漂浮物；⑤瓣膜关闭不全；⑥大血管腔瘤样扩张。

（2）心脏杂音的特性

① 最响部位：通常情况下，在某瓣膜听诊区最响的杂音由该瓣膜的病变产生。如心尖部杂音最响，提示病变在二尖瓣。

② 出现时期：根据出现的时期不同，分为 4 种杂音。

a. 收缩期杂音：在 S_1 与 S_2 之间出现。

b. 舒张期杂音：在 S_2 与下一心动周期 S_1 之间出现。

c. 连续性杂音：连续在收缩期及舒张期出现的杂音，不被 S_2 打断。

d. 双期杂音：收缩期或舒张期均出现，杂音不连续。

根据杂音出现的早晚可进一步分为早期、中期、晚期或全期杂音。二尖瓣狭窄的舒张期杂音常出现在舒张中晚期；动脉导管未闭可导致连续性杂音。

舒张期杂音及连续性杂音为病理性，收缩期杂音多是功能性的。

③ 杂音的性质：分为吹风样、隆隆样、叹气样、机器声样、乐音样等，进一步分为粗糙或柔和杂音。

各种心脏杂音的临床意义

心脏杂音	临床意义
心尖区粗糙的吹风样收缩期杂音	提示二尖瓣关闭不全
心尖区柔和高调的吹风样杂音	提示相对性二尖瓣关闭不全
心尖区舒张中晚期隆隆样杂音	二尖瓣狭窄的特征性杂音
主动脉瓣第二听诊区叹气样舒张期杂音	提示主动脉瓣关闭不全
胸骨左缘第 2 肋间及附近机器声样连续性杂音	提示动脉导管未闭
乐音样杂音（海鸥鸣或鸽鸣样）	提示感染性心内膜炎、梅毒性主动脉瓣关闭不全

器质性杂音常是粗糙的，功能性杂音较为柔和。

④ 强度和形态：收缩期杂音的强度一般采用 Levine 六级分级法。

1 级：杂音很弱，所占时间短，初次听诊时不易发觉，仔细才能听到。

2 级：比较容易听到的弱杂音，初听时即被发觉。

3 级：中等响亮的杂音，不太仔细听时也可听到。

4 级：较响亮的杂音，常伴有震颤。

5 级：很响亮的杂音，震耳，听诊器离开胸壁时听不到，均伴有震颤。

6 级：极响亮，听诊器稍离胸壁时也可听到，有强烈震颤。

杂音强度表示法为“2/6 级收缩期杂音”等。一般而言，3/6 级及以上的收缩期杂音多为器质性的。杂音的强度与病变的严重程度不一定成正比。

⑤ 传导方向：杂音常沿着产生该杂音的血流方向传导。

a. 二尖瓣关闭不全的收缩期杂音：心尖部最响，传导向左腋下、左肩胛下角。

b. 主动脉瓣关闭不全的舒张期杂音：主动脉瓣第二听诊区最响，传导向胸骨下端或心尖部。

c. 主动脉瓣狭窄的收缩期杂音：主动脉瓣区最响，可传导至右侧胸骨上窝及颈部。

⑥ 与体位的关系：体位改变可使某些杂音减弱或增强。

a. 左侧卧位：二尖瓣狭窄的舒张中晚期隆隆样杂音更明显。

b. 上半身前倾坐位：更易听到主动脉瓣关闭不全的舒张期叹气样杂音。

⑦ 与呼吸的关系

a. 深呼气：左心（二尖瓣、主动脉瓣）的杂音增强。

b. 深吸气：右心（三尖瓣、肺动脉瓣）的杂音增强。

⑧ 与运动的关系：可增强二尖瓣狭窄的舒张中晚期杂音。

（3）器质性与功能性收缩期杂音的比较

器质性与功能性收缩期杂音的比较

区别点	器质性	功能性
部位	任何瓣膜听诊区	肺动脉瓣区、心尖部
持续时间	长，可占全收缩期，遮盖 S_1	短，不遮盖 S_1
性质	吹风样，粗糙	吹风样，柔和
传导	较广而远	比较局限
强度	常在 3/6 级或以上	常在 2/6 级或以下
心脏大小	心房和（或）心室增大	正常

6. 心包摩擦音（助理不考） ①粗糙，音调高，与心搏一致；②在胸骨左缘第 3、4 肋间较易听到；③收缩期和舒张期均可闻及，收缩期较明显，不受呼吸影响；④常见于感染性心包炎（结核性心包炎、化脓性心包炎等）、风湿性疾病、急性心肌梗死、尿毒症、心包原发或继发性肿瘤、系统性红斑狼疮等。

第十一节　血管检查

一、脉搏

1. 水冲脉　脉搏骤起骤降，急促有力。检查时将患者的上肢高举过头，更易触知。见于主动脉瓣关闭不全、发热、甲亢、严重贫血、动脉导管未闭等。

考情分析	水冲脉的检查方法抽查概率相对小，但操作简单，容易得分，应熟练掌握
物品准备	
—	
操作步骤	**注意事项**
1. 被检查者取坐位，检查者站于其右侧 2. 检查者用左手握住被检查者腕部，食指、中指、无名指按于桡动脉搏动处，感知脉搏是否骤起骤降，急促而有力 3. 将被检查者的上肢迅速高举过头，则水冲脉更易触知 4. 同样的方法检查对侧	1. 因操作动作简单，所以口述内容尽量完整 2. 口述即可，如考官要求操作，注意换位、换手于对侧操作
考官提问	
水冲脉的临床意义	由脉压差增大所致，见于主动脉瓣关闭不全、发热、甲亢、严重贫血、动脉导管未闭等
考试常见问题汇总	叙述内容过少

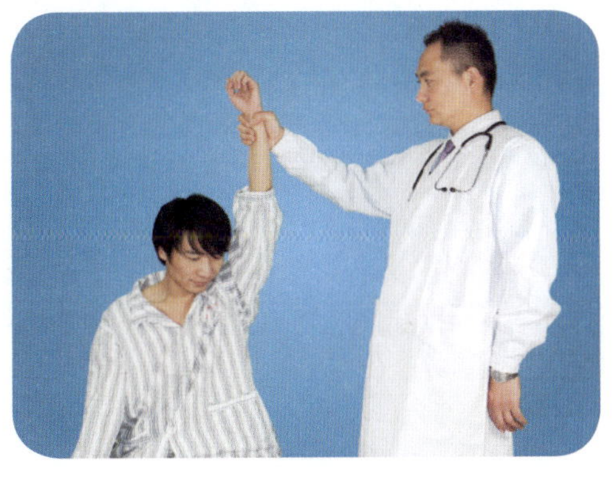

水冲脉检查

水冲脉检查

2. 交替脉 节律正常，强弱交替。常提示心肌受损，为左室衰竭的重要体征。见于高血压性心脏病、急性心肌梗死、主动脉瓣关闭不全等。

3. 重搏脉 正常脉波的降支上有一切迹（代表主动脉瓣关闭），在其后有一重搏波，一般不能触及。某些病理情况下此波增高可以触及，为重搏脉。见于可引起周围血管松弛、周围阻力降低的疾病（如伤寒等）。

4. 奇脉（吸停脉） 吸气时脉搏明显减弱或消失的现象。常见于心包积液、缩窄性心包炎，是心脏压塞的重要体征之一。

5. 无脉 脉搏消失。见于严重休克、多发性大动脉炎（使某一部位动脉闭塞而致相应部位脉搏消失）、血栓闭塞性脉管炎（多发生在下肢动脉，可见一侧胫后或足背动脉的脉搏减弱或消失）、主动脉缩窄（下肢脉搏可较上肢明显减弱甚至触不到）。

二、血管杂音（助理不考）

甲状腺功能亢进症在肿大的甲状腺上，可听到连续性、收缩期较强的血管杂音；主动脉瘤时，在相应部位可听到收缩期杂音；动-静脉瘘时，在病变部位可听到连续性杂音；肾动脉狭窄，可在腰背部及上腹部听到收缩期杂音；主动脉缩窄，可在背部脊柱左侧听到收缩期杂音。

三、周围血管征

周围血管征由脉压增大所致，包括头部随脉搏呈节律性的点头运动、颈动脉搏动明显、毛细血管搏动征、水冲脉、枪击音、杜氏双重杂音。多见于主动脉瓣关闭不全、高热、重症贫血、甲亢等。

考情分析	周围血管征的检查属于常见考查内容，操作简单，容易得分，应熟练掌握。但注意，周围血管征的考查包括毛细血管搏动征检查及枪击音与杜氏双重杂音检查两个内容
物品准备	
听诊器	
操作步骤	**注意事项**
1. 毛细血管搏动征检查方法　检查者用手指轻压被检查者指甲床末端，或以干净玻片轻压被检查者口唇黏膜，如见到红白交替的、与其心搏一致的节律性微血管搏动现象为毛细血管搏动征阳性 2. 枪击音与杜氏双重杂音检查方法　将听诊器体件放在肱动脉或股动脉处，可听到“嗒——、嗒——”音，为枪击音阳性。如再稍加压力，则可听到收缩期与舒张期双重杂音，为杜氏双重杂音阳性	1. 两项操作动作过于简单，务必保证口述内容尽量完整 2. 正常人是没有此现象的
考官提问	
周围血管征的临床意义　由脉压差增大所致，见于主动脉瓣关闭不全、发热、甲亢、严重贫血、动脉导管未闭等	
考试常见问题汇总	叙述内容过少

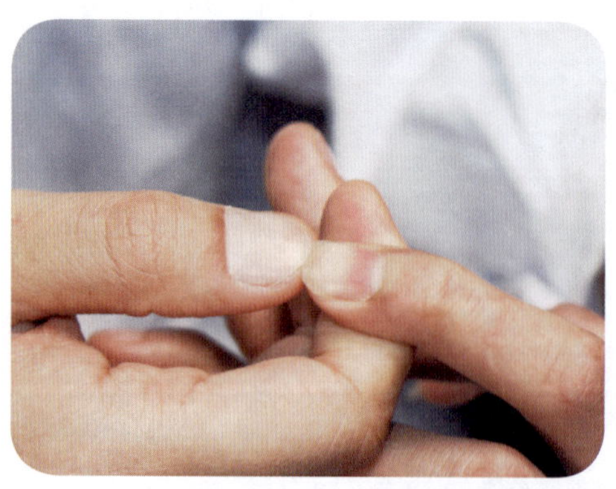

毛细血管搏动征检查

毛细血管搏动征检查

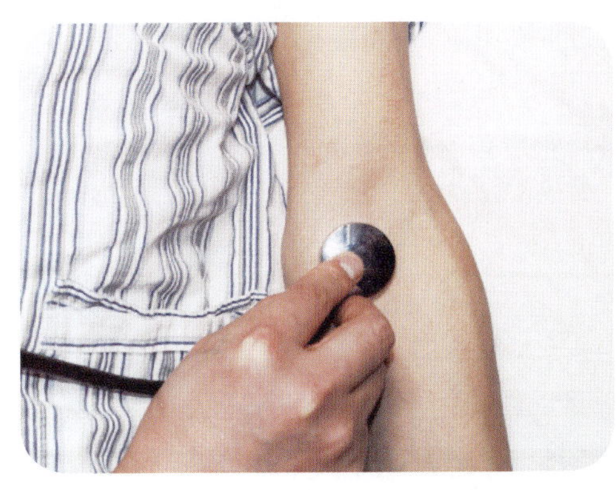
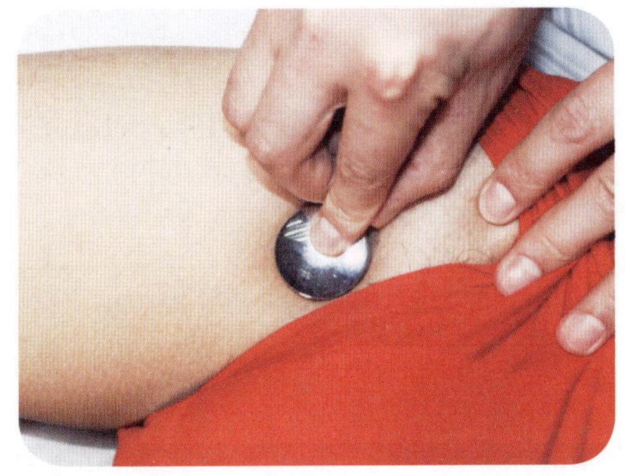

枪击音与杜氏双重杂音检查

第十二节 腹部检查

一、视诊

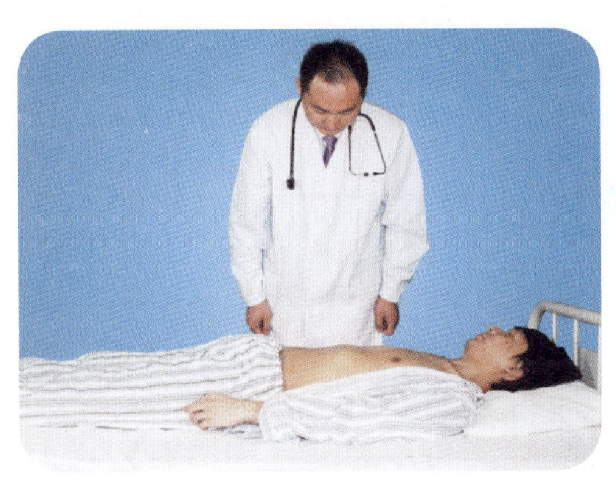
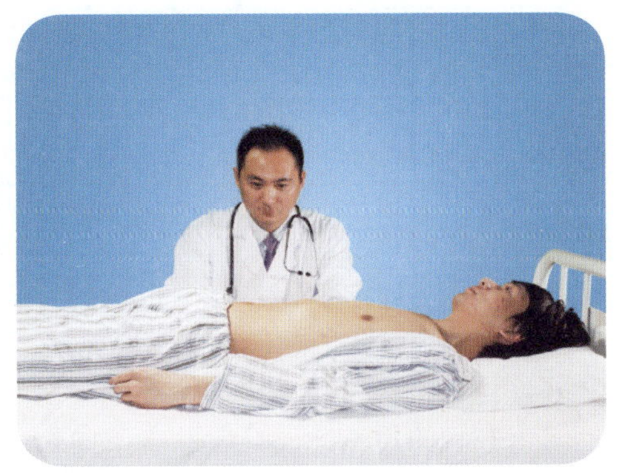

腹部视诊

（一）腹部外形

1. 腹部膨隆

（1）全腹膨隆 生理情况见于肥胖、妊娠等。病理情况见于：①腹内积气：肠梗阻、肠麻痹、气腹（积气在肠道外腹腔内者，见于胃肠穿孔或治疗性人工气腹）；②腹腔积液：仰卧位时腹腔内大量积液因重力作用下沉于腹腔两侧，导致腹部外形宽而扁，即为蛙腹，坐位时下腹部膨出明显。多见于肝硬化门脉高压症、右心衰竭、缩窄性心包炎、肾病综合征、结核性腹膜炎等；③腹腔巨大肿块：最常见于巨大卵巢囊肿时，腹部呈球形膨隆且以囊肿部位较明显。

（2）局部膨隆 炎性包块、胃肠胀气、脏器肿大、腹内肿瘤、腹壁肿瘤、疝等所致。①上腹部膨隆：肝左叶肿大、胃扩张、胃癌、胰腺囊肿或肿瘤所致；②左上腹膨隆：脾大、巨结肠或结肠脾曲肿瘤所致；③右上腹膨隆：肝大（淤血、脓肿、肿瘤）、胆囊肿大及结肠肝曲肿瘤所致；④腰部膨隆：患侧大量肾盂积水或积脓、多囊肾、巨大肾上腺瘤所致；⑤中腹部膨隆：腹部炎性包块（如结核性腹膜炎引起的肠粘连）、脐疝等所致；⑥下腹部膨隆：妊娠、子宫肌瘤所致的子宫增大，卵巢囊肿、尿潴留等所致；⑦左下腹部膨隆：降结肠肿瘤、干结粪块（灌肠后消失）所致；⑧右下腹部膨隆：阑尾周围脓肿、回盲部结核或肿瘤等所致。

2. 腹部凹陷 仰卧位时前腹壁明显低于胸骨下端到耻骨联合的连线。全腹凹陷多见于严重脱水、明显消瘦及恶病质等。严重者全腹部呈舟状，为舟状腹，常见于恶性肿瘤、结核、糖尿病、顽固性心力衰竭、神经性厌食等慢性消耗性疾病的晚期。

（二）呼吸运动

腹式呼吸减弱常见于妊娠晚期、大量腹水、急腹症、卵巢巨大囊肿、胃肠胀气等腹部疾病。

（三）腹壁静脉

1. 腹壁静脉 正常时腹壁静脉一般不显露。

（1）肝硬化门脉高压形成侧支循环时，曲张的浅静脉以脐为中心向周围伸展，血流从脐静脉经脐孔进入腹壁曲张的浅静脉流向四方。

（2）上腔静脉阻塞时，上腹壁或胸壁曲张的浅静脉，血流向下方进入下腔静脉。

（3）下腔静脉阻塞时，脐以下的腹壁浅静脉血流向上方进入上腔静脉。

2. 腹壁皮下静脉血流方向的判断方法

考情分析	腹壁皮下静脉血流方向的判断方法属于高频考查内容，操作简单，容易得分，须熟练掌握
物品准备	
—	
操作步骤	**注意事项**
1. 被检查者取仰卧位，选择一段没有分支的腹壁静脉 2. 检查者将食指与中指并拢压在该段静脉上 3. 一指固定，另一手指沿静脉走行用力向外滑动，排空静脉 4. 向外滑动的手指突然放开，根据静脉是否立刻充盈，即可判断出血流方向 5. 同法放松另一手指，观察血流方向	本项操作由于在考场中不会有合适的病患存在，所以操作只能是大体演示，叙述一定要清晰
考官提问	
—	
考试常见问题汇总	叙述内容过少

（四）胃肠型和蠕动波

1. 胃肠型 当胃肠道发生梗阻时，梗阻近端的胃或肠段饱满而隆起，显出各自的轮廓。结肠梗阻时，宽大的肠型常出现于腹壁周边，常伴随盲肠胀大呈球形。

2. 蠕动波 胃肠蠕动过程中呈现出的波浪式运动。

（1）幽门梗阻 较大的胃蠕动波自左肋缘下向右缓慢推进，称为正蠕动波，有时还可见到自右向左运行的逆蠕动波。

（2）小肠梗阻 脐部出现肠蠕动波。小肠严重梗阻时，脐部可见横行排列呈多层梯形的肠型和较大肠蠕动波。

二、触诊

（一）腹壁紧张度

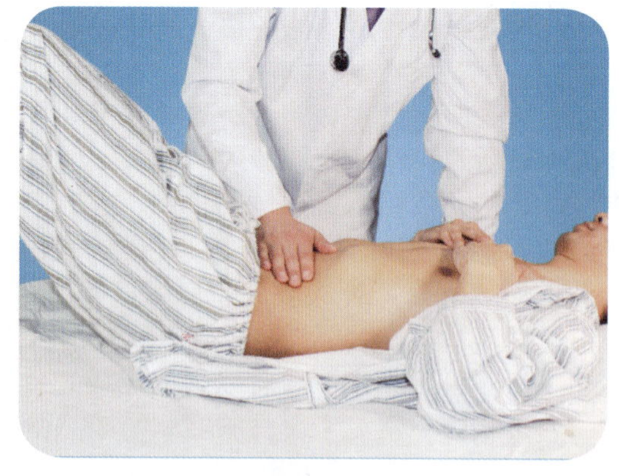

腹部触诊

1. 全腹壁紧张度增加

（1）急性弥漫性腹膜炎（急性胃肠穿孔、实质脏器破裂等导致） 炎症刺激腹膜引起腹肌反射性痉挛，腹壁多有明显紧张，甚则强直硬如木板，称为板状强直。

（2）结核性腹膜炎 全腹紧张，触之犹如揉面的柔韧感，不易压陷，称为面团感、揉面感，还见于癌性腹膜炎。

2. 局部腹壁紧张 见于该处脏器的炎症累及腹膜。

（1）急性胰腺炎 上腹或左上腹壁紧张。

（2）急性胆囊炎 右上腹壁紧张。

（3）急性阑尾炎 右下腹壁紧张。

（二）压痛及反跳痛

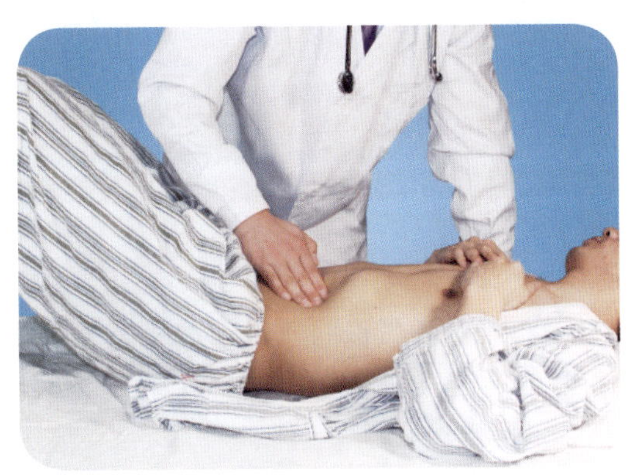

压痛及反跳痛检查

1. 压痛 触诊时，由浅入深进行按压，若发生疼痛，即为压痛。

2. 反跳痛 检查到压痛后，食指、中指、无名指三指稍停片刻，使压痛感趋于稳定，然后突然将手抬起，若患者感觉腹痛骤然加剧，伴有痛苦表情，即为反跳痛。说明炎症已累及腹膜壁层，突然松手时腹膜被牵拉因而引起疼痛。

3. 腹膜刺激征 腹壁紧张 + 压痛 + 反跳痛，是急性腹膜炎的重要体征。

4. 压痛点 压痛局限于某一部位，称为压痛点。

（1）阑尾点（麦氏点） 右髂前上棘与脐连线外 1/3 与中 1/3 交界处，阑尾病变时有压痛。

（2）胆囊点 右侧腹直肌外缘与肋弓交界处，胆囊病变时此处有压痛。

<table>
<tr><td>考情分析</td><td colspan="2">阑尾点（麦氏点）压痛和反跳痛的检查方法是十分高频的考查点，操作相对简单，很容易得分，须熟练掌握</td></tr>
<tr><td colspan="3">物品准备</td></tr>
<tr><td colspan="3">—</td></tr>
<tr><td colspan="2">操作步骤</td><td>注意事项</td></tr>
<tr><td colspan="2">1. 嘱被检查者取仰卧位，双腿屈曲，使腹壁松弛
2. 检查者站于被检查者右侧，用并拢的右手食指、中指、无名指三个手指放在阑尾点，逐渐施压，探测阑尾点有无压痛
3. 检查反跳痛时，食指、中指、无名指三指于施压时稍停片刻，使压痛感趋于稳定，然后将手突然抬起，此时如患者感觉腹痛骤然加剧，并有痛苦表情，称为反跳痛</td><td>1. 仰卧、屈曲双腿可使腹壁相对放松，是腹部检查的常用姿势
2. 阑尾点位于右髂前上棘与脐连线外 1/3 与中 1/3 交界处，尽量叙述出来</td></tr>
<tr><td colspan="3">考官提问</td></tr>
<tr><td colspan="3">1. 阑尾点位置 阑尾点位于右髂前上棘与脐连线外 1/3 与中 1/3 交界处
2. 阑尾点压痛阳性常见疾病 阑尾炎</td></tr>
<tr><td>考试常见问题汇总</td><td colspan="2">1. 忘记嘱被检查者屈曲双腿
2. 忘记叙述阑尾点位置
3. 忘记检查反跳痛</td></tr>
</table>

（三）腹部肿块

（1）腹部肿块见于腹腔脏器的肿大、异位、肿瘤、囊肿或脓肿，炎性组织粘连或肿大的淋巴结等。

（2）触到肿块要注意：①其来源于何种脏器；②炎症性还是非炎症性；③实质性还是囊性；④良性还是恶性；⑤在腹腔内还是腹壁上；⑥部位、大小、形态、质地、压痛、搏动、移动度、与邻近器官的关系等。

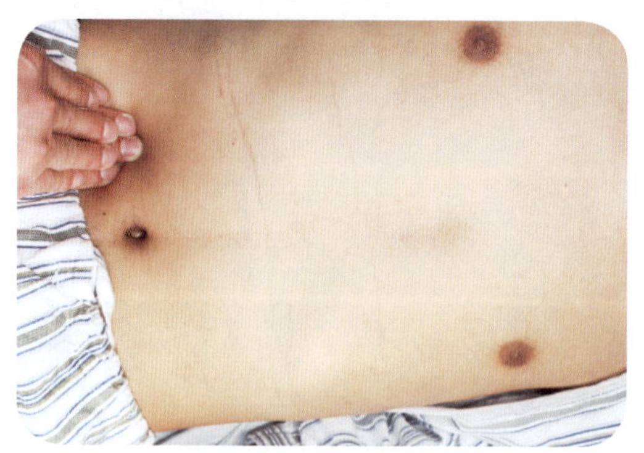

腹部肿块检查

（四）肝脏触诊

正常成人的肝脏一般触不到。腹壁松弛的瘦者深吸气时在肋弓下 1cm 以内可触及肝下缘，剑突下若能触及肝左叶，多在 3cm 以内。2 岁以下小儿的肝脏较大，容易触及。

1. 触诊方法

（1）单手触诊法

<table>
<tr><td>考情分析</td><td colspan="2">肝脏的触诊方法是考试中相对常见的抽查内容，步骤偏多，属于体格检查中的难点。但熟悉其原理及解剖结构后依然可以熟练掌握。注意肝脏的触诊方法分为单手及双手触诊法，于考试中分别考查，不要混淆</td></tr>
<tr><td colspan="3">物品准备</td></tr>
<tr><td colspan="3">—</td></tr>
<tr><td colspan="2">操作步骤</td><td>注意事项</td></tr>
<tr><td colspan="2">1. 嘱被检查者取仰卧位，双腿稍屈曲，腹壁松弛，嘱被检查者做慢而深的腹式呼吸动作
2. 检查者位于被检查者右侧，右手掌平放于其右侧腹壁上，腕关节自然伸直，四指并拢，掌指关节伸直，食指前端桡侧或食指与中指指端对向肋缘。自髂前上棘连线水平，沿右锁骨中线、前正中线自下而上触诊
3. 在被检查者呼气时，腹壁松弛并下陷，应及时向腹深部按压（快于下陷），吸气时，检查者右手随腹壁隆起抬高，上抬速度要慢于腹壁的隆起，并向季肋缘方向触探肝缘。若肝脏肿大，可触及肝下缘从手指端滑过。若未触及，则反复触诊至触及肝脏或肋缘</td><td>1. 仰卧、屈曲双腿可使腹壁相对放松，是腹部检查的常用姿势
2. 肝脏的触诊是于两条线上进行的，考试时多不必演示完全，但叙述中不要遗漏
3. 触诊时的关键是不要使手离开腹壁，所以要与被检查者呼吸动作相配合</td></tr>
<tr><td colspan="3">考官提问</td></tr>
<tr><td>肝脏触诊的注意内容</td><td colspan="2">触诊中注意肝脏的大小、质地、形态及有无压痛等</td></tr>
<tr><td>考试常见问题汇总</td><td colspan="2">1. 忘记嘱被检查者屈曲双腿
2. 忘记触诊的起始位置
3. 忘记触诊是两条线
4. 忘记配合被检查者呼吸进行</td></tr>
</table>

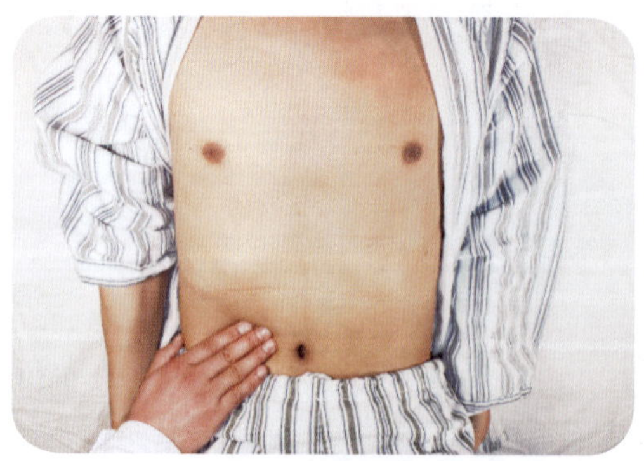

肝脏单手触诊法

肝脏单手触诊法

（2）双手触诊法

<table>
<tr><td>考情分析</td><td colspan="2">肝脏的触诊方法是考试中相对常见的抽查内容，步骤偏多，属于体格检查中的难点。但熟悉其原理及解剖结构后依然可以熟练掌握。注意肝脏的触诊方法分为单手及双手触诊法，于考试中分别考查，不要混淆</td></tr>
<tr><td colspan="3">物品准备</td></tr>
<tr><td colspan="3">—</td></tr>
<tr><td colspan="2">操作步骤</td><td>注意事项</td></tr>
<tr><td colspan="2">1. 嘱被检查者取仰卧位，双腿稍屈曲，腹壁松弛，嘱被检查者做慢而深的腹式呼吸动作
2. 检查者位于被检查者右侧，用左手掌托住其右后腰，左手拇指张开置于其右肋缘
3. 右手掌平放于其右侧腹壁上，腕关节自然伸直，四指并拢，掌指关节伸直，食指前端桡侧或食指与中指指端对向肋缘。自髂前上棘连线水平，沿右锁骨中线、前正中线自下而上触诊
4. 在被检查者呼气时，腹壁松弛并下陷，应及时向腹深部按压（快于下陷），吸气时，检查者右手随腹壁隆起抬高，上抬速度要慢于腹壁的隆起，并向季肋缘方向触探肝缘。若肝脏肿大，可触及肝下缘从手指端滑过。若未触及，则反复触诊至触及肝脏或肋缘</td><td>相比于单手触诊法，双手触诊法只是此处多了左手进行辅助，余下的操作与单手触诊法相同</td></tr>
<tr><td colspan="3">考官提问</td></tr>
<tr><td>肝脏触诊的注意内容</td><td colspan="2">触诊中注意肝脏的大小、质地、形态及有无压痛等</td></tr>
<tr><td>考试常见问题汇总</td><td colspan="2">1. 忘记嘱被检查者屈曲双腿
2. 忘记触诊的起始位置
3. 忘记触诊是两条线
4. 忘记配合被检查者呼吸进行</td></tr>
</table>

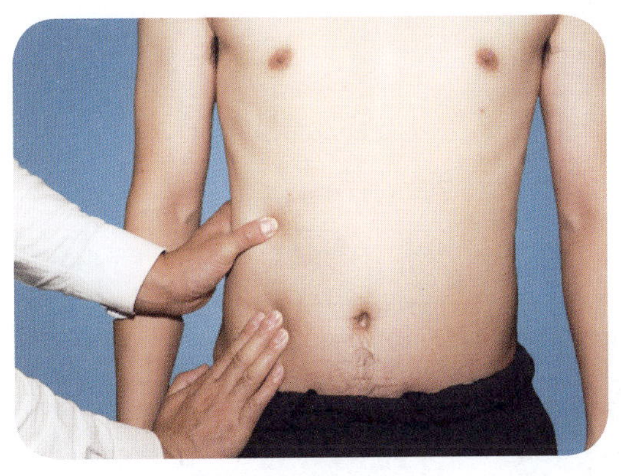

肝脏双手触诊法

肝脏双手触诊法

2. 注意事项 正常肝脏柔软、光滑，无压痛和叩击痛。触诊肝脏，应描述以下几点：

（1）大小 测量右锁骨中线肋下缘至肝下缘的垂直距离，以叩诊法叩出的肝上界位置，并注明。同时测量前正中线剑突下至肝下缘的垂直距离。

① 肝脏下移：可触及肝下缘，肝上界也相应下移，肝上下径正常。见于腹壁松弛、内脏下垂、肺气肿、右侧大量胸腔积液等所致膈肌下降。

② 肝大时：肝上界正常或升高。

a. 弥漫性肝大：多见于肝炎、脂肪肝、肝淤血早期、肝硬化、白血病、血吸虫病等。

b. 局限性肝大：常见于肝脓肿、肝囊肿、肝肿瘤等，并常能触及或看到局部膨隆。

③ 肝脏缩小：多见于急性和亚急性重型肝炎、晚期肝硬化。

（2）质地 一般分质软、质韧、质硬三级。正常肝脏质地柔软；急性肝炎、脂肪肝时质地稍韧；慢性肝炎时质韧；肝硬化质硬，肝癌质地最硬。肝脓肿或囊肿有积液时呈囊性感，大而浅者能触到波动感。

（3）表面形态及边缘 正常肝脏表面光滑，边缘整齐，厚薄一致。

① 肝炎、脂肪肝、肝淤血：表面光滑，边缘圆钝。

② 肝硬化：表面呈结节状，不光滑，边缘不整齐且较薄。

③ 肝癌、多囊肝：表面不光滑，不均匀的粗大结节状，边缘厚薄不一致。

④ 巨块型肝癌、肝脓肿、肝包虫病：表面大块状隆起。

（4）压痛　正常肝脏无压痛。肝包膜有炎性反应或肝包膜因肝大被绷紧时，则有压痛。急性肝炎、肝淤血时有弥漫性轻度压痛。较表浅的肝脓肿时有剧烈的局限性压痛。

（五）脾脏触诊及测量方法

1. 触诊方法　正常情况下脾脏不能触及。内脏下垂、左侧大量胸腔积液、积气时，膈肌下降，使脾向下移则可触及。除此之外若能触及脾脏，则提示脾肿大。

脾脏明显肿大且位置较表浅时，单手浅部触诊即可触及。若肿大的脾脏位置较深，用双手触诊法进行检查。

<table>
<tr><td>考情分析</td><td colspan="2">脾脏的触诊方法是考试中相对常见的抽查内容，步骤偏多，同属于体格检查中的难点。但熟悉其原理及解剖结构后依然可以熟练掌握</td></tr>
<tr><td colspan="3">物品准备</td></tr>
<tr><td colspan="3">—</td></tr>
<tr><td colspan="2">操作步骤</td><td>注意事项</td></tr>
<tr><td colspan="2">1. 被检查者取仰卧位，双腿稍屈曲，检查者位于被检查者右侧
2. 左手绕过被检查者腹部前方，手掌置于被检查者左腰部第 9 ～ 11 肋处，将脾从后向前托起
3. 右手掌平放于上腹部，与肋弓垂直，随被检查者腹式呼吸运动，检查者以稍弯曲的手指末端，从脐水平由下向上压向腹部深处，逐渐移近左肋弓，直到触及脾缘或左肋缘
4. 脾脏轻度肿大且仰卧位不易触及时，可让被检查者改为右侧卧位，右下肢伸直，左下肢屈髋、屈膝
5. 注意脾脏的大小、质地、表面形态、有无压痛及摩擦感等</td><td>1. 大体操作与肝脏触诊十分类似，只是位置有所不同
2. 口述完成，不强求，如遗漏，考官可能会提问</td></tr>
<tr><td colspan="3">考官提问</td></tr>
<tr><td>脾脏触诊的注意内容</td><td colspan="2">触诊中注意脾脏的大小、质地、表面形态、有无压痛及摩擦感等</td></tr>
<tr><td>考试常见问题汇总</td><td colspan="2">1. 忘记嘱被检查者屈曲双腿
2. 忘记触诊的起始位置
3. 忘记触诊的方向</td></tr>
</table>

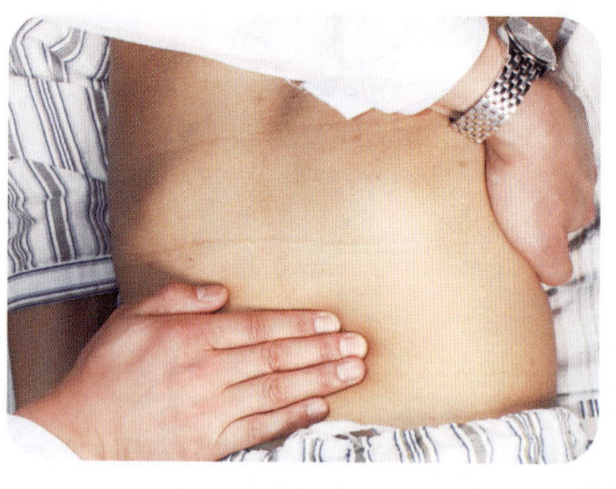

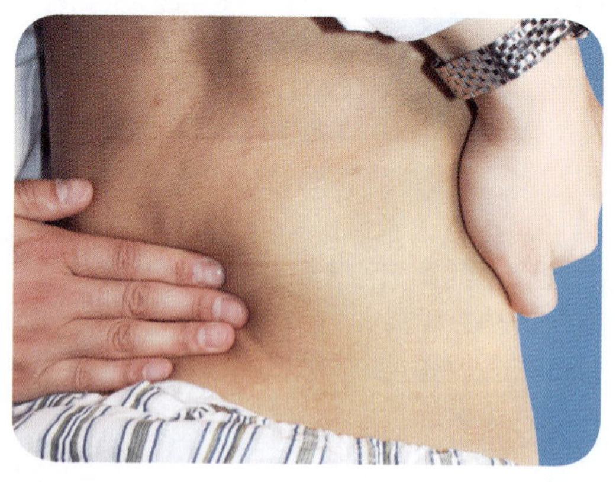

脾脏触诊

脾脏触诊

2. 脾肿大分度　临床上常将脾肿大分为三度。

（1）轻度肿大　深吸气时脾脏在肋下不超过 2cm。

（2）中度肿大　超过 2cm 但在脐水平线以上。

（3）高度肿大（巨脾）　超过脐水平线或前正中线。

中度以上脾肿大时其右缘常可触及脾切迹，此特征可作为与左肋下其他肿块的区别点。

3. 脾肿大的测量方法（助理不考）

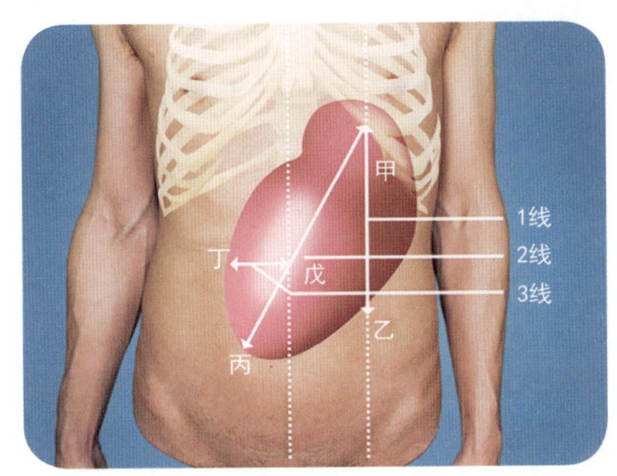

脾肿大的测量

轻度脾肿大只作甲乙线测量，甲点为左锁骨中线与左肋缘交点，乙点为脾脏在左锁骨中线延长线上的最下缘，两点间的距离以厘米表示。

脾脏明显肿大时测甲丙线和丁戊线。甲丙线为左锁骨中线与左肋缘交点至最远脾尖之间的距离。丁戊线是脾右缘到前正中线的距离。若脾肿大向右未超过前正中线，测量脾右缘至前正中线的最短距离，以“–”表示；若超过前正中线，则测量脾右缘至前正中线的最大距离，用“+”表示。

（1）轻度脾肿大　见于慢性肝炎、伤寒、感染性心内膜炎、急性疟疾等，质地较柔软。

（2）中度脾肿大　见于肝硬化、慢性溶血性黄疸、慢性淋巴细胞性白血病、系统性红斑狼疮、疟疾后遗症及淋巴瘤等，质地较硬。

（3）高度脾肿大　表面光滑见于慢性粒细胞性白血病、慢性疟疾、骨髓纤维化症等；表面不平而有结节于见淋巴瘤等。

脾囊肿为表面有囊性肿物。脾脓肿、脾梗死和脾周围炎可触到摩擦感且压痛明显。

（六）墨菲征检查

正常胆囊不可触及。

1. 检查方法

<table>
<tr><td>考情分析</td><td colspan="2">墨菲征检查是考试中高频的抽查内容，而操作并不复杂，须熟练掌握</td></tr>
<tr><td colspan="3">物品准备</td></tr>
<tr><td colspan="3">—</td></tr>
<tr><td colspan="2">操作步骤</td><td>注意事项</td></tr>
<tr><td colspan="2">1. 被检查者取仰卧位，双腿稍屈曲，使腹松弛
2. 检查者左手掌平放在被检查者右肋下部，先以左手拇指指腹用适度压力勾压右肋下缘下腹直肌外缘，嘱被检查者缓慢深吸气
3. 此时发炎的胆囊下移时会碰到用力按压的拇指而引起疼痛，被检查者因疼痛突然屏气的现象为墨菲征阳性，又称胆囊触痛征</td><td>1. 勾压位置为右肋下缘下腹直肌外缘即腹直肌外缘与肋弓交点
2. 注意墨菲征阳性典型表现是被检查者因疼痛而出现突然屏住呼吸，不是询问得知有无疼痛</td></tr>
<tr><td colspan="3">考官提问</td></tr>
<tr><td colspan="3">墨菲征阳性的临床意义　多见于急性胆囊炎</td></tr>
<tr><td>考试常见问题汇总</td><td colspan="2">1. 忘记勾压手势
2. 忘记触诊的位置描述
3. 忘记阳性表现</td></tr>
</table>

2. 临床意义　墨菲征阳性多见于急性胆囊炎。临床上还有一种胆囊肿大但无触痛的情况，多见于胰头癌压迫胆总管，此时出现黄疸进行性加深，胆囊显著肿大，但胆囊无压痛，称为库瓦西耶征阳性，又称无痛性胆囊增大征阳性。

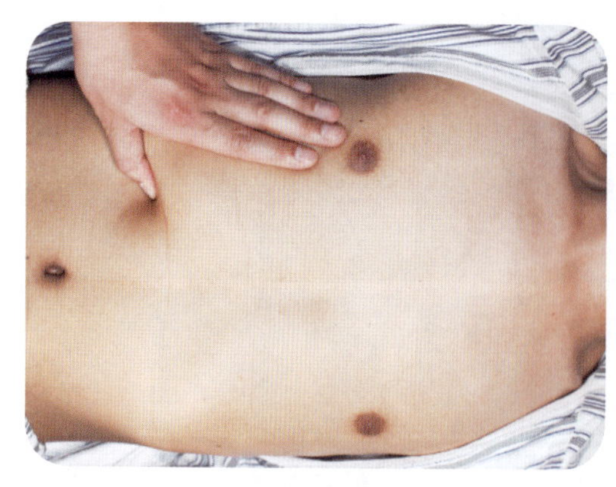

墨菲征检查

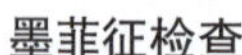

墨菲征检查

（七）液波震颤

用于 3000 ～ 4000mL 以上腹水的检查。

<table>
<tr><td>考情分析</td><td colspan="2">液波震颤是考试中常见的抽查内容，操作简单，须熟练掌握</td></tr>
<tr><td colspan="3">物品准备</td></tr>
<tr><td colspan="3">—</td></tr>
<tr><td colspan="2">操作步骤</td><td>注意事项</td></tr>
<tr><td colspan="2">1. 嘱被检查者取仰卧位，下肢稍屈曲
2. 检查者一手掌面贴于被检查者一侧腹壁，另一手四指并拢屈曲，用指端冲击其另一侧腹壁
3. 若有大量液体存在，则贴于腹壁的手掌会有被液体波动冲击的感觉，即为液波震颤阳性
4. 让另一人将手掌尺侧缘压于脐部腹中线上，可防止腹壁本身震动传至对侧</td><td>1. 本操作动作过于简单，所以口述内容应尽量完整
2. 口述为主，如遗漏，考官可能提问</td></tr>
<tr><td colspan="3">考官提问</td></tr>
<tr><td colspan="3">1. 如何避免腹壁震动对检查的影响　让另一人将手掌尺侧缘压于脐部腹中线上，可防止腹壁本身震动的传导影响检查
2. 液波震颤阳性时的腹水量　3000 ～ 4000mL</td></tr>
<tr><td>考试常见问题汇总</td><td colspan="2">忘记口述如何避免腹壁震动对检查的影响</td></tr>
</table>

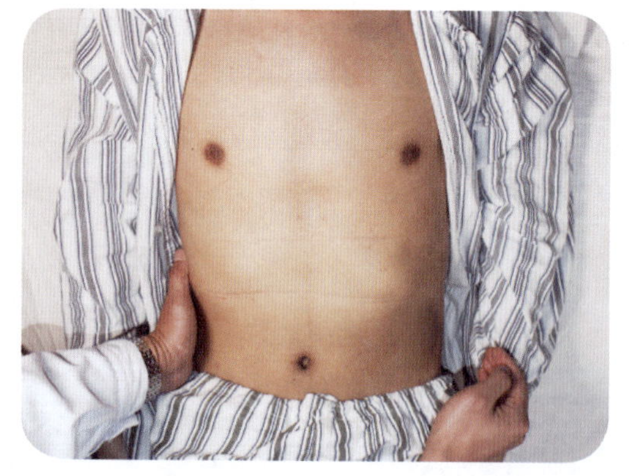

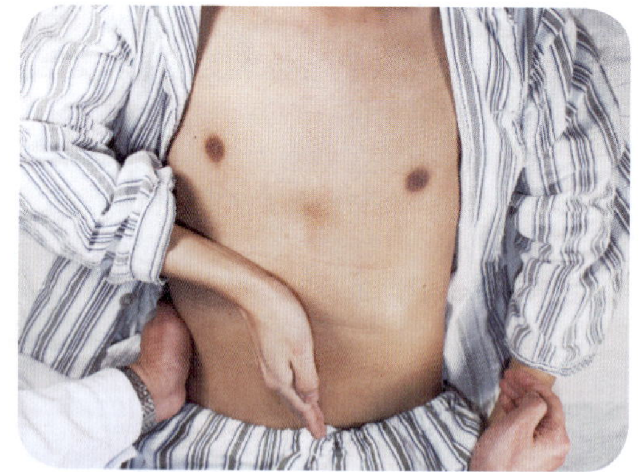

液波震颤检查

液波震颤检查

三、叩诊

（一）腹部叩诊音

多用间接叩诊法，被检查者取仰卧位，正常情况下，腹部除肝、脾、充盈的膀胱、增大的子宫以及两侧腹部近腰肌处叩诊呈浊音或实音外，其余部位均为鼓音。

1. 鼓音明显且范围增大 见于胃肠高度胀气、胃肠穿孔所致气腹和人工气腹。

2. 鼓音区缩小 可出现浊音或实音，见于肝、脾或其他实质性脏器极度肿大、腹腔内大量积液或肿瘤时。

（二）肝脏叩诊

1. 叩诊方法

考情分析	肝脏浊音界叩诊是考试中常见的抽查内容，操作步骤偏多，属于相对的难点。但熟悉原理及肝脏解剖知识后不难做到熟练掌握
物品准备	
—	
操作步骤	**注意事项**
1. 被检查者取仰卧位，检查者沿右锁骨中线、右腋中线和右肩胛线，分别由肺区向腹部叩诊 2. 当清音转为浊音时，为肝上界，此处相当于被肺遮盖的肝顶部，故又称肝相对浊音界 3. 再向下叩 1 ～ 2 肋，由浊音转为实音，此处肝脏不被肺遮盖，直接贴近胸壁，称肝绝对浊音界 4. 由腹部鼓音区沿右锁骨中线或前正中线向上叩，由鼓音转为浊音时，为肝下界	1. 所谓肺区向腹部叩诊即自上而下进行叩诊 2. 叩诊时并没有真正明确规定的起点，不必拘泥 3. 完成三条线的叩诊，不可遗漏
考官提问	
肝脏正常的浊音界范围　右锁骨中线、右腋中线和右肩胛线肝上界分别平第 5、7、10 肋间隙，肝下界位于季肋区、第 10 肋间隙，肩胛线不易叩出	
考试常见问题汇总	1. 忘记叩诊三条线 2. 忘记转音描述 3. 真的叩诊了三条线但描述不清

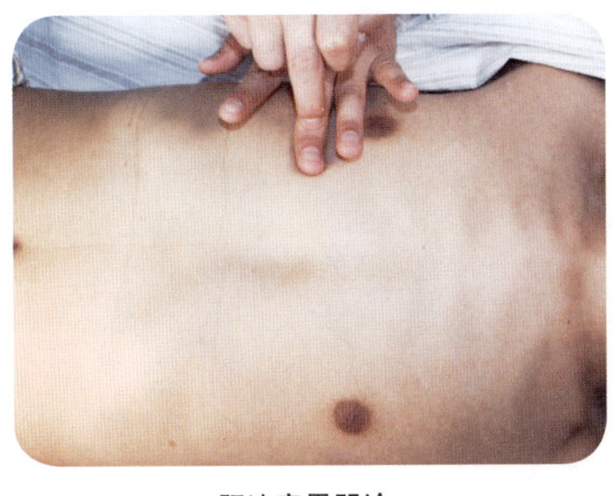

肝浊音界叩诊

肝上下径测量

肝浊音界叩诊

2. 生理情况下的肝浊音界 体形匀称型者，正常情况下，肝上界在右锁骨中线上第 5 肋间，下界在右季肋下缘。右锁骨中线上肝浊音区上下径之间距离为 9 ～ 11cm；右腋中线上肝上界在第 7 肋间，下界位于第 10 肋骨水平；右肩胛线上，肝上界位于第 10 肋间，下界不易叩出。瘦长者肝上下界均可低一个肋间，矮胖者可高一个肋间。

3. 病理情况下的肝浊音界 病理情况下，肝浊音界向上移位常见于右肺不张、右肺纤维化、鼓肠、气腹等；肝浊音界向下移位多见于肺气肿、右侧张力性气胸等；肝浊音界扩大见于肝炎、肝脓肿、肝癌、多囊肝等；肝浊音界缩小多见于急性重型肝炎、晚期肝硬化、胃肠胀气等；肝浊音界消失且代之以鼓音者，多由于肝表面有气体覆盖，是急性胃肠穿孔的一个重要征象，亦可能是人工气腹等。

（三）肾区叩击痛

考情分析	肾区叩击痛检查方法是考试中常见的抽查内容，操作简单，应熟练掌握
物品准备	
—	
操作步骤	**注意事项**
1. 嘱被检查者取坐位或侧卧位 2. 检查者以左手掌平放于被检查者肾区（肋脊角处），右手握拳用轻到中等力量叩击左手手背 3. 同法检查对侧 4. 协助被检查者穿衣，回报考官检查结果	1. 本操作动作过于简单，口述应尽量完整 2. 肋脊角即第 12 肋骨与脊柱（竖脊肌外侧缘）构成的夹角
考官提问	
肾区叩击痛检查的临床意义　正常时肾区无叩击痛。当有肾炎、肾盂肾炎、肾周围炎、肾结石等时，肾区可有不同程度的叩击痛	
考试常见问题汇总	找不到肋脊角

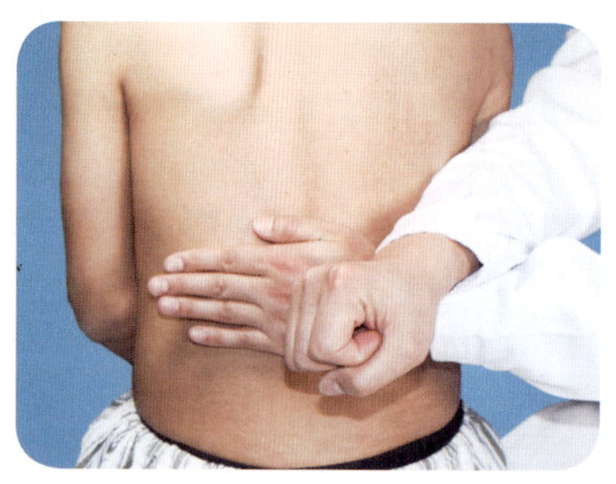

肾区叩击痛检查

肾区叩击痛检查

（四）膀胱叩诊（助理不考）

被检查者取仰卧位，在耻骨联合上方进行间接叩诊。膀胱空虚时，因小肠位于耻骨上方遮盖膀胱，所以叩诊呈鼓音，叩不出膀胱的轮廓。膀胱充盈时，耻骨上方叩出圆形浊音区。妊娠、卵巢囊肿或子宫肌瘤等，该区叩诊也是浊音，应予以鉴别。腹水时，耻骨上方叩诊可呈浊音，但此区的弧形上缘凹向脐部，而膀胱胀大的浊音区弧形上缘则凸向脐部。排尿或导尿后复查，若浊音区转为鼓音，即为尿潴留所致的膀胱胀大。

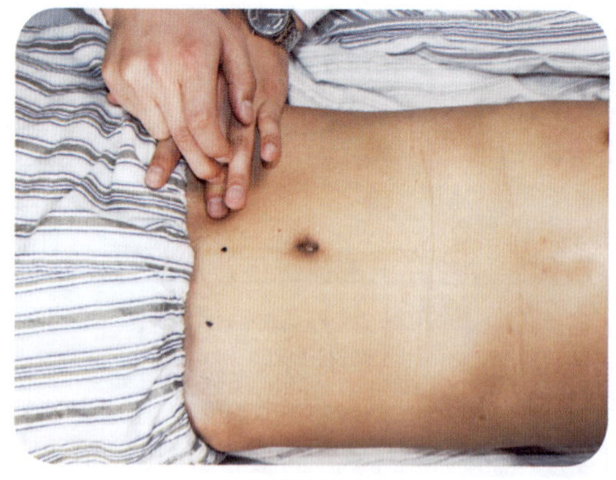

膀胱叩诊

（五）移动性浊音

移动性浊音阳性时，说明患者腹腔内有较多游离液体（1000mL 以上）。

<table>
<tr><td>考情分析</td><td colspan="2">移动性浊音检查是考试中常见的抽查内容，步骤虽然多，但原理简单，应熟练掌握</td></tr>
<tr><td colspan="3">物品准备</td></tr>
<tr><td colspan="3">—</td></tr>
<tr><td colspan="2">操作步骤</td><td>注意事项</td></tr>
<tr><td colspan="2">1. 被检查者仰卧，双腿屈曲，检查者位于被检查者右侧
2. 检查者自腹中部脐部开始向被检查者左侧叩诊，叩得浊音后，板指固定不动，嘱被检查者右侧卧，再度叩诊，如呈鼓音，表示浊音移动
3. 同法检查对侧，以核实浊音是否移动
4. 这种因体位不同而出现浊音区变动的现象，称移动性浊音阳性</td><td>一般情况下口述即可，不必真的重复一遍操作</td></tr>
<tr><td colspan="3">考官提问</td></tr>
<tr><td colspan="3">移动性浊音阳性时的腹水量　1000mL 以上</td></tr>
<tr><td>考试常见问题汇总</td><td colspan="2">叩诊时先叩近侧</td></tr>
</table>

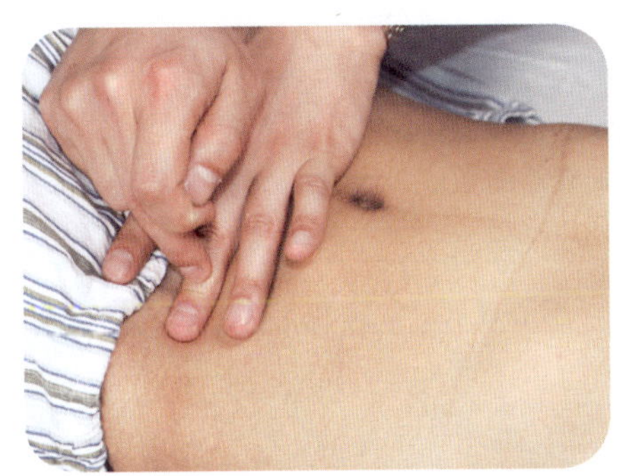
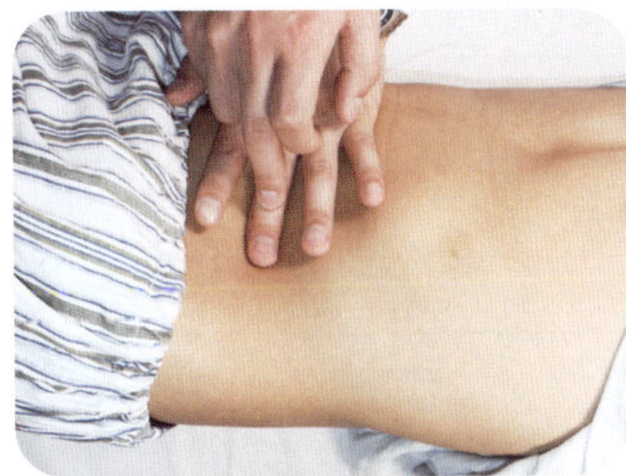
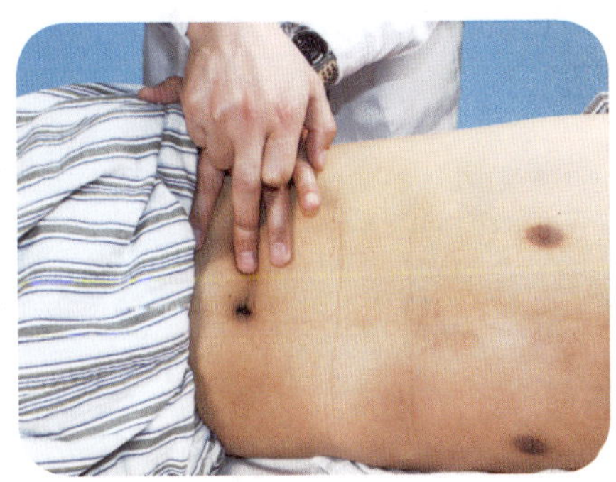

移动性浊音检查

移动性浊音检查

四、听诊

（一）肠鸣音

肠鸣音听诊：被检查者仰卧，检查者将听诊器置于腹部持续听诊。正常时肠鸣音每分钟 4 ～ 5 次。脐部听诊最清楚。

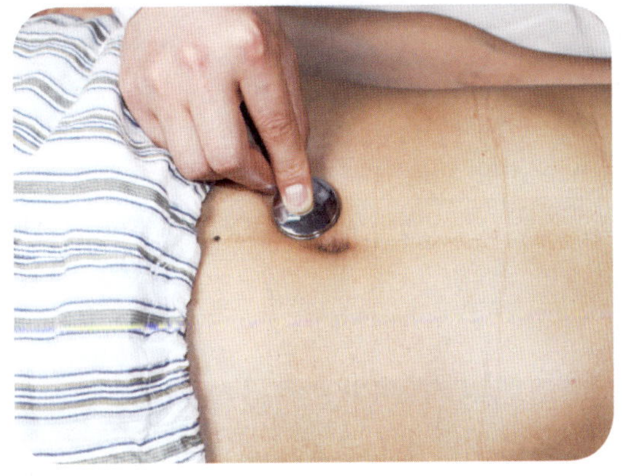

肠鸣音听诊

肠鸣音超过每分钟 10 次时，为肠鸣音频繁，常见于服泻药后、急性肠炎、胃肠道大出血等。若肠鸣音次数多，且呈响亮、高亢的金属音，称为肠鸣音亢进，见于机械性肠梗阻。肠鸣音明显少于正常，或 3 ～ 5min 以上才听到 1 次，称肠鸣音减弱或稀少，见于老年性便秘、胃肠动力低下、电解质紊乱（低钾血症）等。如持续听诊 3 ～ 5min 未闻及肠鸣音，称肠鸣音消失或静腹，见于麻痹性肠梗阻（急性腹膜炎等导致）。

（二）振水音

考情分析	振水音检查是考试中常见的抽查内容，操作简单，应熟练掌握
物品准备	
听诊器	
操作步骤	**注意事项**
1. 被检查者取仰卧位 2. 检查者将听诊器体件放于被检查者上腹部或用耳凑近此处，然后用稍弯曲的手指以冲击触诊法连续迅速冲击被检查者上腹部，如听到胃内液体与气体相撞击的声音，称为振水音 3. 也可用双手左右摇晃被检查者上腹部以闻及振水音	口述即可
考官提问	
振水音阳性的意义　说明胃内有大量液体，若餐后 6 ～ 8h 仍可闻及，说明胃内有液体潴留，见于胃扩张、胃液分泌过多、幽门梗阻等	
考试常见问题汇总	—

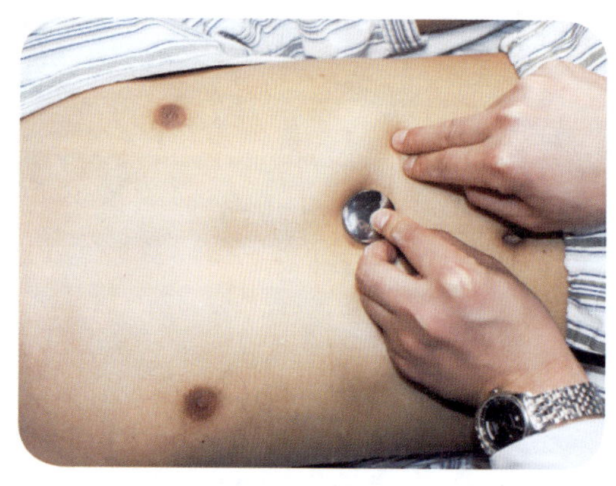

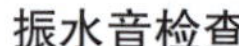
振水音检查

振水音检查

第十三节　脊柱与四肢检查

一、脊柱检查

（一）脊柱弯曲度

1. 检查方法

考情分析	脊柱弯曲度的检查方法是考试中常见的抽查内容，操作简单，应熟练掌握
物品准备	
—	
操作步骤	**注意事项**
1. 被检查者取直立位或坐位，充分暴露背部 2. 检查者先从侧面观察脊柱有无过度的前凸与后凸	一般从第 7 颈椎开始滑压，但实际上并没有明确的要求，不必拘泥起始位置，把握好操作原则即可

续表

操作步骤	注意事项
3. 再从后面观察脊柱有无侧弯 4. 然后用拇指或食、中指沿脊椎棘突以适当的压力从上向下划压，划压后的皮肤出现一条红色充血线，以此线为标准，观察脊柱有无侧弯	
考官提问	
—	
考试常见问题汇总	忘记先观察后操作

2. 临床意义

（1）脊柱过度后凸（驼背） 易发生于胸段脊柱，常见于：①佝偻病（儿童多见）、结核病（青少年多见），胸段脊柱成角畸形是其特征；②强直性脊柱炎（成年人多见），脊柱胸段呈弧形后凸，常伴有脊柱强直性固定；③脊椎退行性变，主要表现为驼背（老年人多见）。

（2）脊柱过度前凸 多发生在腰椎部位。见于晚期妊娠、大量腹水、腹腔巨大肿瘤、髋关节结核等。

（3）脊柱侧凸 为脊柱离开后正中线向左或右偏曲的现象。见于：①姿势性侧凸：无脊柱结构的异常，改变体位可纠正侧凸。常见于儿童发育期坐立姿势不良、代偿性侧凸、坐骨神经性侧凸、脊髓灰质炎后遗症等。②器质性侧凸：改变体位不能纠正侧凸。见于先天性脊柱发育不全、肌肉麻痹、营养不良、慢性胸膜肥厚、胸膜粘连等。

（二）脊柱活动度

1. 检查方法

考情分析	脊柱活动度检查是考试中常见的抽查内容，操作简单，应熟练掌握
物品准备	
—	
操作步骤	**注意事项**
1. 被检查者取站立位 2. 检查者站于被检查者身后，双手固定被检查者双肩或骨盆 3. 嘱被检查者做分别做前屈、后伸、左侧弯、右侧弯、左旋转、右旋转等动作，观察脊柱的活动情况及有无变形 4. 对脊柱外伤者或可疑骨折或关节脱位者，要避免脊柱活动，防止损伤脊髓	1. 颈椎与腰椎是分别操作的，一般先检查颈椎再检查腰椎 2. 注意颈椎左右旋转动作就是向左看或向右看的动作而已，不是环转 3. 口述即可
考官提问	
—	
考试常见问题汇总	忘记固定被检查者

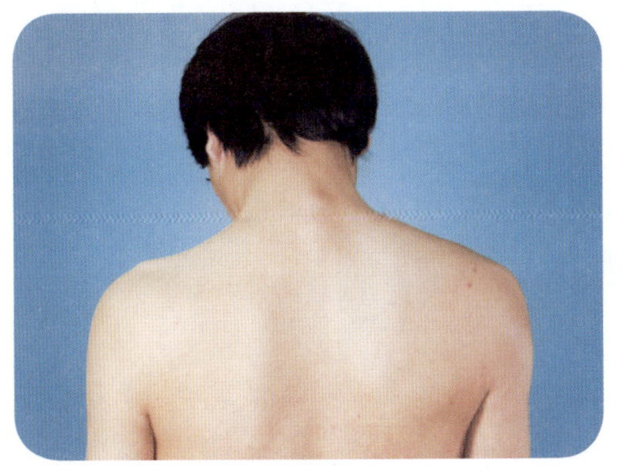

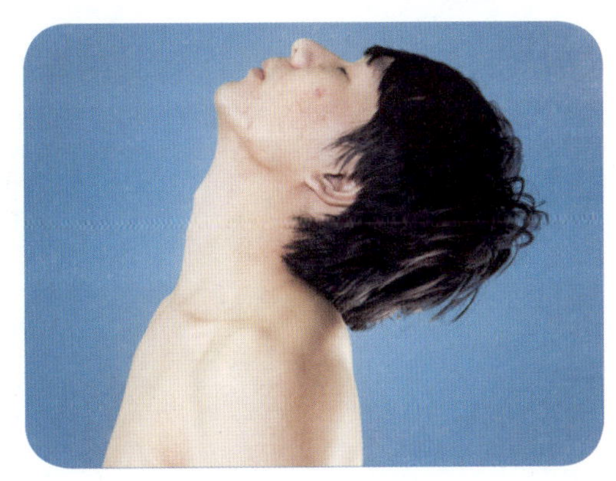

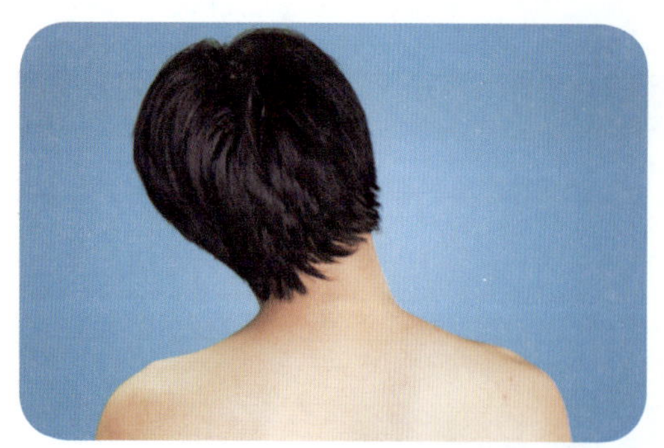

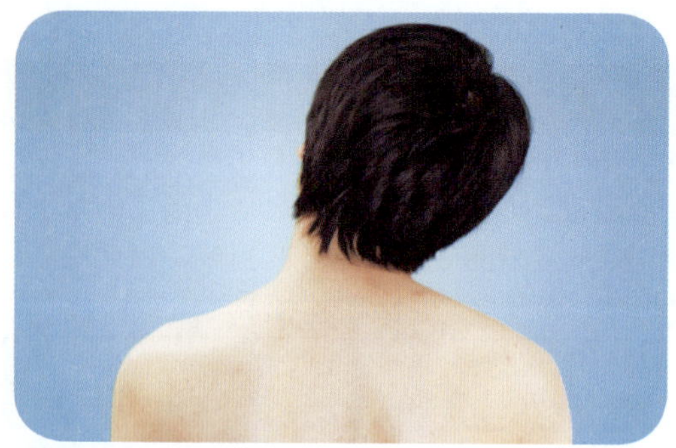

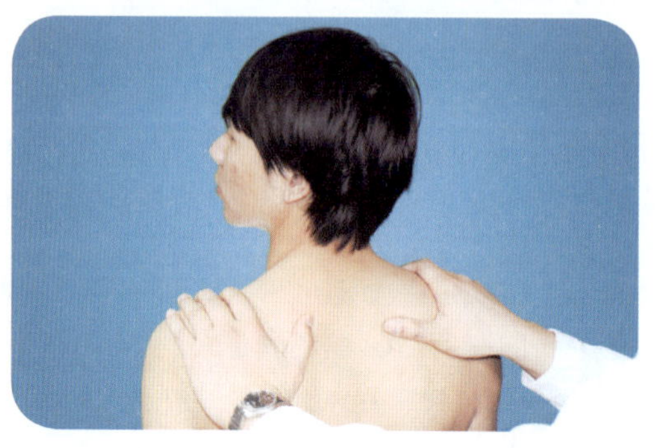

颈椎活动度检查

脊柱活动度检查

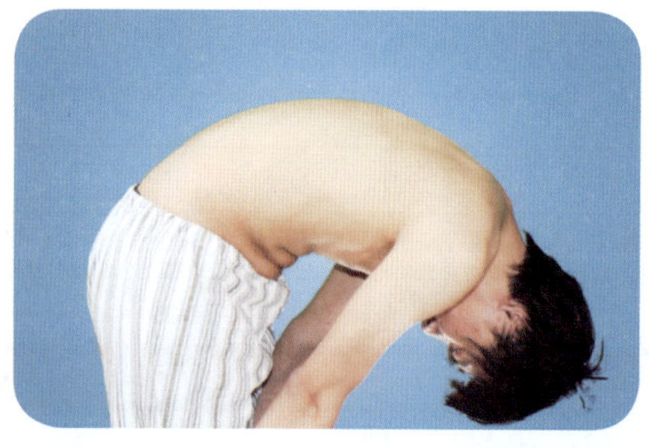

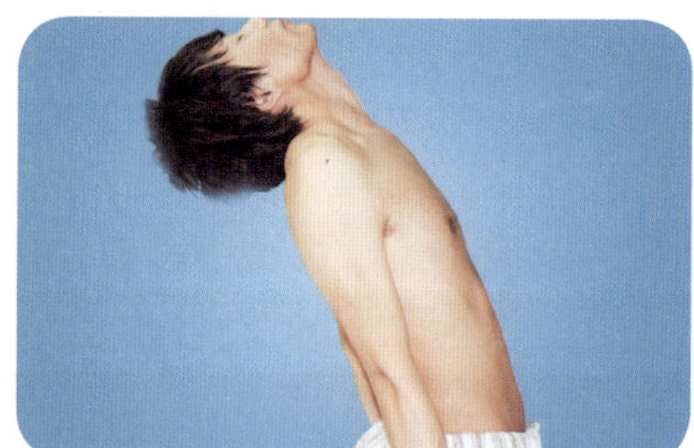

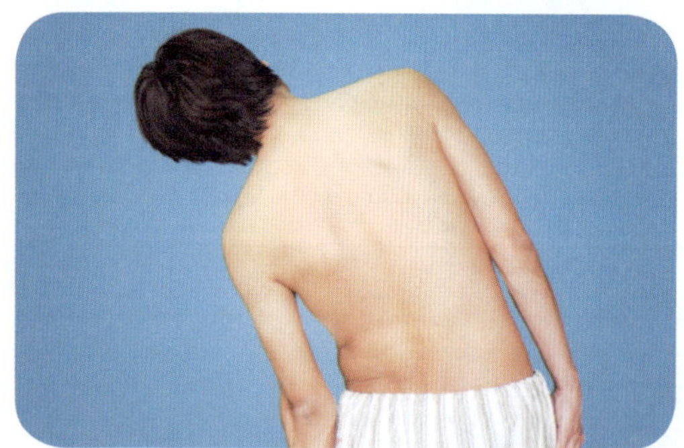

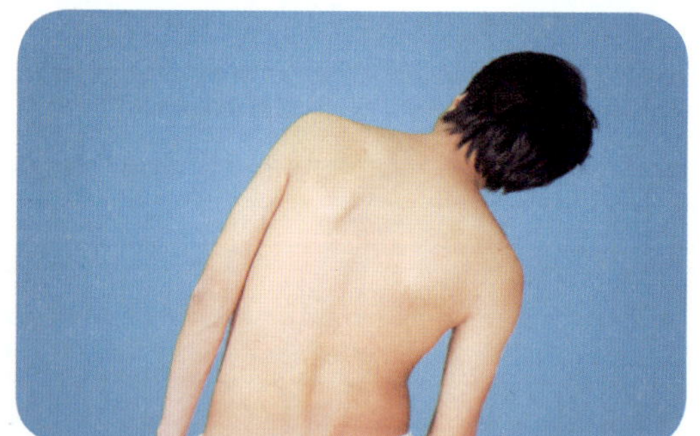

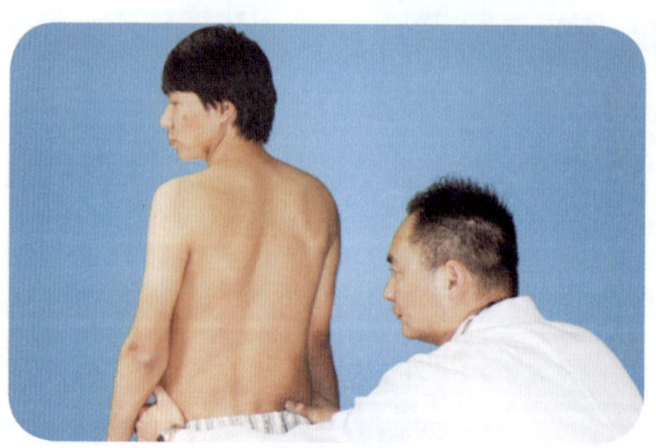

腰椎活动度检查

颈、胸、腰椎活动范围

动作节段	前屈	后伸	左右侧弯	旋转度（一侧）
颈椎	35°～45°	35°～45°	45°	60°～80°
胸椎	30°	20°	20°	35°
腰椎	90°	30°	20°～35°	30°

注：因年龄、活动训练以及脊柱结构差异等因素，脊柱运动范围会有较大个体差异。

2. 临床意义

（1）脊柱颈椎段活动受限　多见于颈部肌纤维组织炎及韧带受损、颈椎病、结核、颈椎外伤、骨折或关节脱位等。

（2）脊柱腰椎段活动受限　见于腰部肌纤维组织炎及韧带受损、腰椎椎管狭窄、椎间盘突出、腰椎结核、腰椎骨折或脱位等。

（三）脊柱压痛与叩击痛

1. 脊柱压痛

<table>
<tr><td>考情分析</td><td colspan="2">脊柱压痛的检查方法是考试中常见的抽查内容，操作简单，应熟练掌握。</td></tr>
<tr><td colspan="3">物品准备</td></tr>
<tr><td colspan="3">—</td></tr>
<tr><td colspan="2">操作步骤</td><td>注意事项</td></tr>
<tr><td colspan="2">1. 嘱被检查者取端坐位，身体稍向前倾
2. 检查者用右手拇指从枕骨粗隆开始自上而下逐个按压脊椎棘突及椎旁肌肉
3. 询问被检查者是否有压痛感</td><td>本操作过于简单，口述务必完整</td></tr>
<tr><td colspan="3">考官提问</td></tr>
<tr><td colspan="3">—</td></tr>
<tr><td>考试常见问题汇总</td><td colspan="2">忘记按压起点</td></tr>
</table>

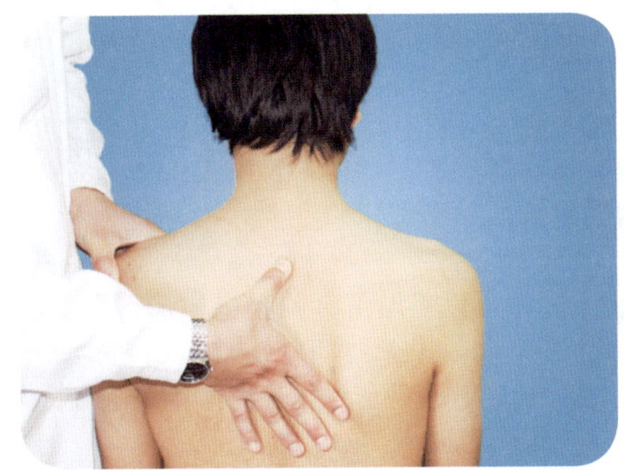

脊柱压痛检查

2. 脊柱叩击痛

<table>
<tr><td>考情分析</td><td>脊柱叩击痛的检查方法是考试中常见的抽查内容，操作简单，应熟练掌握。注意脊柱叩击痛分为直接叩击法和间接叩击法，是一并考查的</td></tr>
<tr><td colspan="2">物品准备</td></tr>
<tr><td colspan="2">叩诊锤</td></tr>
</table>

续表

操作步骤	注意事项
1. 脊柱叩击痛有直接叩击法和间接叩击法两种检查法 2. 直接叩击法　被检查者取坐位，检查者用叩诊锤或手指直接叩击胸、腰椎棘突，了解被检查者有无叩击痛 3. 间接叩击法　被检查者取坐位，检查者将左手掌置于被检查者头顶部，右手半握拳，以小鱼际肌部位叩击左手背，了解被检查者的脊柱各部位有无疼痛	本操作过于简单，口述务必完整
考官提问	
—	
考试常见问题汇总	忘记其中一个叩击法

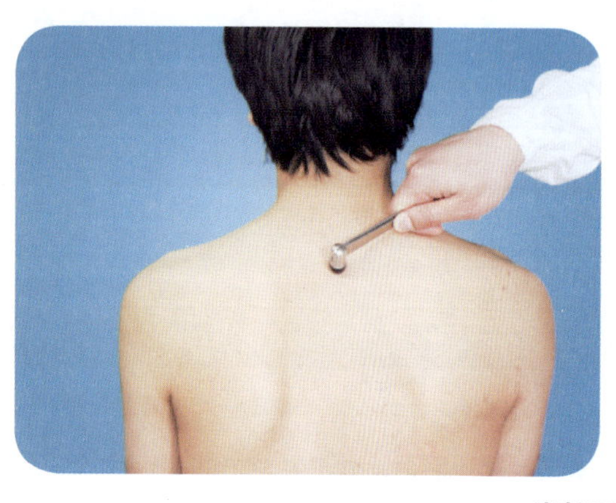
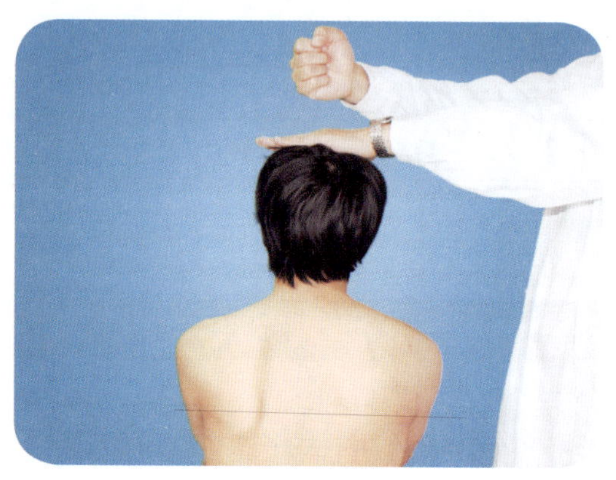

脊柱叩击痛检查

3. 临床意义　脊椎棘突有压痛见于胸、腰椎病变，如结核、椎间盘突出、外伤或骨折时。椎旁肌肉有压痛多为腰背肌纤维炎或劳损。叩击痛的部位即为病变部位。

二、四肢与关节检查

（一）肢体形态异常

1. 匙状甲　又称反甲，指甲中央凹陷，边缘翘起，指甲变薄，表面粗糙有条纹。常见于缺铁性贫血，偶见于风湿热、甲癣等。

2. 杵状指（趾）　手指或足趾末端增生、肥厚，指甲从根部到末端拱形隆起呈杵状。常见于：①呼吸系统疾病，如支气管扩张、支气管肺癌、慢性肺脓肿、脓胸等；②某些心血管疾病，如发绀型先天性心脏病、亚急性感染性心内膜炎等；③营养障碍性疾病，如肝硬化。

3. 指关节变形

（1）梭形关节　双侧对称性近端指骨间关节增生、肿胀呈梭形，早期红、肿、痛，晚期强直、活动受限，手腕、手指偏斜向尺侧。见于类风湿关节炎。

（2）爪状手　表现为手关节呈鸟爪样变形。见于进行性肌萎缩、脊髓空洞症、麻风等。

4. 腕关节变形

（1）腕垂症　肘以上完全性损伤者，不能伸腕、伸拇、伸指及外展拇指，提示桡神经损伤。

（2）猿掌　大鱼际肌萎缩，手如猿掌，提示正中神经损伤。

5. 膝内翻、膝外翻

（1）膝内翻（“O”形腿）　直立时，两踝并拢而两膝关节远离，双下肢形成“O”状。

（2）膝外翻（“X”形腿）　直立时，两膝关节并拢时，两踝部分离，双下肢形成“X”状。

6. 膝关节变形

（1）关节炎　两侧膝关节形态对称，红、肿、热、痛，活动障碍，见于风湿性关节炎的活动期。

（2）关节腔积液　表现为关节的明显肿胀，可有浮髌现象。

考情分析	浮髌试验是考试中常见的抽查内容，操作简单，应熟练掌握
物品准备	
—	
操作步骤	注意事项
1. 被检查者取平卧位，下肢伸直放松 2. 检查者左手拇指和其余四指分别固定在患膝关节上方两侧，并加压压迫髌上囊，使关节液集中于髌骨底面 3. 右手拇指和其余四指分别固定在患膝关节下方两侧，用右手食指连续垂直向下按压髌骨数次，压下时有髌骨与关节面的碰触感，松手时有髌骨随手浮起感，即为浮髌试验阳性	注意操作时右手食指不要离开髌骨
考官提问	
浮髌试验阳性的临床意义　多见于风湿性关节炎、结核性关节炎等疾病引起的膝关节腔积液等	
考试常见问题汇总	右手食指操作时离开髌骨

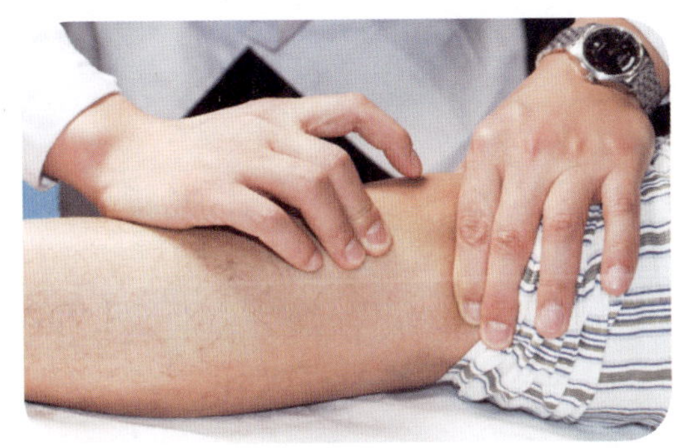

浮髌试验检查

浮髌试验检查

7. 足内翻、足外翻

（1）足内翻　跟骨内旋，前足内收，足纵弓高度增加，站立时不能踏平，外侧着地。多见于脊髓灰质炎后遗症等。

（2）足外翻　跟骨外旋，前足外展，足纵弓塌陷，舟骨突出，呈扁平状，跟腱延长线在跟骨内侧。多见于胫前胫后肌麻痹等。

8. 骨折与关节脱位　骨折时局部可见肿胀、压痛，可有变形或肢体缩短，可触及骨擦感或听到骨擦音；关节脱位时可见关节畸形、疼痛、肿胀、瘀斑以及关节功能障碍等。

9. 肌萎缩　肌萎缩时，患肢肌肉体积缩小，松弛无力。多见于周围神经损伤、脊髓灰质炎等。

10. 下肢静脉曲张　常发生在小腿，曲张静脉如蚯蚓状怒张弯曲，久站加重，卧位抬高下肢症状可减轻；重者小腿肿胀、皮肤暗紫、色素沉着或形成溃疡。见于栓塞性静脉炎或长期站立者。

11. 水肿

（1）双下肢凹陷性水肿　多见于心功能不全。

（2）一侧肢体水肿　见于淋巴液或静脉回流障碍（淋巴液回流障碍多见于丝虫病，患肢皮肤增厚、肿胀、按压无凹陷，也称为象皮肿；静脉回流障碍见于血栓性静脉炎、肿瘤压迫等）。

（3）肢体局部红肿、皮肤灼热　见于蜂窝织炎等。

12. 痛风性关节炎　关节僵硬、肥大或畸形，在关节周围可形成结节样痛风石。常累及手指末节及足趾关节，其次为踝、腕、肘、膝关节等。

13. 肢端肥大　肢体末端异常粗大，见于巨人症、肢端肥大症。

（二）检查运动功能

1. 检查方法

（1）主动运动　让被检查者用自己的力量向各个关节各方向运动，如肩关节屈伸，肩关节内旋、外旋等。

（2）被动运动　检查者用外力使被检查者的关节运动，观察其活动范围、有无疼痛等。

2. 临床意义　关节活动障碍见于骨折、脱位、炎症、肿瘤、关节退行性变以及软组织损伤等。

第十四节　神经系统检查

一、肌力、肌张力

（一）肌力检查

嘱被检查者做肢体伸、屈、内收、外展、旋前、旋后等。检查者从相反方向测试被检查者对阻力的克服力量。

1. 肌力分级　肌力分为 0 ～ 5 级。

0 级：无肢体活动，也无肌肉收缩，为完全性瘫痪。

1 级：可见肌肉收缩，但无肢体活动。

2 级：肢体能在床面上做水平移动，但不能抬起。

3 级：肢体能抬离床面，但不能抵抗阻力。

4 级：能做抵抗阻力的动作，但较正常差。

5 级：正常肌力。

2. 临床意义

（1）单瘫　单一肢体瘫痪。常见于脊髓灰质炎。

（2）偏瘫　一侧肢体瘫痪，多伴有同侧颅神经损害。多见于颅内病变或脑卒中。

（3）交叉性偏瘫　一侧肢体瘫痪及对侧颅神经损害。常见于脑干病变。

（4）截瘫　双侧下肢瘫痪，是脊髓横贯性损伤的表现。多见于脊髓外伤、炎症等。

（二）肌张力检查

1. 方法　检查者嘱被检查者肌肉放松，而后持其肢体以不同的速度、幅度进行各个关节的被动运动，根据肢体的阻力判断肌张力，要对比两侧。

2. 临床意义　正常时肌肉有一定的张力。

（1）肌张力增高　触摸肌肉，坚实感，伸屈肢体时阻力大。

① 痉挛状态：也称折刀现象，在被动伸屈其肢体时，起始阻力大，终末突然阻力减弱的现象。提示锥体束损害。

② 铅管样强直：伸肌和屈肌的肌张力均增高，做被动运动时各个方向的阻力增加均匀一致的现象。提示锥体外系损害。

（2）肌张力降低　肌肉松软，伸屈其肢体时阻力小，关节运动范围扩大。常见于周围神经炎、脊髓前角灰质炎、小脑病变等。

二、共济运动（助理不考）

（一）检查方法

1. 指鼻试验

<table>
<tr><td>考情分析</td><td colspan="2">指鼻试验是考试中相对高频的抽查内容，操作简单，应熟练掌握</td></tr>
<tr><td colspan="3">物品准备</td></tr>
<tr><td colspan="3">—</td></tr>
<tr><td colspan="2">操作步骤</td><td>注意事项</td></tr>
<tr><td colspan="2">1. 检查时，被检查者手臂外展伸直，再以食指指尖触自己的鼻尖
2. 先慢后快，先睁眼、后闭眼，反复进行，观察被检查者动作是否稳准</td><td>本操作过于简单，内容偏少，叙述务必完整</td></tr>
<tr><td colspan="3">考官提问</td></tr>
<tr><td colspan="3">—</td></tr>
<tr><td>考试常见问题汇总</td><td colspan="2">—</td></tr>
</table>

2. 快速轮替动作 嘱被检查者伸直手掌，做快速旋前、旋后动作，先睁眼、后闭眼，反复进行，注意观察被检查者动作的协调性。

3.跟–膝–胫试验

考情分析	跟-膝-胫试验是考试中常见的抽查内容，操作简单，应熟练掌握
物品准备	
—	
操作步骤	**注意事项**
1. 被检查者取仰卧位 2. 上抬一侧下肢，将足跟置于对侧下肢膝盖下端，再沿胫骨前缘向下移动，观察动作是否稳准	本操作过于简单，内容偏少，叙述务必完整
考官提问	
—	
考试常见问题汇总	—

4. 闭目难立试验 嘱被检查者两臂向前伸平，双足并拢直立，然后闭目，若出现身体摇晃或倾斜则为阳性。

5. 对指试验

考情分析	对指试验是考试中新加抽查内容，操作简单，应熟练掌握
物品准备	
—	
操作步骤	**注意事项**
1. 被检查者取站位或坐位 2. 嘱被检查者两上肢向外展开，伸直两手食指，由远而近使指尖相碰，先睁眼、后闭眼，反复进行，观察动作是否稳准	本操作过于简单，内容偏少，叙述务必完整
考官提问	
—	
考试常见问题汇总	—

（二）临床意义

1. 小脑性共济失调 共济运动不协调，与视觉无关并伴有张力减低。见于小脑肿瘤、小脑炎。

2. 感觉性共济失调 睁眼时共济失调不明显，闭眼时明显，有深感觉障碍。常见于多发性神经病、脊髓亚急性联合变性、脑部病变等。

3. 前庭性共济失调 明显眩晕和呕吐，改变头位则症状加重。检查可见眼球震颤，平衡障碍，站立或行走时躯干摇晃，倾斜向病侧，走直线时更明显。常见于梅尼埃病、桥小脑角综合征等。

三、神经反射检查

（一）浅反射

浅反射为刺激皮肤或黏膜引起的反射，健康人存在，属生理反射。

1. 角膜反射

（1）检查方法

考情分析	角膜反射的检查方法是考试中常见的抽查内容，操作简单，应熟练掌握。注意角膜反射分为直接角膜反射与间接角膜反射，是一并考查的
物品准备	
棉签	

续表

操作步骤	注意事项
1. 嘱被检查者取坐位，眼睛注视内上方 2. 检查者用细棉絮轻触其角膜外缘 3. 健康人该侧眼睑迅速闭合，称为直接角膜反射 4. 对侧眼睑也同时闭合称为间接角膜反射	1. 本操作动作比较简单，口述内容应尽量完整 2. 注意是把棉签棉絮部分捻成柔软的细棉絮操作，不可直接用棉签
考官提问	
角膜反射试验的临床意义	
考试常见问题汇总	1. 直接使用棉签操作 2. 忘记叙述间接角膜反射

（2）临床意义　①若直接角膜反射存在，间接角膜反射消失，为受刺激对侧的面神经瘫痪；②若直接角膜反射消失，间接角膜反射存在，为受刺激侧的面神经瘫痪；③若直接、间接角膜反射均消失，为受刺激侧三叉神经病变；深昏迷患者角膜反射消失。

2. 腹壁反射

（1）检查方法

考情分析	腹壁反射的检查方法是考试中常见的抽查内容，操作简单，应熟练掌握
物品准备	
叩诊锤（或钝头竹签）	
操作步骤	**注意事项**
1. 被检查者取仰卧位，双下肢稍屈曲，使腹壁放松 2. 检查者用叩诊锤钝尖部分别沿肋缘下（胸髓 7 ～ 8 节）、脐水平（胸髓 9 ～ 10 节）及腹股沟上（胸髓 11 ～ 12 节）的方向，由外向内轻划两侧腹壁皮肤 3. 正常人受刺激部位出现腹肌收缩	本操作动作比较简单，口述内容应尽量完整
考官提问	
1. 三个层面相应的脊髓神经　肋缘下为胸髓 7 ～ 8 节、脐水平为胸髓 9 ～ 10 节、腹股沟上为胸髓 11 ～ 12 节。 2. 腹壁反射试验的临床意义	
考试常见问题汇总	1. 忘记嘱被检查者屈腿 2. 忘记叙述腹壁反射阳性反应

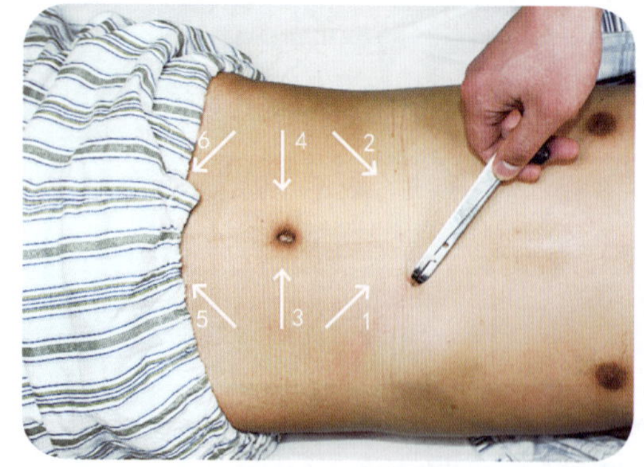

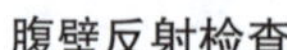
腹壁反射检查

腹壁反射检查

（2）临床意义

① 上腹壁或中腹壁或下腹壁反射减弱或消失，分别提示同侧胸髓 7 ～ 8 节、9 ～ 10 节、11 ～ 12 节病损。

② 一侧上、中、下腹壁反射同时消失，见于同侧锥体束病损。

③ 双侧上、中、下腹壁反射均消失，见于昏迷和急性腹膜炎的患者。

④ 肥胖者、经产妇、老年人由于腹壁过松也可出现腹壁反射减弱或消失。

3. 提睾反射

（1）检查方法　被检查者仰卧，双下肢伸直，检查者用钝头竹签从下向上分别轻划两侧大腿内侧皮肤。健康人可出现同侧提睾肌收缩，睾丸上提。

（2）临床意义　①双侧反射减弱或消失，见于腰髓 1 ～ 2 节病损；②一侧反射减弱或消失，提示锥体束损害；③老年人腹股沟斜疝、阴囊水肿等也可影响提睾反射。

（二）深反射

深反射是刺激骨膜、肌腱，通过深部感受器引起的反射，又称腱反射。健康人存在。

1. 检查方法

（1）肱二头肌反射

考情分析	肱二头肌反射的检查方法是考试中常见的抽查内容，操作简单，应熟练掌握
物品准备	
叩诊锤	
操作步骤	**注意事项**
1. 检查前告知被检查者检查目的，引导被检查者充分放松上肢，取得被检查者的配合。被检查者取坐位，检查者以左手托住被检查者屈曲的肘部 2. 检查者将左手拇指置于被检查者肱二头肌肌腱上，右手用叩诊锤叩击左拇指指甲 3. 正常时出现前臂快速屈曲 4. 同样的方法检查对侧	正常反应尽量叙述清楚
考官提问	
—	
考试常见问题汇总	1. 忘记敲击自己的拇指指甲 2. 忘记叙述正常反应 3. 忘记检查对侧

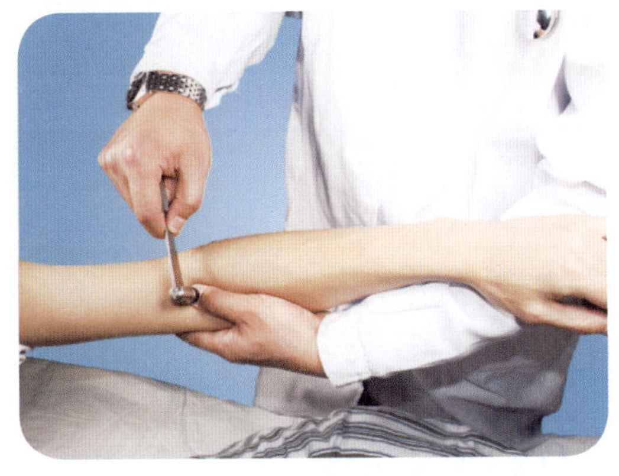

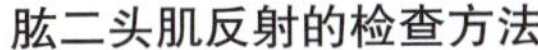

肱二头肌反射的检查方法

肱二头肌反射检查

（2）肱三头肌反射

考情分析	肱三头肌反射的检查方法是考试中常见的抽查内容，操作简单，应熟练掌握
物品准备	
叩诊锤	

<table>
<tr><th>操作步骤</th><th>注意事项</th></tr>
<tr><td>1. 检查前告知被检查者检查目的，引导被检查者充分放松上肢，取得被检查者的配合。被检查者取坐位，半屈肘关节，上臂稍外展，检查者以左手托住被检查者肘部
2. 检查者用叩诊锤直接叩击尺骨鹰嘴突上方的肱三头肌肌腱的附着处
3. 正常时出现前臂伸展
4. 同样的方法检查对侧</td><td>正常反应尽量叙述清楚</td></tr>
<tr><th colspan="2">考官提问</th></tr>
<tr><td colspan="2">—</td></tr>
<tr><td>考试常见问题汇总</td><td>1. 忘记叩击位置
2. 忘记叙述正常反应
3. 忘记检查对侧</td></tr>
</table>

（3）桡骨骨膜反射

<table>
<tr><td>考情分析</td><td>桡骨骨膜反射的检查方法是考试中常见的抽查内容，操作简单，应熟练掌握</td></tr>
<tr><th colspan="2">物品准备</th></tr>
<tr><td colspan="2">叩诊锤</td></tr>
<tr><th>操作步骤</th><th>注意事项</th></tr>
<tr><td>1. 检查前告知被检查者检查目的，引导被检查者充分放松上肢，取得被检查者的配合。被检查者取坐位，检查者左手托其腕部，使腕关节自然下垂
2. 检查者用叩诊锤轻叩桡骨茎突
3. 正常时肱桡肌收缩，出现屈肘及前臂旋前
4. 同样的方法检查对侧</td><td>正常反应尽量叙述清楚</td></tr>
<tr><th colspan="2">考官提问</th></tr>
<tr><td colspan="2">—</td></tr>
<tr><td>考试常见问题汇总</td><td>1. 忘记叩击位置
2. 忘记叙述正常反应
3. 忘记检查对侧</td></tr>
</table>

（4）膝反射

<table>
<tr><td>考情分析</td><td>膝反射的检查方法是考试中常见的抽查内容，操作简单，应熟练掌握</td></tr>
<tr><th colspan="2">物品准备</th></tr>
<tr><td colspan="2">叩诊锤</td></tr>
<tr><th>操作步骤</th><th>注意事项</th></tr>
<tr><td>1. 被检查者取坐位，小腿完全松弛下垂，或嘱被检查者取仰卧位，检查者在其腘窝处托起下肢，使髋、膝关节屈曲
2. 用叩诊锤叩击髌骨下方的股四头肌肌腱
3. 正常时出现小腿伸展
4. 同样的方法检查对侧</td><td>正常反应尽量叙述清楚</td></tr>
<tr><th colspan="2">考官提问</th></tr>
<tr><td colspan="2">—</td></tr>
<tr><td>考试常见问题汇总</td><td>1. 忘记叩击位置
2. 忘记叙述正常反应
3. 忘记检查对侧</td></tr>
</table>

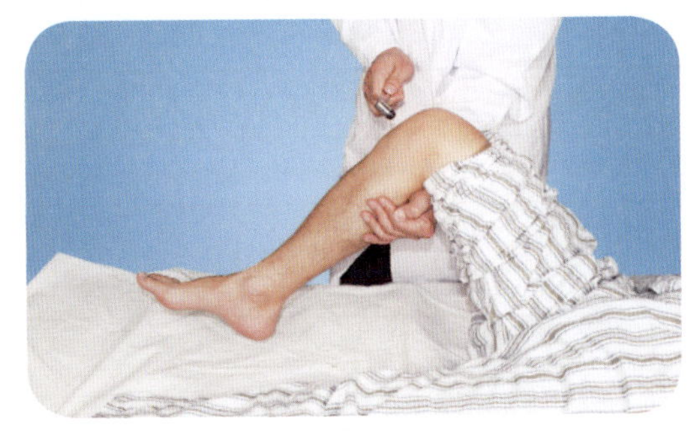

膝反射的检查方法

膝反射检查

（5）跟腱反射

<table>
<tr><td>考情分析</td><td colspan="2">跟腱反射的检查方法是考试中常见的抽查内容，操作简单，应熟练掌握</td></tr>
<tr><td colspan="3">物品准备</td></tr>
<tr><td colspan="3">叩诊锤</td></tr>
<tr><td colspan="2">操作步骤</td><td>注意事项</td></tr>
<tr><td colspan="2">1. 被检查者仰卧，下肢外旋外展，髋、膝关节稍屈曲
2. 检查者左手将被检查者足部背屈成直角，右手用叩诊锤叩击跟腱
3. 正常时腓肠肌收缩，出现足向跖面屈曲
4. 同样的方法检查对侧</td><td>正常反应尽量叙述清楚</td></tr>
<tr><td colspan="3">考官提问</td></tr>
<tr><td colspan="3">—</td></tr>
<tr><td>考试常见问题汇总</td><td colspan="2">1. 忘记叙述正常反应
2. 忘记检查对侧</td></tr>
</table>

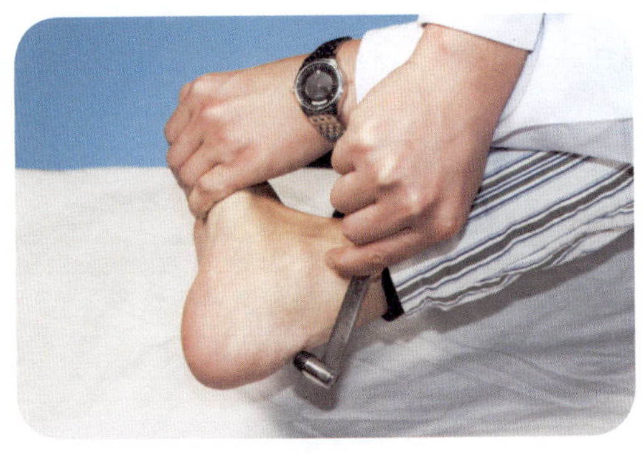

跟腱反射检查

跟腱反射检查

（6）阵挛

① 髌阵挛的检查方法

<table>
<tr><td>考情分析</td><td colspan="2">髌阵挛的检查方法是考试中常见的抽查内容，操作简单，应熟练掌握</td></tr>
<tr><td colspan="3">物品准备</td></tr>
<tr><td colspan="3">—</td></tr>
<tr><td colspan="2">操作步骤</td><td>注意事项</td></tr>
<tr><td colspan="2">1. 嘱被检查者取仰卧位，下肢自然伸直
2. 检查者用拇指与食指掐住髌骨上缘，用力向下快速推动数次，保持一定的推力
3. 阳性表现为肱四头肌节律性收缩使髌骨上下运动
4. 同样的方法检查对侧</td><td>阳性反应尽量叙述清楚</td></tr>
</table>

续表

考官提问	
—	
考试常见问题汇总	1. 忘记叙述反应表现 2. 忘记检查对侧

② 踝阵挛的检查方法

考情分析	踝阵挛的检查方法是考试中常见的抽查内容，操作简单，应熟练掌握
物品准备	
—	
操作步骤	注意事项
1. 嘱被检查者取仰卧位 2. 检查者用左手托住腘窝，使髋、膝关节稍屈曲，右手紧贴其足掌，突然用力将其足推向背屈 3. 阳性表现为该足出现节律性、连续性的屈伸运动 4. 同样的方法检查对侧	阳性反应尽量叙述清楚
考官提问	
—	
考试常见问题汇总	1. 忘记叙述反应表现 2. 忘记检查对侧

2. 临床意义

（1）深反射减弱或消失　多为器质性病变，是相应脊髓节段或所属脊神经的病变。见于末梢神经炎、神经根炎、脊髓灰质炎、脑或脊髓休克状态等。

（2）深反射亢进　常见于锥体束的病变，如急性脑血管病、急性脊髓炎休克期过后等。

（三）病理反射

1. 检查方法

（1）巴宾斯基征（Babinski sign）

考情分析	巴宾斯基征的检查方法是考试中相对高频的抽查内容，操作简单，应熟练掌握
物品准备	
叩诊锤（或棉签）	
操作步骤	注意事项
1. 被检查者取仰卧位，下肢自然伸直 2. 检查者左手持被检查者踝部，右手用叩诊锤柄部末端的钝尖在足底外侧从后向前快速划至小趾根部，再转向跗趾侧 3. 正常出现足趾向跖面屈曲，如出现跗趾背屈，其余四趾呈扇形分开，为阳性 4. 同样的方法检查对侧	阳性反应尽量叙述清楚
考官提问	
—	
考试常见问题汇总	1. 忘记操作部位 2. 忘记叙述反应表现 3. 忘记检查对侧

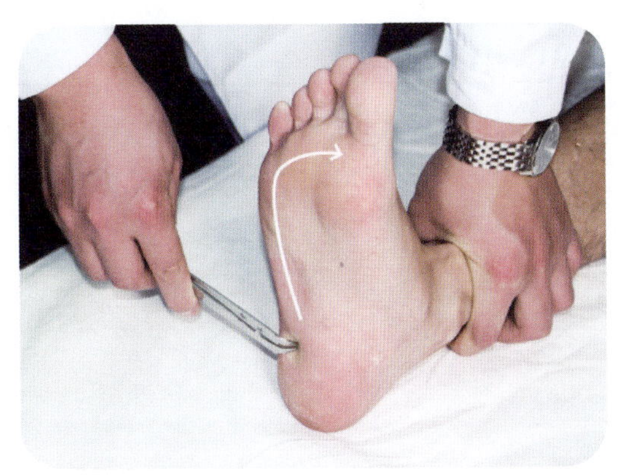
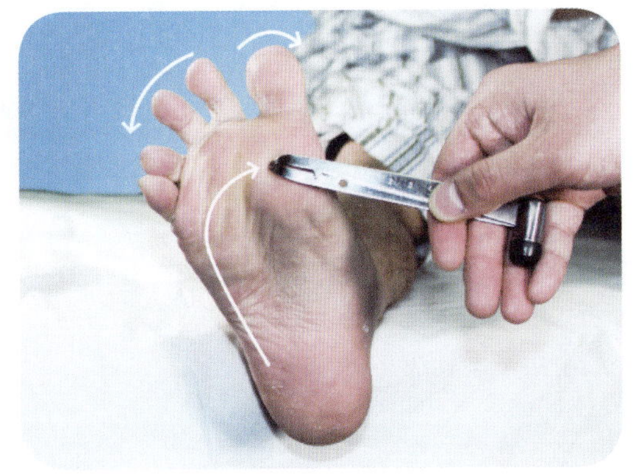

病理反射检查

巴宾斯基征检查

（2）奥本海姆征（Oppenheim sign） 检查者用拇指和食指，沿被检查者胫骨前缘用力由上而下滑压，阳性表现同巴宾斯基征。

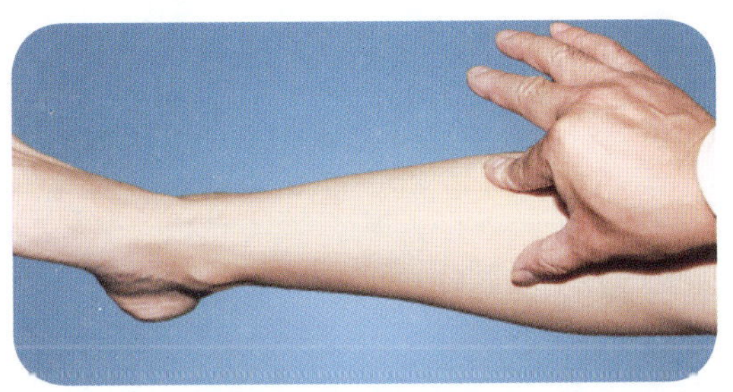

奥本海姆征检查

（3）戈登征（Gordon sign） 检查者用手以适当的力量握腓肠肌，阳性表现同巴宾斯基征。

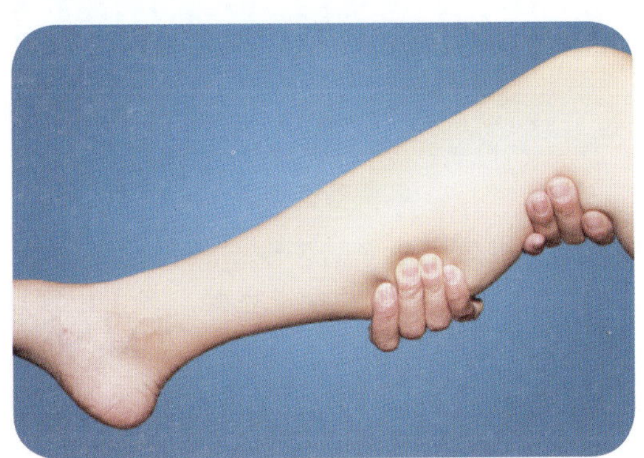

戈登征检查

（4）查多克征（Chaddock sign） 检查者用叩诊锤柄部末端钝尖部在被检查者足背外侧由后向前轻划至趾趾关节处，阳性表现同巴宾斯基征。

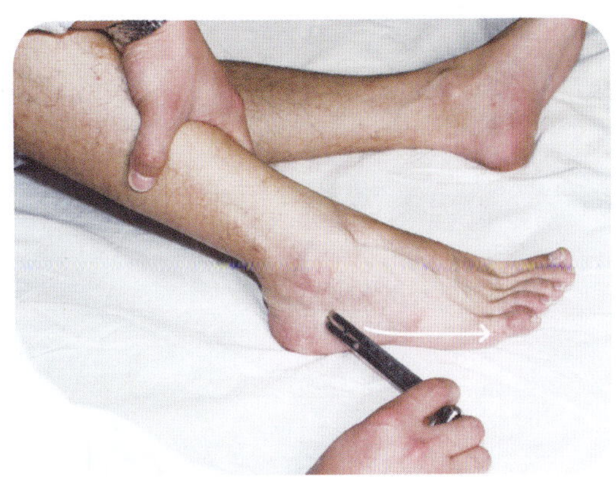

查多克征检查

（5）霍夫曼征（Hoffmann sign）

考情分析	霍夫曼征的检查方法是考试中相对高频的抽查内容，操作简单，应熟练掌握
物品准备	
—	
操作步骤	注意事项
1. 被检查者取坐位，检查者用左手托住其腕部 2. 用右手食指和中指夹持被检查者中指，稍向上提，使其腕部处于轻度过伸位，用拇指快速弹刮被检查者中指指甲 3. 其余四指出现轻度掌屈反应为阳性 4. 同样的方法检查对侧	阳性反应尽量叙述清楚
考官提问	
—	
考试常见问题汇总	1. 忘记叙述反应表现 2. 忘记检查对侧

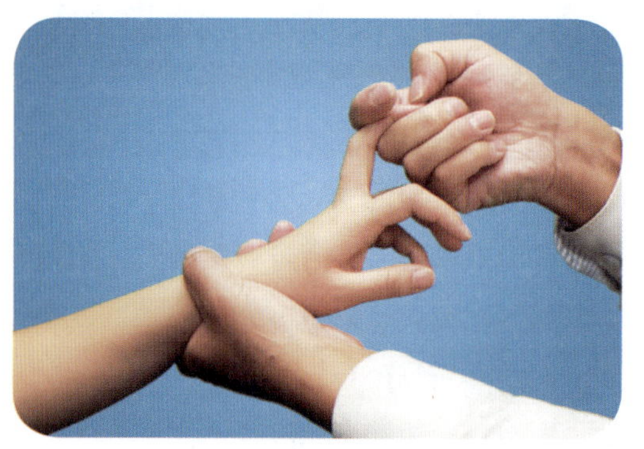

霍夫曼征检查

2. 临床意义　以上几种体征阳性均为锥体束病变的表现，其中巴宾斯基征意义最大，也较易引出。霍夫曼征多见于颈髓病变。1 岁半以内的婴儿由于神经系统发育未完善，也可出现这些反射，属于生理现象。

（四）脑膜刺激征

1. 检查方法

（1）颈强直

考情分析	颈强直的检查方法是考试中相对高频的抽查内容，操作简单，应熟练掌握
物品准备	
—	
操作步骤	注意事项
1. 被检查者去枕仰卧，下肢自然伸直，检查者站于右侧 2. 检查者左手托其枕部做被动屈颈动作，正常时下颏可贴近前胸，如下颏不能贴近前胸且检查者感到有抵抗感，被检查者感颈后疼痛为阳性	阳性反应尽量叙述清楚
考官提问	
—	
考试常见问题汇总	与布鲁津斯基征混淆

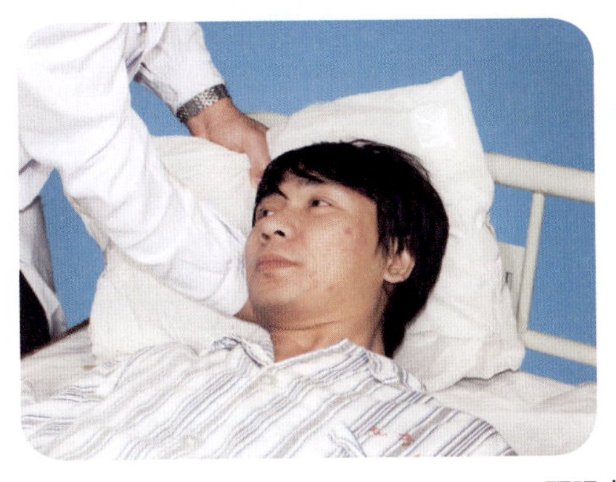

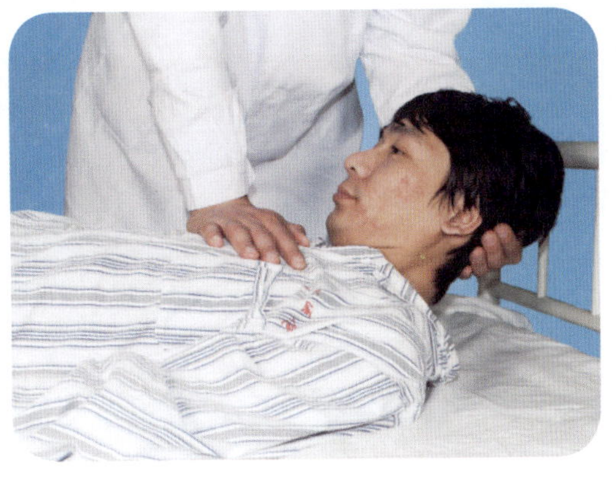

脑膜刺激征检查

颈强直检查

（2）布鲁津斯基征（Brudzinski sign）

考情分析	布鲁津斯基征的检查方法是考试中相对高频的抽查内容，操作简单，应熟练掌握
物品准备	
—	
操作步骤	**注意事项**
1. 被检查者去枕仰卧，双下肢自然伸直，检查者站于右侧 2. 检查者左手托住被检查者枕部，右手置于患者胸前，使颈部移动前屈，两膝关节和髋关节反射性屈曲为阳性	阳性反应尽量叙述清楚
考官提问	
—	
考试常见问题汇总	与颈强直混淆

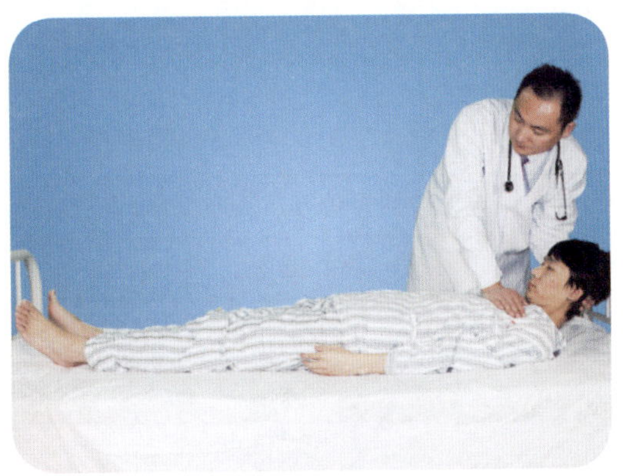

布鲁津斯基征检查

（3）凯尔尼格征（Kernig sign）

考情分析	凯尔尼格征的检查方法是考试中相对高频的抽查内容，操作简单，应熟练掌握
物品准备	
—	
操作步骤	**注意事项**
1. 被检查者去枕仰卧，一腿伸直 2. 检查者站于右侧，左手将被检查者另一下肢先屈髋、屈膝成直角，然后右手抬被检查者小腿伸直其膝部	阳性反应尽量叙述清楚

续表

操作步骤	注意事项
3. 正常人膝关节可伸达135°以上。如小于135°时就出现抵抗，且伴有疼痛及屈肌痉挛为阳性 4. 同样的方法检查对侧	
考官提问	
—	
考试常见问题汇总	1. 忘记屈伸角度 2. 忘记检查对侧 3. 与拉塞格征混淆

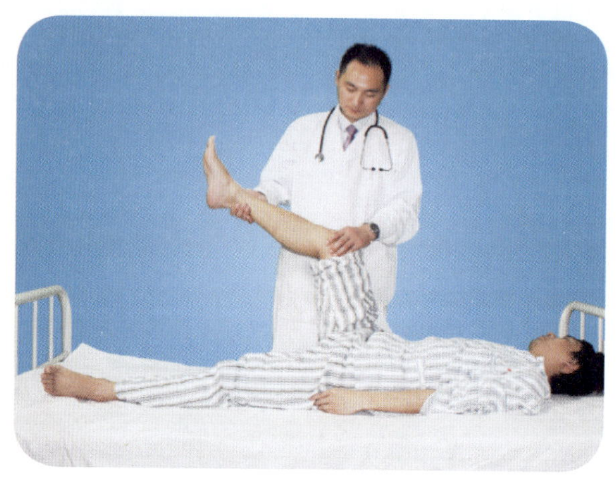

凯尔尼格征检查

2. 临床意义 脑膜刺激征见于各种脑膜炎、蛛网膜下腔出血、脑脊液压力增高等。颈强直也可见于颈椎病、颈部肌肉损伤等。凯尔尼格征也可见于坐骨神经痛、腰骶神经根炎等。

（五）拉塞格征

1. 检查方法

考情分析	拉塞格征的检查方法是考试中常见的抽查内容，操作简单，应熟练掌握
物品准备	
—	
操作步骤	**注意事项**
1. 被检查者去枕仰卧，双下肢伸直 2. 检查者站于右侧，左手压在一侧膝关节上，使下肢保持伸直，右手将该侧下肢抬起 3. 正常可抬高70°以上，如不到30°即出现由上而下的放射性疼痛为阳性 4. 同样的方法检查对侧	阳性反应尽量叙述清楚
考官提问	
—	
考试常见问题汇总	1. 忘记上抬角度 2. 忘记检查对侧 3. 与凯尔尼格征混淆

2. 临床意义 常见于坐骨神经痛、腰椎间盘突出症或腰骶神经根炎等疾病。

第二单元　西医基本操作

第一节　外科洗手法

外科洗手法

一、步骤与方法

外科洗手法包括洗手和消毒两个步骤。

1. 洗手

考情分析	洗手方法是高频抽查的考题，而操作内容相对简单，一定要熟练掌握。本项操作于考试中以演示动作为主，步骤和要点明确是得分关键
物品准备	
洗水液或肥皂水、无菌毛巾	
操作步骤	**注意事项**
1. 用流水冲洗双手臂 2. 取洗手液或肥皂水按七步洗手法洗手和手臂 3. 洗手步骤：手掌相对→手掌对手背→双手十指交叉→双手互握→揉搓拇指→指尖→手臂至上臂下 1/3。两侧在同一水平交替上升，不得回搓 4. 重复两次，共 5min 5. 取无菌毛巾擦干手及手臂 6. 洗手过程保持双手位于胸前并高于肘部，双前臂保持拱手姿势	1. 步骤顺序要牢记，常用简便记法：“内外夹弓大立丸” 2. 演示拱手动作的同时也要把要求叙述明确
考官提问	
—	
考试常见问题汇总	1. 叙述内容有遗漏 2. 忘记叙述重复洗两次及时间 3. 洗完手拱手姿势错误

2. 手消毒

考情分析	手消毒在新大纲当中有所改动，新大纲只涉及用手消毒液消毒，相对往年有所简化，是高频抽查的考题，一定要熟练掌握。本项操作于考试中以演示动作为主，步骤和要点明确是得分关键
物品准备	
外科手消毒液	
操作步骤	**注意事项**
1. 取适量外科手消毒液（约 3mL）于一手的掌心，将另一手指尖在消毒液内浸泡约 5s，搓揉双手，然后将消毒液环形涂抹于前臂直至肘上约 10cm 处，确保覆盖到所有皮肤 2. 以相同方法消毒另一侧手、前臂至肘关节以上 10cm 处 3. 取外科手消毒液（约 3mL），涂抹双手所有皮肤，按七步洗手法揉搓双手，直至消毒液干燥 4. 整个涂抹揉搓过程约 3min 5. 保持手指朝上，将双手悬空举在胸前，待外科手消毒液自行挥发至彻底干燥	1. 手消毒的具体细节步骤各地考试会有所不同，但考试中原则上是：不遗漏区域，重点明确。不必过于拘泥 2. 各步骤的位置与时间数字要牢记。如遗漏，考官可能会提问，若考官没有追问可能会扣分 3. 手消毒时揉搓时间为 3min。手消毒液的取液量、揉搓时间及使用方法应遵循产品的使用说明 4. 消毒后的双手应置于胸前，抬高肘部，远离身体，迅速进入手术间，避免污染

续表

考官提问	
1. 手消毒液涂抹至肘上何处　肘上 10cm 2. 手消毒的时间　整个涂抹揉搓过程约 3min	
考试常见问题汇总	1. 叙述内容有遗漏 2. 刷手时遗漏重点表述注意甲缘、甲沟、指蹼等处 3. 忘记各步骤的位置与时间数字

二、注意事项

（1）手臂有破损或感染及上呼吸道感染者不宜参加手术刷手。

（2）洗手前应该修剪指甲，除去甲缘下积垢，更换手术室专用衣、裤、鞋，戴好消毒帽子、口罩。帽子应完全遮住头发，口罩必须遮住口及鼻孔。将双侧衣袖卷至上臂上 1/3 处，上衣的下摆塞在裤腰内。

（3）在洗手过程中，如不慎污染了已刷洗的部位，则必须重新刷洗。

（4）洗手消毒完毕后，保持拱手姿势。双手远离胸部 30cm 以外，向上不能高于肩部，向下不能低于剑突，手臂不能下垂。进入手术间时用背部推开门或用感应门，手臂不可触及未消毒物品，否则需重新消毒。

（5）消毒后，待手臂上消毒液自然晾干后再穿无菌手术衣和戴无菌手套。

（6）目前有很多新型手臂消毒液，使用方法应遵循产品的使用说明。

第二节　戴无菌手套

所有参加手术的人员，手臂消毒后都必须戴无菌手套。

戴无菌手套

一、步骤与方法

无菌手套有干、湿两种，以干手套最为常用。

考情分析	戴无菌手套是考试中相对高频的抽查内容，操作相对简单，须熟练掌握。本操作于考试中可实际完成
物品准备	
手套、无菌滑石粉、无菌生理盐水	
操作步骤	注意事项
1. 穿无菌手术衣、戴口罩后。选取号码合适手套并核对灭菌日期，用手套袋内无菌滑石粉包轻轻敷擦双手 2. 一手自手套袋内捏住两只手套的翻折部分，提出手套，使两只手套拇指相对向前 3. 一手先插入对应的手套内，再用戴好手套的手的 2 ～ 5 指插入另一手手套的翻折部内，帮助另一手插入手套内，然后将手套翻折部翻回套压住手术衣袖口 4. 用无菌盐水冲净手套外面的滑石粉 5. 手术开始前，将双手举于胸前，切勿任意下垂或高举	1. 口述即可，实际考试中使用的往往是多次重复使用的一次性无菌手套，并没有滑石粉可用，且型号可能也不合适，戴手套的过程中经常无法很顺利，不要惊慌，正常操作，重点描述清晰即可 2. 没戴手套的手只能接触手套内面 3. 戴了手套的手只能接触手套的外面
考官提问	
1. 未戴手套的手可以接触什么位置　只能接触手套内面 2. 已戴手套的手可以接触什么位置　只能接触手套的外面	
考试常见问题汇总	1. 叙述内容有遗漏 2. 未戴手套时触碰了手套外面 3. 已戴手套后触碰了手套内面

二、注意事项

（1）未戴手套的手，只能接触手套套口的向外翻折部分，不能碰到手套的外面。

（2）已戴好手套的手只能接触手套的外面，不能碰到皮肤和手套套口的向外翻折部分。

（3）在手术开始前，双手应放在胸前，切勿任意高举或下垂。

第三节　穿、脱手术衣（助理不考）

穿、脱手术衣

所有参加手术的人员，手臂消毒后都需穿戴无菌手术衣、手套。

一、步骤与方法

<table>
<tr><td>考情分析</td><td colspan="2">新大纲增加了脱手术衣内容，穿手术衣是考试中相对高频的抽查内容，熟悉操作后掌握并不困难，须熟练掌握。新大纲穿、脱手术衣只涉及包背式手术衣的考查</td></tr>
<tr><td colspan="3">物品准备</td></tr>
<tr><td colspan="3">包背式手术衣、卵圆钳（需要一名助手协助）</td></tr>
<tr><td colspan="2">操作步骤</td><td>注意事项</td></tr>
<tr><td colspan="2">1. 从已打开的无菌手术衣包内取出无菌手术衣一件，环视四周，选择较大的空间穿手术衣
2. 提起手术衣两肩及衣领折叠处，将衣领展开，内面朝向自己，正面向外，轻轻将手术衣抖开
3. 稍向上掷起手术衣，顺势将两手同时插入对应的衣袖内并尽量向前伸，将两手自袖口伸出。如双手未能完全伸出，可由巡回护士（或助手）在后面拉紧领部衣带将手伸出袖口
4. 由巡回护士（或助手）在身后系好领部、背部系带
5. 戴好无菌手套，然后一手提起腰带，传递给巡回护士（或助手），协助将腰带绕过后背至前侧部，并将手术衣的后面衣服完全包盖住后背部，由本人自行系好腰带
6. 手术结束，先自行解开腰带，然后由巡回护士（或助手）协助解开领部及背部的系带，用左手抓住手术衣的右肩部自上向下拉下手术衣，使衣袖由里向外翻，以同样的方法拉下左侧衣袖，脱下手术衣，确保手术衣里面外翻
7. 脱手术衣时要保护手臂及洗手衣裤不被手术衣正面污染，将手术衣内面向外掷于指定的污物袋内</td><td>1. 动作慢一点，保证不要把衣服接触到物品或人员，也便于分清反正
2. 轻掷即可，不要太用力
3. 顺势插入衣袖时不要强求深度，手臂伸直等待巡回护士协助
4. 前伸手臂时不要高过肩部</td></tr>
<tr><td colspan="3">考官提问</td></tr>
<tr><td colspan="3">—</td></tr>
<tr><td>考试常见问题汇总</td><td colspan="2">1. 操作时动作幅度过大导致手术衣接触其他物体
2. 轻掷手术衣时抛得过高</td></tr>
</table>

二、注意事项

（1）手术衣打开时，保持手术衣内面面向自身，正面向外，切勿碰触到手术衣的正面。

（2）手术衣穿好后，双手应举在胸前。穿上无菌手术衣、戴上无菌手套后，肩部以下、腰部以上、腋前线前、上下肢为无菌区，此区域手术开始前严禁碰触到任何物品。

（3）如无菌手术衣碰触到未消毒的物品发生污染事件，应换一件无菌手术衣，重新穿戴无菌手术衣和无菌手套。

（4）手术结束脱下手术衣的全过程严禁手臂及洗手衣裤接触到手术衣的正面。

第四节　手术区皮肤消毒

手术区皮肤消毒

一、步骤与方法

1. 手术前皮肤准备　不同的手术对患者手术区域的皮肤准备不同。一般外科手术，患者最好在手术前一天下午洗浴，并用肥皂清洗皮肤。皮肤上若有较多油脂或胶布粘贴的残迹，可用松节油或75%酒精擦净。

2. 术区剃毛　主张当日术前剃毛。若毛发细小，可不剃。不宜在手术室内剃毛，最好采用专用粘布粘贴法除毛。

3. 消毒剂　目前国内普遍使用0.75%碘伏作为皮肤消毒剂。也可用2.5%碘酊消毒，待干后再用70%酒精涂擦2～3遍以脱碘。面部、口腔、肛门及外生殖器等处消毒，不可用碘酊。

4. 消毒方法

<table>
<tr><td>考情分析</td><td colspan="2">手术区皮肤消毒是相对高频的考查项目，操作相对简单，须熟练掌握。本操作由于涉及使用消毒剂，考试现场使用的模拟人接触消毒剂会被染色，故多不会实操，主要为大体演示及口述，把握好操作顺序和重点即可</td></tr>
<tr><td colspan="3">物品准备</td></tr>
<tr><td colspan="3">卵圆钳、消毒剂、治疗碗、棉球或纱布等</td></tr>
<tr><td colspan="2">操作步骤</td><td>注意事项</td></tr>
<tr><td colspan="2">1. 准备好消毒用品（卵圆钳、消毒剂、治疗碗、棉球或纱布等）
2. 用碘伏（或 0.5% 安尔碘）棉球或小纱布团进行皮肤消毒，从手术区中心向四周皮肤顺序涂擦三遍，第二、三遍不能超出上一遍的范围
3. 消毒范围应包括手术切口周围半径 15cm 的区域
4. 对感染伤口或肛门、会阴等处的手术，应自外周向感染伤口或会阴肛门处涂擦</td><td>1. 口述即可，本步骤口述遗漏会扣分
2. 各数字务必叙述清楚
3. 对感染伤口或肛门会阴等处的消毒，口述完成即可
4. 口述，如有遗漏，考官可能会提问</td></tr>
<tr><td colspan="3">考官提问</td></tr>
<tr><td colspan="3">1. 感染伤口或会阴等处的消毒顺序　自外周向感染伤口或会阴肛门处涂擦
2. 消毒操作时的注意事项</td></tr>
<tr><td>考试常见问题汇总</td><td colspan="2">1. 口述内容有遗漏
2. 数字掌握不牢</td></tr>
</table>

二、注意事项

（1）消毒步骤应该自上而下，自切口中心向外周，涂擦时应稍用力，方向应一致，不可遗漏空白或自外周返回中心部位。

（2）已经接触污染部位的消毒纱布不应再返回涂擦清洁处。

（3）如为腹部手术，可先滴少许碘伏于脐孔，以延长消毒时间。

（4）对婴儿、口腔、肛门、外生殖器、面部皮肤等处进行消毒时，不宜使用碘酊消毒者，可选用 0.1% 新洁尔灭、0.1% 洗必泰、0.1% 硫柳汞酊、0.75%PVP-Ⅰ等涂擦 2 ～ 3 遍，以免刺激皮肤或黏膜。

第五节　穿、脱隔离衣

穿隔离衣

脱隔离衣

一、操作前准备

1. 戴好帽子、口罩、洗手。
2. 确定穿、脱隔离衣的区域，防止隔离衣正面（污染面）碰触其他物品。
3. 查看隔离衣的大小是否合适（一次性隔离衣选择合适的号码）。

二、操作步骤与方法

（一）进入感染区穿非一次性隔离衣

<table>
<tr><td>考情分析</td><td colspan="2">穿、脱隔离衣是相对高频的考查内容，步骤看似较多，但重点明确，不难熟悉，须熟练掌握</td></tr>
<tr><td colspan="3">物品准备</td></tr>
<tr><td colspan="3">隔离衣</td></tr>
<tr><td colspan="2">操作步骤</td><td>注意事项</td></tr>
<tr><td colspan="2">1. 戴好帽子及口罩，取下手表，卷袖过肘，洗手
2. 手持衣领取下隔离衣，清洁面（内侧面）朝向自己；将衣领两端向外平齐对折并对齐肩缝，露出两侧袖子内口
3. 右手抓住衣领，将左手伸入衣袖内；右手将衣领向上拉，使左手伸出袖口
4. 换左手抓住衣领，将右手伸入衣袖内；左手将衣领向上拉，使右手伸出袖口</td><td>1. 衣领及隔离衣内侧是清洁区
2. 系带子或扣子的顺序是：领、袖、腰</td></tr>
</table>

续表

操作步骤	注意事项
5. 两手持衣领，由领子前正中顺着边缘向后将领子整理好并扣好领扣，然后分别扎好袖口或系好袖口扣子（此时手已污染） 6. 松开收起腰带的活结，将隔离衣一边约在腰下 5cm 处渐向前拉，直到见边缘后捏住；同法捏住另一侧边缘的相同部位，注意手勿碰触到隔离衣的内面。然后双手在背后将边缘对齐，向一侧折叠，将后背完全包裹。一手按住折叠处，另一手将腰带拉至背后压住折叠处，将腰带在背后交叉，绕回到前面系好	
考官提问	
隔离衣何处是清洁的或污染的　衣领及隔离衣内侧是清洁部位，其余为污染部位	
考试常见问题汇总	1. 动作幅度过大，导致隔离衣外面接触面部 2. 系带子或扣子顺序错误

（二）出感染区脱非一次性隔离衣

考情分析	穿、脱隔离衣是相对高频的考查内容，步骤看似较多，但重点明确，不难熟悉，须熟练掌握
物品准备	
隔离衣、洗手液、消毒毛巾	

操作步骤	注意事项
1. 解开腰带，在前面打一活结收起腰带 2. 分别解开两侧袖口，抓起肘部的衣袖将部分袖子向上向内套塞入袖内，暴露出双手及手腕部，然后清洗、消毒双手 3. 解开领扣，右手伸入左手腕部的衣袖内，抓住衣袖内面将衣袖拉下；用遮盖着衣袖的左手抓住右手隔离衣袖子的外面，将右侧袖子拉下，使双手从袖管中退出 4. 用左手自隔离衣内面抓住肩缝处协助将右手退出，再用右手抓住衣领外面，协助将左手退出 5. 左手抓住隔离衣衣领，右手将隔离衣两边对齐，用夹子夹住衣领，挂在衣钩上 6. 若挂在非污染区，隔离衣的清洁面（内面）向外，若挂在污染区，则污染面（正面）朝外	1. 解开带子或扣子的顺序是：腰、袖、洗手、领 2. 注意已清洗过的手不要触碰隔离衣外面 3. 拉下一侧衣袖后用被包裹着的手去拉另一侧衣袖
考官提问	
隔离衣何处是清洁的或污染的　衣领及隔离衣内侧是清洁部位，其余为污染部位	
考试常见问题汇总	1. 动作幅度过大，导致污染 2. 解开带子或扣子顺序错误

（三）进入感染区穿一次性隔离衣

考情分析	穿、脱隔离衣是相对高频的考查内容，步骤看似较多，但重点明确，不难熟悉，须熟练掌握
物品准备	
一次性隔离衣	

操作步骤	注意事项
1. 戴好帽子及口罩，取下手表，卷袖过肘，洗手 2. 打开一次性隔离衣外包装，取出隔离衣 3. 选择不会碰触到周围物品发生污染的较大的空间，将隔离衣完全抖开 4. 抓住衣领部位分别将手插进两侧衣袖内，露出双手，整理隔离衣后先系好领部系带，然后将隔离衣两侧边襟互相叠压，自上而下分别系好后背的系带 5. 双手拎住两侧腰部系带在后背交叉，绕回到前面系好	1. 系带子或扣子的顺序是：领、腰 2. 选择较大的空间，将隔离衣完全抖开

考官提问	
—	
考试常见问题汇总	1. 动作幅度过大，导致隔离衣污染 2. 系带子或扣子顺序错误

（四）出感染区脱一次性隔离衣

考情分析	穿、脱隔离衣是相对高频的考查内容，步骤看似较多，但重点明确，不难熟悉，须熟练掌握
物品准备	
一次性隔离衣、洗手液、消毒毛巾	
操作步骤	注意事项
1. 解开腰带，在前面将腰带打结收起 2. 抓起肘部的衣袖将部分袖子向上向内套塞入袖内，暴露出双手及手腕部，清洗、消毒双手 3. 消毒双手后，解开领扣，右手伸入左手腕部的衣袖内，抓住衣袖内面将衣袖拉下；用遮盖着衣袖的左手抓住右手隔离衣袖子的外面，将右侧袖子拉下，使双手从袖管中退出 4. 用左手自隔离衣内面抓住肩缝处协助将右手退出，再用右手抓住衣领外面，协助将左手退出 5. 脱下隔离衣后将隔离衣污染面（正面）向内折叠打卷后，掷于指定的污物桶内	1. 解开带子或扣子的顺序是：腰、袖、洗手、领 2. 注意已清洗过的手不要触碰隔离衣外面 3. 拉下一侧衣袖后用被包裹着的手去拉另一侧衣袖 4. 脱下隔离衣后将隔离衣掷于指定的污物桶内
考官提问	
—	
考试常见问题汇总	解开带子或扣子顺序错误

（五）进入防污染区穿非一次性隔离衣

考情分析	穿、脱隔离衣是相对高频的考查内容，步骤看似较多，但重点明确，不难熟悉，须熟练掌握
物品准备	
隔离衣、洗手液、消毒毛巾	
操作步骤	注意事项
1. 戴好帽子及口罩，取下手表，卷袖过肘，严格清洗、消毒双手 2. 手持衣领取下隔离衣，内侧面朝向自己，防止外面碰触任何物品造成污染；将衣领两端向外平齐对折并对齐肩缝，露出两侧袖子内口 3. 右手抓住衣领，将左手伸入衣袖内；右手将衣领向上拉，使左手伸出袖口 4. 换左手抓住衣领，将右手伸入衣袖内；左手将衣领向上拉，使右手伸出袖口 5. 两手持衣领，由领子前正中顺着边缘向后将领子整理好并扣好领扣 6. 根据需要戴一次性无菌手套，然后分别扎好袖口（多了一个戴手套环节） 7. 松开腰带的活结，将隔离衣一边约在腰下 5cm 处渐向前拉，直到见边缘后捏住；同法捏住另一侧边缘的相同部位，注意手勿碰触隔离衣的内面及操作者自己的衣服，然后双手在背后将边缘对齐，向一侧折叠，将后背完全包裹。一手按住折叠处，另一手将腰带拉至背后压住折叠处，将腰带在背后交叉，绕回到前面系好	1. 严格清洗、消毒双手 2. 需要戴一次性无菌手套，然后扎好袖口 3. 戴手套后注意手勿碰触隔离衣的内面及操作者自己的衣服 4. 操作顺序：领、手套、袖、腰
考官提问	
—	
考试常见问题汇总	1. 动作幅度过大，导致污染 2. 操作顺序错误

（六）出防污染区脱非一次性隔离衣

考情分析	穿、脱隔离衣是相对高频的考查内容，步骤看似较多，但重点明确，不难熟悉，须熟练掌握
物品准备	
隔离衣	
操作步骤	注意事项
1. 解开腰带，在前面打一活结收起腰带。解开袖带，把袖子套塞入袖内 2. 脱下一次性手套，掷于指定容器内 3. 分别解开衣领处、后背部系带，一手伸入另一侧衣袖内，用遮盖着衣袖的手抓住另一只衣袖的外面，分别将衣袖拉下，双手从袖管中退出 4. 左手在隔离衣内面抓住肩缝，右手退出抓住衣领外面，左手退出 5. 左手抓住隔离衣的衣领，右手将隔离衣两边对齐内面向外翻折，确保隔离衣清洁面（正面）完全被内面包裹住，防止发生清洁面污染。用夹子夹住衣领，挂在指定的安全位置	1. 脱下的隔离衣确保清洁面（正面）完全被内面包裹住，防止发生清洁面污染 2. 操作顺序：腰、手套、领、袖
考官提问	
—	
考试常见问题汇总	1. 动作幅度过大，导致污染 2. 操作顺序错误

（七）进入防污染区穿一次性隔离衣

考情分析	穿、脱隔离衣是相对高频的考查内容，步骤看似较多，但重点明确，不难熟悉，须熟练掌握
物品准备	
一次性隔离衣、洗手液、消毒毛巾	
操作步骤	注意事项
1. 戴好帽子及口罩，取下手表，卷袖过肘，严格清洗、消毒双手 2. 助手协助打开一次性隔离衣外包装，取出隔离衣（手不可碰触到外包装袋） 3. 选择不会碰触到周围物品发生污染的较大的空间，将隔离衣完全抖开 4. 抓住衣领部位分别将手插进两侧衣袖内，露出双手 5. 根据需要戴一次性无菌手套，整理隔离衣后先系好领部系带，然后将隔离衣两侧边襟互相叠压，自上而下分别系好后背的系带。操作过程中严禁手碰触隔离衣内面及操作者自己的衣服 6. 双手拎住两侧腰部系带在后背交叉，绕回到前面系好	1. 严格清洗、消毒双手 2. 取出隔离衣时手不可碰触到外包装袋，抖开时误碰到周围污染物 3. 需要戴一次性无菌手套，然后扎好袖口 4. 戴手套后注意手勿碰触隔离衣的内面及操作者自己的衣服 5. 操作顺序：手套、领、腰
考官提问	
—	
考试常见问题汇总	1. 操作不当，导致污染 2. 操作顺序错误

（八）进入防污染区脱一次性隔离衣

考情分析	穿、脱隔离衣是相对高频的考查内容，步骤看似较多，但重点明确，不难熟悉，须熟练掌握
物品准备	
一次性隔离衣	
操作步骤	注意事项
1. 解开腰带，在前面打一活结收起腰带 2. 脱下一次性手套，掷于指定容器内 3. 分别解开衣领处、后背部系带，抓起衣袖分别将衣袖拉下，然后脱下隔离衣 4. 将脱下的隔离衣折叠打卷后，掷于指定的容器内	1. 操作顺序：腰、手套、领、袖 2. 脱下的手套、隔离衣掷于指定的容器内

续表

考官提问	
—	
考试常见问题汇总	操作顺序错误

三、注意事项

（1）穿好隔离衣后，保持双臂前伸、屈曲，上不过肩，下不过腰。

（2）穿隔离衣前，准备好工作中一切需用物品，避免穿隔离衣后到清洁区取物。

（3）穿隔离衣时，避免接触清洁物；系领子时，勿使衣袖触及面部、衣领及工作帽。

（4）穿隔离衣时，须将内面工作服完全遮盖；隔离衣内面及衣领为清洁区，穿脱时，要注意避免污染。

（5）穿隔离衣后，只限在规定区域内进行活动，不得进入清洁区。

（6）挂隔离衣时，不可将衣袖露出或衣边污染面盖过清洁面。

（7）隔离衣应每天更换，如有潮湿或被污染时，应立即更换。

第六节　创伤的现场止血法

一、操作目的

对创伤实施现场救治，通过有效止血，减少失血性休克的发生。

二、适应证

各种创伤导致的出血，尤其是动脉性出血及大静脉破裂导致的出血。

创伤的现场止血法

三、禁忌证

有骨关节损伤者禁用屈曲加垫止血法。

四、操作前准备

（1）判断出血的性质

① 动脉性出血：血液颜色鲜红，呈间歇性喷射状，短时间内出血量大。

② 静脉性出血：血液呈暗红色，流出速度较慢呈持续涌出状，出血速度较缓慢。

③ 毛细血管性出血：血液颜色鲜红，创面渗血，可自凝，不易找到出血点。

（2）根据出血的性质及部位选用止血物品，常用弹性止血带、卡扣式弹性止血带、无菌敷料、绷带、三角巾、毛巾等，也可徒手实施指压动脉止血。

（3）应用弹性止血带或卡扣式弹性止血带之前应检查止血带的弹性及抗拉伸性，确保其使用性。

五、步骤与方法

（一）指压止血法

适用于头、面、颈部和四肢的动脉性出血，将出血部位近心端的供血血管压向对应的骨骼，以阻断血流。

1. 头顶部、额部出血　指压颞浅动脉，一手固定伤者头部，另一手拇指在伤侧耳前将颞浅动脉压向下颌关节。

2. 面部出血　指压面动脉，左、右手拇指分别放在两侧下颌角前 1cm 处的凹陷处，将左、右侧面动脉压向下颌骨，其余四指置于伤者后枕部与拇指形成对应力。

3. 前臂出血　指压肱动脉，一手固定伤者患肢，另一手四指并拢置于肱动脉搏动明显处，拇指放于对应部位，将肱动脉压向肱骨。

4. 手部出血　指压桡、尺动脉，双手拇指与食指分别放在伤侧的桡动脉与尺动脉处，分别将桡动脉、尺动脉压向手腕部骨骼。

5. 下肢出血　指压股动脉，将一手尺侧小鱼际置于伤肢股动脉搏动明显处，用力将股动脉压向股骨。

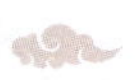

6. 脚部出血 指压胫前、胫后动脉，双手拇指与食指分别放在伤侧脚踝处的胫前动脉与胫后动脉处，分别将胫前动脉、胫后动脉压向脚踝部骨骼。

（二）加压包扎止血法

适用于中、小静脉，小动脉或毛细血管出血。用无菌敷料或洁净的毛巾、手绢、三角巾等覆盖伤口，加压包扎达到止血目的。必要时可将手掌放在敷料上均匀加压。

考情分析	加压包扎止血法是相对常见的考查内容，操作简单，须熟练掌握
物品准备	
无菌敷料、胶布、绷带等	
操作步骤	注意事项
1. 用急救包或厚敷料覆盖伤口，胶布固定 2. 抬高患肢，避免静脉回流受阻而增加出血 3. 用绷带加压包扎，松紧适度，范围应较大	本操作内容偏少，叙述时应尽量完整
考官提问	
—	
考试常见问题汇总	操作中叙述内容过少

（三）填塞止血法

适用于腋窝、腹股沟及臀部等较深处的出血。用消毒纱布、敷料（如果没有，用干净的布料替代）填塞在伤口内，再加压包扎。

（四）止血带止血法

适用于四肢的动脉性出血。

1. 弹性止血带止血法

考情分析	弹性止血带止血法是相对常见的考查内容，操作简单，须熟练掌握
物品准备	
衬垫物、三角巾或绷带、止血带、无菌敷料等	
操作步骤	注意事项
1. 扎止血带之前先抬高患肢以增加静脉回心血量 2. 将三角巾、毛巾或软布等织物包裹在扎止血带部位的皮肤上 3. 扎止血带时左手掌心向上，手背贴紧肢体，止血带一端用虎口夹住，留出长约 10cm 的一段，右手拉较长的一端，适当拉紧拉长，绕肢体 2 ～ 3 圈 4. 用左手的食指和中指夹住止血带末端用力拉下，使之压在缠绕在肢体上的止血带的下面 5. 精确记录扎止血带的时间并标记在垫布上	1. 本操作动作简单，口述务必尽量完整，3、4、5 点内容均口述完成，均有分值，如遗漏考官可能会提问 2. 操作步骤中的数字一定要清晰掌握
考官提问	
1. 止血带止血法的缠扎部位　上肢应选择在上臂的上 1/3，下肢应在股部中下 1/3 交界处。前臂和小腿禁用止血带 2. 成功止血的标志　以伤口不再继续出血，远端动脉搏动刚好消失为宜 3. 止血带止血法止血时间　扎止血带时间不宜超过 3h，应每 1h 松止血带 1 次，每次放松 2 ～ 3min	
考试常见问题汇总	1. 操作中叙述内容过少 2. 具体数字掌握不牢

2. 卡扣式弹性止血带止血法 扎止血带之前先抬高患肢以增加静脉回心血量。将三角巾、毛巾或软布等织物包裹在扎止血带部位的皮肤上，将卡扣式弹性止血带卡扣打开，捆扎在止血部位后将卡扣卡上，然后拉紧止血带，以出血明显减少或刚好终止出血的松紧度为宜。精确记录扎止血带的时间并标记在垫布上。

（五）屈曲加垫止血法

考情分析	屈曲加垫止血法是相对常见的考查内容，操作简单，须熟练掌握
物品准备	
衬垫物、三角巾或绷带、止血带、无菌敷料等	
操作步骤	**注意事项**
1. 适用于肘、膝关节远端肢体受伤出血，有骨关节损伤者禁用 2. 先裹缠棉垫、纱布、衣服或毛巾作为衬垫物 3. 在肘窝或腘窝处放置衬垫物，将肘关节或膝关节尽力屈曲，借衬垫物压住动脉 4. 用绷带或三角巾将肢体固定于屈曲位，以阻断关节远端的血流	本操作动作简单，口述务必尽量完整
考官提问	
1. 屈曲加垫止血法的适用部位 适用于肘、膝关节远端肢体受伤出血，有骨关节损伤者禁用 2. 成功止血的标志 以伤口不再继续出血，远端动脉搏动刚好消失为宜	
考试常见问题汇总	操作中叙述内容过少

六、注意事项

（1）首先判断伤者的生命征，如发生心搏骤停，应立即实施心肺复苏。

（2）正确选定扎止血带的部位，止血带应扎在伤口的近心端，避开可能伤及神经的部位。

① 前臂出血：宜扎在上臂上 1/3 处，不可扎在下 1/3 处，以防损伤桡神经。

② 下肢出血：宜扎在大腿的下 1/3 处，不可扎在上 1/3 处，以防损伤股神经。

（3）弹性止血带捆扎的松紧度要适宜，止血带的松紧度以出血明显减少或终止，远端动脉搏动刚好消失为适宜。过松达不到止血效果，过紧有造成局部软组织及神经损伤的风险。

（4）扎止血带部位必须加衬垫，以免损伤皮肤。

（5）精确记录并标记扎止血带的日期、时间和部位，标记在垫布上或记录在标签上并挂在伤者醒目的部位。

（6）严格控制捆扎时间，持续扎止血带的时间不宜超过 3h，并应每 1h 放松止血带 1 次，每次放松 2 ～ 3min。松解止血带时，如果伤口出血量大，应用指压法暂时止血。

（7）使用屈曲加垫止血法之前必须先评估局部有无骨关节损伤，有骨关节损伤者禁用屈曲加垫止血法。

第七节 伤口换药

一、操作目的

伤口换药

（1）观察伤口的变化，便于进一步处理。

（2）改善伤口环境，保持引流通畅，控制局部感染。

（3）保护并促进新生上皮和肉芽组织生长，减少瘢痕的形成。

（4）保护伤口创面，预防附加损伤和污染。

二、适应证

（1）手术后切口的常规检查。

（2）敷料松脱需要更换。

（3）伤口的渗血、渗液、引流液等浸湿敷料，或大小便及各种消化液污染伤口。

（4）需松动或拔出引流管。

（5）愈合伤口拆线。

三、步骤与方法

1. 术前准备

（1）术者准备　换药前操作者应遵循无菌原则洗手，并戴好帽子和口罩。向患者说明换药的目的，以取得配合。

（2）患者体位　按伤口部位采取不同的卧姿或其他的稳定姿势。要求使患者舒适，伤口暴露充分，光线良好，操作方便，尽量不使患者看到伤口。

（3）查看伤口　必要时先看一次伤口，估计需要多少敷料和使用何种器械（剪刀、探针等）、药物，一次备妥。

2. 换药的具体步骤

考情分析	伤口换药是相对常见的考查内容，步骤虽看似较多，但操作简单，须熟练掌握。注意伤口分为无感染伤口及感染伤口，注意考试中的要求
物品准备	
一次性无菌换药包1个（内含弯盘2个，垫单1块，镊子2把，纱布、棉球若干），无菌手套，剪刀1把，消毒剂，胶布等	
操作步骤	**注意事项**
1. 操作者戴好帽子、口罩、洗手，准备无菌手套、换药器械、敷料，向患者说明换药目的以取得配合 2. 用手将伤口外层的敷料揭去，然后戴无菌手套，按无菌操作持镊，将覆盖在伤口上的内层敷料轻揭去，露出伤口 3. 换药时双手执镊，左手镊子从换药碗中夹无菌物品，传递给右手镊子，两镊子不可相碰 4. 无感染伤口，用0.75%碘伏或2.5%碘酊由内向外消毒伤口及周围皮肤，沿切口方向范围距切口3～5cm，擦拭2～3遍，消毒范围应大于辅料覆盖的范围 5. 感染伤口，则应从外向感染伤口处涂擦。分泌物较多且创面较深时，宜用干棉球及生理盐水棉球擦拭并清除干净；高出皮肤表面或不健康的肉芽组织及较多坏死物质，可用剪刀剪平，再用生理盐水棉球擦拭；若肉芽组织有较明显水肿时，可用3%～5%高渗盐水湿敷 6. 消毒完毕，一般创面可用消毒凡士林纱布覆盖，污染伤口或易出血伤口要用引流纱条，防止深部化脓性感染 7. 用无菌敷料覆盖伤口，应距离切口边缘3cm以上，一般用8～10层纱布，胶布固定，贴胶布方向应与肢体或躯干长轴垂直	1. 可口述完成，但不可遗漏 2. 戴手套一般口述表述出即可 3. 揭除伤口外层的敷料时注意要轻巧，一般沿伤口长轴方向揭除 4. 如遇敷料与伤口因结痂粘连，不可硬揭，应以生理盐水棉球将结痂敷料浸湿后再揭去，以免伤口出血 5. 一手夹取与传递，另一手于伤口操作 6. 表述时一定强调两镊子不可相碰 7. 各步骤数字请牢记，如遗漏叙述，考官可能提问 8. 如考题为无菌伤口换药的处理，直接进行第一步即可 9. 感染伤口参照步骤5及步骤6
考官提问	
各步骤的具体数字重点	
考试常见问题汇总	1. 具体数字记忆不牢 2. 忘记叙述戴手套 3. 操作中镊子相碰

3. 各种伤口的处理

（1）无感染伤口　一般于术后1～2天更换敷料1次，更换敷料时用70%酒精棉球消毒后，用无菌纱布覆盖伤口。

（2）感染伤口　除去坏死组织，充分引流伤口内分泌物。浅部伤口放药物纱布引流，深部伤口用引流纱条引流。一般每天换药1～2次，外层敷料被分泌物浸湿后应及时更换敷料。

四、注意事项

（1）换药时先无感染伤口，后感染伤口；先缝合伤口，后有创面伤口；先感染轻的伤口，后感染重的伤口；先一般非特异性感染伤口，后特异性感染伤口（如破伤风杆菌、铜绿假单胞菌等感染的伤口）。

（2）换药过程中，假如需用两把镊子（或钳子）协同把蘸有过多盐水或药液的棉球拧干一些时，必须使相对干净侧（左手）镊子位置向上，而使接触伤口侧（右手）镊子位置在下，以免污染。

（3）换下的敷料及脓血物应放置在一个专用碗、盘或污物桶内。放置污染物时，不可从无菌弯盘上方经过。

（4）换药的次数应根据伤口情况来决定。一期缝合伤口，一般术后 2 ～ 3 天换药 1 次；肉芽生长健康，分泌物很少的伤口，可隔日 1 次；一般有肉芽组织生长的伤口，每日换药 1 次；脓液较多的伤口，1 天可换药多次；脓肿切开引流填塞敷料的伤口，次日不换药，以免出血。

（5）对破伤风杆菌、铜绿假单胞菌、溶血性链球菌等感染的伤口，在换药时应穿隔离衣，器械要严格隔离灭菌，其敷料必须焚烧，以免交叉感染。

第八节　脊柱损伤的现场搬运

一、操作目的

对怀疑有脊柱损伤的伤员，均应按脊柱损伤处理，不要随意翻身、扭曲，正确地将伤员搬运到硬质担架上，并加以妥善固定，以免引起或加重脊髓损伤甚至造成生命危险，然后迅速转运至医院。

二、适应证

（1）从高处坠落，臀部四肢先着地致伤者。

（2）重物从高空直接砸压在头部或肩部者。

（3）直接暴力冲击在脊柱致伤者。

脊柱损伤的现场搬运

三、操作前准备

（1）首先要简单了解伤者受伤过程，并查看现场安全性。

（2）准备硬质担架、绷带、软垫、颈托、头部固定器等。

（3）如没有专用搬运器材，可就地取材，如木板、门板等。

四、步骤与方法

1. 急救处理

（1）脊柱损伤的恰当急救处理，对伤员的预后有着重要意义。

（2）伤后脊柱有疼痛、压痛，或有隆起、畸形，对清醒伤员可询问并触摸其疼痛部位，对昏迷伤员可触摸其脊柱后突部位，以初步判断损伤部位。

（3）观察是高位四肢瘫还是下肢瘫，以确定是颈椎损伤还是胸腰椎损伤，以作为搬运时的依据。

（4）由于导致脊柱损伤或脊髓损伤的暴力往往巨大，应特别注意有无颅脑和重要脏器的损伤、休克等，并优先处理，维持伤员的呼吸道通畅及生命体征稳定。

（5）实施现场处理及搬运过程中，如伤者发生心脏呼吸骤停，应停止搬运，立即实施心肺复苏术。操作时应严密注意对伤处的保护，防止加重损伤引起不良后果。

2. 颈椎损伤的搬运

<table>
<tr><td>考情分析</td><td colspan="2">脊柱损伤患者的急救搬运是相对常见的考查内容，步骤虽看似较多，但操作简单，须熟练掌握。重点内容务必表述清楚</td></tr>
<tr><td colspan="3">物品准备</td></tr>
<tr><td colspan="3">颈托、沙袋或卷紧的衣物、三角巾或绷带等</td></tr>
<tr><th colspan="2">操作步骤</th><th>注意事项</th></tr>
<tr><td colspan="2">1. 可先用颈托固定颈部
2. 搬运一般需要由三人或四人共同完成，可求助于现场的成年目击者。</td><td>1. 原则上就是尽力保证脊柱呈直线，尽可能减少活动</td></tr>
</table>

操作步骤	注意事项
进行搬运时一人蹲在伤者的头顶侧，负责托下颌和枕部，并沿脊柱纵轴略加牵引力，使颈部保持中立位，与躯干长轴呈一条直线，其他三人分别蹲在伤者的右侧胸部、右侧腰臀部及右下肢旁，由头侧的搬运者发出口令，四人动作协调一致将伤者平直地抬到担架（或木板）上 3. 放置头部固定器将伤者的头颈部与担架固定在一起，或在伤者头及颈部两侧放置沙袋或卷紧的衣服等，然后用三角巾或长条围巾等将伤者头颈部与担架（或木板）捆扎固定在一起，防止在搬运中发生头颈部移动，并保持呼吸道通畅	2. 哪些部位保持水平及平托哪些部位要叙述清楚
考官提问	
如果没有担架可用什么代替　可就地取材，如木板、门板等	
考试常见问题汇总	1. 重点部位叙述不够清晰 2. 遗漏伤者在担架上的固定

3. 胸腰椎损伤的搬运

考情分析	胸腰椎损伤患者的急救搬运是相对常见的考查内容，步骤虽看似较多，但操作简单，须熟练掌握。重点内容务必表述清楚
物品准备	
软垫、绷带、硬板担架（需助手两名）等	
操作步骤	注意事项
1. 意识清楚者询问疼痛部位，搬运时宜用硬质担架或就地取材（如木板、门板等）。搬动时尽可能减少不必要的活动，以免加重脊髓损伤 2. 搬运时应由四人采用平卧式搬运法 3. 木板放于伤者侧，伤者取仰卧位，头部、颈部、躯干、骨盆应以中心直线位，脊柱不能屈曲或扭转，一人站在患者头顶侧，负责托下颌和枕部，其余三人在伤者同侧，动作一致地用手平托伤者的头、胸、腰、臀、腿部，平抬平放至硬质担架上 4. 然后在伤者的身体两侧用枕头或衣物塞紧，用固定带将患者绑在硬质担架上，保持脊柱伸直位 5. 如只有软担架时，则宜取俯卧位，以保持脊柱的平直，防止脊柱屈曲	1. 原则上就是尽力保证脊柱呈直线，尽可能减少活动 2. 哪些部位保持水平及平托哪些部位要叙述清楚 3. 如考试时确有担架，绑固定带时要避开关节部位，上臂、前臂、大腿、小腿各一根固定带
考官提问	
如果没有担架可用什么代替　可就地取材，如木板、门板等	
考试常见问题汇总	1. 重点部位叙述不够清晰 2. 遗漏伤者在担架上的固定

五、注意事项

（1）在搬运脊柱损伤伤员过程中，始终要保持脊柱伸直位，严禁弯曲或扭转。

（2）转运过程中，需密切注意观察伤员的生命体征和病情变化。

第九节　长骨骨折现场急救固定

一、操作目的

长骨骨折现场急救固定

现场救护中，对长骨骨折的伤员必须采取伤肢的固定制动措施，以减轻伤处的疼痛，预防疼痛性休克的发生，同时限制骨折断端的再移位，防止骨折断端刺伤血管、神经等周围组织造成继发性损伤，以便于抢救和转运。

二、适应证

四肢长骨闭合性骨折和四肢长骨开放性骨折。

三、物品准备

夹板、固定架、绷带、纱布、酒精、三角巾、棉垫、止血带等。在救护现场也可以用树枝、竹竿、木棍、雨伞、衣服等代替。

四、步骤与方法

（一）闭合性骨折

固定前将伤肢放到适当的功能位（固定位），一般上肢骨折采用肘关节屈曲位，下肢骨折采用伸直位。

固定物与肢体之间要加衬垫（棉垫、毛巾、衣物等），骨突部位加垫棉花或软布类加以保护。

其中一个夹板的长度应长及骨折处上下两个关节。

（1）上臂骨折

<table>
<tr><td>考情分析</td><td colspan="2">闭合性骨折的简易固定是相对常见的抽查内容，操作简单，须熟练掌握</td></tr>
<tr><td colspan="3">物品准备</td></tr>
<tr><td colspan="3">夹板、绷带、衬垫、三角巾（两条）等</td></tr>
<tr><td colspan="2">操作步骤</td><td>注意事项</td></tr>
<tr><td colspan="2">1. 伤肢取肘关节屈曲呈直角位
2. 长夹板放在上臂的外侧，长及肩关节及肘关节，短夹板放置在上臂内侧
3. 用绷带分三个部位捆绑固定，然后用一条三角巾将前臂悬吊于胸前，用另一条三角巾将伤肢与胸廓固定在一起
4. 若无可用的夹板，可用三角巾先将伤肢固定于胸廓，然后用另一条三角巾将伤肢悬吊于胸前</td><td>1. 衬垫置于骨突部位
2. 固定的松紧度要适中，既要固定牢靠，又不能过紧而影响局部血液循环。
3. 四肢骨折固定时，要露出指（趾）端以便观察伤肢的血液循环情况</td></tr>
<tr><td colspan="3">考官提问</td></tr>
<tr><td colspan="3">骨折简易固定的注意事项</td></tr>
<tr><td>考试常见问题汇总</td><td colspan="2">1. 忘记加衬垫
2. 忘记绷带的绑缠方式
3. 少用了一条三角巾</td></tr>
</table>

（2）前臂骨折

<table>
<tr><td>考情分析</td><td>闭合性骨折的简易固定是相对常见的抽查内容，操作简单，须熟练掌握</td></tr>
<tr><td colspan="2">物品准备</td></tr>
<tr><td colspan="2">夹板、绷带、衬垫、三角巾（两条）等</td></tr>
</table>

续表

操作步骤	注意事项
1. 伤肢取肘关节屈曲呈直角位 2. 将两块夹板分别置于前臂的屈侧及伸侧面，用绷带分别捆绑固定肘、腕关节 3. 用三角巾将肘关节屈曲功能位悬吊于胸前，用另一条三角巾将伤肢固定于胸廓 4. 若无夹板，先用三角巾将伤肢悬吊于胸前，然后用另一条三角巾将伤肢固定于胸廓	1. 固定的松紧度要适中，既要固定牢靠，又不能过紧而影响局部血液循环 2. 四肢骨折固定时要露出指（趾）端以便观察伤肢的血液循环情况
考官提问	
骨折简易固定的注意事项	
考试常见问题汇总	1. 忘记加衬垫 2. 忘记绷带的绑缠方式 3. 少用了一条三角巾

（3）大腿骨折

考情分析	大腿闭合性骨折的简易固定是相对常见的抽查内容，操作简单，须熟练掌握。固定方法分为两种，考试中注意抽查的是哪一种，一般情况下，抽查的都是夹板固定法。现场多无法实操，大体演示及口述为主
物品准备	
夹板、衬垫、绷带或三角巾等	
操作步骤	注意事项
① 夹板固定法：将伤肢放置伸直固定位，取长夹板置于伤肢外侧面，夹板长及伤侧腋窝至脚踝，另一夹板放置在伤肢内侧，然后用绷带取大腿上部、膝关节上方、脚踝上方三处捆绑固定，搬运时可用绷带或三角巾将双下肢与担架固定在一起，加强固定作用 ② 健肢固定法：无长夹板时，在膝、踝关节及两腿之间的空隙处加棉垫或折叠的衣服，用绷带或三角巾将双下肢分别在大腿上部、膝关节上方、脚踝上方三处捆绑在一起	相比上肢的骨折，只是少了一步悬吊
考官提问	
骨折简易固定的注意事项	
考试常见问题汇总	忘记夹板的要求

（4）小腿骨折

考情分析	闭合性骨折的简易固定是相对常见的抽查内容，操作简单，须熟练掌握
物品准备	
夹板、衬垫、绷带或三角巾等	
操作步骤	注意事项
1. 伤肢取伸直固定位 2. 取两块夹板分别放置在伤肢的内外两侧，夹板长及大腿中部至脚踝部 3. 用绷带或三角巾分别在膝关节上方、膝关节下方、脚踝上方捆绑固定 4. 亦可用三角巾以相同方法将伤肢与健侧下肢捆绑固定在一起	相比上肢的骨折，只是少了一步悬吊
考官提问	
骨折简易固定的注意事项	
考试常见问题汇总	忘记夹板的要求

（二）开放性骨折

考情分析	开放性骨折（以前臂为例）的简易固定是相对常见的抽查内容，操作步骤偏多，但原理简单，须熟练掌握。考试现场不能实现完整的实操，以大体演示及口述为主，故应熟悉掌握各步骤及要点
物品准备	
敷料、纱布、肥皂水、75% 酒精、生理盐水、双氧水、夹板、绷带、衬垫、三角巾（两条）等	
操作步骤	**注意事项**
1. 先处理伤口，纱布遮盖伤口，肥皂水清洁伤口周围污染的皮肤，用 75% 酒精消毒皮肤 3 遍，用生理盐水和双氧水交替冲洗伤口数次。检查并除去异物，加压包扎 2. 有外露的骨折端等组织不应还纳，以免将污染物带入深层，应用消毒敷料或清洁布类进行严密的保护性包扎 3. 伴有血管损伤者，先加压包扎止血后再固定，加压包扎无效可用橡皮管止血带止血 4. 固定物与肢体之间要加衬垫，骨突部位加垫棉花或布类保护，以防皮肤压伤 5. 固定范围包括肘、腕关节，选择适宜长度的夹板，将夹板置于前臂四侧固定，夹板的柔软面接触身体，坚硬面向外，绷带固定，松紧度以绷带能上下移动 1cm 为度 6. 固定肘、腕关节，用三角巾将肘关节屈曲，前臂悬吊于胸前，另一条三角巾将伤肢固定于胸廓	1. 先进行伤口清洗 2. 再进行止血 3. 至此开始参照闭合性骨折的简易固定，相比闭合性骨折，开放性骨折的处理不过是多了清洗和止血
考官提问	
骨折简易固定的注意事项	
考试常见问题汇总	与闭合性骨折的处理混淆

五、注意事项

（1）固定的松紧度要适中，既要固定牢靠，又不能过紧。

（2）四肢骨折固定后，要露出指（趾）端以便观察血液循环。

（3）肢体固定后，如出现指（趾）苍白、青紫，肢体发凉、疼痛或麻木时，表明血液循环不良，要立即查明原因，如为扎缚过紧，应放松缚带，重新固定。

（4）用止血带止血者，要标明其时间，时间应越短越好，如需延长应每隔 1h 放松一次，待肢体组织有新鲜血液渗出后，再重新扎上，若出血停止则不必重复使用。止血带使用的时间过长将导致肢体疼痛，甚至引起肢体缺血性坏死而致残，严重者可危及伤员生命。

第十节　心肺复苏术

心肺复苏术

一、操作目的

通过人工胸外心脏按压、开放气道、人工呼吸这三个环节的支持，以对患者的心、脑和其他重要脏器持续供血、供氧，从而为进一步抢救生命创造条件。

二、适应证

适用于各种原因所造成的心脏呼吸骤停。

三、禁忌证

并无绝对的禁忌证。胸外心脏按压的禁忌证有胸壁开放性损伤、肋骨骨折、胸廓畸形或心脏压塞、严重张力性气胸。

四、步骤与方法

心肺脑复苏术分为以下三个阶段：

1. 基本生命支持阶段　是初步生命急救，包括心跳呼吸停止的判断与人工循环、气道开放和人工通气。

2. 高级心脏生命支持阶段 应用辅助设备及特殊技术恢复和保持自主呼吸和心跳。包括建立人工气道、人工正压通气、持续人工循环、给予复苏药物。

3. 延长生命支持阶段 保护大脑、脑复苏及复苏后疾病的预防，包括多器官功能支持、脑保护与冬眠、促清醒、ICU 床旁重症监护、确诊并去除病因、开放气道、重建呼吸与循环。

本节主要介绍心肺复苏术的第一阶段——基本生命支持阶段。

（1）环境判断 首先评估现场环境是否安全。

（2）意识的判断 用双手轻拍患者双肩，分别对其双耳大声呼叫“醒醒！”“喂！你怎么了？”患者无反应。

（3）检查呼吸 迅速观察患者胸廓起伏，判断有无呼吸运动或仅有濒死喘息。

（4）立即呼救 “请立刻拨打急救电话！并取除颤仪！”

（5）判断是否有颈动脉搏动 用右手的中指和食指从气管正中环状软骨划向近侧颈动脉搏动处（喉结旁开 2 ～ 3cm），判断 5 ～ 10s，告知有无颈动脉搏动。

（6）摆放体位 使患者仰卧于硬板床或与地面呈直线，松解患者衣领及裤带。

（7）胸外心脏按压

<table>
<tr><td>考情分析</td><td colspan="2">心肺复苏术是相对高频的抽查内容，操作简单，须熟练掌握。心肺复苏术分为胸外心脏按压、开放气道、人工呼吸三个步骤，而中医类别考试中是单独抽查的，不需要完整演示，注意考题要求</td></tr>
<tr><td>内容</td><td colspan="2">胸外心脏按压</td></tr>
<tr><td colspan="3">物品准备</td></tr>
<tr><td colspan="3">—</td></tr>
<tr><td colspan="2">操作步骤</td><td>注意事项</td></tr>
<tr><td colspan="2">1. 患者仰卧于地面或硬板上，抢救者跪在患者身旁或站在床旁
2. 按压部位是胸骨中、下 1/3 处（或两乳头连线与前正中线交点或胸骨的下半段）
3. 抢救者一手掌根紧贴于患者胸部，另一手掌掌根重叠其上，两手手指相扣，接触按压部位的手掌五指翘起
4. 抢救者按压时上半身稍向前倾，双肩位于患者正上方，保持前臂与患者胸骨垂直，两肘关节伸直，以上半身力量用力垂直向下按压
5. 按压要求成人胸骨下陷至少 5 ～ 6cm，按压频率至少 100 ～ 120 次 / 分，压、放时间比为 1：1，放松时要使胸壁回复原位，放松时掌根不应离开胸壁。连续按压 30 次后给予人工呼吸 2 次</td><td>1. 关键在于置患者于硬表面之上，不然按压无法生效
2. 肩、肘、腕于一条直线
3. 按压位置及各步骤数字要牢记
4. 只有掌根接触胸壁
5. 按压与呼吸比为 30：2</td></tr>
<tr><td colspan="3">考官提问</td></tr>
<tr><td colspan="3">可能提问演示中叙述遗漏的重点及数字</td></tr>
<tr><td>考试常见问题汇总</td><td colspan="2">1. 按压时姿势不正确，没有垂直发力
2. 按压时手指放置在胸壁上
3. 忘记重点位置或数字
4. 按压速率不够</td></tr>
</table>

（8）开放气道 分为仰头抬颏法、仰头托颈法、双手托颌法。临床最常用的是仰头抬颏法。

① 仰头抬颏法：施救者将一手掌小鱼际（小拇指侧）置于患者前额，下压使其头部后仰。另一手的食指和中指置于靠近颏部的下颌骨下方，将颏部向前抬起，帮助头部后仰，气道开放。必要时拇指可轻牵下唇，使口微微张开。

② 仰头托颈法：患者仰卧，抢救者一手抬起患者颈部，另一手以小鱼际侧下压患者前额，使其头后仰，气道开放。

③ 双手托颌法：患者平卧，抢救者用双手从两侧抓紧患者的双下颌并托起，使头后仰，下颌骨前移，即可打开气道。此法适用于颈部有外伤者，以下颌上提为主，不能将患者头部后仰以及左右转动。注意颈部有外伤者只能采用双手抬颌法开放气道，不宜采用仰头抬颏法和仰头托颈法，以避免进一步损伤脊髓。

考情分析	心肺复苏术是相对高频的抽查内容，操作简单，须熟练掌握。心肺复苏术分为胸外心脏按压、开放气道、人工呼吸三个步骤，而中医类别考试中是单独抽查的，不需要完整演示，注意考题要求
内容	开放气道（仰头抬颏法）
物品准备	
—	
操作步骤	注意事项
1. 使患者仰卧于坚固的平地或平板上，松开患者衣扣和裤带，头颈部和躯干保持在同一轴面 2. 如有义齿应取下，用手指清除口腔异物和分泌物 3. 抢救者在患者的右侧，左手掌小鱼际置于患者前额，下压使其头部后仰，右手食指与中指置于患者下颏处，将颏部向前托起，使头后仰（下颌角与耳垂的连线与地面垂直），开放气道	1. 本操作动作简单，口述内容务必争取完整 2. 要叙述出使头后仰，下颌角与耳垂的连线与地面垂直。如遗漏，考官会提问
考官提问	
开放气道完成的标志	下颌角与耳垂的连线与地面垂直
考试常见问题汇总	1. 忘记叙述清理口腔 2. 忘记开放气道完成的标志

（9）人工呼吸　口对口人工呼吸是现场复苏最快捷有效的通气方法。有条件亦可采取简易呼吸器进行人工呼吸。对口唇受伤或牙关紧闭者及婴幼儿多采取口对鼻人工呼吸。

① 口对口人工呼吸

考情分析	心肺复苏术是相对高频的抽查内容，操作简单，须熟练掌握。心肺复苏术分为胸外心脏按压、开放气道、人工呼吸三个步骤，而中医类别考试中是单独抽查的，不需要完整演示，注意考题要求
内容	口对口人工呼吸
物品准备	
—	
操作步骤	注意事项
1. 解开患者上衣、腰带等，清除口腔中的分泌物，开放气道 2. 抢救者一只手的拇指与食指捏住患者鼻翼，用小鱼际肌下压患者前额，另一只手固定患者下颏，开启口腔 3. 抢救者用双唇严密包住患者口唇，平静状态下缓慢均匀吹气，同时观察胸廓是否隆起。吹气时间每次不少于 1s，每次送气量 500 ～ 600mL，以胸廓抬起为有效 4. 吹气完毕，松开患者口鼻，使患者的肺及胸廓自然回缩，将气体排出，重复吹气一次，与心脏按压交替进行，按压与吹气比为 30∶2	1. 口述即可，不强求 2. 其实就是仰头抬颏法动作的后续 3. 各步骤关键数字要清晰表述 4. 注意，不是深吸一口气，然后用力吹气 5. 口述为主，但不可遗漏
考官提问	
可能提问演示中叙述遗漏的重点及数字	
考试常见问题汇总	1. 吹气过猛 2. 没有让患者胸廓自然回落 3. 忘记叙述按压与吹气比

② 口对鼻人工呼吸

考情分析	心肺复苏术是相对高频的抽查内容，操作简单，须熟练掌握。心肺复苏术分为胸外心脏按压、开放气道、人工呼吸三个步骤，而中医类别考试中是单独抽查的，不需要完整演示，注意考题要求
内容	口对鼻人工呼吸

物品准备	
—	
操作步骤	**注意事项**
1. 解开患者上衣、腰带等，清除口腔中的分泌物，开放气道 2. 施救者稍用力抬高患者下颏，使口闭合 3. 先深吸一口气，用口罩住患者鼻孔，将气体吹入患者鼻内，吹气时观察胸廓是否隆起 4. 吹气完毕，松开患者口鼻，使患者的肺及胸廓自然回缩，将气体排出，重复吹气一次，与心脏按压交替进行，按压与吹气比为 30∶2	1. 口述即可，不强求 2. 注意，此时是深吸一口气，然后吹气 3. 口述为主，但不可遗漏
考官提问	
可能提问演示中叙述遗漏的重点及数字	
考试常见问题汇总	1. 没有让患者胸廓自然回落 2. 忘记叙述按压与吹气比

③ 简易呼吸器呼吸：见第十一节。

（10）持续 2min 高效率的心肺复苏　以心脏按压∶人工呼吸 =30∶2 的比例操作 5 个周期（心脏按压开始至送气结束）。

（11）判断心肺复苏是否有效（评价心肺复苏成功）的指标　①触摸到大动脉搏动；②有自主呼吸；③瞳孔逐渐缩小；④面色、口唇、甲床转红；⑤神志恢复，四肢有活动。

（12）生命支持　整理患者衣物，观察患者的意识、生命体征及尿量，进一步生命支持。

五、注意事项

（1）口对口吹气量不宜过大，胸廓稍起伏即可。吹气时间不宜过长，过长会引起急性胃扩张、胃胀气和呕吐。吹气过程要注意观察患（伤）者气道是否通畅，胸廓是否被吹起。

（2）胸外心脏按压只能在患（伤）者心脏停止跳动情况下才能施行。

（3）口对口吹气和胸外心脏按压应同时进行，严格按吹气和按压的比例操作，吹气和按压的次数过多和过少均会影响复苏的成败。

（4）胸外心脏按压的位置必须准确，不准确容易损伤其他脏器。按压的力度要适宜，过大过猛容易使胸骨骨折，引起气胸、血胸；按压的力度过轻，胸腔压力小，不足以推动血液循环。

（5）施行心肺复苏术时应将患（伤）者的衣扣及裤带解松，以免引起内脏损伤。

第十一节　气囊-面罩简易呼吸器的使用

气囊-面罩简易呼吸器的使用

一、操作目的

维持和增加机体通气量，用于纠正威胁生命的低氧血症。

二、适应证

（1）各种原因所致的呼吸停止或呼吸衰竭的抢救及麻醉期间的呼吸管理。

（2）临时替代呼吸机，应用于需机械通气的患者转科、外出做特殊检查、进出手术室或呼吸机故障等情况。

三、禁忌证

各型气胸的患者应慎用或禁用。

四、物品准备

简易呼吸器、氧气设备及导管、听诊器等。

五、步骤与方法

<table>
<tr><td>考情分析</td><td colspan="2">简易呼吸器的使用方法是相对高频的抽查项目，看似步骤偏多，但实操简单，须熟练掌握</td></tr>
<tr><td colspan="3">物品准备</td></tr>
<tr><td colspan="3">简易呼吸器、氧气设备及导管、听诊器等</td></tr>
<tr><td colspan="2">操作步骤</td><td>注意事项</td></tr>
<tr><td colspan="2">1. 检查并连接设备，简易呼吸器连接氧气，氧流量 8 ～ 10L/min
2. 患者取仰卧位，去枕，头后仰，清除口腔分泌物，摘除假牙
3. 抢救者站于患者头顶处或头部左、右侧，托起患者下颌，使患者头进一步后仰，扣紧面罩
4. 手以“CE”手法固定面罩，一手挤压简易呼吸器气囊，每次送气量约 500 ～ 600mL，挤压时间大于 1s，潮气量为 8 ～ 12mL/kg，成人频率为 12 ～ 16 次 / 分，挤压和放松气囊时间比为 1∶1.5 ～ 1∶2</td><td>1. 口述即可，尽量不要遗漏
2. CE 手法：C 法即左手拇指和食指将面罩紧扣于患者口鼻部，固定面罩，保持面罩密闭无漏气；E 法即中指、无名指和小指放在患者下颌处，向前上托起下颌，保持气道通畅
3. CE 手法的具体操作尽量于演示时同时表述出来
4. 挤压气囊使呼吸气囊下陷约 2/3，控制潮气量不超过 600mL</td></tr>
<tr><td colspan="3">考官提问</td></tr>
<tr><td colspan="3">如何判断简易呼吸器给氧是否有效　注意观察患者胸廓是否随捏放气囊而相应有所起伏，来判断简易呼吸器给氧是否有效</td></tr>
<tr><td>考试常见问题汇总</td><td colspan="2">1. 忘记 CE 手法的操作方式
2. 忘记各重点数字</td></tr>
</table>

六、注意事项

（1）面罩要紧扣住口鼻部，避免漏气。

（2）若患者有自主呼吸，应与之同步，在患者吸气时挤压气囊。

（3）气管插管或气管切开的患者使用简易呼吸器，应先吸痰，再通过连接管将呼吸器与气管导管连接。

（4）使用时应注意感受气道阻力，阻力过大可能有呼吸道阻塞，应及时查看原因并予以解除。

（5）使用中应注意观察患者面色、口唇及胸廓起伏情况，听呼吸音，监测生命体征和血氧饱和度。

第十二节　导尿术（助理不考）

导尿术

一、操作目的

1. 治疗　缓解尿潴留；手术中或危重患者监测尿量；下尿路手术后膀胱引流；神经性膀胱间歇导尿以及膀胱内注射药物。

2. 诊断　女性获取无污染的尿样；测定残余尿量；行膀胱尿道造影时经导尿管灌注造影剂以及尿流动力学测定膀胱尿道功能等检查。

二、适应证

尿潴留尿液引流、留尿细菌培养、准确观察记录尿量、测量残余尿、膀胱测压或造影、膀胱灌注治疗、危重患者抢救。

三、禁忌证

急性尿路感染、严重的全身出血性疾病、尿道狭窄及先天性畸形无法留置导尿管者、女性月经期。

四、操作前准备

1. 物品准备　详见下文表。

2. 操作者准备　着装整洁，洗手，戴口罩。

3. 患者准备　核对患者信息，向患者说明操作目的，取得患者配合，关好门窗，调节室温，必要时用屏风遮挡患者。

五、步骤与方法

导尿术的操作过程基本分为：清洁——消毒——铺巾——插导尿管。虽然男女导尿术的基本无菌操作要求相同，但是由于解剖结构的不同，操作过程有差异，下面分别叙述。

（一）男性导尿术

考情分析	导尿术属于相对常见的抽查内容，步骤多，操作复杂，属于西医操作的难点。但由于考场现实条件及时间所限，本操作无法真实演示，故只能大体演示，答题以口述为主，所以即便操作不熟依然可以确保得分，须熟悉步骤及重点
物品准备	
治疗巾、治疗碗 1 个（内盛碘伏棉球 10 余个、弯止血钳 1 把、无菌纱布 1 块）、弯盘 1 个、无菌手套 1 只、无菌导尿包 1 个（内含手套一副、洞巾、治疗碗、弯盘、棉球、纱布若干、止血钳 2 把、导尿管、石蜡油棉球等）	

操作步骤	注意事项
1. 洗手，备齐用物，携至床旁，向患者说明目的，取得合作，注意保护患者隐私 2. 操作者戴帽子、口罩，站于患者右侧，协助患者脱去对侧裤腿，盖于近侧腿部，对侧腿部用盖被遮盖。患者仰卧，两腿稍外展，暴露阴部。垫治疗巾于臀下 3. 将治疗碗和弯盘置于两腿间，左手戴无菌手套，右手持止血钳夹消毒棉球消毒阴囊及阴茎两次。左手持无菌纱布裹住患者阴茎，后推包皮，充分暴露尿道口及冠状沟，严格消毒尿道口、龟头及冠状沟。每个棉球限用一次。操作完成后，脱下手套置弯盘中，放置治疗车下层 4. 置导尿包于患者两腿之间，打开导尿包，倒入消毒液，戴无菌手套，铺洞巾，石蜡油润滑导尿管前端 5. 暴露尿道口，再次消毒。左手持无菌纱布提起患者阴茎，与腹壁成 60° 夹角。右手另换止血钳持导尿管末端缓慢插入尿道 20 ～ 22cm 左右，见尿后再插入 1 ～ 2cm 6. 若插导尿管时，遇有阻力，可稍待片刻，嘱患者张口做深呼吸，再徐徐插入。切忌暴力 7. 如需做尿培养，用无菌标本瓶或试管接取，盖好瓶盖，置合适处。治疗碗内尿液盛满后，用止血钳夹闭导尿管末端，交于左手中指间，将尿液倒入便盆内 8. 导尿毕，用纱布包裹导尿管，拔出，放入治疗碗内。擦净外阴，脱去手套，撤去洞巾，清理用物，协助患者穿裤，整理床单位，测量尿量并记录，标本送验	1. 尽量少暴露患者，以减少患者的窘迫感，并防止患者受凉 2. 切勿遗漏第一次消毒 3. 只需左手戴无菌手套即可 4. 第二次消毒，一般此时消毒 3 遍，第二遍的消毒顺序及位置是尿道口、龟头、冠状沟、阴茎及阴茎的根部。但不强求太过细致，除非记忆十分清晰否则容易影响答题 5. 数字一定于答题时表述清晰 6. 口述完成，如遗漏，考官可能提问

考官提问	
1. 男性导尿时导尿管插入深度	20 ～ 22cm
2. 插导尿管时如遇到阻力如何处理	若插导尿管时，遇有阻力，可稍待片刻，嘱患者张口做深呼吸，再徐徐插入。切忌暴力
考试常见问题汇总	1. 步骤叙述混乱 2. 忘记各重点数字

（二）女性导尿术

考情分析	导尿术属于相对常见的抽查内容，步骤多，操作复杂，属于西医操作的难点。但由于考场现实条件及时间所限，本操作无法真实演示，故只能大体演示，答题以口述为主，所以即便操作不熟依然可以确保得分，须熟悉步骤及重点
物品准备	
治疗巾、治疗碗 1 个（内盛碘伏棉球 10 余个、弯止血钳 1 把、无菌纱布 1 块）、弯盘 1 个、无菌手套 1 只、无菌导尿包 1 个（内含手套一副、洞巾、治疗碗、弯盘、棉球、纱布若干、止血钳 2 把、导尿管、石蜡油棉球等）	

操作步骤	注意事项
1. 洗手，备齐用物，携至床旁，向患者说明目的，取得合作，注意保护患者隐私 2. 能自理者，嘱其清洗外阴，不能起床者，协助其清洗外阴 3. 操作者戴帽子、口罩，站于患者右侧，协助患者脱去对侧裤腿，盖于近侧腿部，对侧腿部用盖被遮盖。患者仰卧，两腿稍外展，暴露阴部。垫治疗巾于臀下	1. 尽量少暴露患者，以减少患者的窘迫感，并防止患者受凉 2. 切勿遗漏第一次消毒 3. 只需左手戴无菌手套即可

续表

操作步骤	注意事项
4. 将治疗碗和弯盘置于两腿之间，左手戴无菌手套，右手持止血钳夹消毒棉球依次消毒阴阜（由上而下，由左至右）和大阴唇，然后左手分开大阴唇，消毒小阴唇和尿道口，消毒3遍，每个棉球只用一次。操作完成后，脱下手套置弯盘中，放置治疗车下层 5. 置导尿包于患者两腿之间，打开导尿包，倒入消毒液，戴无菌手套，铺洞巾，石蜡油润滑导尿管前端，以左手拇、食指分开大阴唇，右手持止血钳夹消毒棉球再次消毒尿道口 6. 另换一止血钳持导尿管轻轻插入尿道4～6cm，见尿后再插入1～2cm 7. 如需做尿培养，用无菌标本瓶或试管接取，盖好瓶盖，置合适处。治疗碗内尿液盛满后，用止血钳夹闭导尿管末端，交于左手中指间，将尿液倒入便盆内 8. 导尿毕，用纱布包裹导尿管，拔出，放入治疗碗内。擦净外阴，脱去手套，撤去洞巾，清理用物，协助患者穿裤，整理床单位，测量尿量并记录，标本送验	4. 第二次消毒，一般此时消毒3遍，第二遍的消毒顺序及位置是尿道口、两侧小阴唇、尿道口。但不强求说得太过细致，除非记忆十分清晰，否则容易影响答题 5. 数字一定于答题时表述清晰
考官提问	
女性导尿时导尿管插入深度　4～6cm	
考试常见问题汇总	1. 步骤叙述混乱 2. 忘记各重点数字

六、注意事项

（1）选择导尿管的粗细要适宜，对小儿及疑有尿道狭窄者，导尿管宜细。

（2）导尿必须严格执行无菌操作。

（3）有黏性的利多卡因凝胶能起到润滑以及麻醉尿道黏膜的作用，传统液状石蜡只有润滑作用。在注入利多卡因凝胶后1min后再行操作，以使凝胶发挥麻醉作用。

（4）对前列腺肥大患者，使用尖头的导尿管较容易插入。

（5）让患者缓慢深呼吸放松，或试着排尿，这可能会打开括约肌，使导尿管容易插入。

（6）对膀胱过度充盈者，导尿时速度不能过快，否则可能发生休克或膀胱出血，应缓慢分次放出尿液，首次不应超过1000mL。

（7）操作轻柔，如向气囊内注水发生疼痛或尿道出血，以及阻力较大时，忌强力推注，以免损伤尿道。

（8）女性如果看不见尿道口，一种简单实用的方法是：把手指放在阴道中，施加向上的压力支撑阴道，频繁几次就会打开尿道，便于观察。如导尿管误入阴道，应更换导尿管后再重新插入。

（9）留置导尿管时，应经常检查导尿管固定情况，有否脱出，必要时以无菌药液每日冲洗膀胱1次；每隔5～7日更换导尿管1次，再次插入前应让尿道松弛数小时，再重新插入。

（10）停用导尿管时，应用注射器将气囊内液体或气体抽出，轻轻拔出导尿管。

第十三节　胸腔穿刺术（助理不考）

胸腔穿刺术

一、操作目的

抽出胸腔内液体，促进肺复张，达到治疗作用；少量抽取胸腔内液体标本做检测，以明确胸腔积液的原因。

二、适应证

（1）胸腔积液需要明确诊断。

（2）大量的胸腔积液或积气产生呼吸困难等压迫症状，需要抽出液体缓解症状。

（3）急性脓胸或恶性肿瘤累及胸膜引起的积液，可抽液或注入药物。

三、禁忌证

对有凝血功能障碍或重症血小板减少者（血小板＜60×10^9/L）应慎用。严重肾衰竭者禁用。

四、操作前准备

1. 物品准备　详见下文表。

2. 操作者准备

（1）需要 2 个人操作。

（2）操作者洗手，准备帽子、口罩；助手协助患者体位摆放。

（3）了解患者的病情、穿刺目的、胸片情况。

（4）掌握胸腔穿刺术操作相关知识，并发症的诊断与处理。

五、步骤与方法

<table>
<tr><td>考情分析</td><td>胸腔穿刺术属于相对常见的考查内容，步骤多，操作复杂，属于西医操作的难点。但由于考场现实条件及时间所限，本操作无法实际演示，故只能大体演示，答题以口述为主，重点在于熟悉步骤及重点</td></tr>
<tr><td colspan="2">物品准备</td></tr>
<tr><td colspan="2">记号笔、弯盘、止血钳或镊子、碘伏棉球或 2% ～ 3% 碘酒及 75% 酒精棉球、2% 利多卡因、无菌手套、洞巾、5mL 注射器、胸穿针、乳胶管、50mL 注射器、标本管、无菌敷料、胶布（需助手一名）</td></tr>
<tr><td>操作步骤</td><td>注意事项</td></tr>
<tr><td>1. 患者面向椅背取坐位，上肢屈肘交叉置于椅背，前额伏于前臂上，自然呼吸。卧床者可取半坐卧位，患侧前臂上举抱于枕部
2. 选择肩胛下角线第 7 ～ 8 肋间，确定后要标记穿刺点。常用的穿刺点有：肩胛下角线或腋后线第 7 ～ 8 肋间、腋中线第 6 ～ 7 肋间、腋前线第 5 肋间，气胸患者通常选择锁骨中线第 2 肋间或腋中线第 4 ～ 5 肋间
3. 操作者先戴口罩、帽子，穿刺点周围常规皮肤消毒（范围至少 15cm），戴无菌手套，覆盖消毒洞巾
4. 用 5mL 注射器吸入 2% 利多卡因 2mL。选下一肋骨的上缘进针，2% 利多卡因自皮肤至胸膜壁层进行局部逐层麻醉
5. 选择、检查胸穿针，连接乳胶管，夹闭乳胶管（比对针头长度）。左手食、中指绷紧局部皮肤，右手执穿刺针，沿麻醉区域的路径，垂直于皮肤，缓缓刺入，当穿透壁层胸膜时可有突然落空感
6. 将胶皮管末端接 50mL 注射器，松开血管钳开始抽液，每次注射器满，需助手夹闭乳胶管，再摘下排空注射器。重新连接注射器，打开血管钳，循环操作抽取液体。注意各个连接点紧密，防止发生气胸
7. 抽出液体应详细记录数量、色泽、混浊度等，并留取标本送检
8. 在呼气末屏住气，拔除穿刺针。压迫片刻（1 ～ 2min），局部消毒，无菌敷料覆盖，胶布固定。嘱患者平卧休息</td><td>1. 注意穿刺的目的是什么，如果是气胸，位置则不同
2. 一般消毒 3 遍，方法参照手术区皮肤消毒</td></tr>
<tr><td colspan="2">考官提问</td></tr>
<tr><td colspan="2">胸腔穿刺术的注意事项</td></tr>
<tr><td>考试常见问题汇总</td><td>1. 步骤叙述混乱
2. 重点叙述有遗漏</td></tr>
</table>

六、注意事项

（1）操作前应向患者说明穿刺目的，消除顾虑；对精神紧张者，可于术前半小时给予地西泮 5mg，或可待因 0.03g 以镇静止痛。

（2）操作过程中密切观察患者反应，如有头晕、面色苍白、出汗、心悸、胸部压迫感或剧痛、昏厥等胸膜过敏反应；或出现持续性咳嗽、气短、咳泡沫痰等现象，立即停止抽液，并皮下注射 0.1% 肾上腺素 0.3 ～ 0.5mL，或进行其他对症处理。

（3）一次抽液不应过多、过快，诊断性抽液 50 ～ 100mL 即可。减压抽液，首次不超过 600mL，以后每次不超过 1000mL，以防一次大量迅速抽液后出现复张后肺水肿。如为脓胸，每次尽量抽尽。疑为化脓性感染时，助手用无菌试管留取标本，行涂片革兰染色镜检、细菌培养及药敏试验。做细胞学检查，为提高阳性检出率至少需抽液 100mL，并应立即送检，以免细胞自溶。

（4）严格无菌操作，操作中要防止空气进入胸腔，始终保持胸腔负压。

（5）应避免在第 9 肋间以下穿刺，以免刺破膈肌损伤腹腔脏器。进针部位沿肋骨上缘，以免损伤肋间血管。

（6）恶性胸腔积液，可在胸腔内注入抗肿瘤药或硬化剂诱发化学性胸膜炎，促使脏层与壁层胸膜粘连，闭合胸腔，防止胸腔积液重新积聚。

第十四节　腹腔穿刺术（助理不考）

腹腔穿刺术

一、操作目的

抽取积液（或积血）协助诊断，或抽取腹腔积液以减轻腹腔内压力；少量抽取腹腔内液体标本做检测，以明确腹腔积液的原因。

二、适应证

（1）腹水原因不明，需要依据腹水性质协助诊断者。
（2）外伤或腹腔脏器疾病患者，怀疑发生内脏出血者。
（3）大量腹水引起腹腔内高压，出现严重呼吸困难及腹胀者。
（4）需腹腔内注射药物治疗者。

三、禁忌证

（1）广泛腹膜粘连者，肠麻痹及严重肠胀气者。
（2）有肝性脑病先兆、包虫病及巨大卵巢囊肿者。
（3）大量腹水伴有严重电解质紊乱者。
（4）精神异常或不能配合操作者。
（5）有明显出血倾向者。
（6）妊娠期妇女。

四、操作前准备

1. 物品准备　详见下文表。

2. 操作者准备

（1）需要 2 个人操作。
（2）操作者洗手，准备帽子、口罩；助手协助患者体位摆放。
（3）了解患者的病情、穿刺目的、腹部 B 超等情况。
（4）掌握腹腔穿刺术操作相关知识，并发症的诊断与处理。

五、步骤与方法

<table>
<tr><td>考情分析</td><td>腹腔穿刺术属于相对常见的考查内容，步骤多，操作复杂，属于西医操作的难点。但由于考场现实条件及时间所限，本操作无法实际演示，故只能大体演示，答题以口述为主，重点在于熟悉步骤及重点</td></tr>
<tr><td colspan="2">物品准备</td></tr>
<tr><td colspan="2">一次性腹腔穿刺包（内有无菌手套、洞巾、消毒棉球、无菌纱布、镊子 2 把、带胶皮管腹腔穿刺针、弯盘、带 7 号针头的 5mL 注射器、50mL 注射器、引流袋、无菌标本试管等），无菌医用棉签，无菌手套，皮肤消毒液，局部麻醉药注射液，医用胶带，盛装腹水的容器（1000mL 以上容量），弯盘，血压计，皮尺等</td></tr>
<tr><td>操作步骤</td><td>注意事项</td></tr>
<tr><td>1. 根据患者病情及穿刺目的，给患者取恰当的体位并确定、标记穿刺点
（1）疑为腹腔内出血或腹水量少，进行诊断性腹腔穿刺时，患者取侧卧位，穿刺点选择在贴近床面侧脐水平线与腋前线或腋中线交点处
（2）抽取腹水缓解腹腔内压力时，患者取仰卧半卧位或平卧位，穿刺点有两个：①脐与左髂前上棘连线的中外 1/3 交界处，此处穿刺可避免损伤腹壁下动脉及肠管（放腹水时首选用左侧）；②下腹部正中线上脐与耻骨联合上缘连线中点的上 1cm，偏左或偏右 1 ～ 1.5cm 处，此处穿刺较安全</td><td>1. 注意穿刺的目的是什么，不同目的，体位不同
2. 一般消毒 3 遍，方法参照手术区皮肤消毒</td></tr>
</table>

续表

操作步骤	注意事项
2. 用无菌医用棉签蘸取皮肤消毒液（碘伏等），在穿刺部位自内向外进行画圈式皮肤消毒，消毒范围直径约 15cm，待消毒液晾干后，再重复消毒 1 次，第二次消毒范围应略小于第一次。查看局部麻醉药名称及剂量 3. 打开一次性腹腔穿刺包，戴无菌手套，检查一次性腹腔穿刺包内物品是否齐全 4. 铺无菌洞巾，助手打开局部麻醉药安瓿，操作者用 5mL 注射器抽取，一手拇指与食指绷紧穿刺点皮肤，另一手持针斜行刺进穿刺点皮下，注射麻醉药形成小皮丘后，自皮肤至腹膜壁层逐层注射麻醉。每次注药前应回抽观察有无血液、腹水抽出 5. 检查穿刺针，夹闭穿刺针连接的胶皮管，操作者用左手拇指与食指固定穿刺部位皮肤，右手持腹腔穿刺针在麻醉处先稍倾斜刺进皮下然后垂直刺入腹壁，待有明显抵抗感时，提示针尖已穿过腹膜壁层。助手戴手套后，用消毒血管钳在皮肤接近进针处协助固定穿刺针，操作者用 50mL 注射器连接胶皮管抽取腹水，并留样送检 6. 诊断性穿刺时，可直接用 20mL 或 50mL 注射器及适当长度针头直接进行穿刺。大量放液时，每次应夹闭胶皮管后再拔出注射器排放腹水。注意抽取腹水的速度不宜过快，将腹水注入备好的容器中计量并根据需要送实验室检查 7. 抽液完毕，用无菌纱布压住穿刺部位拔出穿刺针，穿刺点用消毒棉球擦拭后，覆盖无菌纱布，稍用力压迫穿刺部位数分钟，用医用胶带固定 8. 操作结束后协助患者平卧位休息，测量腹围、脉搏、血压，检查腹部体征。简单与患者沟通操作情况，嘱患者卧床休息，如有不适及时呼叫医护人员 9. 详细记录穿刺操作过程及腹水性状、抽取腹水量等	
考官提问	
腹腔穿刺术的注意事项	
考试常见问题汇总	1. 步骤叙述混乱 2. 重点叙述有遗漏

六、注意事项

（1）放腹水前后测量腹围、脉搏、血压，检查腹部体征，以观察操作前后的病情变化。

（2）术前嘱患者排空膀胱，以免穿刺时伤及膀胱。

（3）根据穿刺目的及腹水量、患者一般情况，选择恰当的体位及穿刺点。

（4）严格无菌操作。

（5）术中密切观察患者病情变化，尤其是抽取一定量的腹水后。如患者出现头晕、心悸、恶心、气短、脉搏增快及面色苍白等，应立即停止操作，并进行对症处理。

（6）进针速度不宜过快，以免损伤肠道。放腹水时若流出不畅，可将穿刺针稍作移动或让患者稍变换体位。

（7）放腹水速度不宜过快，量不宜过大。初次放腹水者，一般不要超过 3000mL（但有腹水浓缩回输设备者不限此量），以免诱发肝性脑病和电解质紊乱。大量放腹水时应注意放缓抽液速度，时间应在 2h 以上，防止内脏血管扩张引起血压下降甚至休克。

（8）抽液过程中要注意观察腹水的颜色。若腹水呈血性，取得检验标本后，不再继续大量抽取腹水。

（9）术后嘱患者平卧，减轻穿刺部位压力防止渗液；如遇穿刺点有腹水渗漏时，可用蝶形胶布或火棉胶粘贴。

第三单元　西医常见病

第一节　急性上呼吸道感染

急性上呼吸道感染

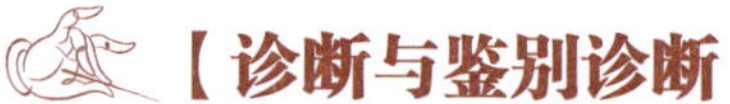

【诊断与鉴别诊断】

1. 诊断　主要根据病史、临床症状及体征，结合周围血象并排除其他疾病可作出临床诊断。有咳嗽症状的患者应进行胸部X线检查排除下呼吸道感染。

诊断公式：

① 鼻塞、咳嗽、咽干、咽痒＋咽部充血＝普通感冒。

② 咽部症状＋咽部充血水肿、局部淋巴结肿痛＝急性病毒性咽炎和喉炎。

③ 起病急，咽痛、发热（稽留热）＋咽部、扁桃体肿大、充血，颌下淋巴结肿痛＝急性咽扁桃体炎。

④ 咽痛、发热＋咽部充血、局部黏膜表面疱疹或有浅表溃疡＝急性疱疹性咽峡炎。

⑤ 发热、咽痛、畏光＋咽部及眼结膜充血＝急性咽结膜炎。

2. 鉴别诊断

（1）流行性感冒　①病原体为流感病毒，具有流行性；②早期出现发热、咽痛等症状与上呼吸道感染相似，但鼻咽部症状较轻而全身症状重，多有高热、全身肌肉酸痛等；③免疫荧光学检查，最有助于鉴别诊断。

（2）急性气管-支气管炎　①咳嗽、咳痰症状突出，而鼻咽部多症状较轻；②肺部听诊多有呼吸音异常，伴有外周血白细胞升高；③胸部X线的相应改变最有助于鉴别诊断。

【辅助检查】

1. 血常规

病毒感染：白细胞计数正常或偏低，淋巴细胞比例相对增高。

细菌感染：白细胞计数及中性粒细胞增高或核左移现象。

2. 病原学检查　一般不需做病原学检查。细菌感染可进行咽拭子培养。

【治疗】

1. 一般治疗　注意休息，多饮水，清淡饮食，保持室内空气流通。

2. 对症治疗　鼻咽部症状严重的患者可应用伪麻黄碱，中等度以上发热的患者应给予解热镇痛药，大量出汗者注意补充水、电解质。

3. 其他治疗　如抗病毒治疗、抗感染治疗、中医药治疗。

第二节　慢性支气管炎

慢性支气管炎

【诊断与鉴别诊断】

1. 诊断

（1）以咳嗽、咳痰为主要症状或伴有喘息，每年发病持续3个月，并连续2年或以上。

（2）排除具有咳嗽、咳痰、喘息症状的其他疾病，如支气管哮喘、支气管扩张、肺结核、尘肺、肺脓肿、心功能不全等。

2. 分型

（1）单纯型　主要表现为咳嗽、咳痰。

（2）喘息型　除咳嗽、咳痰外，尚伴有喘息、哮鸣音。

3. 分期

（1）急性加重期　指在1周内出现脓性或黏液脓性痰，痰量明显增加，或伴有发热等炎症表现；或在1周内“咳”“痰”或“喘”等症状中任何一项明显加剧。

（2）慢性迁延期　指有不同程度的“咳”“痰”或“喘”等症状，迁延1个月以上。

（3）临床缓解期　指症状明显缓解或基本消失，保持2个月以上。

诊断公式：咳、咳、喘＋每年发病持续3个月＋连续2年或以上，并除外具有咳、痰、喘症状的其他疾病＝慢性支气管炎。

4. 鉴别诊断

（1）支气管扩张症　本病以慢性咳嗽、咳痰为主症，常表现为大量脓性痰或反复咯血，胸部X线检查见支气管管壁增厚，呈串珠状改变，或多发性蜂窝状影像，支气管碘油造影可以确诊。

（2）支气管哮喘　喘息型慢性支气管炎需与支气管哮喘鉴别。前者一般多见于中老年，咳嗽、咳痰症状较为突出。后者常有个人或家族过敏史，多数自幼得病，早期以哮喘症状为主，突发突止，应用解痉药症状可明显缓解，间歇期一般可无症状。

（3）肺结核　活动性肺结核常伴有低热、乏力、盗汗、咯血等典型症状，及时进行胸部X线检查、结核菌素试验和痰结核菌素检查可帮助诊断。

（4）支气管肺癌　多见于40岁以上长期吸烟者，咳嗽性质发生改变，出现刺激性干咳，持续性痰中带血。

【辅助检查】

1. X线检查　可呈网状或条索状、斑点状阴影，以双下肺野明显。

2. 痰液检查　可发现革兰阳性菌或革兰阴性菌及大量被破坏的白细胞、杯状细胞。

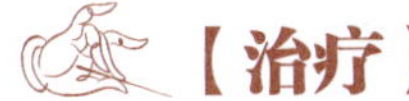

【治疗】

1. 急性加重期和慢性迁延期的治疗

（1）控制感染　常用β-内酰胺类、大环内酯类、喹诺酮类等。

（2）祛痰、镇咳　常用盐酸氨溴索、氯化铵棕色合剂、二氧丙嗪等。

（3）解痉平喘　常用药物氨茶碱、特布他林等。

2. 临床缓解期的治疗　加强体质的锻炼，提高自身抗病能力；同时戒烟，避免有害气体和其他有害颗粒的吸入；也可使用免疫调节剂，如卡介苗。

第三节　慢性阻塞性肺疾病（COPD）

慢性阻塞性肺疾病

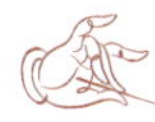

【临床诊断】

1. 诊断

（1）长期吸烟等高危因素史。

（2）慢性咳痰伴气短、喘息、呼气性呼吸困难等症状及肺气肿体征。

（3）肺功能检查显示不完全可逆的气流受限（FEV_1减少，且$FEV_1/FVC < 70\%$）是诊断的必备条件。

（4）排除可以引起类似临床表现及肺功能改变的其他疾病，如支气管哮喘、支气管扩张症等。

（5）体征　桶状胸，呼吸变浅、频率增快，双肺语颤减弱，叩诊呈过清音，心浊音界缩小，肺下界和肝浊音界下移，呼吸音减弱，呼气延长，部分患者可闻及干啰音和湿啰音。

诊断公式：老年吸烟＋咳、痰、喘（气短）＋桶状胸＋过清音＋肺功能不全＝慢性阻塞性肺疾病。

2. 分级诊断　根据FEV_1/FVC、$FEV_1\%$和症状可对COPD患者气流受限严重程度做出分级诊断。

COPD患者气流受限严重程度的肺功能分级

肺功能分级	患者$FEV_1/\%$
COPD 1级（轻度）	≥80
COPD 2级（中度）	50～79
COPD 3级（重度）	30～49
COPD 4级（极重度）	<30

3. 分期诊断

（1）急性加重期　指在疾病过程中，短期内咳嗽、咳痰、气短和喘息加重，痰量增多，呈脓性或黏液脓性，可伴发热等症状。

（2）稳定期　指患者咳嗽、咳痰、气短等症状稳定或症状较轻。

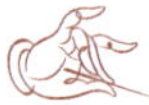

【辅助检查】

1. 肺功能检查　FEV_1 是最有价值的指标，出现 FEV_1 减少且 $FEV_1/FVC < 70\%$，是诊断 COPD 的必备条件。

2. 其他检查　如胸部 X 线检查和胸部 CT 检查、动脉血气分析。

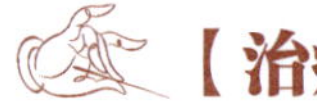

【治疗】

1. 稳定期的治疗

（1）应用教育和劝导患者戒烟。

（2）应用支气管扩张剂　β_2 受体激动剂、抗胆碱能药、茶碱类药。

（3）应用祛痰药　盐酸氨溴索、*N*-乙酰半胱氨酸、羧甲司坦和稀化黏素等，主要用于痰液黏稠不易咳出者。

（4）长期规律地吸入糖皮质激素。

（5）长期家庭氧疗

① 指征：$PaO_2 \leq 55mmHg$ 或 $SaO_2 \leq 88\%$，有或没有高碳酸血症；PaO_2 55 ～ 60mmHg，或 $SaO_2 < 89\%$，并有肺动脉高压、心力衰竭或红细胞增多症。

② 方式：鼻导管吸氧，氧流量为 1 ～ 2L/min，吸氧时间每天 10 ～ 15h。目的是使患者在静息状态下，达到 $PaO_2 \geq 60mmHg$ 和（或）$SaO_2 > 90\%$。

2. 急性加重期的治疗

（1）控制感染　选用敏感抗生素控制感染是重要的诊疗措施。

（2）扩张支气管　急性加重期一般应用短效 β_2 受体激动剂。

（3）控制性氧疗。

（4）应用糖皮质激素。

（5）应用祛痰药　如盐酸氨溴索等。

（6）防止并发症　呼吸衰竭及心力衰竭的患者应给予积极治疗。

第四节　慢性肺源性心脏病

慢性肺源性心脏病

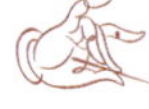

【诊断与鉴别诊断】

1. 诊断　主要根据慢性肺、胸疾病的病史和体征，肺动脉高压，右心室肥大，以及 X 线、心电图、超声心动图和血气分析检查而确立，若伴有右心衰竭则更易确诊。出现呼吸困难、发绀、颈静脉怒张、肝大、下肢水肿等，提示为慢性肺源性心脏病急性加重期。

> 诊断公式：慢性呼吸系统疾病史（呼吸衰竭表现）＋右心衰竭＋相应的血气分析、X 线检查、心电图＝慢性肺源性心脏病。

2. 鉴别诊断　主要与冠心病鉴别，两者均多见于中老年人，均可出现胸闷、呼吸困难等症状及心脏扩大、肝大、下肢水肿及发绀等体征。但冠心病多有心绞痛或心肌梗死史，以反复发作的胸闷、胸痛为主要症状，多以劳累、情绪激动为诱因；心脏扩大以左心室肥大为主；X 线检查显示心左缘向左下扩大，心电图显示缺血型 ST-T 改变或出现异常 Q 波。

【辅助检查】

1. 血液检查　红细胞和血红蛋白可见升高，并发感染时，白细胞总数和中性粒细胞百分比升高。

2. 血气分析　呼吸衰竭时，$PaO_2 < 60mmHg$，$PaCO_2 > 50mmHg$；pH 值正常、降低或升高，视机体对酸碱代偿情况而有所不同。

3. X 线检查　有急性肺部感染的特征，尚可有肺动脉高压征，其横径≥ 15mm；肺动脉段明显突出或其高度≥ 3mm；右心室肥大征象。

4. 心电图检查　主要表现为肺动脉高压及右心室肥大的改变。

5. **超声心动图检查** 可显示右室内径增大、右室流出道增宽及肺动脉内径增大等。

【治疗】

1. 急性加重期的治疗

（1）控制感染 控制感染为治疗慢性肺源性心脏病的关键措施。

（2）纠正呼吸衰竭。

（3）纠正心力衰竭。

（4）控制心律失常。

（5）抗凝治疗。

（6）应用糖皮质激素。

（7）并发症的处理 ①并发肺性脑病时，除上述治疗措施外，应注意纠正酸碱失衡和电解质紊乱；出现脑水肿时，可快速静脉滴注甘露醇；肺性脑病出现兴奋、躁动时慎用镇静剂。②并发酸碱失衡和电解质紊乱、消化道出血、休克、肾衰竭、弥散性血管内凝血等，积极给予相应治疗。

2. 缓解期的治疗 增强免疫、去除诱因、减少或避免急性发作。

第五节 支气管哮喘

支气管哮喘

【诊断与鉴别诊断】

1. 诊断

（1）反复发作喘息、气急、胸闷或咳嗽，多与接触变应原、冷空气、物理性或化学性刺激、病毒性上呼吸道感染、运动等有关。

（2）发作时在双肺可闻及散在或弥漫的以呼气相为主的哮鸣音，呼气相延长。

（3）上述症状可经治疗缓解或自行缓解。

（4）除外其他疾病所引起的喘息、气急、胸闷和咳嗽。

（5）临床表现不典型者（如无明显喘息或体征）应有下列三项中至少一项阳性：①支气管激发试验阳性；②支气管舒张试验阳性；③昼夜 PEF 变异率≥ 20%。

符合上述（1）～（4）条或（4）+（5）条者，即可做出诊断。

诊断公式：青少年＋过敏史＋发作性喘憋＋满肺哮鸣音＋激发试验＋自行缓解＝支气管哮喘。

2. 鉴别诊断

（1）心源性哮喘 ①与支气管哮喘发作表现相似，但多有高血压、冠心病、风湿性心脏病等病史和体征，以肺部感染、劳累等为诱因；②典型痰液呈粉红色泡沫痰，两肺不仅可闻及散在哮鸣音，尚可闻及水泡音，伴左心界扩大，心率增快，心尖部可闻及奔马律；③影像学表现为以肺门为中心的蝶状或片状模糊阴影，心脏超声检查有助于鉴别诊断。

（2）慢性阻塞性肺疾病 ①多有慢性咳痰反复发作病史，寒冷季节病情加重，症状缓慢进展，逐渐加重，常年有咳痰症状；②急性发作期肺部闻及散在哮鸣音伴湿啰音，经抗感染治疗后病情可好转；③胸部 X 线检查呈现肺纹理增多及肺气肿征，肺功能检查有助于鉴别诊断。

（3）原发性支气管肺癌 中央型支气管肺癌肿瘤压迫支气管，引起支气管狭窄，或伴有感染时，亦可出现喘鸣音或哮喘样呼吸困难，但肺癌的呼吸困难及喘鸣症状呈进行性加重，常无明显诱因，咳嗽、咳痰，痰中带血。痰找癌细胞、胸部 X 线、CT、MRI 或纤维支气管镜检查可明确诊断。

【辅助检查】

1. 血液检查 嗜酸性粒细胞增多，并发肺部感染者可有白细胞总数升高和中性粒细胞增多。

2. 免疫学和过敏原检测 慢性持续期血清中特异性 IgE 和嗜酸性粒细胞阳离子蛋白（ECP）含量测定有助于哮喘的诊断。皮肤过敏原测试用于指导避免过敏原接触和脱敏治疗，临床较为常用。

3. 动脉血气分析 哮喘发作程度较轻时，PaO_2 和 $PaCO_2$ 正常或轻度下降；中度哮喘发作时，PaO_2 下降而 $PaCO_2$ 正常；重度哮喘发作时，PaO_2 明显下降而 $PaCO_2$ 超过正常，并可出现呼吸性酸中毒和（或）代谢性酸中毒。

4. 肺功能检查

（1）支气管激发试验 FEV_1 或 PEF（最大呼气流速）下降＞ 20% 者为阳性。

（2）支气管舒张试验　FEV_1 或 PEF 测定值增加≥ 12% 者为阳性。

5. 胸部 X 线检查　急性发作期两肺透光度增加，呈过度充气状态，非急性发作期多无明显改变。

【治疗】

1. 脱离变应原环境　急性发作期立即使患者脱离变应环境是防治哮喘最有效的方法。

2. 药物治疗

（1）β_2 受体激动剂　是缓解哮喘症状的首选药物。

（2）茶碱类药物。

（3）抗胆碱能药物。

（4）糖皮质激素　是目前控制哮喘最有效的药物。

（5）白三烯调节剂。

（6）其他　如酮替芬、曲尼司特、肥大细胞膜稳定剂色甘酸钠、血栓烷 A_2 受体拮抗剂、抗 IgE 抗体等。

3. 危重哮喘的处理

（1）氧疗与辅助通气　维持 PaO_2 ＞ 60mmHg，开始机械通气的指征包括：①呼吸肌疲劳；② $PaCO_2$ ＞ 45mmHg；③有明显意识改变。

（2）有效解痉平喘　联合应用解痉平喘药。

（3）纠正水、电解质及酸碱失衡　①补液；②纠正酸中毒；③纠正电解质紊乱。

（4）控制感染　静脉应用广谱抗生素。

（5）其他　应用糖皮质激素。

第六节　肺炎

肺炎

一、肺炎链球菌肺炎

【诊断与鉴别诊断】

1. 诊断　突发寒战起病，继之出现高热，呈稽留热，初为刺激性干咳，继而咳白色黏痰或铁锈色痰，查体有急性热病容及肺实变体征，消散期可闻及湿啰音。结合胸部 X 线检查（呈肺叶、肺段分布的密度均匀阴影），可做出初步诊断。

诊断公式：青壮年＋受凉＋热＋湿啰音＋铁锈色痰＋胸部 X 线片表现＝大叶性肺炎。

2. 鉴别诊断

（1）肺结核　急性结核性肺炎（干酪性肺炎）临床表现与肺炎链球菌肺炎相似，X 线亦有肺实变改变，应加以鉴别。①肺结核常有低热、乏力、消瘦等结核中毒症状；②痰中可找到结核杆菌；③ X 线胸片显示病变多在肺尖或锁骨上下，密度不均，且可形成空洞和肺内播散；④一般抗感染治疗无效，抗结核治疗有效。

（2）肺癌　①起病缓慢，常有刺激性咳嗽和少量咯血，无明显全身中毒症状；②血白细胞计数轻度升高；③ X 线胸片呈局灶性边缘不规则的高密度影；④痰细胞学检查或肺组织活检可确诊。

（3）急性肺脓肿　①早期临床表现与肺炎链球菌肺炎相似，但随病程进展，咳出大量脓臭痰；②没有以肺叶为范围的肺实变体征；③ X 线检查可见脓腔及液平面形成。

【辅助检查】

1. 血液一般检查　白细胞计数一般在（10 ～ 20）×10^9/L，中性粒细胞多在 80% 以上，并有核左移，或细胞内可见中毒颗粒。

2. 病原学检查　痰直接涂片可见革兰染色阳性及带荚膜球菌。

3. 胸部 X 线检查　早期仅见肺纹理增粗、紊乱。肺实变期呈大叶状、肺段分布的密度均匀阴影。消散期显示实变阴影密度逐渐减低，变为散在的、大小不等的片状阴影，多数病例起病 3 ～ 4 周后才能完全消散。

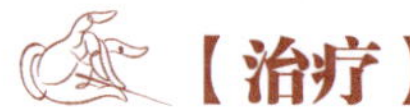
【治疗】

1. 一般治疗　卧床休息，多饮水，给予易消化食物。

2. **对症治疗** 高热者可采用物理降温，不用阿司匹林或其他解热药，以免过度出汗及干扰真实热型。

3. **抗菌药物治疗** 一经诊断即应予抗生素治疗，不必等待细菌培养结果。肺炎链球菌肺炎首选青霉素 G。

4. **感染性休克的治疗**

（1）一般处理 平卧位，吸氧，密切观察血压、脉搏、呼吸及尿量等。

（2）补充血容量 是抢救感染性休克的重要措施。

（3）纠正水、电解质和酸碱平衡紊乱 主要是纠正代谢性酸中毒。

（4）应用糖皮质激素。

（5）应用血管活性药物。

（6）控制感染。

（7）防治心力衰竭、肾功能不全及其他并发症。

二、肺炎支原体肺炎

【诊断与鉴别诊断】

1. **诊断** 多见于儿童及青少年，起病较缓慢，逐渐出现乏力、咽痛、咳嗽，发热伴头痛、肌痛、耳痛等，咳嗽呈阵发性刺激性呛咳，痰量较少，体温恢复正常后仍有咳嗽，伴有斑丘疹和多形红斑等肺外表现。具有体征较少与症状不平行的特点。X 线表现为多形态呈节段性分布的浸润影。血清学检查冷凝集试验呈阳性，血清抗体滴度逐步升高。

诊断公式：儿童＋阵发性刺激性咳嗽＋肌痛＋皮炎＋胸部 X 线片表现＝肺炎支原体肺炎。

2. **鉴别诊断** 应与病毒性肺炎、军团菌肺炎等鉴别，鉴别诊断主要依赖于病原学检查。

【辅助检查】

1. **血液一般检查** 白细胞总数正常或略增高，以中性粒细胞增多为主。

2. **胸部 X 线检查** 呈现肺部多形态的浸润影，呈节段性分布，以肺下野为多见。

3. **血清学检查** 起病 2 周后冷凝集试验呈阳性，滴度大于 1∶32，如果滴度逐步升高，具有更好的诊断价值。血清支原体 IgM 抗体测定有助于进一步确诊。

4. **病原学检查** 直接检测呼吸道标本中肺炎支原体抗体，可用于早期快速诊断。

【治疗】

具有自限性，多数病例不经治疗可自愈。早期使用适当的抗生素可缓解症状、缩短病程。

1. **应用抗生素** 首选大环内酯类抗生素，疗程一般 2～3 周。

2. **对症治疗** 对剧烈呛咳者，咳痰不多时可适当给予镇咳药。

3. **一般治疗** 注意休息，加强营养，维持水、电解质平衡。

第七节 肺结核

肺结核

【诊断与鉴别诊断】

1. **诊断程序**

（1）临床可疑病例筛选 主要可疑表现有：①咳嗽、咳痰≥ 2 周伴咯血；②午后低热、乏力、盗汗、月经失调或闭经；③有非结核接触史或肺外结核病史。排查方法主要是痰结核菌检查及 X 线检查。

（2）诊断肺结核 对 X 线有疑似病变者，通过多途径检查明确病变性质，是否为结核病变，当前难以确定者，观察 2 周后复查。

（3）判断是否活动期 确诊者应明确有无活动性，以决定是否治疗，一般根据 X 线表现进行判断。

（4）是否排菌者 目的是明确是否为传染源，根据痰结核菌检查结合 X 线表现进行判断。

（5）明确是初治还是复治 详细询问病史尤其是抗结核药物治疗史。

（6）判断是否耐药 根据药物治疗史结合药敏试验判断。

2. **诊断要点**

（1）主要依据临床表现和辅助检查。临床上慢性起病，持续午后发热、盗汗、消瘦、咳嗽、咯血，在锁骨上下区域或肩胛间区听到湿啰音，或发热 2 周以上，一般抗菌药物无效，均应考虑有肺结核的可能，应进行 X 线检查。

（2）X 线检查是早期发现肺结核、确定肺结核临床类型、考核疗效及了解病灶活动性的重要依据。痰结核菌检查是确诊肺结核、考核疗效、确定患者是否为传染源及病灶活动性的主要依据。结核菌素试验（PPD 试验）仅具有参考诊断的价值。

（3）肺结核的记录方式按结核病的分类、病变部位、范围、痰菌情况、化疗史书写。举例：原发型肺结核右中涂（－）初治；继发型肺结核双上涂（＋）复治。

诊断公式：咳嗽、咳痰、咯血＋结核中毒症状＋抗生素治疗不好转＝肺结核。

3. 鉴别诊断

（1）肺癌　多见于 40 岁以上的患者，有长期吸烟史，常无发热等全身中毒症状，痰液脱落细胞检查可发现癌细胞，胸部 CT 及支气管镜检查有其特征性改变。

（2）肺炎　急性起病，寒战、高热，咳痰明显。肺炎 X 线检查多于某一肺段或肺叶见密度均匀一致阴影，白细胞数及中性粒细胞增多；肺结核白细胞轻度升高，肺部 X 线表现具有多样性、特征性；痰结核菌检查有助于鉴别诊断。

【辅助检查】

1. 结核菌检查　是确诊肺结核最特异性的方法。痰中找到结核菌是确诊肺结核的重要依据，并提示患者具有传染性，痰菌由阳性转为阴性是判断肺结核疗效的主要根据。

2. X 线检查　胸部 X 线检查是早期发现肺结核的重要方法，并可进行临床分型、治疗后病情随访等。常见 X 线征象有渗出性、干酪样、空洞、纤维钙化等。

3. 结核菌素试验（PPD 试验）　广泛用于分枝杆菌的检查，对肺结核的诊断有参考意义。

【治疗】

1. 化学药物的治疗原则　早期、规律、全程、适量、联合。治疗过程包括强化治疗和巩固治疗两个阶段。

2. 常用抗结核药　分为杀菌剂和抑菌剂两大类。

（1）一线杀菌剂　包括异烟肼、利福平、链霉素、吡嗪酰胺等。

（2）二线抑菌剂　包括乙胺丁醇、对氨基水杨酸钠、卷曲霉素、氨硫脲、卡那霉素等。

（3）抗结核新药　包括利福布汀、左氧氟沙星、环丙沙星等。

3. 标准化疗方案

（1）初治活动性肺结核　根据患者具体情况及监控服药的条件，选择每日给药方案或间歇给药方案。

① 每日给药方案：强化期异烟肼、利福平、吡嗪酰胺和乙胺丁醇，每日顿服 ×2 个月＋巩固期异烟肼、利福平，每日顿服 ×4 个月（可简写为 2HRZE/4HR）。

② 间歇给药方案：强化期异烟肼、利福平、吡嗪酰胺和乙胺丁醇，隔日一次或每周三次 ×2 个月＋巩固期异烟肼、利福平，隔日一次或每周三次 ×4 个月（可简写为 $2H_3R_3Z_3E_3/4H_3R_3$）。

（2）复治涂阳肺结核　应进行药物敏感性试验，敏感患者按常规方案进行治疗，耐药患者应用耐药方案治疗。

药物敏感患者常规复治方案：

① 每日给药方案：强化期异烟肼、利福平、吡嗪酰胺、链霉素和乙胺丁醇，每日顿服 ×2 个月＋巩固期异烟肼、利福平和乙胺丁醇，每日顿服 ×6 ～ 10 个月。巩固期治疗至 4 个月时查痰菌，如仍未转阴，继续延长治疗至 6 ～ 10 个月（可简写为 2HRZSE/6 ～ 10HRE）。

② 间歇给药方案：强化期异烟肼、利福平、吡嗪酰胺、链霉素和乙胺丁醇，隔日一次或每周三次 ×2 个月＋巩固期异烟肼、利福平和乙胺丁醇，隔日一次或每周三次 ×6 ～ 10 个月（可简写为 $2H_3R_3Z_3S_3E_3/6\sim10H_3R_3E_3$）。

4. 对症治疗

（1）毒性症状　可在使用有效抗结核药的同时适当应用糖皮质激素，待毒性症状缓解后剂量递减，至 4 ～ 8 周停药。

（2）咯血　小量咯血需安静休息，消除紧张情绪，适当应用氨基己酸、卡巴克洛等止血药。大量咯血者应取患侧卧位，轻轻将气管内积血咯出。大咯血者除上述处理外，可少量输血。咯血不止考虑支气管动脉破裂出血者，经支气管动脉栓塞止血。

5. **结核病预防性化疗** 结核病高危人群包括HIV感染者、涂阳肺结核患者的密切接触者、未经治疗的肺部硬化纤维病灶、硅沉着病、糖尿病、长期应用糖皮质激素或免疫抑制剂者、吸毒者、营养不良者、少年儿童PPD试验局部硬结≥15mm者等，应给予预防性化疗。常用异烟肼300mg每日顿服×6～9个月，或常规剂量异烟肼+利福平每日顿服×3个月。

第八节 原发性支气管肺癌

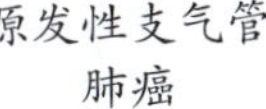

原发性支气管肺癌

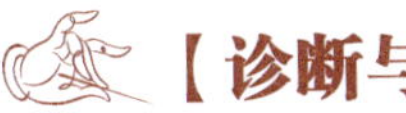

【诊断与鉴别诊断】

1. 诊断

临床上对40岁以上，特别是男性，长期吸烟或有职业性致癌物质接触史者，出现下列情况应高度怀疑肺癌的可能性：①刺激性咳嗽持续2～3周，治疗无效者；②有慢性呼吸道疾病，咳嗽性质突然改变者；③持续痰中带血而无其他原因可解释者；④反复发作的同一部位的肺炎，特别是节段性肺炎者；⑤原因不明的肺脓肿；⑥原因不明的四肢关节痛、杵状指（趾）、声音嘶哑、上腔静脉压迫综合征等；⑦X线检查有局限性肺气肿、肺不张、孤立性圆形病灶和单侧肺门阴影增大；⑧原有肺结核已稳定，他处出现新病灶，或结核灶“恶化”，而抗结核治疗无效者；⑨无中毒症状的胸腔积液者。

对以上可疑者应选择做痰检、支气管镜检、胸水和活组织检查等，以力求早期明确诊断。

诊断公式：中老年人＋吸烟史＋刺激性咳嗽（或痰中带血）＋毛刺（边缘不整齐）＋消瘦＝原发性支气管肺癌。

2. 分型诊断

（1）按生长部位分类 分为中央型肺癌和周围型肺癌。中央型肺癌生长在段支气管以上肺门附近，约占肺癌的3/4，以鳞状上皮细胞癌和小细胞肺癌（SCLC）较常见；周围型肺癌生长在段支气管及其分支以下，约占肺癌的1/4，以腺癌较为常见。此分型诊断主要依赖于肺部影像学检查。

（2）按组织病理学分类 分为非小细胞肺癌（NSCLC）和小细胞肺癌。非小细胞肺癌包括鳞状上皮细胞癌（简称鳞癌）、腺癌、大细胞癌和其他（腺鳞癌、类癌、肉瘤样癌等）；小细胞肺癌包括燕麦细胞型、中间细胞型、复合燕麦细胞型，在原发性肺癌中恶性程度最高。组织学分类诊断主要依赖于病理学检查的结果。

3. 分期诊断

（1）非小细胞肺癌分期

①Ⅰ期，肺癌早期，指肺癌局限于肺组织中，尚未发生转移。

②Ⅱ期，肺癌中期，指肿瘤已转移至肺门附近淋巴结。

③Ⅲ期，肺癌中晚期，指肿瘤已进一步扩散转移至纵隔或肺外淋巴结。

④Ⅳ期，肺癌晚期，指肿瘤已转移到胸膜腔，出现胸腔积液，或发生全身多处部位转移，如肝、脑、骨骼等。

（2）小细胞肺癌分期

①局限期：指肿瘤局限于一侧肺内，或可能转移到附近淋巴结，但尚未转移到对侧肺及肺以外部位，可接受一个放射野的根治性放疗。

②广泛期：指肿瘤已转移到双肺及胸腔膜，或已转移到肺周围组织，或肺以外其他部位，如肝、脑、骨等。

4. 鉴别诊断

（1）肺炎链球菌肺炎 多见于青壮年。急性起病，寒战、高热，咳铁锈色痰，白细胞增高，抗生素治疗有效。但对老年患者之迁延难愈或反复在同一部位发生的“肺炎”应提高警惕。

（2）肺结核 ①肺结核多见于青壮年，病程长；②常有持续性发热及全身中毒症状，可有反复的咯血；③痰菌检查可检出结核杆菌；④X线检查有结核灶的特征；⑤抗结核药物治疗有效。

（3）肺脓肿 肺脓肿起病急，中毒症状明显，伴咳大量脓臭痰，白细胞和中性粒细胞增高，胸部X线呈薄壁空洞，内壁光整，内有液平，周围有炎症改变。而癌性空洞常先有肿瘤症状，然后出现继发感染的症状。纤维支气管镜等可以鉴别。

（4）结核性胸膜炎 胸液多呈透明，草黄色，有时为血性，而癌性胸水增长迅速，以血性多见，并结合胸水癌胚抗原（CEA）、腺苷酸脱氨酶、能否找到癌细胞以及抗结核治疗疗效等进行鉴别。

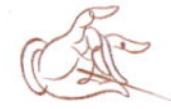

【辅助检查】

1. 影像学检查

（1）中央型肺癌　可见肺门增大及纵隔肿块，或阻塞性肺气肿、肺炎、肺不张等。

（2）周围型肺癌　早期为较淡薄、边界不清的小圆形病灶；癌瘤增大呈类圆形或分叶状，密度较高，或呈毛刺放射状阴影。

2. 痰液脱落细胞检查　应进行 3 次以上痰细胞学检查，非小细胞肺癌的阳性率较小细胞肺癌者高，可达 70% ～ 80%。

3. 纤维支气管镜检查　可取病变组织做病理检查或取分泌液做脱落细胞检查。

4. 肿瘤标志物检查　癌胚抗原（CEA）、神经元特异性烯醇化酶（NSE）等，对肺癌的诊断有一定的参考价值。

5. 其他检查　如胸膜活检、肺组织针吸活检、纵隔镜活检、开胸活检等。

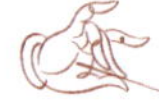

【治疗】

1. 治疗原则　小细胞肺癌发现时多已发生转移，外科手术根治的概率较低，主要依赖化疗或放化疗综合治疗；非小细胞肺癌中央型肺癌相对多见，发现时若为局限性，应积极实施外科手术治疗或放疗。

2. 治疗措施

（1）手术治疗　手术治疗为非小细胞肺癌的主要治疗方法。

（2）化学药物治疗　小细胞肺癌对化疗最敏感，鳞癌次之，腺癌最差。

（3）靶向治疗　主要适用于表皮生长因子受体（EGFR）敏感突变的晚期非小细胞肺癌、化疗失败或者无法接受化疗的非小细胞肺癌。此外，还有以肿瘤血管生成为靶点的靶向治疗。

（4）放射治疗　分为根治性和姑息性两种。放疗对小细胞肺癌效果较好，其次为鳞癌和腺癌，其放射剂量以腺癌最大，小细胞肺癌最小。

（5）生物反应调节剂。

（6）介入治疗。

第九节　慢性呼吸衰竭

慢性呼吸衰竭

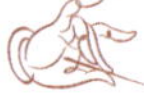

【诊断与鉴别诊断】

1. 诊断　有慢性支气管-肺疾病病史；有缺氧和二氧化碳潴留的临床表现，如呼吸困难、发绀、精神神经症状等；动脉血气分析 $PaO_2 < 60mmHg$，或伴有 $PaCO_2 > 50mmHg$，即可确立诊断。

诊断公式：老年患者＋慢性呼吸系统疾病史＋发绀＋动脉血气分析＝慢性呼吸衰竭。

2. 主要鉴别诊断　应与急性呼吸衰竭鉴别：原有呼吸功能正常，无慢性支气管-肺疾病史，常由急性病因如严重急性肺部感染、急性呼吸道阻塞性病变、危重哮喘、急性肺水肿、肺血管疾病及外伤所致；除呼吸困难表现外，伴有多脏器功能性障碍；以Ⅰ型呼吸衰竭多见。

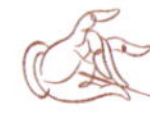

【辅助检查】

1. 动脉血气分析

（1）典型的动脉血气改变是 $PaO_2 < 60mmHg$，可伴或不伴 $PaCO_2 > 50mmHg$，以伴有 $PaCO_2 > 50mmHg$ 的Ⅱ型呼吸衰竭为常见。

（2）pH 改变不如 $PaCO_2$ 改变明显，当 $PaCO_2$ 增高伴有 pH > 7.35 时，称为代偿性呼吸性酸中毒，如 pH < 7.35 则称为失代偿性呼吸性酸中毒。

2. X 线检查　用于进一步明确原发病，了解肺部感染情况、随访治疗效果等。

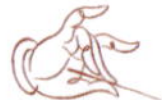

【治疗】

1. 治疗原则　保持呼吸道通畅，纠正缺氧、二氧化碳潴留和代谢紊乱。积极处理原发病，去除诱因。维持心、脑、肾等重要脏器的功能，防治并发症。

2. 治疗措施

（1）保持气道通畅　是首要措施。可应用祛痰药、支气管扩张剂，必要时用糖皮质激素；痰液黏稠难以咳出，导致气道阻塞不易解除时，应及时建立人工气道，吸出呼吸道分泌物，保持气道通畅。

（2）氧疗　Ⅱ型呼吸衰竭，应采取控制性氧疗，氧疗原则为低浓度（< 35%）持续给氧。

（3）增加通气量。

（4）纠正酸碱失衡和电解质紊乱。

（5）防治呼吸道感染。

（6）治疗并发症　如肺性脑病、上消化道出血。

第十节　心力衰竭

心力衰竭

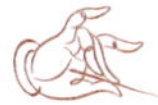

【诊断与鉴别诊断】

1. 诊断　有明确器质性心脏病的诊断，结合症状、体征、实验室及其他检查可以做出诊断。左心衰竭以呼吸困难，右心衰竭以颈静脉怒张、肝大、下垂性水肿为诊断的重要依据。实验室及超声心动图检查等有心力衰竭的相关改变为客观证据。

> 诊断公式：
>
> ①长期心脏病史＋心排血量减低＋肺循环淤血（心源性哮喘、呼吸困难）＝慢性左心衰竭。
>
> ②长期心脏病史＋心排血量降低＋体循环淤血（颈静脉怒张、肝大、腹水、双下肢水肿）＝慢性右心衰竭。

2. 心功能评价

（1）美国纽约心脏病学会（NYHA）心功能分级

①Ⅰ级：患者有心脏病但活动不受限制，平时一般活动不引起疲乏、心悸、呼吸困难或心绞痛；为心功能代偿期。

②Ⅱ级：心脏病患者的体力活动受到轻度限制，休息时无自觉症状，但平时一般活动下可出现疲乏、心悸、呼吸困难或心绞痛发作等。

③Ⅲ级：心脏病患者的体力活动明显受限，小于平时一般活动即可引起上述症状。

④Ⅳ级：心脏病患者不能从事任何体力活动。休息状态下即有心力衰竭的症状，体力活动后显著加重。

（2）6分钟步行试验　测定6分钟步行距离，判断心力衰竭程度：6分钟步行距离小于150m，为重度心力衰竭；150～450m为中度心力衰竭；超过450m为轻度心力衰竭。

3. 临床分期诊断

A期：前心力衰竭阶段，存在心力衰竭的高危因素，尚无心脏结构或功能异常，也无心力衰竭的症状与体征，包括高血压、冠心病、2型糖尿病、代谢综合征等疾病，及使用心肌毒性药物史、酗酒史、风湿热病史、心肌病家族史等可发展为心脏病的高危因素。

B期：前临床心力衰竭阶段，无心力衰竭的症状与体征，已有器质性心脏病变，如左心室肥厚、LVEF降低、无症状的心脏瓣膜病、陈旧性心肌梗死等。

C期：临床心力衰竭阶段，有器质性心脏病，既往或目前有心力衰竭症状。

D期：难治性终末期心力衰竭阶段，经严格优化的内科治疗，仍然有心力衰竭的症状与体征，需要特殊干预治疗的难治性心力衰竭。

4. 鉴别诊断

（1）支气管哮喘　呈发作性呼吸困难，伴双肺哮鸣音、发绀、大汗淋漓、心动过速等，与心力衰竭相似，主要鉴别点：①多见于青少年，有过敏史；②发作时出现呼气性呼吸困难伴双肺弥漫而响亮的哮鸣音，一般无舒张期奔马律、心脏杂音等体征；③发作将要缓解时咳出白色黏痰；④支气管扩张剂治疗有效；⑤血浆BNP水平及超声心动图等有重要的鉴别意义。

（2）心包积液、缩窄性心包炎　由于腔静脉回流受阻同样可以引起颈静脉怒张、肝大、下肢水肿等表现，应根据病史、心脏及周围血管体征进行鉴别，超声心动图检查可得以确诊。

【辅助检查】

1. 常规实验室检查　血液一般检查、尿常规、血液生化等。

2. 利钠肽（BNP）检测　用于心力衰竭的诊断、病情管理、临床事件风险预测等。BNP < 100pg/mL，不

支持心力衰竭的诊断；BNP > 400pg/mL，支持心力衰竭的诊断。

3. X 线检查 是确诊左心衰竭肺淤血的主要依据：①心影增大；②肺纹理增粗，早期主要表现为肺门血管影增强。急性肺泡性肺水肿时肺门呈蝴蝶状，肺野可见大片融合的阴影。

4. 超声心动图检查 是诊断心力衰竭最有价值的器械检查。①收缩功能：LVEF ≤ 50% 为收缩期心力衰竭的诊断标准；②舒张功能：E/A 比值降低。

5. 其他 放射性核素检查、心脏磁共振检查、有创性血流动力学检查。

【治疗】

1. 治疗目的和原则

（1）治疗目的 防止和延缓心力衰竭的发生及发展；缓解临床症状；提高运动耐量，改善生活质量；降低病死率与住院率。

（2）分期治疗原则 按心力衰竭分期治疗。

①A 期：积极治疗高血压、糖尿病、脂质紊乱等高危因素。

②B 期：除 A 期中的措施外，有适应证的患者使用 ACEI，或 β 受体阻滞剂。

③C 期及 D 期：按 NYHA 分级进行相应治疗。

（3）分级治疗原则 按心功能 NYHA 分级选择药物治疗。

① Ⅰ级：控制危险因素，ACEI。

② Ⅱ级：ACEI，利尿剂，β 受体阻滞剂，用 / 不用地高辛。

③ Ⅲ级：ACEI，利尿剂，β 受体阻滞剂，地高辛。

④ Ⅳ级：ACEI，利尿剂，地高辛，醛固酮受体拮抗剂；病情稳定后，谨慎应用 β 受体阻滞剂。

2. 治疗措施

（1）病因治疗 治疗原发病，如冠心病、心肌炎、心肌病等。消除诱因，有效控制肺部感染等。

（2）一般治疗 合理饮食，以限盐为主。急性期及病情不稳定者应卧床休息。

（3）药物治疗 ①利尿剂；②肾素-血管紧张素-醛固酮系统抑制剂；③ β 受体阻滞剂；④正性肌力药；⑤血管扩张剂；

（4）舒张性心力衰竭的治疗

① 药物治疗；应用利尿剂、β 受体阻滞剂、钙通道阻滞剂、ACEI 等。

② 维持窦性心律。

③ 对肺淤血症状较明显者，可适量应用静脉扩张剂或利尿剂。

④ 在无收缩功能障碍的情况下，禁用正性肌力药物。

（5）难治性心力衰竭的治疗 难治性心力衰竭是指经各种治疗，心力衰竭不见好转，甚至还有进展者。

① 积极治疗原发病。

② 调整心力衰竭用药，联合应用强效利尿剂、血管扩张剂及正性肌力药物等。

③ 对高度顽固性水肿也可使用血液滤过或超滤。

④ 扩张型心肌病伴有 QRS 波增宽 > 120ms 的心力衰竭患者，可心脏再同步化治疗。

⑤ 对不可逆的心力衰竭患者可考虑心脏移植。

第十一节 心律失常

过早搏动

一、过早搏动

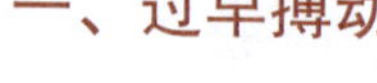

【心电图特征】

1. 房性过早搏动

（1）提早出现的 P′ 波与窦性 P 波形态不同；P-R ≥ 0.12s。

（2）提早出现的 QRS 波群形态通常正常。

（3）代偿间歇不完全。

2. 房室交界性过早搏动

（1）提前出现的室上性 QRS 波群，其前面无相关的 P 波。

（2）有逆行 P′ 波，可在 QRS 波群之前（P-R 间期 < 0.12s）、之中（即 P 波与 QRS 波重叠）或之后（R-P

间期＜0.20s）。

（3）QRS 波群形态正常。

（4）代偿间歇多为完全性。

3. 室性过早搏动

（1）提前出现的 QRS 波群前无相关 P 波。

（2）提前发生的 QRS 波群宽大畸形，时限＞0.12s，ST 段与 T 波的方向与 QRS 波群的主波方向相反。

（3）代偿间歇完全。

【治疗】

首先明确原有心脏病变的程度，早搏的出现是否影响心功能，有无发展成严重心律失常的可能性，以决定是否需要抗心律失常药物治疗，及治疗方法、治疗终点。

1. 无器质性心脏病的过早搏动 无症状者一般无须药物治疗，症状明显者可给予镇静剂和 β 受体阻滞剂等。

2. 频繁发作，症状明显或伴有器质性心脏病的过早搏动

（1）积极治疗原发病及诱因。

（2）抗心律失常药物治疗：①房性和交界性过早搏动可选用Ⅰa 类、Ⅰc 类、Ⅱ类和Ⅳ类抗心律失常药；②室性过早搏动多选用Ⅰ类和Ⅲ类抗心律失常药；③洋地黄中毒所致的室性过早搏动，应立即停用洋地黄，给予苯妥英钠、氯化钾等治疗。

（3）心动过缓时出现的室性过早搏动，宜给予阿托品、山莨菪碱等。

二、阵发性心动过速

阵发性心动过速

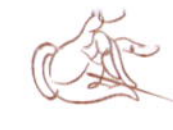

【心电图特征】

1. 房性心动过速

（1）自律性房性心动过速 ①一般心房率＜200 次 / 分；② P 波形态与窦性不同，在Ⅱ、Ⅲ、aVF 导联通常直立；③常合并二度Ⅰ型或Ⅱ型房室传导阻滞，P 波之间的等电位线仍存在；④发作开始时心率逐渐加速；⑤ QRS 形态、时限多与窦性相同。

（2）折返性房性心动过速 ①心房率多在 150 ～ 200 次 / 分，较为规则；② P 波形态与窦性不同，P-R 间期常延长；③心电生理检查可确诊。

（3）紊乱性房性心动过速 ① P 波形态各异，P-R 间期各不相同；②心房率多在 100 ～ 130 次 / 分；③部分 P 波因过早发生而不能下传，此时心室率不规则；④可进展为心房颤动。

2. 与房室交界区相关的折返性心动过速 ①心率多在 150 ～ 250 次 / 分，节律绝对规则；②逆行 P 波可埋藏于 QRS 波群内或位于其终末部分，不能辨认，P 波与 QRS 波群关系恒定；③ QRS 波群正常，伴室内差异性传导或束支传导阻滞时，可使 QRS 波群增宽、畸形，可有继发性 ST-T 改变；④发作突然，常由一个房早触发，下传的 P-R 间期显著延长，随之引起心动过速。

3. 室性心动过速（助理不考） ① 3 个或 3 个以上的连续出现的室性过早搏动；②心室率多在 100 ～ 250 次 / 分，节律可略不规则；③ QRS 波群宽大畸形，时限超过 0.12s，ST-T 波方向与 QRS 波群主波方向相反；④ P 波与 QRS 波群无固定关系，形成房室分离；⑤可出现心室夺获与室性融合波，为室性心动过速的特征性表现，是确诊的主要依据。

【治疗】

1. 房性心动过速 出现严重血流动力学障碍且心室率在 140 次 / 分以上时，应紧急治疗。洋地黄中毒引起者，立即停用洋地黄并静脉补钾。非洋地黄中毒者，可口服或静脉注射洋地黄、钙通道阻滞剂、β 受体阻滞剂以减慢心室率。如未能转复为窦性心律，可用Ⅰa、Ⅰc 或Ⅲ类抗心律失常药尝试转律，药物治疗无效可考虑射频消融治疗。

2. 与房室交界区相关的折返性心动过速 ①首选机械刺激迷走神经（压迫眼球、按压颈动脉、刺激会厌引起恶心等）；②腺苷与钙通道阻滞剂；③洋地黄与 β 受体阻滞剂；④Ⅰa、Ⅰc 与Ⅲ类抗心律失常药；⑤其他：无冠心病、高血压病而血压偏低患者，可通过升高血压反射性兴奋迷走神经终止心动过速；⑥直流电复律：如出现严重心绞痛、低血压、充血性心力衰竭时，应立刻行同步直流电复律；⑦经静脉心房或心室起搏或经食管心房起搏。⑧射频消融术：对于反复发作或药物难以奏效的患者可应用。

3. 室性心动过速 无器质性心脏病患者发生非持续性室性心动过速时，如无症状，可观察随访，暂不予治疗；有器质性心脏病的应考虑治疗；持续性室性心动过速无论有无器质性心脏病均应积极给予治疗。

（1）终止发作 ①药物治疗：无显著血流动力学障碍，宜选用胺碘酮、利多卡因、β受体阻滞剂治疗；②同步直流电复律：用于伴有血流动力学异常的室性心动过速；③超速起搏：复发性室性心动过速患者，如病情稳定，可尝试超速起搏终止心动过速。

（2）预防复发 ①去除病因及诱因；②应用抗心律失常药物维持治疗，常用胺碘酮等；③埋藏式自动复律除颤器（ICD）是有效的治疗方法；④冠状动脉旁路移植术可用于冠心病合并室性心动过速的患者。

三、心房颤动

心房颤动

【心电图特征】

（1）P 波消失，代之以一系列大小不等、形状不同、节律完全不规则的房颤波（f 波），频率为 350 ～ 600 次 / 分。

（2）心室率（R-R 间距）绝对不规则，心室率通常在 100 ～ 160 次 / 分（＞ 100 次 / 分称快室率房颤，＜ 60 次 / 分称慢室率房颤）。

（3）QRS 波群形态正常，伴室内差异性传导时则增宽变形。

【治疗】

1. 病因治疗 针对原发疾病和诱发因素予以相应处理。

2. 急性房颤 ①控制快速的心室率：心室率过快或伴有心功能不全的患者，可静脉注射毛花苷 C 将心室率控制在 100 次 / 分以下，随后给予地高辛口服维持；②药物或电复律：药物治疗未能恢复窦性心律，伴急性心力衰竭或血压明显下降者，宜紧急施行电复律；③房颤转复后，维持窦性心律。

3. 慢性房颤 ①阵发性房颤常能自行终止，如发作频繁或伴随明显症状，可口服胺碘酮或普罗帕酮，以减少发作的次数与持续时间；②持续性房颤应给予复律：选用药物复律或电复律，复律前应用抗凝血药预防血栓栓塞，复律后给予抗心律失常药物，预防复律后房颤复发；③经复律无效者，以控制心室率为主，首选药物为地高辛，也可应用β受体阻滞剂。

4. 预防栓塞 高危患者应长期采用抗凝治疗，口服华法林使凝血酶原时间国际标准化比值（INR）维持在 2.0 ～ 3.0 之间，能安全而有效预防脑卒中发生。

5. 其他 如射频消融术、外科手术、植入式心房除颤器等。

第十二节　原发性高血压

原发性高血压

【诊断与鉴别诊断】

1. 高血压诊断标准 在未使用降压药物的情况下，非同日 3 次测量血压，收缩压≥ 140mmHg 和（或）舒张压≥ 90mmHg，即可诊断为高血压。

2. 血压水平的定义和分级

血压水平的定义和分级

类别	收缩压 /mmHg		舒张压 /mmHg
正常血压	＜ 120	和	＜ 80
正常高值	120 ～ 139	和（或）	80 ～ 89
高血压	≥ 140	和（或）	≥ 90
1 级高血压（轻度）	140 ～ 159	和（或）	90 ～ 99
2 级高血压（中度）	160 ～ 179	和（或）	100 ～ 109
3 级高血压（重度）	≥ 180	和（或）	≥ 110
单纯收缩期高血压	≥ 140	和	＜ 90

3. 高血压患者的心血管风险水平分层

高血压患者的心血管风险水平分层

其他危险因素和病史	1 级高血压	2 级高血压	3 级高血压
无	低危	中危	高危
1～2 个其他危险因素	中危	中危	很高危
≥ 3 个其他危险因素或靶器官损害	高危	高危	很高危
临床并发症或合并糖尿病	很高危	很高危	很高危

诊断公式：头昏、头痛＋既往病史＋收缩压≥ 140mmHg 和（或）舒张压≥ 90mmHg ＝高血压病。

4. 主要鉴别诊断 原发性高血压主要与继发性高血压相鉴别。

（1）肾实质疾病 ①多有急、慢性肾小球肾炎病史，血压的升高在原发病发病之后；②多数患者在血压升高之前已出现尿常规、肾功能、肾脏超声等检测项目的异常；③单纯降压治疗效果不佳。

（2）肾血管疾病 ①肾血管性高血压患者常起病急、血压显著增高；②上腹部或肾区可闻及血管性杂音；③静脉肾盂造影、肾动脉多普勒、肾动脉造影、放射性核素肾图等可明确诊断。

（3）嗜铬细胞瘤 ①血压升高呈发作性，同时多伴有显著的交感神经兴奋（剧烈头痛、出汗、心悸、面色苍白）；②血和尿儿茶酚胺及其代谢产物的测定、酚妥拉明试验有助于鉴别。

（4）原发性醛固酮增多症 ①血压升高伴有多尿、夜尿增多和尿比重下降，口渴，发作性肌无力、手足搐搦，血钾降低伴血钠升高等特征性表现；②实验室检查血和尿醛固酮升高有助于鉴别诊断。

【辅助检查】

1. 尿液检查 合并肾脏损害时出现少量蛋白、红细胞，偶有透明管型和颗粒管型。

2. 肾功能检测 晚期肾实质损害可有血肌酐、尿素氮和尿酸升高，内生肌酐清除率降低，浓缩及稀释功能减退。

3. 血脂测定 部分患者有血清总胆固醇、甘油三酯及低密度脂蛋白胆固醇增高，高密度脂蛋白降低。

4. 血糖、葡萄糖耐量试验及血浆胰岛素测定 部分患者有空腹和（或）餐后 2h 血糖及血胰岛素水平增高。

5. 眼底检查 长期持续血压升高出现眼底动脉变细、反光增强、交叉压迫及动静脉比例降低；视网膜病变有出血、渗出、视乳头水肿等。眼底改变是临床申办高血压门诊慢性病的必备条件。

6. 胸部 X 线检查 协助观察大血管病理改变。可见主动脉迂曲延长，局部可见动脉粥样硬化病变钙化等改变。

7. 心电图检查 出现左室肥厚的相应改变可诊断高血压心脏病，并发冠心病时出现相应的 ST-T 等改变。

8. 超声心动图 可见主动脉内径增大、左房扩大、左室肥厚等高血压心脏病的改变。

9. 动态血压监测 连续监测 24h 的家庭血压，对客观诊断及评估高血压、随访降压治疗效果具有重要的意义。可测定白昼与夜间各时间段血压的平均值和离散度。

10. 其他 颈动脉多普勒检查示颈动脉内膜中层厚度（IMT）增厚，血浆肾素活性（PRA）增加，心率变异性增大等。

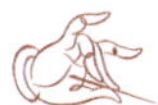

【治疗】

1. 治疗策略 首先对确诊的患者进行危险分层，根据危险分层选择治疗方案。对于大多数高血压患者，应在数周到数月内将血压控制到目标水平。年轻患者、病史较短的患者可缩短达标时间；老年高血压患者或伴发病复杂、已有显著并发症的患者，可适当延长达标时间。

（1）高危和很高危患者 一旦确诊，应立即开始生活方式干预和药物治疗。

（2）中危患者 在生活方式干预的同时，继续监测血压和其他危险因素 1 个月，多次测量血压或进行动态血压监测，若收缩压＜ 140mmHg 及舒张压＜ 90mmHg，继续监测；收缩压≥ 140mmHg 或舒张压≥ 90mmHg，开始药物治疗。

（3）低危患者 在生活方式干预的同时，继续监测血压和其他危险因素 3 个月，多次测量血压或动态血压监测，若收缩压＜ 140mmHg 及舒张压＜ 90mmHg，继续监测；收缩压≥ 140mmHg 或舒张压≥ 90mmHg，开始药物治疗。

2. 降压目标 在患者能耐受的情况下，逐步降压使血压达标：①一般高血压患者，应将血压降至 140/90mmHg

以下；②65岁及以上的老年人的收缩压应控制在150mmHg以下，如能耐受还可进一步降低；③伴有肾脏疾病、糖尿病或病情稳定冠心病的高血压患者治疗宜个体化，一般可以将血压降至130/80mmHg以下。

3. 非药物治疗 ①减少钠盐摄入、增加钾盐摄入；②控制体重；③戒烟限酒；④体育运动；⑤减轻精神压力，保持心理平衡等。

4. 药物治疗

（1）降压药治疗原则 ①小剂量开始，根据需要，逐步增加剂量；②尽量应用长效制剂；③联合用药；④个体化：根据患者具体情况、耐受性及个人意愿或长期承受能力，选择适合患者的降压药物。

（2）常用降压药物分类

① 利尿剂：有噻嗪类利尿剂、袢利尿剂和保钾利尿剂三类，常用噻嗪类利尿剂有氢氯噻嗪和氯噻酮、吲达帕胺等。

② β受体阻滞剂：用于轻、中度高血压，尤其是静息心率较快（＞80次/分）或合并心绞痛及心肌梗死后患者，常用药物有美托洛尔、阿替洛尔、倍他洛尔等。

③ 钙通道阻滞剂（CCB）：分为二氢吡啶类（如氨氯地平、非洛地平、硝苯地平等）和非二氢吡啶类（如维拉帕米和地尔硫䓬），可用于各种程度高血压，尤其老年人高血压或合并稳定型心绞痛时。

④ 血管紧张素转换酶抑制剂（ACEI）：降压起效缓慢，逐渐增强，常用依那普利、贝那普利等，妊娠、肾动脉狭窄、肾衰竭（血肌酐＞265μmol/L）者禁用。

⑤ 血管紧张素Ⅱ受体阻滞剂（ARB）：降压作用起效缓慢，但持久而平稳。常用氯沙坦、缬沙坦、厄贝沙坦、替米沙坦、坎地沙坦和奥美沙坦等。

⑥ α_1受体阻滞剂：一般不作为高血压治疗的首选药，适用于伴高脂血症或前列腺肥大的患者，也可用于难治性高血压患者的治疗。常用药有哌唑嗪、特拉唑嗪等。

（3）降压药物治疗方案

① 无并发症患者可以单独或者联合使用噻嗪类利尿剂、β受体阻滞剂、CCB、ACEI和ARB，治疗应从小剂量开始，逐步递增剂量。

② 2级高血压（＞160/100mmHg）在治疗开始时就应采用两种降压药物联合治疗，合理的降压药联合治疗方案：利尿剂与ACEI或ARB；二氢吡啶类CCB与β受体阻滞剂；CCB与ACEI或ARB等。

③ 三种降压药合理的联合治疗方案除有禁忌证外必须包含利尿剂。

5. 干预相关危险因素 降压治疗的同时应积极控制心血管相关危险因素，包括调脂、控制血糖、抗血小板、降低同型半胱氨酸等。

6. 高血压急症的治疗

（1）血压控制策略 控制性降压，初始阶段（数分钟到1h内），平均动脉压降低不超过治疗前的25%或保持血压在160～170/100～110mmHg水平；随后的2～6h内，将血压降至安全水平即160/100mmHg以内；24～48h逐步降至正常。

（2）降压药物选择 首选硝普钠。

7. 高血压亚急症的治疗 选用不同降压机制的药物联合使用，24～48h将血压缓慢降至160/100mmHg以下。用药后观察5～6h，血压达标后调整口服药物后续治疗，并建议患者按医嘱服药和测量血压。

第十三节 冠状动脉粥样硬化性心脏病

冠状动脉粥样硬化性心脏病

一、心绞痛

【诊断与鉴别诊断】

1. 诊断 根据典型心绞痛的发作特点和体征，含服硝酸甘油后可短时间内缓解，结合年龄和存在冠心病危险因素，其他原因除外所致的心绞痛，心电图ST-T段改变，一般即可确立诊断。必要时行选择性冠状动脉造影明确诊断。

诊断公式：胸骨后疼痛＜30min＋硝酸甘油可缓解＋心电图ST-T段水平下移＝心绞痛。

2. 心绞痛严重程度的分级 根据加拿大心血管病学会（CCS）分级，可分为4级。

Ⅰ级：一般体力活动（如步行和登楼）不受限，仅在强、快或持续用力时发生心绞痛。

Ⅱ级：一般体力活动轻度受限。快步、饭后、寒冷或刮风中、精神应激或醒后数小时内发作心绞痛。一般

情况下平地步行 200m 以上或登楼一层以上受限。

Ⅲ级：一般体力活动明显受限，一般情况下平地步行 200m，或登楼一层引起心绞痛。

Ⅳ级：轻微活动或休息时即可发生心绞痛。

3. 鉴别诊断

（1）急性心肌梗死　①急性心肌梗死的胸痛多剧烈，持续时间多超过 30min，甚至长达数小时；②伴有心肌坏死的全身表现如发热、心律失常、心力衰竭和（或）休克等；③含用硝酸甘油多不能缓解；④心电图面向梗死部位的导联 ST 段抬高，或同时有异常 Q 波；⑤外周血白细胞计数增高、红细胞沉降率增快，心肌坏死标记物增高。

（2）心脏神经症　①患者多为中年或更年期女性，常诉反复或持续性胸痛，但为短暂的刺痛或持久的隐痛；②胸痛多位于心尖部附近，或经常变动；③多伴有叹息样呼吸、心悸、疲乏、头昏、失眠及其他神经症的症状；④症状出现时多无明显心电图一过性改变。

（3）肋间神经痛和肋软骨炎　疼痛多为刺痛或灼痛，持续性而非发作性，咳嗽、用力呼吸和身体转动可使疼痛加剧，沿神经行经处有压痛。

（4）其他疾病引起的心绞痛　包括重度主动脉瓣狭窄或关闭不全、风湿性冠状动脉炎、梅毒性主动脉炎引起冠状动脉口狭窄或闭塞、肥厚型心肌病、X 综合征、心肌桥等病均可引起心绞痛，主要根据胸痛以外的临床表现及辅助检查进行鉴别诊断。

（5）不典型疼痛还需与反流性食管炎等食管疾病、膈疝、消化性溃疡、肠道疾病、颈椎病等相鉴别。

【辅助检查】

1. 心电图　心绞痛发作时，出现相应导联 ST 段水平型下移和（或）T 波倒置；变异型心绞痛发作时则相关导联 ST 段呈弓背向上抬高。

2. 冠状动脉造影　对确诊冠心病有重要的价值。

【治疗】

1. 治疗原则　改善冠状动脉的血供和降低心肌的耗氧，提高生活质量，同时治疗动脉粥样硬化。

2. 发作时治疗

（1）心绞痛发作时应立即休息。

（2）较重的发作，可使用作用较快的硝酸酯制剂。①硝酸甘油舌下含化，可重复使用；②硝酸异山梨酯舌下含化。

3. 缓解期的治疗　宜尽量避免各种已知的足以诱发心绞痛发作的因素。避免饱食，戒烟限酒。

（1）药物治疗

① 改善心肌缺血，缓解临床症状的治疗：硝酸酯类、β 受体阻滞剂、钙通道阻滞剂、曲美他嗪。

② 预防急性心肌梗死，改善远期预后的治疗：阿司匹林、氯吡格雷、他汀类、ACEI 或 ARB。

（2）血运重建治疗

① 经皮冠状动脉介入治疗：扩张病变的血管内径，从而改善心肌血供、缓解症状并减少心肌梗死发生。

② 外科手术治疗：主动脉-冠状动脉旁路移植手术。

二、急性心肌梗死

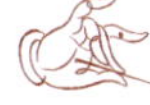

【诊断与鉴别诊断】

1. 诊断

（1）有冠心病病史及典型的急性心肌梗死的临床表现。

（2）有急性心肌梗死的典型的特征性及动态性 ECG 改变。

（3）心肌损伤标记物的升高符合急性心肌梗死的演变特点。

具备以上 3 条中的任意 2 条，即可确诊。

> 诊断公式：病史（心绞痛、动脉粥样硬化病史）＋心前区疼痛（濒死感，大于 30min）＋心电图（ST 段弓背抬高）＋心肌坏死标记物（肌钙蛋白、肌红蛋白升高）＝急性心肌梗死。

2. 鉴别诊断

（1）心绞痛　见前述。

（2）主动脉夹层　胸痛一开始即达到高峰，呈撕裂样剧痛；常有高血压，两侧上肢的血压和脉搏常不对称，此为重要特征，没有急性心肌梗死心电图的特征性改变及血清酶学的变化；超声心动图和 MRI 可确诊。

（3）急性肺动脉栓塞　可有胸痛、咯血、呼吸困难、休克等表现。有引起肺动脉栓塞的诱因；肺动脉造影可确诊。

（4）急腹症　上腹痛及休克的表现，但常有典型急腹症的体征。心电图及心肌坏死标志物不增高。

（5）急性心包炎　胸痛与发热同时出现，有心包摩擦音或心包积液的体征。心电图除 aVR 外，其余导联 ST 段弓背向下抬高，T 波倒置，无异常 Q 波出现。彩超可诊断。

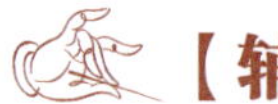

【辅助检查】

1. 实验室检查

（1）血液一般检查　起病 24 ～ 48h 后外周血白细胞可增至（10 ～ 20）$\times 10^9$/L，中性粒细胞增多，嗜酸性粒细胞减少或消失；红细胞沉降率增快。

（2）血心肌坏死标记物　心肌坏死标记物增高水平与心肌梗死范围及预后明显相关：①肌红蛋白起病后 2h 内升高，12h 内达高峰；24 ～ 48h 内恢复正常；②肌钙蛋白 I（cTnI）或 T（cTnT）起病 3 ～ 4h 后升高，cTnI 于 11 ～ 24h 达高峰，7 ～ 10 天降至正常，cTnT 于 24 ～ 48h 达高峰，10 ～ 14 天降至正常，肌钙蛋白升高是诊断心肌梗死的敏感指标；③肌酸激酶同工酶（CK-MB）在起病后 4h 内增高，16 ～ 24h 达高峰，3 ～ 4 天恢复正常，其增高的程度能较准确地反映梗死的范围，其高峰出现时间是否提前有助于判断溶栓治疗是否成功。

2. 心电图检查　心电图进行性、动态性改变，有助于诊断、定位、定范围、估计病情演变和预后。

（1）特征性改变　① ST 段抬高，反映心肌损伤；②病理性 Q 波，反映心肌坏死；③ T 波倒置，反映心肌缺血。

（2）动态性改变　①起病数小时内，无异常或出现异常高大两肢不对称的 T 波；②数小时后，ST 段明显抬高，弓背向上与直立的 T 波连接，形成单相曲线，数小时至 2 天内出现病理性 Q 波，同时 R 波降低；③ ST 段抬高持续数日至 2 周左右，逐渐回到基线水平，T 波则变为平坦或倒置；④数周至数月后，T 波呈 V 形倒置，两肢对称，波谷尖锐，是为慢性期改变。

（3）定位和定范围　ST 段抬高性心肌梗死的定位和定范围，可根据出现特征性改变的导联判断。

心肌梗死的心电图定位诊断

部位	特征性 ECG 改变导联	对应性改变导联
前间壁	V_1 ～ V_3	—
局限前壁	V_3 ～ V_5	—
前侧壁	V_5 ～ V_7、Ⅰ、Ⅱ、aVL	—
广泛前壁	V_1 ～ V_6	—
下壁	Ⅱ、Ⅲ、aVF	Ⅰ、aVL
下间壁	Ⅱ、Ⅲ、aVF	Ⅰ、aVL
下侧壁	Ⅱ、Ⅲ、aVF、V_5 ～ V_7	Ⅰ、aVL
高侧壁	Ⅰ、aVL、“高” V_4 ～ V_6	Ⅱ、Ⅲ、aVF
正后壁	V_7 ～ V_8	V_1 ～ V_3 导联 R 波增高
右室	V_3R ～ V_7R	（多伴下壁梗死）

3. 超声心动图检查　有助于了解心室壁的运动和左心室功能，诊断室壁瘤和乳头肌功能失调等。

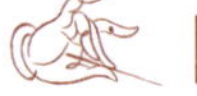

【治疗】

1. 治疗原则　尽快恢复心肌的血流灌注（到达医院后 30min 内开始溶栓或 90min 内开始介入治疗），以挽救濒死的心肌、防止梗死面积扩大或缩小心肌缺血范围，保护和维持心脏功能，及时处理严重心律失常、泵衰竭和各种并发症，防止猝死。

2. 监护和一般治疗

（1）休息　急性期卧床休息，保持环境安静。

（2）监测　进行心电图、血压和呼吸的监测，除颤仪应随时处于备用状态。

（3）护理　第 1 周完全卧床休息，进食不宜过饱，食物以易消化的流质或半流质为主，含较少脂肪而少产气者为佳。

（4）建立静脉通道　保持给药途径畅通。

3. 解除疼痛　哌替啶肌内注射或吗啡皮下注射；硝酸甘油或硝酸异山梨酯舌下含服或静脉滴注。

4. 再灌注治疗　起病 3 ～ 6h 最迟在 12h 内，使闭塞的冠状动脉再通，心肌得到再灌注，濒死的心肌可能得以存活或使坏死范围缩小，减轻梗死后心肌重塑。

（1）介入治疗（PCI）　在患者抵达急诊室明确诊断之后，边给予常规治疗和做术前准备，边将患者送到心导管室。

（2）溶栓治疗再通者的 PCI　溶栓治疗成功的患者，如无缺血复发表现，可在 7 ～ 10 天后行冠状动脉造影。

（3）溶栓疗法　无禁忌证者应立即（接诊患者后 30min 内）行溶栓治疗。常用的溶栓药物有尿激酶（UK）、重组链激酶（rSK）、重组组织型纤维蛋白溶酶原激活剂（rt-PA）。

（4）紧急主动脉-冠状动脉旁路移植术　介入治疗失败或溶栓治疗无效有手术指征者，宜争取 6 ～ 8h 内施行主动脉-冠状动脉旁路移植术。

5. 对症治疗

（1）消除心律失常　心律失常必须及时消除，以免演变为严重心律失常甚至猝死。

（2）控制休克　①补充血容量；②应用血管活性药；③应用血管扩张剂；④其他治疗：纠正酸中毒、避免脑缺血、保护肾功能，必要时应用洋地黄制剂等。

（3）治疗心力衰竭　主要是治疗急性左心衰竭，以应用吗啡（或哌替啶）和利尿剂为主。梗死发生后 24h 内宜尽量避免使用洋地黄制剂。

6. 非 ST 段抬高性心肌梗死的处理　无 ST 抬高的心肌梗死其住院期病死率较低，但再梗死率、心绞痛再发生率和远期病死率则较高，此类患者不宜溶栓治疗。其中低危险组以阿司匹林和肝素尤其是低分子量肝素治疗为主；中危险组和高危险组则以介入治疗为首选。其余治疗原则同上。

7. 并发症的处理　并发栓塞时，用抗凝疗法；心室壁瘤如影响心功能或引起严重心律失常，宜手术切除或同时做主动脉-冠状动脉旁路移植术。心脏破裂和乳头肌功能严重失调都可考虑手术治疗，但手术死亡率高。

8. 恢复期的处理　酌情恢复部分或轻工作，但应避免过重体力劳动或精神过度紧张。

第十四节　病毒性心肌炎

病毒性心肌炎

【诊断与鉴别诊断】

1. 诊断

（1）发病前有病毒感染的病史。

（2）上述感染后 3 周内出现心律失常或心电图改变。

（3）心电图、X 线、实验室等检查结果有心肌受损的证据。

（4）排除其他原因所致的心肌炎。

（5）确诊有赖于心内膜、心肌或心包组织内病毒、病毒抗原或病毒基因片断的检出。

诊断公式：1 ～ 3 周前病毒感染＋头晕、心悸、胸闷＋心律失常＋心界扩大＋心音听诊＋心肌损伤标记物＝病毒性心肌炎。

2. 重症病毒性心肌炎的诊断　患者发病后出现阿-斯综合征发作、心力衰竭伴（不伴）心肌梗死样心电图改变、心源性休克、急性肾衰竭、持续性室性心动过速伴低血压发作或心肌心包炎等在内的任何一项或多项表现，即可诊断为重症病毒性心肌炎。

3. 主要鉴别诊断

（1）风湿性心肌炎　①除具有心肌炎的表现外，多有近期链球菌感染史的证据（咽痛、抗链球菌溶血素“O”升高、咽拭子阳性等）；②多为全心受累，杂音多较明显且较恒定；③常伴有风湿热的其他特征性表现如多发性关节炎、皮下结节、环行红斑等；④糖皮质激素与抗风湿制剂疗效明显。

（2）冠心病　①多见于中老年人，慢性起病，有高血压、血脂异常、糖尿病等病史，无前驱性上呼吸道及肠道病毒感染的实验室证据；②有心肌缺血、心肌损伤或心肌坏死的证据；③反复发作心绞痛，对硝酸甘油反应良好；④冠状动脉造影具有确诊价值。

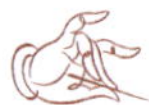

【辅助检查】

1. **血液一般检查** 早期外周血白细胞数可增高，C 反应蛋白升高是现症感染的有力证据。

2. **心肌损伤标记物** 血清肌酸磷酸激酶、天冬氨酸氨基转氨酶、乳酸脱氢酶可增高；血清 cTnT 或 cTnI 升高。

3. **心电图** 一般有各种心律失常和（或）非特异性 ST-T 改变，如出现高度房室传导阻滞或室性心动过速，提示为重症病毒性心肌炎。

4. **血清学检查** 仅对病因有提示作用，不能作为病毒感染的主要依据。柯萨奇病毒 IgM 抗体阳性，肠道病毒 RNA-PCR 检测阳性，病毒中和抗体 3 周内 4 倍以上增高，可提示病毒感染及病毒血症的存在。

5. **超声心动图检查** 显示左室壁弥漫或局限性收缩功能障碍、心室腔扩大、室间隔反常运动等。

6. **心内膜心肌活检** 心肌活检标本可分离出病毒或特异性病毒抗原，是确诊活动性心肌炎最有价值的方法。

7. **病毒分离** 急性期从患者咽部、血液、粪便、心包或胸腔渗出液中可分离出病毒，是病毒感染的可靠依据。

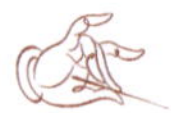

【治疗】

病毒性心肌炎还没有特异性治疗，应该以针对左心功能不全的支持治疗为主。

1. **一般治疗** 应安静卧床休息。

2. **对症治疗** 如对心力衰竭、频发过早搏动等的对症治疗。

3. **应用糖皮质激素** 目前不主张早期使用。

4. **支持治疗** 应用免疫调节药及中医药加强支持治疗，常用中药黄芪、牛磺酸、辅酶 Q_{10}、干扰素等。

第十五节 慢性胃炎

慢性胃炎

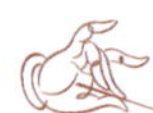

【诊断与鉴别诊断】

1. **诊断** 确诊必须依靠胃镜检查及胃黏膜活组织病理学检查。幽门螺杆菌检测有助于病因诊断。怀疑自身免疫性胃炎应检测相关自身抗体及血清胃泌素。

> 诊断公式：慢性病程＋上腹不适＋嗳气、恶心＝慢性胃炎。

2. **鉴别诊断**

（1）消化性溃疡 发作性上腹疼痛，有周期性和节律性，钡餐造影可发现龛影或间接征象。

（2）慢性胆囊炎 表现为反复发作右上腹隐痛，进食油脂食物常加重，多合并胆囊结石。

（3）功能性消化不良 表现多样，可有上腹胀满、疼痛，食欲不佳等。

（4）胃神经官能症 多见于年轻妇女，常伴有神经官能症的全身症状。

【辅助检查】

1. **胃镜及组织学检查** 胃镜是慢性胃炎诊断的最可靠方法。

（1）非萎缩性胃炎 胃镜下可见黏膜充血、水肿，多为局限性，水肿与充血区共存，形成红白相间征象，表面附着灰白色分泌物，有出血点，可有小的糜烂。

（2）萎缩性胃炎 黏膜呈苍白或灰白色，黏膜变薄，皱襞变细平坦，常见糜烂出血灶，局部可见有上皮细胞增生或明显的肠化生。

2. **Hp 检测** 检测 Hp 有助于慢性胃炎的分类诊断和选择治疗措施。^{13}C 或 ^{14}C 尿素呼气试验具有很好的特异性和敏感性。本试验为非侵入性，易被患者接受，可用于筛选及治疗后复查。

3. **血清学检查**

（1）自身抗体 90% 的慢性萎缩性胃体炎的抗胃壁细胞抗体阳性，约 75% 患者抗内因子抗体阳性。

（2）血清胃泌素水平 有助于判断萎缩是否存在及其分布与程度。慢性萎缩性胃体炎血清胃泌素水平可升高，伴发恶性贫血时，可升高数倍至数十倍，维生素 B_{12} 水平下降。萎缩性胃窦炎常表现胃泌素水平降低。

4. **血维生素 B_{12} 水平测定** 明显降低有助于自身免疫性胃炎的诊断。

【治疗】

1. 一般措施 尽量避免刺激胃黏膜的食物，如烟酒、浓茶、咖啡等，多食水果、蔬菜，保持心情舒畅。

2. 抗菌治疗 联合用药方案予根除治疗，使用 PPI 或胶体铋剂 + 两种或三种抗菌药物的用药方案。

3. 保护胃黏膜 氢氧化铝凝胶、复方氢氧化铝片、硫糖铝等保护胃黏膜不受 NSAIDs 和胆汁的侵害。

4. 对症处理 腹胀、恶心、呕吐、腹痛，使用胃肠动力药如多潘立酮或西沙必利；恶性贫血者使用维生素 B_{12}。

5. 胃癌前状态的治疗 首先应进行根治 Hp 的治疗，出现恶性贫血的患者应注意长期补充维生素 B_{12}，发现有重度异型增生时宜内镜下或手术治疗。

消化性溃疡

第十六节 消化性溃疡

【诊断与鉴别诊断】

1. 诊断 根据发病年龄，有慢性、周期性、节律性上腹痛病史，可初步诊断为消化性溃疡。但确诊需要依靠 X 线钡剂检查或胃镜检查。

> 诊断公式：
> （1）慢性周期性饱餐痛（进食→疼痛→缓解）＝胃溃疡（GU）。
> （2）慢性周期性饥饿痛、夜间痛（疼痛→进食→缓解）＝十二指肠溃疡（DU）。

2. 鉴别诊断

（1）胃癌癌性溃疡 内镜下特点：①溃疡形状不规则，一般较大；②底凹凸不平，苔污秽；③边缘成结节状隆起；④周围皱襞中断；⑤胃壁僵硬，蠕动减弱。部分癌性溃疡与良性溃疡鉴别较为困难，应在溃疡边缘取活检。

（2）胃泌素瘤 肿瘤很小，生长缓慢，会出现胃、十二指肠的多发溃疡，一般出现于不典型部位，难以治愈，胃酸分泌过高伴高空腹血清胃泌素水平。

【辅助检查】

1. 胃镜检查和黏膜活检 胃镜检查是确诊消化性溃疡首选的检查方法，同时可以取活组织进行病理检查和 Hp 检测，是诊断消化性溃疡最有价值的检查方法。对合并出血者，还可进行内镜下止血治疗。内镜下溃疡表现如下：

① 活动期：病灶多呈圆形或椭圆形，溃疡基底部覆有白色或黄白色厚苔，周围黏膜充血、水肿。

② 愈合期：溃疡缩小变浅，苔变薄，黏膜皱襞向溃疡集中。

③ 瘢痕期：基底部白苔消失，呈现红色瘢痕，最后转变为白色瘢痕。

2. X 线钡餐 溃疡的 X 线钡餐征象有直接和间接两种：直接征象为龛影，对诊断有确诊意义；间接征象仅提示可能有溃疡。X 线钡餐检查的效果逊于胃镜。溃疡合并穿孔、活动性出血时禁行 X 线钡餐检查。

3. Hp 检测 Hp 检测是消化性溃疡诊断的常规检查项目，因为有无 Hp 感染决定治疗方案的选择。

（1）非侵入性方法常用 ^{13}C 或 ^{14}C 尿素呼气试验。

（2）侵入性方法通过胃镜检查取胃黏膜活组织进行检测。

4. 粪便隐血试验 用于确定溃疡有无活动及合并活动出血，并可作为疗效判断的指标。

【治疗】

治疗目的：消除病因，解除症状，愈合溃疡，防止复发和避免并发症。

1. 一般治疗 生活规律，劳逸结合；合理饮食，少饮浓茶、咖啡，少食酸辣刺激性食物；戒烟酒；调节情绪，避免过度紧张；慎用 NSAIDs、肾上腺皮质激素等药物。

2. 药物治疗 DU 的治疗重点在于根除 Hp 与抑制胃酸分泌，GU 的治疗侧重于保护胃黏膜。

（1）根除 Hp 的治疗方案 ①三联疗法：PPI 或铋剂＋两种抗生素；②四联疗法：铋剂＋两种抗生素 +PPI。

（2）抑制胃酸分泌 ①碱性抗酸药：氢氧化铝、氢氧化镁、碳酸氢钠等；②抗胃酸分泌药：H_2 受体拮抗剂（H_2RA），如西咪替丁、雷尼替丁、法莫替丁等；PPI 如奥美拉唑、兰索拉唑、泮托拉唑等。

（3）保护胃黏膜的药物 枸橼酸铋钾、米索前列醇、弱碱性抗酸药。

3. 治疗并发症 并发急性上消化道出血、急性穿孔、幽门梗阻时，应及时明确诊断，并行积极治疗，无效者应考虑手术治疗。疑诊发生癌变者，应尽快明确诊断，实施治疗。

4. 外科治疗

（1）大量或反复出血，内科治疗无效者。

（2）急性穿孔，慢性穿透性溃疡。

（3）瘢痕性幽门梗阻。

（4）GU 癌变或癌变不能除外者。

（5）内科治疗无效的顽固性溃疡。

5. 维持治疗 GU 经治疗溃疡愈合者，可停用药物治疗；有反复急性加重的患者，需要时可长期口服适量药物维持治疗。

6. 治疗策略 对内镜或 X 线明确诊断的 DU 或 GU，首先明确有无 Hp 感染：Hp 阳性者首先抗 Hp 治疗，必要时在抗 Hp 治疗结束后再给予 2 ～ 4 周（DU）或 4 ～ 6 周（GU）的抗胃酸治疗；Hp 阴性者常规服用抗胃酸分泌药 4 ～ 6 周（DU）或 8 周（GU）。

胃癌

第十七节　胃癌

【诊断与鉴别诊断】

1. 诊断 主要依赖于胃镜加活组织检查。

诊断公式：老龄＋慢性消化系统症状和恶病质＋胃轮廓以内的龛影＝胃癌。

2. 鉴别诊断 胃癌应与胃溃疡、胃原发淋巴瘤、胃平滑肌肉瘤、慢性萎缩性胃炎、胃邻近恶性肿瘤（如原发性肝癌、胰腺癌、食管癌等）进行鉴别。

【辅助检查】

1. 血液检查 患者呈低色素性贫血，红细胞沉降率增快，血清癌胚抗原（CEA）阳性。

2. 粪便隐血试验（OB） 可持续阳性，可作为胃癌筛选的首选方法。

3. X 线钡餐检查 采用气钡双重对比法。X 线征象有充盈缺损、癌性龛影、皮革胃及胃潴留等表现。

4. 胃镜及活组织检查 是诊断胃癌最重要、最可靠的手段，可直接进行观察及取活组织进行细胞学检查。

（1）早期胃癌　胃镜下早期胃癌呈小息肉样隆起、凹陷或平坦，黏膜粗糙，碰触易出血，可见斑片状糜烂。癌灶直径小于 lcm 者称小胃癌，小于 0.5cm 者称微小胃癌。内镜下较小、缺乏特异性，易发生漏诊。

（2）进展期胃癌　内镜下易发现，表面凹凸不平，伴有糜烂及污秽苔，取活检组织时易出血，也可是巨大溃疡型，底部覆有污秽灰白苔，溃疡边缘呈结节状隆起，无聚合皱襞，病变处无蠕动。

5. 超声内镜检查 能够清晰观察肿瘤的浸润范围与深度，了解有无周围转移。

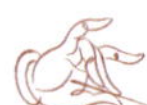

【治疗】

早期手术治疗，中晚期综合治疗。

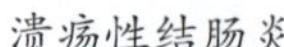
溃疡性结肠炎

第十八节　溃疡性结肠炎

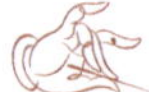

【诊断与鉴别诊断】

1. 诊断

（1）主要诊断依据　①慢性或反复发作性腹泻、脓血黏液便、腹痛，伴不同程度全身症状；②多次粪检无病原体发现；③内镜检查及 X 线钡剂灌肠显示结肠炎病变等。

（2）分型诊断（各型可相互转化）

① 初发型：指无既往史的首次发作。

② 慢性复发型：临床上最多见，发作期与缓解期交替。

③ 慢性持续型：症状持续，间以症状加重的急性发作。

④ 急性暴发型：少见，急性起病，病情严重，全身毒血症状明显，可伴中毒性巨结肠、肠穿孔、败血症

等并发症。

（3）分期诊断

① 活动期：患者有典型的临床表现，可以依据表现进行临床分型。

② 缓解期：临床表现基本缓解，无黏液脓血便及腹痛，偶有排便次数增多，基本无全身表现。

（4）严重程度分级诊断

① 轻度：腹泻 4 次 / 日以下，便血轻或无，无发热、脉速，贫血无或轻，红细胞沉降率正常。

② 中度：介于轻度与重度之间。

③ 重度：腹泻 6 次 / 日以上，并有明显黏液脓血便，体温＞37.5℃，脉搏＞90 次 / 分，血红蛋白＜100g/L，红细胞沉降率＞30mm/h。

诊断公式：左下腹痛＋黏液脓血便＋（便意、便后缓解）＋抗生素无效＝溃疡性结肠炎。

2. 主要鉴别诊断 应与急性自限性结肠炎、克罗恩病、大肠癌、肠易激综合征、慢性阿米巴痢疾等鉴别，内镜及活组织检查有助于鉴别诊断。

【辅助检查】

1. 血液检查 ①血红蛋白降低，为小细胞低色素性贫血；急性期中性粒细胞增多；红细胞沉降率增快；凝血酶原时间延长，血浆第Ⅲ、Ⅶ、Ⅷ因子的活性增加，血小板数升高。②严重者血清白蛋白降低；C 反应蛋白增高。③严重者出现电解质紊乱，尤以低钾最明显。

2. 粪便检查 需至少连续 3 次进行粪便检查。常有黏液脓血便，镜检见红细胞、白细胞和巨噬细胞。粪便培养致病菌阴性。

3. 结肠镜检查 是诊断与鉴别诊断的最重要手段。内镜下特征：急性期肠黏膜充血水肿，分泌亢进，可有针尖大小的红色斑点和黄白色点状物，肠腔痉挛，皱襞减少；慢性期肠黏膜粗糙不平，呈细颗粒状，血管模糊，质脆易出血，有假息肉形成。

4. X 线检查 ①黏膜粗乱或颗粒样改变；②多发性浅溃疡见小龛影，亦可有炎症性息肉而表现为多个小的圆或卵圆形充盈缺损；③肠管缩短，结肠袋消失，肠壁变硬，可呈铅管状。

【治疗】

治疗原则：控制急性发作，缓解病情，减少复发，防止并发症。

1. 一般治疗 强调休息、饮食及营养。

2. 药物治疗

（1）氨基水杨酸制剂 常用柳氮磺吡啶（SASP），适用于轻、中型患者及重型经糖皮质激素治疗病情缓解者。服用 SASP 的同时应补充叶酸。

（2）糖皮质激素 适用于重型或暴发型，及柳氮磺吡啶治疗无效的轻型、中型患者。常用泼尼松口服，病情控制后逐渐减量维持至停药。亦可用于灌肠。

（3）免疫抑制剂 上述两类药物治疗无效者可试用环孢素。

3. 手术治疗

（1）紧急手术指征 并发大量或反复严重出血、肠穿孔、重型患者合并中毒性巨结肠经积极内科治疗无效，伴有严重毒血症状者。

（2）择期手术指征 并发癌变以及长期内科治疗无效者。

第十九节 肝硬化

肝硬化

【诊断与鉴别诊断】

1. 诊断 早期肝硬化的诊断较为困难，对于病毒性肝炎、长期饮酒等患者，必须严密随访观察，必要时做肝活检以早期诊断。失代偿期肝硬化的诊断依据：①有病毒性肝炎、长期大量饮酒等可导致肝硬化的有关病史；②有肝功能减退和门静脉高压的临床表现；③肝功能指标检测有血清白蛋白下降、血清胆红素升高及凝血酶原时间延长等；④ B 超或 CT 提示肝硬化改变；内镜检查证实食管胃底静脉曲张；⑤肝活组织检查见假小叶形成是诊断本病的金标准。

诊断公式：肝病史＋门脉高压（脾大、腹水、蜘蛛痣）＋超声示肝脏缩小＝肝硬化。

2. 肝硬化的 Child-Pugh 分级诊断 用于肝硬化患者的病情评估，主要是对肝脏储备功能的评估，有助于对预后的评估及指导治疗方案的选择。

肝硬化患者 Child–Pugh 分级标准

分级评估指标	分数		
	1	2	3
肝性脑病（分期）	无	Ⅰ～Ⅱ	Ⅲ～Ⅴ
腹水	无	少量，易消退	中量，难消退
血胆红素 /（μmol/L）	＜ 34	34 ～ 51	＞ 51
血白蛋白 /（g/L）	＞ 35	28 ～ 35	＜ 28
凝血酶原时间 /min	＜ 4	4 ～ 6	＞ 6

3. 鉴别诊断

（1）肝大的鉴别 与原发性肝癌、脂肪肝或血吸虫病等鉴别。

（2）脾大的鉴别 与慢性粒细胞白血病、特发性门脉高压症或疟疾等鉴别。

（3）腹水的鉴别 与充血性心力衰竭、结核性腹膜炎、慢性肾小球肾炎或腹膜肿瘤等鉴别。

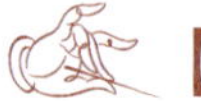

【辅助检查】

1. 肝功能检查 血清白蛋白降低而球蛋白增高，白蛋白与球蛋白比例降低或倒置；凝血酶原时间在代偿期多正常，失代偿期则有不同程度延长；血清 ALT 与 AST 增高；血清Ⅲ型前胶原肽、透明质酸、层粘连蛋白等肝纤维化指标可显著增高；重症者血清胆红素有不同程度增高。

2. 免疫学检查 病毒性肝炎引起者，病毒标记物呈阳性；血 IgG 升高；可出现非特异性自身抗体；甲胎蛋白可增高，若超过 500μg/L 或持续升高，应疑合并原发性肝癌。

3. 腹水检查 一般为淡黄色漏出液，如并发自发性腹膜炎，则透明度降低，比重增高。白细胞及中性粒细胞增多，白细胞数＞ 0.5×10^9/L，其中多形核白细胞（PMN）＞ 0.25×10^9/L 为确认感染的重要指标。可培养出致病菌。腹水呈血性，高度怀疑癌变，应做细胞学检查。

4. X 线检查 食管静脉曲张时，食管吞钡 X 线检查显示虫蚀样或蚯蚓状充盈缺损以及纵行黏膜皱襞增宽；胃底静脉曲张时，吞钡检查可见菊花样充盈缺损。

5. 内镜检查

（1）胃镜 可直接观察静脉曲张的程度与范围；并发上消化道出血时，可判明出血部位和病因，并进行止血治疗。

（2）腹腔镜 能窥视肝外形、表面、色泽、边缘及脾等改变，在直视下还可做穿刺活组织检查，其诊断准确性优于盲目性肝穿刺。

6. 超声检查 可测定肝脾大小、腹水量及估计门脉高压；常规 B 超检查，有助于早期发现原发性肝癌；肝硬化时肝实质回声增强、不规则、不均匀，为弥漫性病变。

7. 肝穿刺活检 肝穿刺活检是确诊代偿期肝硬化的唯一方法。若见有假小叶形成，可确诊。

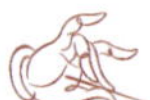

【治疗】

目前肝硬化无特效治疗。关键在于早期诊断，及时针对病因治疗和加强一般治疗，防止病程进展。

1. 一般治疗

（1）积极治疗病因，阻止继续损害肝脏。

（2）禁用或慎用损伤肝脏的药物。

（3）宜进食高热量、高蛋白、足量维生素、低脂肪及易消化的食物。有腹水者，应低盐或无盐饮食。肝功能衰竭或有肝性脑病先兆者应限制或禁食蛋白，避免进食粗糙、坚硬食物。

2. 药物治疗

（1）保护肝细胞治疗 ①促进胆汁排泄及保护肝细胞如熊去氧胆酸、强力宁等；②维生素类药。

（2）抗肝纤维化药物。

（3）抗病毒治疗 病毒性肝炎者应根据病情进行抗病毒治疗，常用拉米夫定、干扰素等。

3. 门静脉高压症状及其并发症治疗

（1）腹水治疗　①限制水、钠摄入；②利尿；③提高血浆胶体渗透压；④经颈静脉肝内门体静脉分流术（TIPS）；⑤放腹水疗法；⑥自身腹水浓缩回输术；⑦自发性细菌性腹膜炎（SBP），首选第三代头孢菌素，一旦培养出致病菌，则应根据药敏实验选择窄谱抗生素。

（2）食管胃底静脉曲张出血　预防出血的发生（一级预防），对已发生食管胃底静脉曲张出血者预防再次出血（二级预防）。

（3）肝性脑病　消除诱因，减少肠源性毒物的生成及吸收。

（4）其他并发症治疗　胆石症以内科保守治疗为主。

（5）手术治疗　经颈静脉肝内门体静脉分流术（TIPS）已成为有效延长患者生存期的治疗方法。对于终末期肝硬化，肝移植是公认有效的治疗方法。

第二十节　急性胰腺炎

急性胰腺炎

【诊断与鉴别诊断】

1. 诊断要点　确诊急性胰腺炎（AP）应具备下列 3 条中的任意 2 条：①急性、持续性中上腹痛；②血淀粉酶或脂肪酶＞正常值上限 3 倍；③急性胰腺炎的典型影像学改变。

2. 分级诊断　急性胰腺炎根据胰腺坏死、胰腺感染及脏器衰竭情况，分为轻症急性胰腺炎（MAP）、中度重症急性胰腺炎（MSAP）、重症急性胰腺炎（SAP）和危重急性胰腺炎（CAP）。

（1）MAP 的诊断依据　有剧烈而持续的上腹部疼痛，伴有恶心、呕吐、轻度发热，上腹部压痛，但无腹肌紧张，同时有血清淀粉酶和（或）尿淀粉酶显著升高，排除其他急腹症者，即可以诊断。

（2）SAP 的诊断依据　患者除具备轻症急性胰腺炎的诊断标准外，还具有局部并发症（胰腺坏死、假性囊肿、脓肿）和（或）器官衰竭。

出现以下表现时应当按重症胰腺炎处置：①症状：烦躁不安、四肢厥冷、皮肤呈斑点状等休克症状；②体征：腹肌强直、腹膜刺激征，Grey-Turner 征或 Cullen 征；③实验室检查：血钙显著下降＜ 2mmol/L，血糖＞ 11.2mmol/L（无糖尿病史），血、尿淀粉酶突然下降；④腹腔诊断性穿刺有高淀粉酶活性的腹水。

3. 分期诊断　MAP 一般病程较短，经治疗很快能够好转；MSAP 及 SAP 病程较长，一般分为急性期、进展期、感染期。

（1）急性期　发病后 2 周内，以全身炎症反应综合征及脏器功能障碍为主要表现，是患者的死亡高峰期。

（2）进展期　发病后 2 ～ 4 周，以急性坏死物胰周液体积聚及急性坏死物积聚为主，可无感染，也可合并感染。

（3）感染期　发病 4 周后，出现胰腺及胰周坏死性改变伴有感染，脓毒症，出现多系统器官功能障碍，是患者的第二个死亡高峰期。

> 诊断公式：
> （1）暴饮暴食、慢性胆道病史＋骤发剧烈上腹痛＋后腰背部放射＋腹膜刺激征＋ WBC 升高＋血、尿淀粉酶显著升高＝急性胰腺炎。
> （2）胰腺炎＋ Grey-Turner 征（左侧腹青紫斑）或 Cullen 征（脐周青紫斑）＋腹腔穿刺（洗肉水样）＝重症急性胰腺炎。

4. 鉴别诊断

（1）消化性溃疡急性穿孔　有较典型的溃疡病史，腹痛突然加剧，腹肌紧张，肝浊音界消失，X 线透视见膈下有游离气体。血清淀粉酶不超过 500U/L。

（2）胆石症和急性胆囊炎　常有胆绞痛史，疼痛位于右上腹，常放射到右肩部，Murphy 征阳性，血及尿淀粉酶轻度升高。B 超及 X 线胆道造影可明确诊断。

（3）急性肠梗阻　腹痛为阵发性，多在脐周，腹胀，呕吐，肠鸣音亢进，有气过水声，无排气，可见肠形。腹部 X 线可见液气平面。

（4）急性心肌梗死　有冠心病史，突然发病，有时疼痛限于上腹部。心电图显示心肌梗死图像，血清心肌酶学升高。血、尿淀粉酶正常。

（5）其他　如异位妊娠破裂、尿毒症、肾绞痛、脾破裂等。

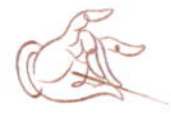

【辅助检查】

1. 实验室检查

（1）标志物检测　①淀粉酶测定：血清淀粉酶在起病 2 ～ 12h 开始上升，约 24h 达高峰，48h 左右开始下降，多持续 3 ～ 5 天；②血清脂肪酶测定：血清脂肪酶常在起病后 24 ～ 72h 开始上升，持续 7 ～ 10 天。

（2）血液一般检查　多有白细胞增多及中性粒细胞分类比例增加，中性粒细胞核左移。

（3）血生化检查　①暂时性血糖升高；②血胆红素升高；③暂时性血钙降低；④血清 AST、LDH 可升高；⑤可出现高甘油三酯血症；⑥ C 反应蛋白：急性胰腺炎发病 72h 后升高＞ 150mg/L，提示胰腺组织坏死。

2. 腹部 CT 检查　对急性胰腺炎的严重程度、附近器官是否受累可提供帮助。

3. 腹部 B 超检查　可见胰腺肿大，胰内及胰周围回声异常；后期对脓肿及假性囊肿有诊断意义。

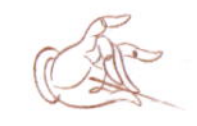

【治疗】

急性胰腺炎治疗原则：重点在于控制炎症发展，减少并发症发生，全身支持及对症治疗。

1. 一般治疗

（1）严密观察体温、呼吸、脉搏、血压与尿量，每日至少 2 次。复查白细胞计数，血、尿淀粉酶，电解质。

（2）禁食、胃肠减压控制饮食。

2. 减少胰腺分泌　可用 H_2 受体阻滞剂（如西咪替丁、法莫替丁、雷尼替丁等）、质子泵抑制剂减少胃酸，以抑制胰腺分泌。

3. 减低胰酶活性　胰酶抑制剂只能对胰酶起消耗作用，但对胰腺炎病程、预后无影响。

4. 生长抑素及其类似物　是治疗坏死型胰腺炎的较好药物，如奥曲肽。

5. 全身支持及对症治疗

（1）止痛　阿托品或山莨菪碱肌内注射。疼痛剧烈者可同时加用哌替啶，不宜使用吗啡。

（2）补充营养　补充维生素、电解质、水及能量。

（3）抗休克治疗。

6. 减少并发症

（1）抗感染　对于胆道疾病引起的胰腺炎，或出血坏死型胰腺炎，应给予抗生素控制感染。

（2）内镜治疗　可用于胆原性胰腺炎胆道紧急减压、引流和取出胆石，疗效显著，并发症少。

（3）腹腔灌洗　腹腔内含有大量渗出者，可做腹腔灌洗。

7. 外科治疗　目前不主张过早手术治疗。手术适应证：①胰腺坏死合并感染；②胰腺脓肿；③胰腺假性囊肿；④胆道梗阻或感染；⑤疑有腹腔脏器穿孔或坏死者。

8. 中医中药治疗　对急性胰腺炎有一定疗效，常用大承气汤辨证加减。

第二十一节　慢性肾小球肾炎

慢性肾小球肾炎

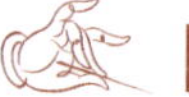

【诊断与鉴别诊断】

1. 诊断　凡存在临床表现如血尿、蛋白尿、水肿和高血压者均应疑诊慢性肾小球肾炎。但确诊前需排除继发性肾小球疾病。诊断困难时，应作肾穿刺病理学检查。

诊断公式：血尿＋蛋白尿＋水肿＋高血压＋病程超过 3 个月＝慢性肾小球肾炎。

2. 鉴别诊断

（1）原发性高血压继发肾损害　本病患者年龄较大，先有高血压后见蛋白尿，尿蛋白量＜ 1.5g/d，肾小管功能损害一般早于肾小球损害。肾穿刺病理检查常有助于鉴别。

（2）慢性肾盂肾炎　多次尿沉渣镜检见白细胞、细菌，尿细菌培养异常，以肾小管功能损害为主。但本病多见于女性，常有尿路感染病史。

（3）继发性肾小球疾病　需与狼疮肾炎鉴别，系统性红斑狼疮多见于女性。还需与过敏性紫癜性肾炎、糖尿病肾病、痛风肾、多发性骨髓瘤肾损害、肾淀粉样变等相鉴别。

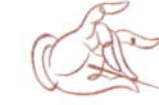

【辅助检查】

1. 尿常规检查　尿蛋白和（或）血尿。蛋白含量超过 150mg/24h 时称为蛋白尿。

2. 尿蛋白分析 多表现为非选择性蛋白尿。

3. 尿红细胞相差显微镜和尿红细胞平均容积（MCV）检查 尿畸形红细胞＞80%，尿红细胞 MCV＜75fL。

4. 肾功能 早期正常或轻度受损（Ccr 下降或轻度氮质血症），可持续数年至数十年；晚期出现血清肌酐升高、Ccr 下降。

5. 肾穿刺活检 治疗效果欠佳，且病情进展者，宜做肾穿刺病理检查。

6. 肾脏超声 双肾一致的病变，可有肾实质回声增强、双肾缩小等变化。

【治疗】

应采用综合性防治措施，对水肿、高血压或肾功能不全患者应强调休息，避免剧烈运动，并限制钠盐。

1. 饮食 根据肾功能减退程度，控制蛋白摄入量，以优质蛋白（牛奶、蛋、瘦肉等）为主。

2. 控制高血压和保护肾功能 ① ACEI 或 ARB；② CCB；③利尿剂；④其他，如 β 受体阻滞剂、α 受体阻滞剂。

3. 抗凝和血小板解聚药物 常用双嘧达莫、肠溶阿司匹林等。

4. 糖皮质激素和细胞毒药物 不作为常规应用。

5. 避免加重肾脏损害的因素 积极防治各种感染，避免劳累。禁用或慎用具有肾毒性的药物（如氨基糖苷类抗生素、含马兜铃酸中药等）。

6. 其他 积极纠正高脂血症、高血糖、高尿酸血症等。人工虫草制剂可辅助治疗。

第二十二节　尿路感染

尿路感染

【诊断与鉴别诊断】

1. 诊断

（1）确立诊断　典型的尿路感染应有尿路刺激征、感染的全身症状及输尿管压痛、肾区叩击痛等体征，结合尿液改变和尿液细菌学检查，即可确诊。无症状性细菌尿的诊断主要依靠尿细菌学检查，先后两次细菌培养均为同一菌种的真性菌尿，即可诊断。

（2）区分上下尿路感染　上尿路感染的判断依据：有全身、局部症状和体征，伴有以下情况可诊断：①膀胱冲洗后尿培养阳性；②尿沉渣镜检见白细胞管型，除外间质性肾炎、狼疮肾炎等；③尿 *N*-乙酰-β-D-氨基葡萄糖苷酶（NAG）、β_2-MG 升高；④尿渗透压降低。

（3）慢性肾盂肾炎的诊断要点　①反复发作的尿路感染病史；②影像学显示肾外形凹凸不平，且双肾大小不等，或静脉肾盂造影见肾盂肾盏变形、缩窄；③合并持续性肾小管功能损害，即可确诊。

诊断公式：
（1）女性＋膀胱刺激征＋发热＋肾区叩击痛＋脓尿（白细胞管型）＝急性肾盂肾炎。
（2）女性＋膀胱刺激征、无发热、无肾区叩击痛、无白细胞管型、可有脓尿＝急性膀胱炎。
（3）结石＋反复膀胱刺激征＋静脉肾盂造影示肾盂肾盏变形＋肾小管损害＝慢性肾盂肾炎急性发作。

2. 鉴别诊断

（1）全身性感染疾病　注意局部症状，并做尿沉渣和细菌学检查，可以鉴别。

（2）肾结核　膀胱刺激征多较明显，晨尿结核杆菌培养可阳性，尿沉渣可找到抗酸杆菌，静脉肾造影可发现肾结核 X 线征象。

（3）尿道综合征　本征仅有膀胱刺激征，而无脓尿及细菌尿，多见于中年妇女，尿频较排尿不适更突出，有长期使用抗生素而无效的病史，长期服用地西泮片有一定疗效。

（4）慢性肾小球肾炎　多为双侧肾脏受累，且肾小球功能受损突出，并常有蛋白尿、血尿和水肿等基本表现。

【辅助检查】

1. 血常规 急性肾炎时，血白细胞及中性白细胞常增多。

2. 尿常规 尿色在含脓、血较多时呈混浊。尿沉渣镜检白细胞＞5 个 /HP，尿沉渣镜检可有红细胞，少数出现肉眼血尿。尿蛋白含量多为（± ～＋）。有白细胞管型者，多为肾盂肾炎。

3. 尿细菌学检查 临床常取清洁中段尿培养及进行药敏试验。如细菌定量培养菌落计数≥ 10^5/mL，可确诊；菌落计数为 10^4 ～ 10^5/mL，结果可疑；菌落计数≤ 10^4/mL，多为污染。

4. 亚硝酸盐还原试验 尿路感染时诊断敏感性、特异性均较高，可作为尿路感染的过筛试验。

5. 影像学检查 尿路 X 线（腹部平片和静脉肾盂造影）及 B 超检查的主要目的是及时发现引起尿路感染反复发作的易感因素，如结石、梗阻、反流、畸形等。慢性肾盂肾炎可有两侧或一侧肾脏缩小，肾盂形态异常等改变。

6. 其他检查 慢性肾盂肾炎晚期出现肾小管功能减退，血尿素氮及血肌酐升高。尿沉渣中抗体包裹细菌阳性者多为肾盂肾炎。肾盂肾炎时尿酶排出量增多，尿 β_2-MG 升高，提示近端肾小管受损，支持上尿路感染。

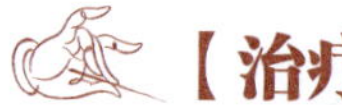

【治疗】

治疗原则：积极彻底进行抗菌治疗，消除诱发因素，防止复发。

1. 一般治疗 发热或症状明显时应卧床休息。宜多饮水以增加尿量。给予足够热量及维生素等。

2. 抗菌治疗

（1）急性膀胱炎 选用头孢类、喹诺酮类、半合成青霉素类中的一种。不适用于妊娠妇女、糖尿病患者和复杂性尿路感染者。

（2）急性肾盂肾炎 半合成青霉素类、头孢类、喹诺酮类。

（3）慢性肾盂肾炎 去除易感因素是关键。反复发作者，每晚临睡前排尿后服用小剂量抗生素，7 ～ 10 天更换 1 次药物，连用半年。

3. 再发性尿路感染的治疗

（1）重新感染 治疗后症状消失，尿菌阴性，但在停药 6 周后再次出现真性细菌尿，菌株与上次不同，称为重新感染。多数病例有尿路感染症状，治疗方法与首次发作相同。对半年内发生 2 次以上者，可用长程低剂量抑菌治疗，即每晚临睡前排尿后服用小剂量抗生素 1 次，如氧氟沙星口服。

（2）复发 治疗后症状消失，尿菌阴转后的 6 周内再出现菌尿，且菌种与前一次感染相同 (同一血清型)，称为复发。复发的复杂性肾盂肾炎，在祛除诱发因素 (如结石、梗阻、尿路异常等) 的基础上，严格按照药敏选择杀菌性抗生素治疗，疗程不少于 6 周。

4. 疗效评估

（1）治愈 症状消失，尿菌阴性，疗程结束后于第 2 周、第 6 周复查尿菌仍阴性。

（2）治疗失败 治疗后尿菌仍阳性，或治疗后尿菌阴性，但第 2 周或第 6 周复查尿菌转为阳性，且为同一种菌株。

第二十三节 慢性肾衰竭

慢性肾衰竭

【临床诊断】

1. 诊断 原有慢性肾脏病史，出现厌食、恶心呕吐、腹泻、头痛、意识障碍时，应考虑慢性肾衰竭。

诊断公式：乏力、厌食＋尿蛋白（＋＋）＋红细胞（＋＋）＋血肌酐升高＋肾脏缩小＝慢性肾衰竭。

2. 分期诊断 根据肾小球滤过率（GFR）将慢性肾脏病分为 5 期，慢性肾衰竭是慢性肾脏病的中后期，包括 4 ～ 5 期。

慢性肾脏病按 GFR 的分期

分期	特征	GFR/[mL/(min·1.73m²)]
1	GFR 正常或增加	≥ 90
2	GFR 轻度下降	60 ～ 89
3a	GFR 轻到中度下降	45 ～ 59
3b	GFR 中到重度下降	30 ～ 44
4	GFR 重度下降	15 ～ 29
5	肾衰竭	＜ 15 或透析

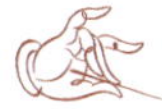

【辅助检查】

1. 血液检查 血生化指标是诊断肾功能不全的主要依据。

2. 尿液检查 根据尿量及尿液分层的改变，有助于诊断。

3. 肾功能检查 Ccr 和 GFR 下降；肾小管浓缩稀释功能下降；肾血流量及同位素肾图示肾功能受损。

4. 其他 X 线、CT、B 超等检查。

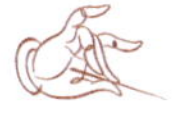

【治疗】

1. 延缓慢性肾衰竭进展的治疗

（1）积极控制高血压 24h 持续、有效地控制高血压，对保护靶器官具有重要作用。未进行透析的患者目标血压为（120 ～ 130）/（75 ～ 80）mmHg。需注意降压治疗的个体化，防止过度降压的副作用。

（2）严格控制血糖 目标血糖为空腹 5.0 ～ 7.2mmol/L，糖化血红蛋白＜ 7%。

（3）控制蛋白尿 目标值为＜ 0.5g/24h。

（4）营养疗法 控制蛋白质摄入量。

（5）应用 ACEI 和 ARB。

（6）其他 戒烟，积极纠正贫血，纠正高脂血症。

2. 慢性肾衰竭的药物治疗

（1）纠正水、电解质失衡和酸中毒 ①纠正代谢性酸中毒：主要为口服碳酸氢钠；②防治水、钠失衡：每日入水量应为前一日尿量再加 500mL 左右，如多汗、发热时酌情增加；适当限制钠摄入量；③防治高钾血症：控制含钾食物、药物的摄入，避免输库存血，并可应用利尿剂增加排钾。

（2）控制高血压 常需要降压药联合治疗，未进入透析阶段的患者血压应＜ 130/80mmHg，维持性透析患者的目标血压 140/90mmHg。

（3）纠正贫血 用促红细胞生成素（EPO）。

（4）治疗低血钙、高血磷与肾性骨病。

（5）防治感染。

（6）治疗高脂血症。

（7）吸附剂治疗 能结合肠道内的尿素随粪便排出以降低 BUN。

（8）其他 ①合并糖尿病者，应注意监测血糖变化，及时调整降糖药及胰岛素的用量；②高尿酸血症者，主张尽量非药物治疗，如多饮水、低嘌呤饮食；血尿酸＞ 600mmol/L（女）或 780mmol/L（男）应给予降尿酸治疗，首选别嘌醇；③皮肤瘙痒者，控制高磷血症及加强透析，可试用抗组胺药物。

3. 肾脏替代疗法 主要包括维持性血液透析、腹膜透析及肾移植。

第二十四节 缺铁性贫血

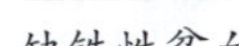

缺铁性贫血

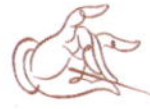

【诊断与鉴别诊断】

1. 诊断依据

（1）缺铁性贫血的诊断 包括两个方面：确立是否系缺铁引起的贫血和明确引起缺铁的病因。

（2）主要依据 有明确的缺铁病因和临床表现；小细胞低色素性贫血；血清铁蛋白＜ 12μg/L；骨髓铁染色阴性。

> 诊断公式：儿童＋行为异常（或青年女性＋月经过多致慢性失血）、面色苍白、反甲、异食癖＝缺铁性贫血。

2. 组织缺铁与缺铁性贫血的诊断

（1）组织缺铁的诊断要点 ①血清铁蛋白＜ 12μg/L；②骨髓铁染色显示骨髓小粒可染铁消失，铁粒幼红细胞少于 15%。

（2）缺铁性贫血的诊断要点 ①符合组织缺铁的诊断标准；②血清铁＜ 8.95μmol/L，总铁结合力升高＞ 64.44μmol/L，转铁蛋白饱和度＜ 15%；③ FEP/Hb ＞ 4.5μg/gHb。

3. 贫血程度的诊断

（1）轻度贫血　男性 Hb 90 ～ 120g/L；女性 Hb 90 ～ 110g/L。

（2）中度贫血　Hb 60 ～ 90g/L。

（3）重度贫血　Hb 30 ～ 60g/L。

（4）极重度贫血　Hb ＜ 30g/L。

4. 鉴别诊断　主要与低色素性贫血鉴别。

（1）珠蛋白生成障碍性贫血　有家族史，周围血片可见多量靶形细胞，血清铁蛋白及骨髓可染铁均增多，血红蛋白电泳常有异常。

（2）慢性病性贫血　血清铁降低，但总铁结合力正常或降低，血清铁蛋白正常或增高。常伴有肿瘤或感染性疾病

（3）铁粒幼细胞性贫血　较罕见，多见于中年和老年人。血清铁增高，而总铁结合力降低，骨髓铁染色可见典型的环状铁粒幼细胞。

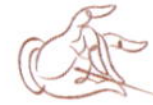

【辅助检查】

1. 血象　轻症患者可无贫血，严重患者可表现为典型的低色素小细胞性贫血。

2. 骨髓象　骨髓增生活跃，幼红细胞增生，中幼红细胞比例增多。

3. 血清铁及总铁结合力测定　缺铁性贫血时，血清铁浓度常低于 8.9μmol/L，总铁结合力＞ 64.4μmol/L，转铁蛋白饱和度常降至 15% 以下。

4. 血清铁蛋白测定　血清铁蛋白＜ 12μg/L 可作为缺铁依据。

5. 红细胞游离原卟啉（FEP）测定　FEP 与铁结合成为血红素，再与球蛋白结合成血红蛋白。缺铁时，FEP 升高，FEP/Hb ＞ 4.5μg/gHb 时有诊断意义。

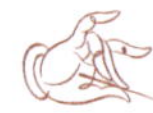

【治疗】

1. 病因治疗　病因或原发病确诊后必须进行积极的治疗。

2. 铁剂治疗

（1）口服铁剂（首选方法）　常用硫酸亚铁、琥珀亚铁、葡萄糖酸亚铁。服药时忌茶、咖啡。

（2）注射铁剂　常用右旋糖酐铁及山梨醇铁。

第二十五节　再生障碍性贫血

再生障碍性贫血

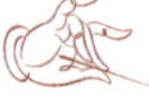

【诊断与鉴别诊断】

1. 诊断

（1）典型再生障碍性贫血的诊断标准　①全血细胞减少，网织红细胞绝对值减少；②一般无肝、脾大；③骨髓多部位增生减低（＜正常 50%）或重度减低（＜正常 25%），造血细胞减少，骨髓小粒成分中应见非造血细胞增多（有条件者应做骨髓活检）；④能除外引起全血细胞减少的其他疾病；⑤一般抗贫血药物治疗无效。

（2）不典型再生障碍性贫血的诊断依据　需慎重，要进行动态观察，多次和多处骨髓穿刺，结合骨髓活检及核素扫描等综合诊断。

（3）重型再生障碍性贫血（SAA）的血象诊断标准　①网织红细胞＜ 0.01，绝对值＜ 15×10^9/L；②中性粒细胞绝对值＜ 0.5×10^9/L；③血小板＜ 20×10^9/L。

诊断公式：贫血＋出血倾向＋感染＋骨髓三系减少＋肝脾、淋巴结不肿大＝再生障碍性贫血。

2. SAA 的分型诊断　SAA 根据发病缓急及病情轻重，分为急性型与慢性型。

（1）急性型 SAA　即 SAA- Ⅰ型，发病急，贫血进行性加重，严重感染和出血，血液一般检查具备下述三项中两项：①网织红细胞绝对值＜ 15×10^9/L；②中性粒细胞＜ 0.5×10^9/L；③血小板＜ 20×10^9/L。骨髓增生广泛重度减低。如中性粒细胞＜ 0.2×10^9/L，为极重型再生障碍性贫血，预后凶险。

（2）慢性型 SAA　即 SAA- Ⅱ型，指的是非重型再生障碍性贫血（NSAA）患者病情恶化，但临床表现、血液检查及骨髓象检查达不到 SAA- Ⅰ型诊断标准的再生障碍性贫血，多无严重感染及内脏出血，经治疗可缓解，预后相对良好，但与 NSAA 比较仍属预后不良。

3. 鉴别诊断

（1）阵发性睡眠性血红蛋白尿　多有发作性血红蛋白尿，鉴别不难。不典型者，出现全血细胞减少，骨髓增生低下，易误诊为再生障碍性贫血，随访酸溶血试验、微量补体溶血敏感试验阳性，有助于鉴别诊断。

（2）继发性再生障碍性贫血　有明确病因如接触电离辐射、化学毒物等，也可见于肾衰竭晚期、败血症、肿瘤浸润骨髓等。

（3）低增生性急性白血病　低增生性急性白血病早期肝脾、淋巴结不肿大，复查血象及多部位骨髓，发现原始细胞明显增多，有助于鉴别诊断。

【辅助检查】

1. 血象　呈全血细胞减少，但发病早期可先有一个或两个血细胞系列减少，为正常细胞正常色素性贫血。网织红细胞显著减少，中性粒细胞和单核细胞均减少，血小板计数减少。

2. 骨髓检查　骨髓三系减少（幼红细胞、粒系细胞及巨核细胞均明显减少或无）；淋巴细胞、浆细胞、组织嗜碱性粒细胞等非造血细胞相对增多。

【治疗】

1. 一般治疗　防止患者与任何对骨髓造血有毒性作用的物质接触。禁用对骨髓有抑制作用的药物。

2. 支持治疗　①预防或控制感染；②避免或控制出血；③纠正贫血；④保肝治疗。

3. 免疫抑制治疗　应用免疫抑制剂。

4. 刺激骨髓造血治疗　①雄激素；②造血生长因子；③造血干细胞移植。

5. 异基因骨髓移植　用于重型再生障碍性贫血。

【疗效判断标准】

1. 基本治愈　近 3 个月未行输血治疗的前提下，贫血和出血症状消失，Hb ＞ 120g/L（男性患者）或＞ 110g/L（女性患者）；中性粒细胞＞ 1.5×10^9/L ；血小板＞ 100×10^9/L，随访 1 年能够维持。

2. 缓解　近 3 个月未行输血治疗的前提下，贫血和出血症状消失，Hb ＞ 120g/L（男性患者）或＞ 110g/L（女性患者）；白细胞＞ 3.5×10^9/L ；血小板计数有明显增加，随访 3 个月能够维持或更加好转。

3. 明显好转　近 3 个月未行输血治疗的前提下，贫血和出血症状明显好转，Hb 较上一个月增加 30g/L 以上，并能维持。

4. 治疗无效　经充分规范治疗后，血液检查未达到明显好转的水平。

第二十六节　原发免疫性血小板减少症（助理不考）

【诊断与鉴别诊断】

原发免疫性血小板减少症

1. 诊断　原发免疫性血小板减少症又称特发性血小板减少性紫癜，诊断依据如下。

（1）临床有多系统出血倾向，以皮肤、黏膜出血多见。

（2）多次检查血小板计数减少。

（3）脾脏不肿大或轻度肿大。

（4）骨髓巨核细胞正常或增多，有成熟障碍。

（5）具备下列 5 项中任何一项者：泼尼松治疗有效；脾切除有效；PAIg 阳性；PAC3 阳性；血小板测定寿命缩短。

（6）除外继发性血小板减少症。

> 诊断公式：出血＋骨髓巨核细胞增多＋血小板减少＋出血时间延长＝原发免疫性血小板减少症。

2. 危重情况诊断　无论急性型还是慢性型患者，当血小板计数＜ 20×10^9/L 时，可出现内脏出血，尤其是脑出血及蛛网膜下腔出血，应严格卧床，避免外伤，积极进行糖皮质激素、输注血小板等治疗，降低死亡率。

3. 鉴别诊断　应与过敏性紫癜、继发性血小板减少性紫癜进行鉴别。

【辅助检查】

1. 血液检查　发作期血小板减少，血小板形态亦有异常，白细胞计数正常或稍高。

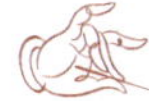

2. 出凝血检查 出血时间延长，血块退缩不良，毛细血管脆性试验阳性，凝血时间正常，血小板寿命明显缩短。

3. 骨髓检查 骨髓象中巨核细胞数正常或增多。

4. 免疫学检测 80% 以上患者可检出血小板相关抗体（PAIgG、IgM）及相关补体（PAC3）。

【治疗】

1. 一般治疗 急性出血及血小板过低时应适当休息，防止各种创伤，避免使用可能引起血小板减少的药物。

2. 糖皮质激素 首选药物。适用于急性型和慢性型发作期。常用泼尼松、地塞米松。

3. 脾切除 适用于糖皮质激素治疗无效或有禁忌证者，及急性型出血不止危及生命者。

4. 免疫抑制剂 常用长春新碱、环磷酰胺、硫唑嘌呤、环孢素等。

5. 其他治疗 可使用达那唑、高剂量球蛋白、输新鲜血液、血浆置换。

6. 急性情况的处理 急性情况包括：①血小板低于 20×10^9/L；②出血严重、广泛；③疑有或已发生颅内出血；④近期将实施手术或分娩。

处理：①输注血小板；②静脉注射免疫球蛋白；③应用甲泼尼龙；④血浆置换。

第二十七节　甲状腺功能亢进症

甲状腺功能亢进症

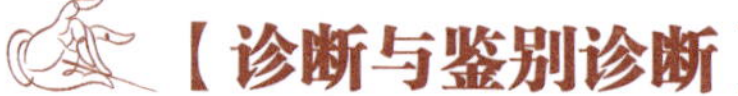

【诊断与鉴别诊断】

1. 甲亢的诊断要点 具备以下 3 项诊断即可成立：①高代谢症状和体征；②甲状腺肿大；③血清 TT3、FT3、TT4、FT4 增高，TSH 减低。

2. Graves 病（GD）的诊断 ①甲亢诊断确立；②甲状腺弥漫性肿大（触诊和 B 超证实）；③眼球突出和其他浸润性眼征；④胫前黏液性水肿；⑤ TRAb（TSH 受体抗体）、TSAb（TSH 受体抑制性抗体）阳性；⑥ TGAb（甲状腺球蛋白抗体）、TPOAb（甲状腺过氧化物酶抗体）阳性。

①、②项为诊断必备条件，少数病例可以无甲状腺肿大。③～⑤项虽为诊断的辅助条件，但是为 GD 甲亢诊断的重要依据。⑥项虽非本病的致病性抗体，但提示本病的自身免疫病因。

诊断公式：心悸＋眼突（眼胀）＋情绪激动＋多汗＋甲状腺肿大＋ TT_3、TT_4 增高，TSH 减低，甲状腺摄入 ^{131}I 率升高＝甲状腺功能亢进症。

3. 特殊类型甲亢的诊断

（1）甲状腺危象　体温＞ 39℃、心率＞ 140 次 / 分、烦躁不安、大汗淋漓、厌食、恶心呕吐、腹泻，继而出现虚脱、休克、嗜睡或谵妄，甚至昏迷。部分可伴有心力衰竭、肺水肿，偶有黄疸。白细胞总数及中性粒细胞常升高。

（2）淡漠型甲亢　多见于老年人，起病隐匿，全身症状明显，以纳差、乏力、消瘦、淡漠为主要表现，易发生心绞痛、心力衰竭、房颤等，高代谢表现、甲状腺肿大及眼征不明显。

（3）亚临床甲亢　患者无自觉症状，血 T_3、T_4 正常，但 TSH 显著降低，部分患者可进展为临床型甲亢。

（4）甲状腺毒症性心脏病　常表现为心力衰竭，分为两种类型：①心动过速和心脏排出量增加导致的心力衰竭，主要发生在年轻甲亢患者，常随甲亢控制，心功能恢复。②诱发和加重已有的或潜在的缺血性心脏病发生的心力衰竭，房颤是影响心脏功能的因素之一，多发生于老年患者。

（5）妊娠期甲亢　妊娠期甲状腺激素结合球蛋白（TBG）增高，引起血清 TT_4 和 TT_3 增高，因此，妊娠期甲亢的诊断应依赖血清 FT_4、FT_3 和 TSH。

（6）胫前黏液性水肿　与 Graves 眼病（GO）同属于自身免疫病，见于约 5% 的 GD 患者，水肿出现在胫骨前下 1/3 部位，也见于足背、踝关节、肩部、手背或手术瘢痕处，偶见于面部，皮损大多为对称性。

4. 鉴别诊断

（1）亚急性甲状腺炎　发病与病毒感染有关。短期内甲状腺肿大，触之坚硬而疼痛。红细胞沉降率增高，摄 ^{131}I 率下降。

（2）慢性淋巴细胞性甲状腺炎　发病与自身免疫有关。多见于中年女性，甲状腺弥漫肿大，峡部肿大更为明显，质较坚实。B 超显示甲状腺内部不均匀低密度回声，核素扫描显示甲状腺功能减低。

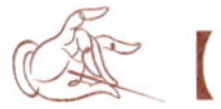

【辅助检查】

1. 血清甲状腺激素测定

（1）TT_3 和 TT_4　甲亢时升高，甲状腺功能减退症（简称甲减）时降低。

（2）FT_3 和 FT_4　直接反映甲状腺功能状态，是诊断甲亢的首选指标。甲亢时升高，甲减时降低。

2. TSH 测定　反映甲状腺功能最敏感的指标，尤其对亚临床型甲亢和甲减的诊断具有更重要意义。

3. 甲状腺自身抗体测定　未经治疗的患者血 TRAb 阳性检出率可达 75% ～ 96%，是鉴别甲亢病因、诊断 GD 病的指标之一。

4. 甲状腺摄 ^{131}I 率　甲亢时摄取率升高，且高峰前移，诊断符合率达 90%。

5. 其他检查　超声、CT、MRI 等有助于甲状腺肿、异位甲状腺肿和球后病变性质的诊断。放射性核素扫描有助于诊断甲状腺自主高功能腺瘤。

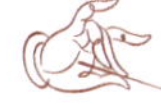

【治疗】

1. 一般治疗　适当休息，避免精神紧张及过度劳累。补充足够热量和营养，减少碘摄入量。

2. 甲状腺功能亢进症的治疗

（1）抗甲状腺药　分硫脲类和咪唑类两类。硫脲类有丙硫氧嘧啶（PTU）；咪唑类有甲巯咪唑（MMI）和卡比马唑（CMZ）。适应证：①病情轻、中度，甲状腺呈轻、中度肿大者；②年龄＜ 20 岁，或孕妇、年迈体弱者或合并严重心、肝、肾等疾病而不宜手术者；③术前准备；④术后复发且不宜 ^{131}I 治疗者。

（2）放射性 ^{131}I 治疗　适应证：①成人 GD 伴甲状腺肿大Ⅱ度以上；②因抗甲状腺药的不良反应而停用者，或长期治疗无效或过敏；③甲亢术后复发者；④毒性多结节性甲状腺肿；⑤甲亢合并糖尿病。

（3）手术治疗　甲状腺次全切除术的治愈率可达 70%。

（4）其他药物治疗

① β 受体阻滞剂：适用于各类甲亢，如比索洛尔（支气管哮喘或喘息型支气管炎患者禁用）。

② 复方碘液：仅适用于甲状腺危象及手术前准备。

3. Graves 眼病的治疗

（1）轻度 Graves 眼病　病程一般呈自限性，治疗以局部治疗和控制甲亢为主。

（2）中、重度 Graves 眼病　甲状腺制剂、免疫抑制剂、放射治疗和眶减压手术。

4. 甲状腺危象的治疗　去除诱因（积极防治感染和做好术前准备），积极治疗甲亢是预防危象发生的关键。抢救措施如下。

（1）抑制 TH 合成，首选丙硫氧嘧啶（PTU）。

（2）抑制 TH 释放，服抗甲状腺药物后 1 ～ 2h 再加用复方碘溶液。

（3）迅速阻滞儿茶酚胺释放，应用普萘洛尔。

（4）应用肾上腺皮质激素，如氢化可的松。

（5）对症治疗，如降温、镇静、保护脏器功能、防治感染等。

（6）其他，如减低血 TH 浓度可选用血液透析、腹膜透析或血浆置换等措施。

第二十八节　甲状腺功能减退症

甲状腺功能减退症

【诊断与鉴别诊断】

1. 诊断要点　有甲减的症状和体征，血清 TSH 增高，TT4，FT4 均降低，即可诊断原发性甲减；血清 TSH 减低或者正常，TT_4，FT_4 降低，应考虑为中枢性甲减。

甲减的主要临床特点：有 ^{131}I 治疗史、甲状腺手术史、桥本甲状腺炎、Graves 病等病史或甲状腺疾病家族史。起病隐匿，进展缓慢，病程较长，多数患者缺乏特异性的临床表现，以代谢率减低和交感神经兴奋性下降为主。典型症状有怕冷、少汗、乏力、手足肿胀感、嗜睡、记忆力减退、关节疼痛、体重增加、便秘、女性月经紊乱或月经过多、不孕等。查体可见面色苍白、表情呆滞、反应迟钝、声音嘶哑、听力障碍，颜面及眼睑水肿、唇厚、舌大常有齿痕（甲减面容），皮肤干燥、粗糙、皮温低，毛发稀疏干燥，常有水肿，脉率缓慢，跟腱反射时间延长。

诊断公式：怕冷、少汗、乏力、眼睑水肿＋血清 TSH 增高，TT_4、FT_4 均降低＝甲状腺功能减退症。

2. 主要鉴别诊断

（1）垂体瘤　经检查发现蝶鞍增大者，应与垂体瘤鉴别，原发性甲减 TRH 分泌增加可导致高泌乳素血症、溢乳及蝶鞍增大，与垂体泌乳素瘤相似，经 MRI 检查可鉴别。

（2）甲状腺癌　患者甲状腺肿质地坚硬，需注意排除甲状腺癌。甲状腺癌患者甲状腺多呈结节性，质地坚硬而固定，可伴局部淋巴结肿大，超声及核素检查可见孤立病灶，穿刺细胞学检查有助于确定诊断。

【辅助检查】

1. 甲状腺功能检查　原发性甲减者血清 TSH 增高，TT4、FT4 均降低，三者升降的程度与病情严重程度相关。血清 TT_3、FT_3 早期正常，晚期减低。因为 T_3 主要来源于外周组织 T_4 的转换，所以不作为诊断原发性甲减的必备指标。亚临床甲减仅有 TSH 增高，TT_4 和 FT_4 正常。

2. 自身抗体检查　TPOAb 和 TgAb 是诊断自身免疫甲状腺炎（包括桥本甲状腺炎、萎缩性甲状腺炎）的主要指标。

3. 其他检查　可有轻、中度贫血，血清总胆固醇升高，血清心肌酶谱可升高。部分患者血清催乳素升高伴有蝶鞍增大，需与垂体催乳素瘤相鉴别。

【治疗】

治疗目标：①临床症状和体征缓解，生活质量改善。②血清 TSH、TT_4、FT_4 逐渐恢复到正常范围。

1. 药物治疗　主要措施为甲状腺素补充或替代治疗。一般需要终生给予甲状腺素补充或替代治疗。左甲状腺素（$L\text{-}T_4$）是目前最常用的药物，$L\text{-}T_4$ 可在体内转换为 T_3。

2. 亚临床甲减的治疗

（1）高胆固醇血症患者，血清 TSH ＞ 10mU/L，需要给予 $L\text{-}T_4$ 治疗。

（2）妊娠期女性，甲减可影响胎儿智能发育，应尽快使血清 TSH 降到＜ 2.5mU/L。

（3）年轻患者，尤其是 TPOAb 阳性者，经治疗应将 TSH 降到 2.5mU/L 以下。

3. 黏液性水肿昏迷的治疗

（1）去除或治疗诱因。

（2）补充甲状腺激素　立即静脉注射 $L\text{-}T_4$ 300 ～ 400μg，继之静脉滴注 $L\text{-}T_4$ 50 ～ 100μg/d，直至患者意识恢复后改为口服给药。经治疗如症状无改善，尽早改用 T_3 静脉注射。

（3）应用糖皮质激素。

（4）对症治疗。

第二十九节　糖尿病

糖尿病

【诊断与鉴别诊断】

1. 诊断线索

（1）“三多一少”症状。

（2）以糖尿病的并发症或伴发病首诊的患者；原因不明的酸中毒、失水、昏迷、休克；反复发作的皮肤疖或痈、真菌性阴道炎、结核病等；血脂异常、高血压、冠心病、脑卒中、肾病、视网膜病、周围神经炎、下肢坏疽以及代谢综合征等。

（3）高危人群　IGR［空腹血糖受损（IFG）和（或）糖耐量减低（IGT）］、年龄超过 45 岁、肥胖或超重、巨大胎儿史、糖尿病或肥胖家族史。

2. 诊断标准

（1）FPG　3.9 ～ 6.0mmol/L 为正常；6.1 ～ 6.9mmol/L 为 IFG；≥ 7.0mmol/L 应考虑糖尿病。

（2）OGTT　2hPG ＜ 7.7mmol/L 为正常糖耐量；7.8 ～ 11.0mmol/L 为 IGT；≥ 11.1mmol/L 应考虑糖尿病。

（3）糖尿病的诊断标准　糖尿病症状加任意时间血浆葡萄糖≥ 11.1mmol/L 或 FPG ≥ 7.0mmol/L，或 OGTT 2hPG ≥ 11.1mmol/L。需重复一次确认，诊断才能成立。

（4）诊断注意事项　①对于无糖尿病症状、仅一次血糖值达到糖尿病诊断标准者，必须在另一天复查核实而确定诊断。如复查结果未达到糖尿病诊断标准，应定期复查。IFG 或 IGT 的诊断应根据 3 个月内的两次 OGTT 结果，用其平均值来判断。在急性感染、创伤或各种应激情况下可出现血糖暂时升高，不能以此诊断为糖尿病，应追踪随访。②儿童糖尿病诊断标准与成人相同。③推荐采用葡萄糖氧化酶法测定静脉血浆葡萄糖，不主张测定血清葡萄糖。

DM、IFG 和 IGT 的诊断标准（1999 年，WHO）

诊断类型	血糖 /[mmol/L(mg/dL)]
糖尿病（DM）	FPG ≥ 7.0(126)，或者 OGTT 2hPG 或随机血糖≥ 11.1(200)
空腹血糖受损（IFG）	FPG ≥ 6.1 ～ 7.0(110 ～ 126)，且 2hPG ＜ 7.8(140)
糖耐量减低（IGT）	FPG ＜ 7.0(126)，且 OGTT 2hPG ≥ 7.8 ～ 11.1(140 ～ 200)

注：FPG 为空腹血糖；PG 为随机血糖，随机指餐后任何时间，注意随机血糖不能用于诊断 IFG 和 IGT。

诊断公式："三多一少"症状＋血糖诊断标准（FPG ≥ 7.0mmol/L，OGTT 2hPG ≥ 11.1mmol/L）＝糖尿病。

3. 鉴别诊断

（1）肾性糖尿　因肾糖阈降低所致，虽尿糖阳性，但血糖及 OGTT 正常。

（2）继发性糖尿病　肢端肥大症（或巨人症）、库欣综合征、嗜铬细胞瘤可分别因生长激素、皮质醇、儿茶酚胺分泌过多，对抗胰岛素而引起继发性糖尿病或糖耐量异常。

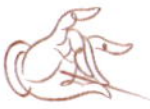

【识别糖尿病高危人群】

糖尿病的高危人群是指年龄超过 18 岁，存在一个及以上高危因素的个体。高危因素包括：①年龄≥ 40 岁；②有糖尿病前期病史；③ BMI ≥ 24kg/m^2 或中心性肥胖（腰围男性≥ 90cm，女性≥ 85cm）；④缺乏体力活动；⑤一级亲属中有 2 型糖尿病患者；⑥有巨大胎儿生产史或妊娠期糖尿病病史；⑦有高血压或正在降压治疗；⑧有血脂异常或正在进行调脂治疗；⑨有动脉粥样硬化性心脑血管病史；⑩有一过性类固醇糖尿病史；⑪多囊卵巢综合征病史；⑫长期使用抗精神病或抗抑郁药治疗。

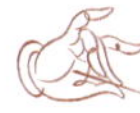

【辅助检查】

1. 尿糖　尿糖阳性。

2. 血葡萄糖（血糖）测定　血糖升高是诊断糖尿病的主要依据，目前多用葡萄糖氧化酶法测定。

3. 口服葡萄糖耐量试验（OGTT）　必须在清晨空腹做 OGTT。

4. 糖化血红蛋白 A_1（$GHbA_1$）测定　$GHbA_1$ 可反映取血前 8 ～ 12 周的平均血糖状况，$GHbA_1$ ≥ 65g/L 有助于糖尿病的诊断，尤其是对于血糖波动较大的患者。

5. 血浆胰岛素、C 肽测定　反映胰岛 β 细胞的功能情况。1 型糖尿病者明显降低，2 型糖尿病可呈现高、正常及低的变化。

6. 自身免疫反应的标志性抗体 ICA、IAA 和 GAD-Ab　胰岛细胞胞浆抗体（ICA）、胰岛素自身抗体（IAA）、谷氨酸脱羟酶抗体（GAD-Ab），85% ～ 90% 的 1 型糖尿病在发现高血糖时，其中一种或几种自身抗体可阳性。

7. 其他检查　血脂及心、肝、肾等有关检查，眼底血管荧光造影。尿白蛋白排泄率测定有助于糖尿病肾病的早期诊断。

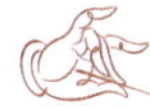

【治疗】

治疗原则：早期、长期、个体化、积极而理性的治疗。

1. 健康教育　是重要的基础治疗措施之一。

2. 饮食治疗　是各型糖尿病的基础治疗。

3. 运动治疗　适用于病情相对稳定者，尤其是适合于肥胖的 2 型糖尿病患者。

4. 口服降糖药物治疗　口服降糖药物有六类：磺脲类、双胍类、α-葡萄糖苷酶抑制剂、噻唑烷二酮类、格列奈类和二肽基肽酶-4 抑制剂。

（1）磺脲类（SUs）　主要有格列美脲、格列本脲、格列吡嗪、格列齐特、格列喹酮等。

（2）双胍类（BG）　主要有二甲双胍、苯乙双胍两种。

（3）α-葡萄糖苷酶抑制剂（α-GDI）　主要有阿卡波糖及伏格列波糖。

（4）噻唑烷二酮类（TZDs）　也称格列酮类，有罗格列酮（RSG）和吡格列酮（PIO）。

（5）格列奈类　主要有瑞格列奈、那格列奈。

（6）二肽基肽酶-4 抑制剂　主要有西格列汀、沙格列汀、维格列汀。

5. 胰岛素

（1）适应证　①1 型糖尿病；②2 型糖尿病患者经饮食控制、运动和口服降糖药治疗未获得良好控制；③糖尿病酮症酸中毒、高渗性昏迷和乳酸性酸中毒伴高血糖时；④合并重症感染、急性心肌梗死、脑血管意外等应激状态；⑤各种糖尿病的严重并发症；⑥围手术期及妊娠期；⑦胰腺切除等引起的继发性糖尿病。

（2）不良反应　①低血糖反应最为多见；②皮肤瘙痒、荨麻疹；③注射部位皮下脂肪萎缩或增生；④恶心、呕吐、腹泻等胃肠道反应；⑤胰岛素水肿、视物模糊。

6. 减重手术治疗　适用于伴有肥胖的 2 型糖尿病患者。

7. 并发症治疗

（1）糖尿病肾病　严格控制血糖、血压，保护肾脏功能。应用 ACEI 或 ARB。

（2）糖尿病视网膜病变　控制血糖、血压、血脂。常使用羟基苯磺酸钙、ACEI、ARB、胰激肽原酶等。

（3）糖尿病周围神经病变　可用甲基维生素 B_{12}、肌醇、α-硫辛酸以及对症治疗等。

（4）糖尿病足　强调注意预防，防止外伤、感染，积极治疗下肢血管病变和末梢神经病变。

8. 胰腺移植和胰岛细胞移植　仅限于伴终末期肾病的 1 型糖尿病患者。

附：糖尿病酮症酸中毒（DKA）

DKA 是由于糖尿病胰岛素重度缺乏及升糖激素不适当升高，引起糖、脂肪、蛋白质代谢紊乱，出现以高血糖、酮症、代谢性酸中毒和脱水为主要表现的严重急性并发症。

本症多发生在 1 型糖尿病，常见的诱因有感染、停用或减用胰岛素、饮食失调、外伤、手术、麻醉、急性脑血管病、精神因素、妊娠与分娩等。

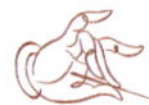【临床表现】

酮症早期“三多一少”、疲倦等症状加重。酸中毒时则出现食欲减退、恶心、呕吐、极度口渴、尿量增多、呼吸深快、呼气有烂苹果味。后期尿少、失水、眼眶下陷、皮肤黏膜干燥、血压下降、心率加快、四肢厥冷。晚期常有不同程度意识障碍，反射迟钝、消失，昏迷。

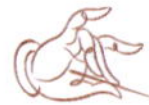【辅助检查】

尿糖及尿酮呈强阳性。血糖多为 16.7 ～ 33.3mmol/L，甚至更高。血酮体和血 β- 羟丁酸升高。二氧化碳结合力降低，失代偿期 pH 值低于 7.35，BE 负值增大，阴离子间隙增大。血钠 / 血氯降低。初期血钾可正常或升高，治疗后钾可迅速下降。白细胞计数增高，常以中性粒细胞增多为主。

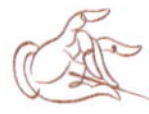【诊断】

“三多一少”症状加重，有恶心、脱水、休克、昏迷，尤其是呼吸有酮味（烂苹果味）、血压低而尿量多者，不论有无糖尿病病史，均应考虑本症的可能。如血糖升高、尿糖强阳性、尿酮体阳性即可确诊糖尿病酮症；如兼有血 pH、CO_2CP 下降及 BE 负值增大者即可诊断为 DKA。

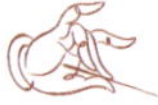【治疗】

1. 立即补液　为救治的关键性措施。

2. 应用胰岛素　小剂量（短效）胰岛素治疗。

3. 纠正酸碱平衡失调　以纠正代谢性酸中毒为主。

4. 纠正低血钾　充分补钾。

5. 去除诱因和处理并发症　防治脏器功能衰竭；控制感染。

第三十节　血脂异常

血脂异常

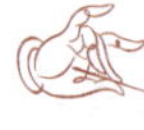【临床诊断】

1. 诊断标准

中国动脉粥样硬化性心血管疾病（ASCVD）一级预防人群血脂合适水平和异常分层标准 [mmol/L（mg/dL）]

分层	总胆固醇（TC）	LDL-C	HDL-C	非 -HDL-C	TG
理想水平	—	＜ 2.6（100）	—	＜ 3.4（130）	—

续表

分层	总胆固醇（TC）	LDL-C	HDL-C	非-HDL-C	TG
合适水平	< 5.2（200）	< 3.4（130）	—	< 4.1（160）	< 1.7（150）
边缘升高	≥ 5.2（200）且< 6.2（240）	≥ 3.4（130）且< 4.1（160）	—	≥ 4.1（160）且< 4.9（190）	≥ 1.7（150）且< 2.3（200）
升高	≥ 6.2（240）	≥ 4.1（160）	—	≥ 4.9（190）	≥ 2.3（200）
降低	—	—	< 1.0（40）	—	—

2. 病因分类诊断

（1）原发性血脂异常　家族性脂蛋白异常血症是由于基因缺陷所致，大多数原发性血脂异常原因不明，认为是由多基因缺陷与环境因素相互作用的结果。临床上血脂异常多与肥胖症、高血压病、糖耐量异常或糖尿病等疾病伴发共存，与胰岛素抵抗有关。如超重、高血压、高血糖、高血浆胰岛素水平及血脂异常共存，互相影响，称为代谢综合征。

（2）继发性血脂异常　①某些全身系统性疾病如糖尿病、甲状腺功能减退症、库欣综合征、肝肾疾病、过量饮酒等可引起各种类型的血脂异常；②某些药物如噻嗪类利尿剂、β受体阻滞剂等长期服用，长期大量使用糖皮质激素等，均可导致血浆TC和TG水平升高。

3. 临床分类诊断

（1）高胆固醇血症　仅有总胆固醇增高。

（2）高甘油三酯血症　仅有甘油三酯升高。

（3）混合型高脂血症　总胆固醇和甘油三酯都高。

（4）低高密度脂蛋白血症　仅有高密度脂蛋白胆固醇降低。

【辅助检查】

1. 血脂四项检测　测定空腹（禁食12h以上）血浆或血清血脂四项是诊断的主要方法，包括TC、TG、LDL-C和HDL-C。抽血前的最后一餐应忌食高脂食物和禁酒。检测结果可疑时应进行第二次检测。

2. 其他检查　包括心电图、心脏超声、颅脑CT、心脏CTA或选择项冠状动脉造影等，目的是评估与血脂异常相关的动脉粥样硬化的脏器病变，进行心血管疾病的危险分层。

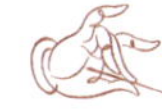

【治疗】

1. 治疗原则

（1）根据患者个体ASCVD危险程度，决定是否启动药物治疗。

（2）以生活方式干预为基础，生活方式改善可以同时干预其他ASCVD的危险因素。

（3）将控制LDL-C水平达标作为防控ASCVD危险的首要干预靶点，非HDL-C作为次要干预靶点。

（4）明确患者个体干预目标值，并使调脂治疗达到目标值，因各种原因不能达到目标值的患者，LDL-C应至少降低50%；LDL-C基线在目标值以内的极高危患者，LDL-C仍应降低30%左右。

（5）调脂药物首选他汀类。开始应用中等强度剂量的他汀，根据调脂疗效和患者耐受情况调整剂量。

（6）单用他汀类药物胆固醇水平不能达标者，可与其他调脂药物如依折麦布或中药制剂联合使用。

2. 治疗性生活方式干预　①控制饮食；②改善生活方式。

3. 药物治疗

（1）主要降低胆固醇的药物　①他汀类；②肠道胆固醇吸收抑制剂：常用依折麦布；③胆酸螯合剂：常用考来烯胺等。④普罗布考。

（2）主要降低甘油三酯（TG）的药物　①贝特类；②烟酸类；③高纯度鱼油制剂。

（3）新型调脂药物。

4. 其他治疗

（1）脂蛋白血浆置换。

（2）肝移植和其他手术治疗。

第三十一节　高尿酸血症与痛风

高尿酸血症与痛风

【诊断与鉴别诊断】

1. 诊断

（1）高尿酸血症（HUA）　日常嘌呤饮食状态下，非同日 2 次空腹血尿酸水平＞420μmol/L，即可诊断。高尿酸血症分为原发性和继发性两类。

① 原发性 HUA：多由先天性嘌呤代谢障碍和（或）尿酸排泄减少所致。

② 继发性 HUA：继发于其他疾病，如血液病、肾功能不全、使用某些药物或肿瘤放化疗等。

（2）痛风　在高尿酸血症基础上，出现特征性关节炎表现，尿路结石，或肾绞痛发作，即应考虑痛风，如在滑囊液及痛风石的穿刺和活检中找到尿酸盐结晶即可确诊。痛风根据有无病因及病因特点，分为原发性、继发性与特发性。

① 原发性痛风：为先天性，由遗传因素与环境因素共同致病，具有家族遗传易感性。

② 继发性痛风：由某些原发病作用或药物导致的痛风，见于肾脏疾病、恶性肿瘤化疗或放疗等。

③ 特发性痛风：部分痛风患者无明显原因，称为特发性痛风。

诊断公式：40 岁以上急性单关节炎（第 1 跖趾关节）、进行性加重＋患处色素加深＋痛风石＋尿酸盐结晶＝痛风。

2. 鉴别诊断

（1）类风湿关节炎　多见于青中年女性；好发于手指小关节，可表现为晨僵、关节畸形僵硬；血尿酸正常，有高滴度的类风湿因子等；X 线示关节面粗糙，间隙狭窄，甚至关节面融合。

（2）风湿性关节炎　多见于年轻女性；大关节游走性、对称性红肿热痛，无关节畸形；血尿酸正常，有血沉增快、抗链球菌溶血素“O”增高等风湿活动实验室表现；X 线检查无关节畸形。

（3）创伤性关节炎及化脓性关节炎　前者有外伤史，后者伴发热、白细胞增高等全身感染中毒症状。血、尿尿酸均正常。

【辅助检查】

1. 血尿酸测定　成年男性血尿酸值约为 208 ～ 416μmol/L（3.5 ～ 7.0mg/dL），女性约为 149 ～ 358μmol/L（2.5 ～ 6.0mg/dL），绝经后接近男性。

2. 尿尿酸测定　限制嘌呤饮食 5 天后，每日尿酸排出量超过 3.57mmol（600mg），可认为尿酸生成增多。

3. 关节液或痛风石检查　行关节穿刺检查可有负性双折光针状尿酸盐结晶，阳性率约为 90%。穿刺或活检痛风石内容物，亦可发现同样形态的尿酸盐结晶。此项检查视为痛风诊断的“金标准”。

4. X 线检查　特征性改变为穿凿样、虫蚀样圆形或弧形的骨质透亮缺损，边缘呈尖锐的增生硬化。

5. 其他

（1）超声检查　可了解肾损害的程度。

（2）CT 扫描　可见不均匀高密度斑点状痛风石影像。

（3）双能 X 线骨密度检查　可早期查得受损关节骨密度下降。

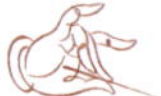

【治疗】

治疗目标：控制高尿酸血症，预防尿酸盐结晶形成，快速有效控制急性关节炎，保护关节与肾功能。

1. 高尿酸血症的治疗

（1）一般治疗　①饮食控制，避免高嘌呤食物。戒烟限酒，每日饮水应在 2000mL 以上；②避免暴食酗酒、受凉受潮、过度疲劳、精神紧张，穿舒适鞋子，防止关节损伤，慎用影响尿酸排泄的药物；③同时治疗伴发的肥胖症、高脂血症、糖尿病、高血压、心脑血管病等。

（2）药物治疗　①促尿酸排泄药：常用苯溴马隆；②抑制尿酸生成药物：如别嘌醇、非布司他；③碱性药物：常用碳酸氢钠片口服；④新型降尿酸药：包括拉布立酶、普瑞凯希等。

（3）其他治疗　对于继发性高尿酸血症患者，应积极治疗原发病，慎用与高尿酸血症发病有关的药物。

2. 痛风的治疗

（1）一般治疗　同高尿酸血症的非药物治疗，但已出现尿少或无尿的患者，应控制饮水量，急性关节炎期应卧床休息，减少运动量，抬高患肢，并进行关节局部的保护处理。

（2）药物治疗

① 急性发作期的治疗：卧床休息、抬高患肢、避免负重。常用药物有非甾体抗炎药、秋水仙碱和糖皮质激素。

② 发作间歇期和慢性期的治疗：在急性发作缓解 2 周后，从小剂量开始应用降尿酸药，逐渐加量，根据血尿酸的目标水平调整至最小有效剂量并长期甚至终身维持。应将患者血尿酸水平稳定控制在 360μmol/L 以下。单一药物疗效不好、血尿酸升高明显、痛风石大量形成时可合用两类降尿酸药物。

（3）伴发疾病的治疗。

（4）手术治疗。

第三十二节　类风湿关节炎

类风湿关节炎

【诊断与鉴别诊断】

1. 诊断　按美国风湿病学会 1987 年修订的分类标准，共 7 项：①晨僵持续至少 1h（≥ 6 周）；② 3 个或 3 个以上关节肿胀（≥ 6 周）；③腕关节或掌指关节或近端指间关节肿（≥ 6 周）；④对称性关节肿（≥ 6 周）；⑤类风湿皮下结节；⑥手和腕关节 X 线片（有关节端骨质疏松和关节间隙狭窄）；⑦类风湿因子阳性（该滴度在正常的阳性率＜ 5%）。上述七项中，符合四项即可诊断为类风湿关节炎。

诊断公式：中老年女性＋对称性小关节炎＋ RF 阳性＝类风湿关节炎。

2. 关节功能障碍分级诊断　美国风湿病学会将关节功能障碍分为四级。① Ⅰ 级：能照常进行日常生活和各项工作；② Ⅱ 级：可进行一般的日常生活和某种职业工作，但参与其他项目活动受限；③ Ⅲ 级：可进行一般的日常生活，但参与某种职业工作或其他项目活动受限；④ Ⅳ 级：日常生活的自理和参与工作的能力均受限。

3. 鉴别诊断

（1）骨关节炎　特点：①发病年龄多在 50 岁以上；②主要累及膝、髋和远端指间关节；③关节活动后疼痛加重，经休息后明显减轻；④红细胞沉降率轻度增加，RF 阴性；⑤ X 线片显示关节边缘呈唇样骨质增生或骨疣形成。

（2）痛风性关节炎　特点：①患者多为中年男性；②关节炎的好发部位为第 1 跖趾关节；③高尿酸血症；④关节附近或皮下可见痛风结节；⑤血清自身抗体阴性。

（3）强直性脊椎炎　主要侵犯脊柱，但周围关节也可受累。特点：①男性多见；②主要侵犯骶髂关节及脊柱，并有典型 X 线改变；③ 90% ～ 95% 患者 HLA-B27 阳性，RF 为阴性。

（4）系统性红斑狼疮　特点：① X 线检查无关节骨质改变；②多为女性；③常伴有面部红斑；④多伴肾损害及多脏器损害；⑤抗核抗体和抗双链 DNA 显著增高。

【辅助检查】

1. 血象　有轻度至中度贫血。

2. 红细胞沉降率和 C 反应蛋白　活动期红细胞沉降率增快，C 反应蛋白升高，经治疗缓解后下降。

3. 自身抗体

（1）类风湿因子（RF）　常规检测为 IgM 型，阳性率为 70% ～ 80%，其滴度与疾病活动性呈正比，但 RF 也可见于其他结缔组织病。

（2）抗角蛋白抗体谱　抗角蛋白抗体（AKA）、抗核周因子（APF）和抗环瓜氨酸肽抗体（CCP）等。

4. 关节影像学检查

（1）X 线摄片　常规选双手指及腕关节或再加双足摄片检查。

（2）CT 和 MRI　CT 有助于发现早期骨侵蚀和关节脱位等改变。MRI 有助于发现关节内透明软骨、滑膜、肌腱、韧带和脊髓病变。

5. 关节滑液检查　滑液增多，微浑浊，黏稠度降低，含糖量低于血糖，呈炎性特点，滑液中白细胞升高。

6. 关节镜及针刺活检　关节镜对诊断及治疗均有价值，针刺活检操作简单、创伤小。

【治疗】

本病治疗的目的是：缓解关节症状，减轻患者痛苦；控制疾病进展，阻止关节损害进一步加重。

1. **一般治疗** 包括营养支持，适度的休息与锻炼，调节不良情绪，配合适当理疗等。

2. **药物治疗** ①非甾体抗炎药（NSAIDs）；②抗风湿药及免疫抑制剂；③糖皮质激素：对一般类风湿关节炎患者，不宜作为常规治疗；④植物药制剂；⑤生物制剂。

3. **手术治疗** 关节置换术、滑膜切除术。

第三十三节 脑梗死

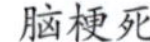

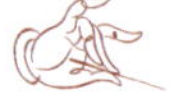

【诊断与鉴别诊断】

1. 诊断

（1）脑血栓形成 ①中年以上，有动脉硬化、高血压、糖尿病等病史，常有 TIA 病史。②静息状态下或睡眠中发病，迅速出现局限性神经缺失症状，并持续 24h 以上。神经系统症状和体征可用某一血管综合征解释。③意识常清楚或轻度障碍，多无脑膜刺激征。④脑部 CT、MRI 检查可显示梗死部位和范围，并可排除脑出血、肿瘤和炎症性疾病。

（2）脑栓塞 ①冠心病、心肌梗死、心脏瓣膜病、心房颤动等病史。②体力活动中骤然起病，迅速出现局限性神经缺失症状，症状在数秒钟至数分钟达到高峰，并持续 24h 以上。神经系统症状和体征可用某一血管综合征解释。③意识常清楚或轻度障碍，多无脑膜刺激征。④脑部 CT、MRI 检查可显示梗死部位和范围，并可排除脑出血、肿瘤和炎症性疾病。

诊断公式：
（1）安静状态发病（冠心病、高脂血症）＝脑血栓形成。
（2）发病急＋心脏栓子（亚急性心内膜炎）＝脑栓塞。

2. 分型诊断

脑梗死的分型诊断

分型	神经功能缺失症状
完全性卒中	较重、较完全，常有完全性瘫痪及昏迷，于数小时内（＜ 6h）达到高峰
进展性卒中	发病后 48h 内逐渐进展或呈阶梯式加重
可逆性缺血性神经功能缺失	较轻，持续 24h 以上，但可于 3 周内恢复，不留后遗症

3. 鉴别诊断

（1）颅内占位病变 病程长，有进行性颅内压升高和局限性神经体征，造影可有脑血管移位，CT、MRI 可发现占位病灶。

（2）中枢性面瘫与周围性面瘫 脑卒中引起的面瘫为中枢性面瘫，表现为病灶对侧眼裂以下面瘫，皱眉和闭眼动作正常，常伴舌瘫和偏瘫；周围性面瘫表现为同侧表情肌瘫痪、额纹减少或消失、眼睑闭合不全，无偏瘫。

【辅助检查】

1. **CT 检查** 急性脑梗死通常在起病 24 ～ 48h 后可见与闭塞血管供血区一致的低密度病变区，并能发现周围水肿区。在 3 ～ 5 天内可见缺血性脑水肿高峰期，2 ～ 3 周后完全消退。

2. **磁共振成像（MRI）** 早期可发现大面积脑梗死，特别是脑干和小脑的病灶，以及腔隙性梗死。

3. **脑脊液检查** 一般脑梗死，脑脊液检查大多正常，但出血性梗死可含血液。有颅内压增高者，慎行腰椎穿刺。

4. **其他检查** 数字减影血管造影（DSA）、经颅多普勒（TCD）、磁共振成像血管造影（MRA）对脑血管畸形、脑动脉瘤、脑血管狭窄和闭塞的部位有诊断意义。心电图、TCD 频谱图、超声心动图、胸部 X 线等检查有助于查明栓子来源。

【治疗】

治疗原则：尽早治疗、个体化治疗、综合性治疗。

1. **一般治疗** 保持呼吸道通畅；控制血压、血糖；大面积脑梗死可选用 20% 甘露醇、呋塞米或白蛋白。并注意维持水、电解质平衡，预防各种感染。

2. 溶栓治疗　常用的溶栓药物有尿激酶和重组组织型纤溶酶原激活剂（rt-PA）。

3. 减轻脑的缺血性损伤　亚低温（32 ～ 35℃）对脑缺血有保护作用，而无深低温的心肺并发症。

4. 抗凝治疗　常用低分子肝素。

5. 降纤治疗　常用巴曲酶，应用中注意出血倾向。

6. 抗血小板聚集药物　如阿司匹林、氯吡格雷等。

7. 神经保护剂　常用胞二磷胆碱、莫地平作等。

8. 恢复期治疗　包括早期进行功能锻炼、预防复发、控制危险因素、针灸、理疗等方面。

第三十四节　脑出血

脑出血

【诊断与鉴别诊断】

1. 诊断　脑出血的诊断要点：

（1）多数为 50 岁以上高血压患者，在活动或情绪激动时突然发病。

（2）突然出现头痛、呕吐、意识障碍和偏瘫、失语等局灶性神经缺失症状，病程发展迅速。

（3）CT 检查可见脑内高密度区。

诊断公式：中老年患者＋高血压病史＋体力活动或情绪激动时急性发病＋颅内压高、意识障碍、定位体征（脑膜刺激征及偏瘫）＋ CT 高密度影＝脑出血。

2. 鉴别诊断　本病需与动脉血栓性脑梗死、脑栓塞、原发性蛛网膜下腔出血相鉴别。鉴别主要依据原发病病史、实验室检查及头颅 CT 检查。

常见脑卒中鉴别表

鉴别要点	动脉血栓性脑梗死	脑栓塞	脑出血	蛛网膜下腔出血
发病年龄	60 岁以上多见	青壮年多见	50 ～ 60 岁多见	不定
常见病因	动脉粥样硬化	心脏病、房颤	高血压及动脉粥样硬化	动脉瘤、血管畸形
起病状态	多于安静时、血压下降时	不定	活动、情绪激动、血压升高时	活动、激动时
起病速度	较缓（小时、天）	最急（秒、分）	急（分、小时）	急（分）
意识障碍	较少	少、短暂	常有，进行性加重	少、轻、谵妄
头痛、呕吐	少有	少有	常有	剧烈
偏瘫等	有	有	多有	多无
脑膜刺激征	无	无	偶有	明显
头颅 CT	脑内低密度灶	脑内低密度灶	脑内高密度灶	蛛网膜下腔高密度影
脑脊液	多正常	多正常	血性，压力高	均匀血性
DSA	可见阻塞的血管	可见阻塞的血管	可见破裂的血管	可见动静脉畸形或动脉瘤

【辅助检查】

1. CT 检查　CT 是脑出血首选的检查方法、确诊的主要依据。血肿灶为高密度影，边界清楚，血肿被吸收后显示为低密度影。

2. MRI 检查　急性期脑出血不如 CT 敏感，但对脑干出血、脑血管畸形、脑肿瘤的诊断比 CT 敏感。

3. 脑血管造影　脑血管造影（DSA 或 MRA）可以除外动脉瘤、血管畸形。

4. 脑脊液检查　不做常规检查以免诱发脑疝，如需排除颅内感染或蛛网膜下腔出血时，应谨慎操作。脑出血表现为脑脊液压力增高，呈均匀血性。

5. 其他　血液一般检查、凝血功能检查、血液生化检查、心电图等。

【治疗】

1. 内科治疗　①一般治疗：保持安静，避免不必要的搬动；②减轻脑水肿，降低颅内压；③控制血压；④亚低温治疗；⑤止血治疗；⑥并发症的处理：控制抽搐，首选苯妥英钠或地西泮。

2. 外科治疗

（1）注意事项　在 4h 内进行穿颅清除术易引起再出血，一般宜在 6 ～ 24h 内进行。

（2）禁忌证　①深昏迷、双瞳孔散大、光反应消失、去大脑强直；②心、肺、肾等脏器功能严重损害，或有消化道出血。

第三十五节　蛛网膜下腔出血（助理不考）

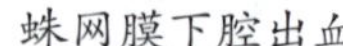
蛛网膜下腔出血

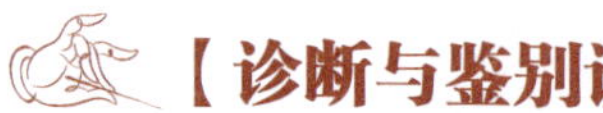

【诊断与鉴别诊断】

1. 诊断　突发剧烈头痛伴呕吐，颈项强直等脑膜刺激征，伴或不伴意识障碍，反应迟钝，检查无局灶性神经体征，可高度提示蛛网膜下腔出血。如 CT 证实脑池和蛛网膜下腔高密度出血征象，腰椎穿刺压力明显增高和血性脑脊液，眼底检查玻璃体下片块状出血等，可临床确诊。DSA、MRA、CTA 等脑血管影像学检查有助于明确病因。

诊断公式：发病急＋脑膜刺激征＋ CT ＝蛛网膜下腔出血。

2. 鉴别诊断

（1）脑出血　原发性脑室出血、小脑出血、尾状核头出血等因无明显肢体瘫痪，易与蛛网膜下腔出血混淆，头颅 CT 和 DSA 检查可以鉴别。

（2）颅内感染　结核性、真菌性、细菌性和病毒性脑膜炎等可有头痛、呕吐、脑膜刺激征，但常先有发热，脑脊液检查提示炎性改变，且头颅 CT 无出血改变。

（3）脑肿瘤　脑部肿瘤破坏血管也可致血性脑脊液，但在出血前先有脑受损的局灶性症状、体征及颅内压增高的表现，脑强化 CT 扫描或脑 MRI 检查能明确诊断。

【辅助检查】

1. CT 检查　为诊断蛛网膜下腔出血首选方法，安全性高，出血 24h 内敏感性高达 90% 以上。CT 显示大脑外侧裂池、前纵裂池、鞍上池、桥小脑角池、环池和后纵裂池高密度出血征象，并可确定有无脑内出血或脑室出血。

2. MRI 检查　CT 扫描阴性时，可行 MRI 进一步明确诊断。当病后数天 CT 的敏感性降低时，MRI 也可发挥较大的作用。

3. 脑脊液检查　脑脊液在起病 12h 后呈特征性改变，为均匀血性，压力增高，离心后呈淡黄色。但腰椎穿刺有诱发脑疝的危险，通常 CT 检查已确诊者，腰椎穿刺不作为临床常规检查。

4. 脑血管影像学检查　DSA 是诊断颅内动脉瘤、脑血管畸形最有价值的方法。为蛛网膜下腔出血病因诊断提供可靠依据。

【治疗】

治疗原则：防治再出血，降低颅内压，防治迟发性脑血管痉挛，减少并发症，寻找出血原因，治疗原发病和预防复发。

1. 一般处理　避免一切可能引起血压和颅压增高的诱因。绝对卧床 4 ～ 6 周，避免搬动和过早起床。头痛、烦躁者给予止痛、镇静药物，频繁咳嗽时应用强力止咳剂，频繁呕吐给予止吐剂。保持大便通畅，可用缓泻剂，避免用力。稳定血压，收缩压应维持在 160mmHg 以下。

2. 降低颅压　常用有 20% 甘露醇、10% 复方甘油注射液、白蛋白。

3. 防治再出血　①应用止血药；②调节血压；③外科治疗或介入治疗。

4. 防治迟发性脑血管痉挛　口服或静脉泵入尼莫地平。

第三十六节　病毒性肝炎

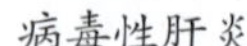
病毒性肝炎

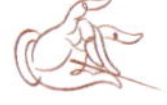

【诊断与鉴别诊断】

1. 诊断

（1）诊断标准

① 有肝炎接触史、饮食不洁史、输血或应用血制品史。

② 临床表现：近期出现食欲减退、低热、恶心、厌油、乏力、肝区痛而无其他原因可解释者，体检有肝大伴触痛及叩击痛。

③ 实验室检查：ALT 等血清酶，血清蛋白质、胆红素，尿胆红素、尿胆原等肝功能检查异常。

（2）临床诊断

① 急性肝炎：起病较急，常有急性感染症状。肝大，质偏软，ALT 显著升高。近期出现相应的消化道症状，查体肝大且有触痛，叩击痛，可伴脾脏轻度肿大。

② 慢性肝炎：病程超过半年或发病日期不明确而有慢性肝炎症状、体征、实验室检查改变者。常有乏力、厌油、肝区不适等症状，可有肝病面容、肝掌、蜘蛛痣，肝大、质中等硬，脾大等体征。

③ 重型肝炎：凡急性、慢性肝炎或肝硬化患者出现高热、极度乏力、严重的消化道症状、黄疸进行加深、出血倾向及神经精神症状，肝脏进行性缩小，肝细胞明显损害，凝血酶原时间明显延长者，均应考虑为重型肝炎。

④ 淤胆型肝炎：起病急，有持续 3 周以上的肝内梗阻性黄疸的症状及体征，肝炎症状较轻，肝大较明显，可诊断为急性淤胆型肝炎。在慢性肝炎基础上出现上述表现者，可诊断为慢性淤胆型肝炎。

⑤ 肝炎肝硬化：多有慢性肝病病史，有肝功能损害和门脉高压表现。

（3）病原学诊断

肝炎病原学诊断

类别	病原学标志
甲型肝炎	血清抗-HAV IgM 阳性；粪便中检测出 HAAg 或经免疫电镜找到 HAV 颗粒；血清或粪便中检出 HAV RNA
乙型肝炎	血清 HBsAg 阳性；血清抗-HBc 阳性；肝内 HBcAg 阳性和（或）HBsAg 阳性
丙型肝炎	血清抗-HCV 或 HCV RNA 阳性
丁型肝炎	与 HBV 同时或重叠感染，血清中抗-HDV IgM 阳性，或 HDAg 阳性；血清中 HDV RNA 阳性；肝组织内 HDAg 阳性
戊型肝炎	血清抗-HEV IgM 阳性或急性期粪便免疫电镜找到 HEV 颗粒，或急性期抗-HEV 阴性而恢复期阳转者

诊断公式：乏力、食欲减退、肝区疼痛、肝大、肝功异常＋无症状感染＋肝炎免疫学检查阳性＝病毒性肝炎。

2. 重型肝炎（肝衰竭）的诊断

（1）临床表现　出现肝衰竭症候群：①极度乏力，严重消化道症状，神经、精神症状；②明显出血现象，凝血酶原时间显著延长，PTA ＜ 40%；③黄疸进行性加深，每日胆红素上升≥ 17.1μmol/L；④可出现中毒性鼓肠、肝臭、肝肾综合征等；⑤可见扑翼样震颤及病理反射，肝浊音界进行性缩小；⑥胆酶分离，血氨升高。

（2）分类诊断

① 急性重型肝炎（急性肝衰竭，ALF）：又称暴发型肝炎，起病急，发病 2 周内出现以Ⅱ度以上肝性脑病为特征的肝衰竭症候群。本型病死率高，病程不超过 3 周。

② 亚急性重型肝炎（亚急性肝衰竭，SALF）：起病较急，发病 15 天～ 26 周内出现肝衰竭症候群。首先出现Ⅱ度以上肝性脑病者为脑病型；首先出现腹水及相关症候者为腹水型。晚期可有脑水肿、消化道大出血、严重感染、电解质紊乱及酸碱平衡失调、肝肾综合征等并发症，低胆固醇，低胆碱酯酶。本型病程超过 3 周至数月，易转化为慢性肝炎或肝硬化。

③ 慢加急性（亚急性）重型肝炎（ACLF）：在慢性肝病基础上出现的急性或亚急性肝功能失代偿。

④ 慢性肝衰竭（CLF）：在肝硬化基础上，肝功能进行性减退导致的以腹水或门脉高压、凝血功能障碍和肝性脑病等为主要表现的慢性肝功能失代偿。

3. 鉴别诊断

（1）急性黄疸型肝炎

① 黄疸前期：应与上呼吸道感染、传染性单核细胞增多症、风湿热及胃肠炎等相鉴别。

② 黄疸期：应与其他可引起黄疸的疾病相鉴别，如药物性肝炎、钩端螺旋体病、传染性单核细胞增多症、胆囊炎、胆石症等。

（2）无黄疸型肝炎及慢性肝炎　应与可引起肝（脾）大及肝功损害的其他疾病相鉴别，如慢性血吸虫病、华支睾吸虫病、药物性或中毒性肝炎、脂肪肝等。

（3）慢性肝炎黄疸持续较久者　须与肝癌、胆管癌、胰头癌等相鉴别。

（4）重型肝炎　应与其他原因引起的严重肝损害，如药物中毒、暴发性脂肪肝等进行鉴别。

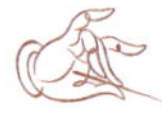

【辅助检查】

1. 血常规 白细胞计数正常或稍低，淋巴细胞相对增多。重型肝炎患者的白细胞计数及中性粒细胞均可增高。部分慢性肝炎患者血小板计数可减少。

2. 肝功能检查

（1）血清酶测定 ALT 和 AST 在肝炎潜伏期、发病初期及隐性感染者均可升高。

（2）血清蛋白测定 肝损害时合成血清白蛋白的功能下降，导致血清白蛋白浓度下降。

（3）血清胆红素代谢 胆红素含量是反映肝细胞损伤严重程度的重要指标。

（4）凝血酶原时间 肝病时凝血酶原时间长短与肝损害程度呈正比。

（5）血氨 肝脏严重受损，血氨明显升高，由此可致肝性脑病。

3. 肝炎病毒标记物检测 检测相应的抗原和抗体。

4. 肝穿刺病理检查 对各型肝炎的诊断有很大价值，对慢性肝炎的病原、病因、炎症活动度以及纤维化程度等深入分析，有利于临床诊断和鉴别诊断。

5. 超声检查 在诊断肝硬化（特别是静止期肝硬化）方面有重要价值；对监测重症肝炎病情发展、估计预后有重要意义。

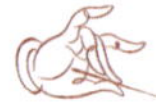

【治疗】

治疗原则：适当休息、合理营养为主，辅以药物治疗，禁止饮酒，避免劳累和使用对肝脏有损害的药物。

1. 急性肝炎 以一般治疗及支持疗法为主。

2. 慢性肝炎

（1）一般治疗 合理休息、饮食，心理平衡。

（2）改善和恢复肝脏功能 ①非特异性护肝药：维生素、还原型谷胱甘肽等；②降酶药：甘草提取物、五味子提取物、垂盆草等；③退黄药：茵栀黄、苦黄、腺苷蛋氨酸、门冬氨酸钾镁等。

（3）免疫调节治疗。

（4）抗肝纤维化治疗。

（5）抗病毒治疗。

3. 重型肝炎

（1）抗病毒治疗 尽早开始，以核苷酸类药物为主。

（2）免疫调节。

（3）促进肝细胞再生。

（4）积极防治并发症 肝性脑病、上消化道出血、继发感染、肝肾综合征为重症肝炎的并发症，宜及时发现，尽早治疗。

（5）其他 应用人工肝支持系统或行肝移植。

第三十七节 乳腺增生病

乳腺增生病

【诊断与鉴别诊断】

1. 诊断

（1）患者多为中青年妇女，常伴有月经不调。

（2）乳房胀痛，有周期性，常发生或加重于月经前期，经后可减轻或消失，也可随情志的变化而加重或减轻。

（3）双侧或单侧乳房内有肿块，常为多发性，呈数目不等、大小不一、形态不规则的结节状，质韧而不硬，推之能移，有压痛。

（4）部分患者可有乳头溢液，呈黄绿色、棕色或血性，少数为无色浆液。

（5）X 线钼靶摄片、B 超检查、分泌物涂片细胞学检查、活体组织病理切片检查等有助于诊断。

> 诊断公式：中青年妇女＋周期性乳房胀痛＋双侧或单侧乳房内有肿块＝乳腺增生病。

2. 鉴别诊断

（1）乳房纤维腺瘤 多为单个发病，肿块多为圆形或卵圆形，表面光滑，边缘清楚，质地坚韧，可活动，生长缓慢；多见于 20 ～ 30 岁妇女。

（2）乳腺导管扩张症　常发生于45～52岁的中老年妇女；常在乳头、乳晕及其附近部位出现细小的结节，乳头常溢出棕黄色或血性分泌物，有时可挤出粉渣样分泌物。

（3）乳腺癌　乳腺癌早期的肿块多为单发性，质地坚硬，活动性差，无乳房胀痛。组织病理切片可进行鉴别。

【辅助检查】

1. X线钼钯摄片　是确定乳腺肿块基本性质的常用方法，本病为边缘模糊不清的阴影或有条索状组织穿越其间。

2. B超　表现为不均匀的低回声区以及无回声囊肿。

3. 切除（或切取）活检　是最确切的诊断方法。

【治疗】

本病为中青年女性的多发病，目前尚无确切有效的治疗方法。疑有癌变可能的患者应及时手术治疗。治疗过程中还应疏导情志，并配合药物局部外敷、针灸、激光照射、磁疗等方法，维护正常的月经周期。

1. 药物治疗　①维生素类药物；②激素类药物。

2. 手术治疗　局部切除手术不能达到治疗目的，更多地在于排除乳房恶性病变，对于肿块较硬，难以与乳腺癌鉴别时，行手术治疗以明确诊断是必要的。

第三十八节　急性阑尾炎

急性阑尾炎

【诊断与鉴别诊断】

1. 诊断　根据转移性右下腹疼痛的病史，以及右下腹局限性压痛的典型阑尾炎的特点，一般即可做出诊断。

诊断公式：转移性右下腹痛＋麦氏点压痛＋超声＋结肠充气试验阳性＋白细胞、中性粒细胞升高＝急性阑尾炎。

2. 分型诊断

（1）急性单纯性阑尾炎　炎症局限于阑尾黏膜及黏膜下层，逐渐扩展至肌层、浆膜层。阑尾轻度肿胀，浆膜充血，有少量纤维素性渗出物。阑尾壁各层均有水肿和中性粒细胞浸润，黏膜上有小溃疡形成。

（2）化脓性阑尾炎　炎症发展到阑尾壁全层，阑尾显著肿胀，浆膜充血严重，附着纤维素渗出物，并与周围组织或大网膜粘连，腹腔内有脓性渗出物。此时阑尾壁各层均有大量中性粒细胞浸润，壁内形成脓肿，黏膜坏死脱落或形成溃疡，腔内充满脓液。

（3）坏疽或穿孔性阑尾炎　阑尾壁全层坏死，变薄而失去组织弹性，局部呈暗紫色或黑色，可局限在一部分或累及整个阑尾，极易破溃穿孔，阑尾腔内脓液呈黑褐色而带有明显臭味，阑尾周围有脓性渗出。穿孔后感染扩散可引起弥散性腹膜炎或门静脉炎、败血症等。

（4）阑尾周围脓肿　化脓或坏疽的阑尾被大网膜或周围肠管粘连包裹，脓液局限于右下腹而形成阑尾周围脓肿或炎性肿块。

3. 特殊类型急性阑尾炎　小儿急性阑尾炎、老年人急性阑尾炎、妊娠期急性阑尾炎、异位急性阑尾炎。

4. 鉴别诊断

（1）急性胃肠炎　有饮食不洁的病史，其他消化道症状较相似。

（2）胃、十二指肠溃疡穿孔　多有溃疡病史，突然出现上腹部剧烈疼痛并迅速波及全腹。

（3）急性肠系膜淋巴结炎　腹痛常与上呼吸道感染并发，或腹痛前有头痛、发热、咽痛或其他部位淋巴结肿痛病史。

（4）右肺下叶大叶性肺炎或右侧胸膜炎　胸部X线检查有鉴别意义。

（5）急性胆囊炎、胆石症　右上腹持续性疼痛，阵发性加剧。腹膜刺激征以右上腹为甚，墨菲（Murphy）征阳性，部分患者可出现黄疸。

（6）右侧输尿管结石　常突然出现剧烈绞痛，向会阴部及大腿内侧放射，而腹部体征不明显，常伴有肾区叩击痛。

（7）异位妊娠破裂　有停经史，妇科检查阴道内有血液，阴道后穹隆穿刺有血，应考虑此病。

（8）卵巢滤泡破裂　多在两次月经的中期，与异位妊娠相似，必要时行阴道后穹隆穿刺检查。

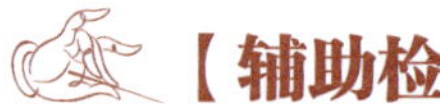

【辅助检查】

1. 血常规检查　多数患者白细胞升高，常在（10～15）×10^9/L之间，中性粒细胞比例升高。

2. 尿常规检查　尿中出现少量红细胞与白细胞，但应与泌尿系疾病相鉴别。

3. 其他特殊检查　如钡灌肠、超声显像、放射性素扫描、CT检查等，对不典型的阑尾炎在诊断有困难时可参考应用。

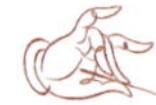

【治疗】

急性阑尾炎的治疗一般可分为手术疗法和非手术疗法两类。原则上应强调以手术治疗为主。

1. 手术疗法　尤其是老年人、小儿、妊娠期急性阑尾炎。其主要办法是阑尾切除术。

2. 非手术治疗　仅适用于单纯性阑尾炎及急性阑尾炎的早期阶段及有手术禁忌证者。

第三十九节　肠梗阻（助理不考）

肠梗阻

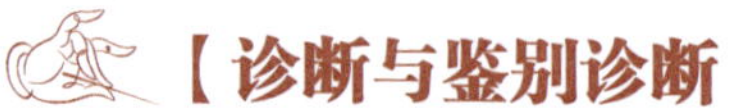

【诊断与鉴别诊断】

1. 诊断　根据腹痛、呕吐、腹胀、停止自肛门排气排便这四大症状和腹部可见肠型或蠕动波，肠鸣音亢进等，一般可作出诊断。

诊断公式：腹痛、呕吐＋腹胀＋肛门停止排气、排便＋腹部平片示“阶梯状”液平＝肠梗阻。

2. 鉴别诊断

（1）鉴别机械性肠梗阻与动力性肠梗阻

① 机械性肠梗阻：具有上述典型临床表现，早期腹胀可不显著。

② 麻痹性肠梗阻：无阵发性绞痛，肠蠕动减弱或消失，腹胀显著，肠鸣音微弱或消失。

（2）鉴别单纯性肠梗阻与绞窄性肠梗阻　有下列表现者，应考虑绞窄性肠梗阻：①腹痛发作急骤；②病情发展迅速；③有腹膜炎的表现（体温上升、脉率增快、白细胞计数增高）；④腹胀不对称；⑤呕吐出现早而频繁，呕吐物、肛门排出物为血性；⑥腹部X线检查见孤立扩大的肠袢；⑦经积极的非手术治疗，症状体征无明显改善。

（3）鉴别高位肠梗阻与低位肠梗阻

① 高位小肠梗阻：呕吐发生早而频繁，腹胀不明显。

② 低位小肠梗阻：腹胀明显，呕吐出现晚而次数少，并可吐粪样物；X线检查，低位小肠梗阻时，扩张的肠袢在腹中部，呈“阶梯状”排列。

（4）鉴别完全性梗阻与不完全性梗阻

① 完全性梗阻：呕吐频繁，X线检查见梗阻以上肠袢明显充气扩张，梗阻以下结肠内无气体。

② 不完全性梗阻：呕吐与腹胀都均较轻，X线所见肠袢充气扩张都较不明显。

（5）肠梗阻原因鉴别　新生儿以肠道先天畸形最多见，2岁以下小儿则肠套叠多见，3岁以上儿童以蛔虫团阻塞所致的肠梗阻多见，老年人则以肿瘤及粪块堵塞常见。临床上最常见的是粘连性肠梗阻。嵌顿或绞窄性腹外疝也是常见的梗阻原因。

【辅助检查】

1. 血液检查　血红蛋白及血细胞比容升高；肠绞窄伴腹膜炎时，白细胞总数及中性粒细胞比例升高。血液生化检查可判断电解质、酸碱平衡紊乱情况。

2. 尿液检查　脱水时尿量减少，尿比重升高。

3. 呕吐物及粪便检查　如有大量红细胞或潜血试验阳性，多表示肠管有血运障碍或出血性的病变。

4. X线检查　肠管的气液平面是肠梗阻特有的X线表现，X线检查一般在肠梗阻发生4～6h后进行。

（1）小肠梗阻者，一般显示小肠扩张积气，并有大小不等的阶梯状液平面。

（2）小肠高位梗阻者，空肠黏膜环状皱襞常呈“鱼骨刺”样。

（3）怀疑肠套叠、乙状结肠扭转或结肠肿瘤时，做钡剂灌肠检查，呈杯口形、鸟嘴形狭窄等不同特征。

【治疗】

肠梗阻的治疗原则是纠正因肠梗阻所引起的全身生理紊乱和解除梗阻。治疗方法的选择要根据肠梗阻的原因、性质、部位以及全身的情况和病情的严重程度而定。

1. 基础疗法

（1）禁食与胃肠减压。

（2）纠正水、电解质紊乱和酸碱失衡。

（3）抗感染　应用抗生素防治细菌感染和减少毒素的产生。

（4）灌肠疗法　常用 500mL 肥皂水灌肠。

（5）颠簸疗法　适用于早期肠扭转的患者。

（6）其他治疗　如腹部推拿等。

2. 手术治疗

（1）适应证　①绞窄性肠梗阻；②有腹膜刺激征或弥漫性腹膜炎征象的各型肠梗阻；③应用非手术疗法后经 6 ～ 8h 观察，病情不见好转；④肿瘤及先天性肠道畸形等不可逆转的器质性病变引起的肠梗阻。

（2）手术方法　切除病变肠管行肠吻合术、短路手术、肠造口术或肠外置术。

第四十节　胆石症

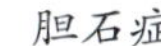

胆石症

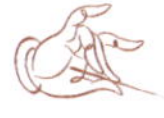

【诊断与鉴别诊断】

1. 诊断

（1）胆囊结石　有典型的胆绞痛病史，右上腹有轻度压痛。影像学检查可确诊。B 超阳性率可高达 95%。

（2）肝外胆管结石　出现典型的胆绞痛发作，合并胆道感染时，有寒战、高热及右上腹和剑突下压痛，出现腹膜刺激征者较少。B 超可见到扩张的肝内、外胆管及结石影像。CT、MRI 和 ERCP 检查可有助于诊断。

（3）肝内胆管结石　临床症状取决于结石的部位、范围、炎症轻重和梗阻程度。常有典型的胆石梗阻和急性胆管炎的病史。

诊断公式：阵发性右上腹绞痛＋有或无黄疸＋超声示强回声团＝胆石症。

2. 鉴别诊断

（1）胃、十二指肠溃疡　多有反复发作病史，男性多于女性；临床表现相似，胃镜和B超可提供鉴别诊断。

（2）病毒性肝炎　常有肝炎接触病史及食欲不振、全身乏力等症状。肝脏可有肿大并触痛，很少有全身感染症状。肝炎引起的黄疸，直接、间接胆红素均可升高，ALT、AST 增高显著。

（3）壶腹周围癌　其引起的梗阻性黄疸多为无痛性、进行性、加重性黄疸。病程较长，黄疸无波动，常伴有皮肤瘙痒，全身进行性消瘦等特点。

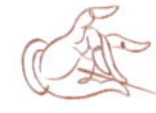

【辅助检查】

B 起、CT 等检查。

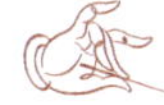

【治疗】

1. 胆囊结石　对于有症状和（或）并发症的胆囊结石，首选腹腔镜胆囊切除（LC）治疗。

（1）手术治疗　30% 以上的患者会出现症状及合并症而需要手术。

（2）非手术治疗　主要适用于胆囊结石伴有急性期炎症、胆囊内结石较小（$<$ 0.5cm）或全身基础病不能耐受手术等。主要措施：解痉、止痛、消炎利胆，应用抗菌药物，纠正水、电解质紊乱及酸碱平衡失调。溶石口服药物有鹅去氧胆酸和熊去氧胆酸。

2. 肝外胆管结石　仍以手术治疗为主。

（1）非手术治疗　适用于肝内外胆管结石直径$<$ 1cm 或合并有严重心、肺、脑等严重疾病不能耐受手术者，也可作为手术前的准备治疗。具体治疗措施同胆囊结石非手术治疗。

（2）手术治疗　①胆总管切开取石、T 管引流术；②胆肠吻合术：常用 Roux-en-Y 吻合术。

3. 肝内胆管结石　手术为主要治疗方法。

4. 其他治疗措施

（1）调节饮食，避免过食肥甘厚味。

（2）估计有结石排出时，应留大便查石，最好对结石进行成分鉴定。

（3）结石发作绞痛、并发感染时，密切观察血压、脉搏、体温，特别是腹痛情况变化，以便及时更改治疗方法。

（4）手术取石患者按一般外科术后护理。

良性前列腺增生症

第四十一节　良性前列腺增生症

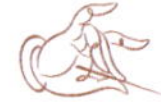

【诊断与鉴别诊断】

1. 诊断　男性50岁后出现进行性尿频、排尿困难，应考虑前列腺增生的可能。有的患者可出现急性尿潴留、充溢性尿失禁、血尿。结合其他体征、直肠指检、实验室检查可明确诊断。

诊断公式：老年男性＋尿频＋夜尿增多＋进行性排尿困难＋直肠指检触及中央沟变浅＝前列腺增生症。

2. 分度诊断　直肠指检正常前列腺表面光滑、柔软、界限清楚，中央可触及纵向浅沟，横径4cm，纵径3cm，前后径2cm，重约20g。良性前列腺增生症根据直肠指检的增生程度分为三度。

（1）Ⅰ度　前列腺大小为正常的1.5～2倍，约鸡蛋大，质地中等，中央沟变浅，重量为20～25g。

（2）Ⅱ度　前列腺大小为正常的2～3倍，约鸭蛋大，质地中等，中央沟极浅，重量为25～50g。

（3）Ⅲ度　前列腺大小为正常的3～4倍，约鹅蛋大，质地硬韧，中央沟消失，重量为50～70g。

3. 鉴别诊断　应与下列疾病相鉴别：前列腺癌、膀胱颈挛缩、尿道狭窄、膀胱结石、神经源性膀胱功能障碍。

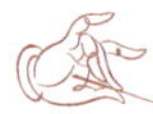

【辅助检查】

1. 直肠指检　可触到增大的前列腺，表面光滑，质韧、有弹性，边缘清楚，中间沟变浅或消失，即可作出初步诊断。

2. 尿流率检查　可以确定下尿路的梗阻程度。检查时要求排尿量在150mL以上。最大尿流率（MFR）＜15mL/s说明排尿不畅，＜10mL/s说明梗阻严重，急需治疗。

3. 血清前列腺特异性抗原（PSA）测定　对排除前列腺癌，尤其前列腺有结节或质地较硬时十分必要。但许多因素都可影响PSA的测定值。

4. B超检查　可以观察前列腺，测定残余尿。经腹B超可观察前列腺形态、结构、大小、突入腔内的情况。测定膀胱内残余尿量，有助于了解有无肾积水以及积水程度。

5. 膀胱镜检查　可以观察后尿道、膀胱颈形态、腔内前列腺增生情况，有助于了解后尿路梗阻程度，发现膀胱内有无占位性病变及结石，对临床出现无痛性血尿的患者尤为必要。

6. 泌尿系X线检查　静脉尿路造影可以观察下尿路梗阻及肾盂、输尿管扩张程度。排尿后摄片，可观察残余尿是否存在及程度。

7. 前列腺造影　可以观察前列腺形态、大小、密度及病变性质。

8. CT及MRI检查　对外科手术治疗的选择有重要意义。

【治疗】

未引起明显梗阻者一般不需处理，可观察等待。具有外科治疗适应证，应采用外科手术治疗。

1. 一般治疗　戒烟禁酒，不吃辛辣刺激性食物，注意保暖，预防感染，保持心态平和，适当多饮水，不憋尿。

2. 药物治疗　常有的药物有α受体阻滞剂（特拉唑嗪、阿夫唑嗪）、5α还原酶抑制剂（非那雄胺）和植物类药（太得恩）等。

3. 手术治疗　对症状严重、存在明显梗阻或有并发症者应选择手术治疗。

4. 其他疗法　①经尿道激光治疗；②经尿道气囊高压扩张术；③电磁波疗法；④前列腺尿道支架植入术；⑤高强度聚集超声治疗。

第四十二节　下肢动脉硬化性闭塞症（助理不考）

下肢动脉硬化性闭塞症

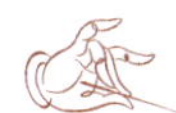

【诊断与鉴别诊断】

1. 诊断

（1）年龄大于 45 岁，出现肢体慢性缺血的临床表现，均应考虑本病。尤其是辅助检查发现以大、中动脉为主的狭窄或闭塞，诊断即可确立。

（2）可有眼底动脉硬化，血胆固醇、甘油三酯、β- 脂蛋白增高。

（3）X 线可有高血压心脏病改变及动脉钙化斑点。

（4）心电图检查有冠状动脉供血不足、心律失常、陈旧性心肌梗死等改变。

（5）超声多普勒肢体血流检查提示动脉内管腔狭窄或闭塞，动脉腔内有硬化斑块形成。

（6）MRA 或 DSA 动脉造影显示动脉闭塞性改变。

（7）有肢体远端缺血改变，如皮肤颜色苍白、潮红，皮温降低，足背及胫后动脉搏动减弱或消失等。

诊断公式：45 岁以上，心脑血管疾病＋下肢发凉＋间歇性跛行＋皮肤苍白、潮红、温度下降＋静息痛＝下肢动脉硬化性闭塞症。

2. 鉴别诊断

（1）血栓闭塞性脉管炎　多见于青壮年，主要为肢体中、小动静脉的节段性闭塞，往往有游走性浅静脉炎病史，不常伴有冠心病、高血压、高脂血症与糖尿病。

（2）多发性大动脉炎　多见于青年女性，主要累及主动脉弓头臂动脉起始部位，其次是腹主动脉和主要分支。

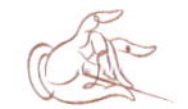

【辅助检查】

鉴于本症为全身性疾病，应作详细检查，包括血脂测定，心、脑、肾、肺等脏器的功能与血管的检查及眼底检查。下列检查有助于诊断及判断病情。

1. 一般检查　四肢和颈部动脉触诊及听诊，记录间歇性跛行时间与距离，对比测定双侧肢体对应部位皮温差异，肢体抬高试验（Burger 试验）。

2. 特殊检查

（1）无创伤性血管检查　超声多普勒肢体血流检查或光电容积血流描记（PPG）检查。

（2）踝肱压指数（ABI）　即踝压（踝部胫前或胫后动脉收缩压）与同侧肱压比值，踝肱压指数正常在 0.9 ～ 1.3。

（3）影像学检查　DSA 动脉造影和 MRA 检查。

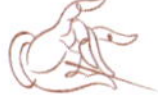

【治疗】

1. 药物治疗　主要是降血脂，改善血压，改善血液高凝状态，促进侧支循环形成。

（1）降血脂　他汀类药物及烟酸等。

（2）扩血管　前列地尔（PGE）、贝前列素钠、占替诺等药物。

（3）抗凝祛聚　阿司匹林、潘生丁、沙格雷酯、华法林等药物。

（4）去纤溶栓　尿激酶等药物。

（5）其他　凝血酶抑制剂阿加曲班（诺思泰）可用于本病治疗；抗菌药物应用、体液补充等对症治疗。

2. 手术治疗　①经皮腔内血管成形术（PTA）；②动脉内膜剥膜术；③动脉旁路转流术；④截肢（趾）术。

3. 外治疗法　多采用中药及相关中医治疗。

第四十三节　排卵障碍性异常子宫出血

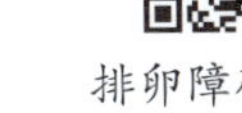
排卵障碍性异常子宫出血

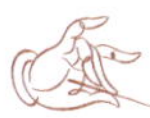

【诊断与鉴别诊断】

1. 诊断

（1）病史　详细了解异常子宫出血的类型、发病时间、病程经过、流血前有无停经病史及其以往的治疗情况。

（2）体格检查　检查有无贫血、甲减、甲亢、多囊卵巢综合征及出血性疾病的阳性体征。妇科检查应排除阴道、宫颈及子宫器质性病变。

（3）基础体温　呈双相型，高温相小于 11 天，子宫内膜活检分泌反应至少落后 2 天。

诊断公式：子宫不规则出血＋周期紊乱＋经期延长＋经量正常或增多＝排卵障碍性异常子宫出血。

2. 鉴别诊断　在诊断前，必须排除生殖器官病变或全身性疾病所导致的生殖器官出血，需要加以鉴别。

（1）异常妊娠或妊娠并发症　如异位妊娠、流产、滋养细胞疾病等。

（2）生殖器官肿瘤　如子宫内膜癌、子宫颈癌、滋养细胞肿瘤等。

（3）生殖器官感染　如急慢性子宫内膜炎、子宫肌炎等。

（4）性激素类药物使用不当　口服避孕药或其他药激素引起的突破性或撤退性出血。

（5）全身性疾病　如血液病、肝病等。

【辅助检查】

1. 血液检查　判断有无贫血、贫血程度。

2. 尿妊娠试验或血 HCG 检测　排除妊娠及妊娠相关疾病。

3. 盆腔 B 超检查　排除多囊卵巢综合征。

4. 基础体温测定　基础体温呈单相型提示无排卵；黄体功能不全时显示双相型，后期升高时间短，约 9 ～ 11 天；子宫内膜脱落不全时虽呈双相型但下降缓慢。

5. 诊断性刮宫　主要用于止血并明确子宫内膜病理变化。

6. 宫腔镜检查　可见增生期变化或增生期过长，呈无分泌期状态。

7. 激素测定　经前测血孕酮值，表现增生期水平为无排卵；测血催乳激素水平及甲状腺功能，排除其他内分泌疾病。

8. 宫颈细胞学检查　用于排除宫颈癌及癌前病变。

9. 宫颈黏液结晶检查　经前出现羊齿状结晶提示无排卵。

【治疗】

1. 一般治疗　明显贫血者补充铁剂、维生素；严重贫血有输血指征者应输血治疗；等等。

2. 药物治疗

（1）黄体功能不全型　①促进卵泡发育：增生期使用低剂量雌激素；②促进 LH 峰形成：绒促性素（hCG）；③黄体功能刺激疗法：隔日肌内注射 hCG；④黄体功能替代疗法：天然黄体酮制剂。

（2）黄体功能不足合并高催乳素血症　溴隐亭每日 25 ～ 50mg，可以使催乳素水平下降，并促进垂体分泌促性腺激素及增加卵巢雌、孕激素分泌，从而改善黄体功能。

（3）子宫内膜不规则脱落型　①孕激素；②绒促性素。

3. 辅助治疗

（1）注意调节情志，避免过度精神刺激、过度疲劳，生活规律。

（2）重视饮食调养，勿过食辛辣刺激、生冷食物。

（3）注意经期卫生。

（4）出血期间避免重体力劳动，必要时卧床休息，忌性生活。

第四十四节　绝经综合征

绝经综合征

【诊断与鉴别诊断】

1. 诊断　根据病史及临床表现不难诊断。需注意除外相关症状的器质性病变、甲状腺疾病及精神疾病，卵巢功能评价等实验室检查有助于诊断。

诊断公式：50 岁左右妇女＋月经紊乱＋其他症状＝绝经综合征。

2. 鉴别诊断　妇女在围绝经期需排除心血管疾病、泌尿生殖器官的器质性病变等，也要与神经衰弱、甲亢等鉴别。

【辅助检查】

1. 血清 FSH 值及 E_2 值测定 绝经过渡期血清 FSH>10U/L，提示卵巢储备功能下降。闭经时 FSH>40U/L 且 E_2 < 10pg/mL，提示卵巢功能衰竭。

2. 氯米芬兴奋试验 月经第 5 天口服氯米芬，每日 50mg，共 5 天，停药第 1 天测血清 FSH>12U/L，提示卵巢储备功能降低。

【治疗】

1. 一般治疗 心理疏导，摄入足量蛋白质及含钙丰富食物，坚持体育锻炼。

2. 性激素补充治疗（HRT） 主要药物为雌激素，可辅以孕激素、组织选择性雌激素活性调节剂，主要用于缓解绝经症状，也是预防骨质疏松的有效方法。

3. 非激素类药物治疗 选择性 5- 羟色胺再摄取抑制剂、钙剂、维生素 D。

第四十五节 阴道炎

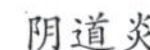

阴道炎

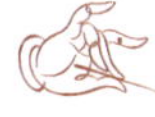

【诊断与鉴别诊断】

1. 诊断

（1）细菌性阴道病 10% ～ 40% 患者无临床症状，有症状者主要表现为阴道分泌物增多，有鱼腥臭味、氨臭味等气味。在性交后加重，伴有轻度的外阴瘙痒或灼热感。妇科检查的主要表现是阴道黏膜一般无充血等炎症性表现，分泌物呈灰白色，均匀一致，稀薄，黏附于阴道壁，容易拭去。满足下列中的任何 3 条即可做出临床诊断，其中第 4 条为诊断的金标准。

① 阴道分泌物呈牛奶样均质，有臭味。

② 阴道 pH 值> 4.5。

③ 胺试验（+）。

④ 线索细胞阳性（> 20%）。

诊断公式：阴道分泌物增多，有鱼腥臭味、氨臭味等气味＋线索细胞阳性（> 20%）＝细菌性阴道病。

（2）念珠菌性阴道炎 主要表现是外阴瘙痒、灼痛、性交痛，常伴有尿频，阴道分泌物白色稠厚呈凝乳或豆渣样，诊断要点如下：

① 有上述阴道炎症状或体征的妇女。

② 在阴道分泌物中找到白假丝酵母菌的芽生孢子或假菌丝即可确诊。

③ pH 值的测定具有鉴别意义，pH 4.5 一般为混合感染，尤其是细菌性阴道病的混合感染。

诊断公式：阴道分泌物白色稠厚呈凝乳或豆渣样＋阴道分泌物中找到白假丝酵母菌的芽生孢子或假菌丝＝念珠菌性阴道炎。

（3）滴虫阴道炎 主要表现为阴道口和外阴瘙痒明显，阴道分泌物增多，分泌物呈黄绿色稀薄脓性，带泡沫，有臭味。妇科检查见阴道黏膜充血，有散在出血斑点，宫颈后穹隆呈“草莓样”，白带多，呈灰黄色、黄白色稀薄液体或黄绿色脓性分泌物，常呈泡沫状，阴道黏膜无异常改变。因阴道毛滴虫会导致不孕。诊断要点如下：

① 有上述症状表现。

② 在阴道分泌物中找到滴虫即可确诊。

诊断公式：阴道分泌物呈黄绿色稀薄脓性＋在阴道分泌物中找到滴虫＝滴虫阴道炎。

（4）老年性阴道炎 常出现阴道分泌物增多，外阴瘙痒等，常伴有性交痛。诊断要点如下：

① 绝经、卵巢手术史、盆腔放射治疗史或药物性闭经史。

② 有阴道炎的临床表现。

③ 排除其他类型阴道炎。

诊断公式：绝经后妇女＋阴道炎性症状＝老年性阴道炎。

（5）幼女性阴道炎 主要表现是阴道脓性分泌物增多伴外阴瘙痒。诊断要点如下：

① 采集病史应详细询问患儿母亲（或其他家长），同时询问患儿母亲有无阴道炎病史。
② 患儿有抓挠外阴的症状，检查见阴道分泌物增多，可做出初步诊断。

诊断公式：婴幼儿＋阴道炎性症状＝幼女性阴道炎。

2. 鉴别诊断 阴道炎的鉴别诊断，主要是各型阴道炎之间的鉴别，有助于合理选择治疗措施。

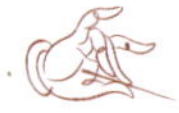

【辅助检查】

主要是阴道分泌物的常规检查，包括分泌物外观特征、细胞学检查、pH 值测定，必要时进行病原体检查或致病微生物培养。阴道分泌物检查结合临床表现特点，是重要的诊断依据。

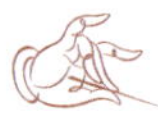

【治疗】

滴虫阴道炎需要夫妻同治，其他阴道炎虽以局部治疗为主，但应配合全身治疗。

1. 细菌性阴道病

（1）抗菌治疗 首选抗厌氧菌药物，常用甲硝唑、替硝唑、克林霉素等。
① 口服给药：首选甲硝唑。
② 局部用药：选用上述抗生素阴道内塞药治疗。
（2）其他治疗 可以同时使用中药外洗、坐浴等治疗方法。
（3）性伴侣不需常规治疗。

2. 念珠菌性阴道炎

（1）消除诱因 若有糖尿病应给予积极治疗使血糖达标，及时停用广谱抗生素、雌激素及皮质醇等与发病有关的药物。勤换内裤，用过的内裤、盆、毛巾均应用开水烫洗。
（2）局部用药 常用咪康唑栓剂、克霉唑栓剂、制霉菌素栓剂等。
（3）全身用药 用于反复发作或不能阴道给药的患者，常用氟康唑、伊曲康唑、酮康唑口服，副作用大，应注意剂量与疗程。
（4）其他 性伴侣不需常规治疗。妊娠合并假丝酵母菌阴道炎应以局部治疗为主，禁用康唑类药物口服。

3. 滴虫阴道炎

（1）阴道局部用药 甲硝唑阴道泡腾片或0.75% 甲硝唑凝胶，1% 乳酸或 0.5% 醋酸液冲洗可减轻局部症状。
（2）全身用药 初次治疗可选甲硝唑口服，一旦发现明显副作用应停药。
（3）性伴侣应同时进行治疗。

4. 老年性阴道炎 治疗原则为补充雌激素，增强阴道免疫力，抑制细菌生长；症状明显时可采用局部中药治疗，一般不需要应用抗生素。

5. 幼女性阴道炎 治疗原则为保持外阴清洁、对症处理、针对病原体合理选择抗生素。

第四十六节 先兆流产

先兆流产

【诊断与鉴别诊断】

1. 诊断 根据患者有停经史、早孕反应或反复流产史，阴道流血或伴腹痛，结合必要的检查手段即可确诊。

诊断公式：停经、早孕反应或反复流产史＋阴道流血＋腹痛＋ B 超检查＝先兆流产。

2. 鉴别诊断

（1）流产不同类型的鉴别

流产不同类型的鉴别要点

流产类型	症状			妇科检查		辅助检查
	出血	下腹痛	妊娠物排出	宫颈口	子宫大小	B 超检查
先兆流产	少量	轻	无	未开	与孕周相符	胚胎存活
难免流产	中→多	重	无	扩张	与孕周相符或略小	胚胎堵在宫口
不完全流产	少→多	减轻	部分排出	扩张或堵塞	小于孕周	排空或有
完全流产	少→无	无	全部排出	闭合	正常或稍大	宫内无妊娠物

（2）疾病鉴别（妊娠试验：检测尿 HCG）

① 异位妊娠：有腹痛、停经、不规则阴道流血，B 超检查宫内无胚胎，宫外有包块或孕囊，尿妊娠试验阳性，后穹隆穿刺抽出不凝血。

② 葡萄胎：闭经后阴道出现不规则流血，恶心、呕吐较重，子宫大于孕周，尿妊娠试验强阳性，B 超检查只见雪花样影像，称为“落雪状”改变。

③ 功能失调性子宫出血：阴道不规则流血，无停经史，尿妊娠试验阴性，B 超检查无宫内外妊娠迹象。

④ 子宫肌瘤：子宫增大可不均匀，且子宫硬，无停经史，尿妊娠试验阴性。

【辅助检查】

1. 绒毛膜促性腺激素（HCG）测定　对诊断妊娠有实际价值。

2. 孕激素测定　主要测定血中孕酮值，可协助判断先兆流产的预后。

3. B 超检查　对确定流产类型及鉴别诊断具有重要价值。

【治疗】

（1）卧床休息，避免体力劳动。禁止性生活，避免不必要的阴道检查。

（2）肌内注射黄体酮（黄体功能不全）、绒毛膜促性腺激素（HCG），也可口服维生素 E 保胎治疗。

（3）经治疗症状不见缓解或反而加重者，需进行 B 超及血 HCG 测定，再予相应处理。

第四十七节　异位妊娠

异位妊娠

【诊断与鉴别诊断】

1. 诊断　输卵管妊娠未发生流产或破裂前，诊断较困难，应结合以下辅助检查，协助尽早诊断。

（1）超声与血 β-HCG（低于正常妊娠）结合对确诊帮助很大。

（2）阴道后穹隆穿刺适用于疑有腹腔内出血的患者，可抽出不凝血液。

（3）腹腔镜检查术是诊断的“金标准”。

（4）子宫内膜病理检查适用于超声不能确定妊娠部位时。

（5）血孕酮在输卵管妊娠时，一般偏低。

诊断公式：停经史＋阴道不规则流血＋妊娠试验（＋）＋后穹隆穿刺抽出不凝血＋超声与血 β-HCG 结果＝异位妊娠（腹腔镜也可）。

2. 鉴别诊断　应与流产、急性输卵管炎、急性阑尾炎、卵巢囊肿蒂扭转、黄体破裂等相鉴别。

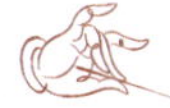

【辅助检查】

1. 血 β-HCG 测定　是早期诊断异位妊娠的重要方法。

2. B 超检查　主要了解宫腔内有无孕囊，若能在宫旁低回声区内探及胚胎及原始心管搏动，即可确诊。

3. 阴道后穹隆穿刺　适用于疑有腹腔内出血或 B 超检查显示有盆腔积液的患者。

4. 诊断性刮宫　仅适用于阴道流血较多者，用于排除宫内妊娠流产。

5. 腹腔镜检查　适用于早期输卵管妊娠尚未破裂的患者，但腹腔内大量出血或伴休克者，禁止做腹腔镜检查。

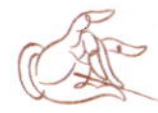

【治疗】

1. 药物治疗　常用甲氨蝶呤（MTX）。

2. 手术治疗　分为保守手术和根治手术。前者保留患侧输卵管，后者切除患侧输卵管。

第四十八节　产褥感染（助理不考）

产褥感染

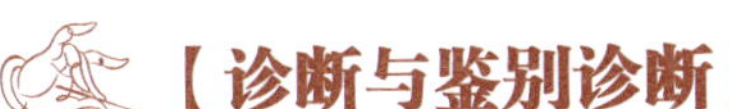

【诊断与鉴别诊断】

1. 诊断　详细询问病史及分娩经过；仔细检查腹部、盆腔及会阴伤口；病原体抗原和特异抗体检查。

诊断公式：产褥期发热＋下腹疼痛＋恶露异常＋B 超、CT、磁共振检查＝产褥感染。

2. 鉴别诊断 主要与上呼吸道感染、急性乳腺炎、泌尿系感染、血栓静脉炎等相鉴别。

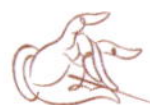

【辅助检查】

1. 实验室检查 血、尿常规检测，血清 C 反应蛋白检测。

2. 影像学检查 B 超、彩色超声多普勒、CT、磁共振等检查，对感染形成的炎性包块、脓肿做出定位及定性诊断。

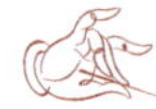

【治疗】

（1）加强营养，增强抵抗力，纠正贫血与电解质紊乱。

（2）清除宫腔残留物，脓肿切开引流。

（3）应用抗生素控制感染。

（4）适量选用抗凝药物。

（5）药物治疗无效，炎症继续扩散时，应及时行子宫全切术。

第四十九节　小儿肺炎

小儿肺炎

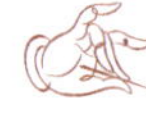

【诊断与鉴别诊断】

1. 诊断 临床有发热、咳嗽、气促或呼吸困难，肺部有较固定的中、细湿啰音，胸部 X 线检查有点状或斑片状影，可协助诊断。

诊断公式：婴幼儿＋咳嗽、咳痰＋肺部啰音＋胸片示斑片状浸润阴影＝小儿肺炎。

2. 鉴别诊断

（1）急性支气管炎　以咳嗽为主，一般无发热或仅有低热，肺部听诊呼吸音粗糙或有不固定的干、湿啰音。

（2）支气管异物吸入　异物可继发感染引起肺部炎症。根据异物吸入史，突然出现呛咳及胸部 X 线检查可以鉴别，支气管纤维镜检查可确定诊断。

（3）肺结核　婴幼儿活动性肺结核的临床症状及 X 线影像改变与支气管肺炎有相似之处，但肺部啰音常不明显。根据结核接触史、结核菌素试验、血清结核抗体检测、X 线胸片等可以鉴别。

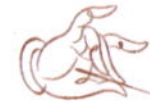

【辅助检查】

1. 血液检查

（1）血白细胞检查　①细菌性肺炎白细胞总数和中性粒细胞增高，甚至可见核左移；②病毒性肺炎白细胞总数正常或降低，淋巴细胞增高，有时可见异型淋巴细胞。

（2）C 反应蛋白　细菌感染时，血清 C 反应蛋白升高。

2. 病原学检查 可以明确病原菌。鲎珠溶解物试验有助于革兰阴性杆菌肺炎的诊断。

3. 血气分析 对重症肺炎有呼吸困难的患儿，可作 PaO_2、$PaCO_2$ 及血 pH 值测定，有助于诊断、治疗和判断预后。

4. X 线检查 ①支气管肺炎时可表现为点状或小斑片状肺实质浸润阴影；②肺不张可见均匀致密的阴影，占据一侧胸部、一叶或肺段，阴影无结构，肺纹理消失；③肺气肿可见病侧肋间距较大，透明度增强；④并发脓胸可见肋膈角变钝，积液多可见一片致密阴影，肋间隙增大，纵隔、心脏向健侧移位；⑤肺大疱时则见完整的薄壁、多无液平面的大疱影。

【治疗】

轻症肺炎，积极控制感染，同时予以中医辨证治疗，尽量减少并发症的发生；重症肺炎或有并发症者，则以西医急救治疗为主。

1. 病因治疗

（1）细菌感染　采用抗生素治疗。①肺炎链球菌感染，首选青霉素或阿莫西林。②金黄色葡萄球菌感染，甲氧西林敏感者首选苯唑西林钠或氯唑西林钠；耐药者选用万古霉素或联用利福平。③流感嗜血杆菌感染，首选阿莫西林加克拉维酸（或加舒巴坦）。④大肠埃希菌和肺炎克雷伯杆菌感染，不产超广谱 β- 内酰胺酶 (ESBLs)

菌首选头孢他啶、头孢哌酮；产 ESBLs 菌首选亚胺培南、美罗培南。⑤铜绿假单胞菌感染，首选替卡西林加克拉维酸。⑥肺炎支原体、衣原体感染，选用大环内酯类抗生素，如红霉素、罗红霉素、阿奇霉素等。

用药时间：应持续至体温正常后 5 ～ 7 天，临床症状基本消失后 3 天。肺炎支原体肺炎至少用药 2 ～ 3 周，以免复发。葡萄球菌肺炎疗程宜长，一般于体温正常后继续用药 2 周，总疗程≥ 6 周。

抗生素使用原则：①根据病原菌选择敏感药物；②早期治疗；③选用渗入下呼吸道浓度高的药物；④足量、足疗程；⑤重症宜联合用药，经静脉给药。

（2）病毒感染　选用利巴韦林（病毒唑）、干扰素等。

2. 对症治疗

（1）氧疗。

（2）保持呼吸道通畅。

（3）腹胀的治疗　低钾血症引起者，应及时补钾。中毒性肠麻痹者，应禁食、胃肠减压。

（4）肺炎合并心力衰竭的治疗　镇静、给氧，增强心肌的收缩力，减慢心率，增加心搏出量，减轻心脏负荷。

3. 应用糖皮质激素　可减少炎症渗出，解除支气管痉挛，改善血管通透性和微循环，降低颅内压。

4. 合并症和并发症的治疗　对并存佝偻病、营养不良者，应给予相应疾病的治疗。对并发脓胸、脓气胸者，应及时排脓、抽气。

5. 应用生物制剂　重症患儿可酌情给予血浆和静脉注射用丙种球蛋白。

第五十节　小儿腹泻病

小儿腹泻病

【诊断与鉴别诊断】

1. 诊断　根据发病季节、病史（包括喂养史和流行病学资料）、临床表现和大便性状易于做出临床诊断。必须判定有无脱水（程度和性质）、电解质紊乱和酸碱失衡；大便无或偶见少量白细胞者，为侵袭性细菌以外的病因引起，多为水泻，有时伴脱水症状；大便有较多白细胞者，常由侵袭性细菌感染所致。

诊断公式：

（1）6 ～ 24 个月婴儿＋季节＋发热＋大便次数多、呈黄色水样或蛋花样＝小儿腹泻病。

（2）腹泻（黄色水样或蛋花样）＋脱水＋皮肤弹性差＋电解质紊乱＋全身中毒症状＝重型小儿腹泻病。

2. 鉴别诊断

（1）生理性腹泻　常见于 6 个月以内婴儿，外观虚胖，常有湿疹，出生后不久即出现腹泻，除大便次数增多外，无其他症状，食欲好，不影响生长发育。

（2）导致小肠消化吸收功能障碍的各种疾病　如乳糖酶缺乏、葡萄糖-半乳糖吸收不良、失氯性腹泻、原发性胆酸吸收不良、过敏性腹泻等，可根据各病的特点进行鉴别。

（3）细菌性痢疾　常有流行病学的接触史，便次多，而量少，脓血便伴里急后重，大便镜检有较多脓细胞、红细胞和吞噬细胞，大便细菌培养有痢疾杆菌生长可确诊。

（4）坏死性肠炎　中毒症状较严重，腹痛，腹胀，频繁呕吐，高热，大便糊状呈暗红色，逐渐出现典型的赤豆汤样血便，常伴休克。腹部 X 线摄片呈小肠局限性充气扩张，肠间隙增宽，肠壁积气等。

【辅助检查】

1. 大便常规检查　显微镜检查有无脓细胞、白细胞、红细胞及吞噬细胞，有无虫卵等。

2. 血常规检查　病毒性肠炎白细胞总数一般不增高，细菌性肠炎白细胞总数可增高或不增高，50% 以上的患儿有杆状核增高，杆状核超过 10% 有助于细菌感染的诊断。

3. 大便培养　对确定腹泻的病原有重要意义。

4. 大便乳胶凝集实验　对某些病毒性肠炎有诊断价值，如轮状病毒、肠道腺病毒等。

5. 血生化检查　对腹泻较重的患儿，应及时检查 pH、二氧化碳结合力、碳酸氢根、血钠、血钾、血氯、血渗透压等。

6. 其他　对迁延性和慢性腹泻者，必要时做乳糖、蔗糖或葡萄糖耐量试验等。

【治疗】

1. 治疗原则　以预防和纠正脱水、调整饮食、合理用药及预防并发症为原则。

2. 一般治疗

（1）饮食疗法　腹泻时应注意进行饮食调整，减轻胃肠道负担。

（2）液体疗法　主要是纠正水、电解质紊乱及酸碱失衡。脱水是急性腹泻死亡的主要原因。治疗小儿腹泻常用的液体疗法有口服补液和静脉补液法。

① 口服补液：口服补液盐（ORS）可用于预防和纠正腹泻轻、中度脱水而无明显周围循环障碍者，脱水纠正后维持补液，将ORS液加等量水稀释使用，新生儿和有明显呕吐、腹胀、休克、心肾功能不全或其他严重并发症的患儿，不宜采用口服补液。

② 静脉补液：适用于中度以上脱水，病情重，呕吐、腹泻剧烈或腹胀的患儿。静脉补液首先要根据脱水的程度和性质制定“三定”，即定量（输液总量）、定性（溶液种类）、定速（输液速度），然后根据患儿的具体病情适当调整方案。纠正酸中毒、纠正低钾血症等。

3. 药物治疗

（1）控制感染　病毒性及非侵袭性细菌所致，一般不用抗生素，应合理使用液体疗法，选用微生态制剂和黏膜保护剂。黏液脓血便患儿多为侵袭性细菌感染，针对病原体选用第三代头孢菌素类、氨基糖苷类抗生素。婴幼儿选用氨基糖苷类和其他有明显副作用的药物时应慎重。

（2）微生态疗法　长期腹泻者多与肠道功能及肠道菌群失调有关，切忌滥用抗生素，可用微生态疗法。常用的有双歧杆菌、嗜乳酸杆菌、粪链球杆菌、需氧芽孢杆菌等菌制剂。

（3）肠黏膜保护剂　阻止病原微生物的攻击，如蒙脱石粉。

4. 补锌治疗　急性腹泻患儿，每日给予元素锌20mg（＞6个月），6个月以下婴儿每日10mg，疗程10～14天。

5. 禁用止泻剂　易增加细菌繁殖和毒素吸收。

6. 迁延性和慢性腹泻病的治疗　主要是积极寻找病程迁延的原因，针对病因治疗；同时施以液体疗法、营养治疗和药物疗法。

第五十一节　肾病综合征（助理不考）

肾病综合征

【诊断与鉴别诊断】

1. 诊断

（1）诊断标准　①大量蛋白尿（≥3.5g/d）；②血浆白蛋白≤30g/L；③水肿；④高胆固醇血症（＞5.7mmol/L或＞220mg/dL）。其中①②两项为诊断所必需。

（2）诊断内容　①确诊肾病综合征；②确认病因：首先排除继发性和遗传性疾病，才能确诊为原发性肾病综合征，应进行肾活检，做出病理诊断；③判断有无并发症。

诊断公式：大量蛋白尿（≥3.5g/d）＋血浆白蛋白≤30g/L＋水肿＋高胆固醇血症（＞5.7mmol/L或＞220mg/dL）＝肾病综合征。

2. 鉴别诊断

（1）过敏性紫癜肾炎　好发于青少年，有典型的皮肤紫癜，四肢远端对称分布，多于出皮疹后1～4周后出现血尿和（或）蛋白尿。

（2）狼疮肾炎　好发于育龄期中年女性及青少年，免疫学检查可见多种自身抗体，有多系统、多脏器的损伤，可明确诊断。

（3）乙型肝炎病毒相关性肾炎　多见于儿童及青少年，临床主要表现为蛋白尿或肾病综合征，常见病理类型为膜性肾病。诊断依据：①血清HBV抗原阳性；②患肾小球肾炎，并且排除继发性肾小球肾炎；③肾活检病理切片找到HBV抗原。

（4）糖尿病肾病　好发于中老年，常见于病程10年以上的糖尿病患者。早期可发现尿微量白蛋白排出增加，以后逐渐发展成大量蛋白尿、肾病综合征。糖尿病病史及特征性眼底改变有助于鉴别诊断。

（5）肾淀粉样变性病　好发于中老年，肾淀粉样变性是全身多器官受累的一部分。原发性淀粉样变性主要累及心、肾、消化道（包括舌）、皮肤和神经；继发性淀粉样变性主要累及肾脏、肝和脾等器官。肾受累时体积增大，常呈肾病综合征。肾淀粉样变性常需肾活检确诊。

（6）骨髓瘤性肾病　中老年男性多见，可有骨痛等多发性骨髓瘤的特征性临床表现，骨髓瘤特征性表现有利于鉴别诊断。

【辅助检查】

1. 尿液检查 尿蛋白明显增多，定性≥（+++），24h 尿蛋白定量≥ 0.1g/kg。

2. 血浆蛋白 血浆总蛋白低于正常，白蛋白下降更明显，常低于 25 ～ 30g/L，甚至低于 10g/L，并有白蛋白、球蛋白比例倒置。球蛋白中 α_2、β-球蛋白和纤维蛋白原增高，γ-球蛋白下降。IgG 和 IgA 水平降低，IgE 和 IgM 有时升高。

3. 血清胆固醇 多明显增高，其他脂类如甘油三酯、磷脂等也可增高。

4. 肾功能检测 肾炎性肾病患儿可出现肾功能不全，血尿素氮、肌酐升高。

5. 高凝状态及血栓相关检查 用以了解患儿的凝血状态及血栓栓塞风险。

6. 经皮肾穿刺活检 指征：①对糖皮质激素治疗耐药或频繁复发者；②临床可疑肾炎性肾病或继发性肾病者。

【治疗】

1. 一般治疗 凡有严重水肿、低蛋白血症者以卧床休息为主；低盐（＜ 3g/d）饮食。优质蛋白饮食（富含必需氨基酸的动物蛋白为主），蛋白质的摄入量应为 0.8 ～ 1.0g/（kg・d）。抗感染，利尿。

2. 抑制免疫与炎症反应 糖皮质激素、细胞毒类药物、免疫抑制剂。

3. 其他治疗 应用抗凝及纤溶药物，应用血管紧张素转化酶抑制剂等。

过敏性紫癜

第五十二节 过敏性紫癜（助理不考）

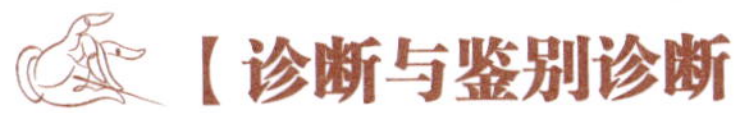

【诊断与鉴别诊断】

1. 诊断 主要依靠典型的皮肤紫癜，或同时伴腹痛、便血、关节肿痛、肾损害等表现来进行诊断。

> 诊断公式：儿童及青少年＋双下肢紫癜，伴腹痛、关节痛＋血小板计数正常或升高，出血时间、凝血时间及血块收缩时间等均正常＝过敏性紫癜。

2. 鉴别诊断

（1）特发性血小板减少性紫癜 皮肤、黏膜可见出血点及瘀斑，不高出皮肤，分布在全身各处，血小板计数减少，出血时间延长，骨髓中成熟巨核细胞减少。

（2）细菌感染 如脑膜炎双球菌菌血症、败血症及亚急性细菌性心内膜炎均可出现紫癜样皮疹，这些疾病的紫癜一开始即为瘀血斑，其中心部位可有坏死。起病急骤，全身中毒症状重，血培养阳性。

（3）急腹症 在皮疹出现前发生腹痛等症状应与急腹症相鉴别。儿童期出现急性腹痛者，要考虑过敏性紫癜的可能。

（4）其他 肾脏症状明显时，应与链球菌感染后肾小球肾炎、IgA 肾病等相鉴别。有关节症状者应注意与风湿性关节炎鉴别。

【辅助检查】

1. 血常规检查 白细胞正常或增加，嗜酸性粒细胞可增高；血小板计数正常或升高；出血和凝血时间正常，血块收缩试验正常。部分患儿毛细血管脆性试验阳性。红细胞沉降率轻度增快。

2. 尿常规检查 肾脏受累时可出现镜下血尿及蛋白尿，重症有肉眼血尿。

3. 大便常规检查 有消化道症状，如腹痛患儿，大便潜血试验可阳性。

4. 免疫学检查 约半数患者 IgA 水平升高，IgG、IgM 水平升高或正常。补体 C3、C4 正常或升高。抗核抗体及 RF 阴性。

5. 其他检查 腹部超声检查有利于早期诊断肠套叠；头颅 MRI 对有中枢神经系统症状患儿可予确诊；肾脏症状较重和迁延患儿可行肾穿刺以了解病情，并给予相应治疗。

【治疗】

1. 治疗原则 主要采取支持和对症治疗。

2. 治疗方法

（1）对症治疗 发热、关节痛可使用阿司匹林等解热镇痛药；有腹痛时应用山莨菪碱、阿托品等解痉药物；有消化道症状时应限制粗糙饮食；大剂量维生素 C、钙剂及抗组胺药可降低过敏反应强度，缓解部分患者腹痛症状；有大量出血时要考虑输血并禁食，可静脉滴注西咪替丁。

（2）应用肾上腺皮质激素与免疫抑制剂。

（3）抗血小板聚集及抗凝治疗。

（4）其他　可应用钙通道阻滞剂、非甾体抗炎药等辅助治疗。中成药黄芪颗粒（口服液）、复方丹参片、银杏叶片等有辅助治疗作用。

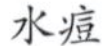

水痘

第五十三节　水痘

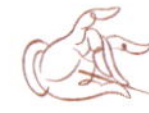

【诊断与鉴别诊断】

1. 诊断　水痘根据流行病学资料、临床表现，尤其是皮疹形态、分布特点，可做出诊断。非典型病例需靠实验室检测进行确诊。

诊断公式：冬春季＋婴幼儿和学龄前儿童＋发热及皮肤和黏膜成批出现周身性红色斑丘疹、疱疹、痂疹，皮疹呈向心性分布＋其传染力强＝水痘。

2. 鉴别诊断

（1）丘疹样荨麻疹　多见于婴幼儿，系皮肤过敏性疾病，皮疹多见于四肢，可分批出现，为红色丘疹，顶端有小水疱，壁较坚实，痒感显著，周围无红晕，不结痂。

（2）手足口病　皮疹多以疱疹为主，疱疹出现的部位以口腔、臀部、手掌、足底为主，疱疹分布以离心性为主。

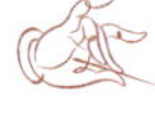

【辅助检查】

1. 血常规检查　白细胞总数正常或稍低。

2. 疱疹刮片　刮取新鲜疱疹基底组织涂片，瑞氏染色见多核巨细胞，苏木素-伊红染色可见细胞核内包涵体。

3. 病毒分离　仅用于非典型病例。将疱疹液直接接种于人胚成纤维细胞，分离出病毒再做鉴定。

4. 血清学检测　检测水痘病毒特异性 IgM 抗体或双份血清特异性 IgG 抗体，4 倍以上升高可明确病原。

【治疗】

1. 治疗原则　主要以对症治疗为主，必要时可应用抗病毒药物，同时注意防治并发症。

2. 治疗方法

（1）对症治疗　发热期应卧床休息，限制活动，注意水分和营养的补充，不宜吃辛辣、肥腻的食物。高热患儿给予降温治疗。禁用糖皮质激素及对乙酰氨基酚。皮肤瘙痒可应用炉甘石洗剂局部涂擦。

（2）抗病毒治疗　对重症或有并发症或免疫功能受损的患者应及早使用抗病毒药。首选阿昔洛韦（无环鸟苷）。一般应在皮疹出现后 24h 内开始应用。继发皮肤细菌感染时加用抗菌药物。应禁用糖皮质激素，因其对水痘病程有不利影响，可导致病毒播散。

流行性腮腺炎

第五十四节　流行性腮腺炎

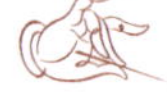

【诊断与鉴别诊断】

1. 诊断　主要依据有发热和以耳垂为中心的腮腺肿大临床表现，结合流行病学史和接触史。没有腮腺肿大的脑膜脑炎、脑膜炎和睾丸炎等，确诊需依靠血清学检查和病毒分离。

诊断公式：冬、春季＋儿童和青少年＋发病前 1 ～ 4 周与腮腺炎患者有密切接触史＋发热和以耳垂为中心的腮腺肿大＋血清学检查和病毒分离＝流行性腮腺炎。

2. 鉴别诊断

（1）化脓性腮腺炎　多为一侧腮腺肿大，挤压腮腺时有脓液自腮腺管口流出。白细胞计数和中性粒细胞百分数明显增高。

（2）其他病毒性腮腺炎　流感病毒、副流感病毒、肠道病毒等均可引起腮腺炎，需根据血清学检查和病毒分离进行鉴别。

（3）急性淋巴结炎　耳前、颈部、颌下淋巴结炎，有时易与腮腺炎、颌下腺炎相混淆。淋巴结发炎时，局部疼痛较重，肿胀的淋巴结边缘清楚，质地较硬，不以耳垂为中心，局部红肿灼热明显，腮腺管口无红肿，常有头面或口咽部感染灶，周围血象白细胞总数及中性粒细胞可增高。

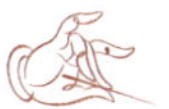

【辅助检查】

1. 血清和尿液中淀粉酶测定　90% 患儿发病早期有血清淀粉酶和尿淀粉酶升高，测定淀粉酶可与其他原因引起的腮腺肿大或其他病毒性脑膜炎相鉴别。血脂肪酶增高，有助于流行性腮腺炎继发胰腺炎的诊断。

2. 血清学检查

（1）抗体检查　检测血清中腮腺炎病毒的 IgM 抗体可作为近期感染的诊断依据。

（2）病原检查　检测腮腺炎病毒 RNA 可做早期诊断。

3. 病毒分离　用患儿的唾液、血液、尿液或脑脊液分离腮腺炎病毒。

【治疗】

本病是一种自限性疾病，无特殊治疗药物，主要为对症治疗。①对高热患儿可采用物理降温或使用解热药。②严重头痛和并发睾丸炎者可酌情使用止痛药。③对并发性脑膜炎、心肌炎的患儿，可短期应用氢化可的松。④合并睾丸炎时，局部冰敷并用丁字带托住阴囊。⑤合并胰腺炎时应禁食，静脉输液加用抗生素。

第五十五节　手足口病

手足口病

【诊断与鉴别诊断】

1. 诊断

（1）病前 1 ～ 2 周有手足口病接触史。潜伏期多为 2 ～ 10 天，平均 3 ～ 5 天。

（2）急性起病，发热，口腔黏膜出现散在疱疹，手、足和臀部出现斑丘疹、疱疹，疱疹周围可有炎性红晕，疱内液体较少。

（3）当患儿出现持续高热不退，精神差，呕吐，肢体抖动，倦怠乏力，呼吸、心率增快，出冷汗，末梢循环不良时即为重症病例。

诊断公式：5 岁以下儿童＋急性起病，发热，口痛，厌食，口腔黏膜出现散在疱疹或溃疡，手、足部等出现斑丘疹，后转为疱疹＝手足口病。

2. 鉴别诊断

（1）水痘　感受水痘时邪所致。多在冬春季节发病，以 6 ～ 9 岁小儿多见。皮肤黏膜分批出现斑丘疹、疱疹、结痂。疱疹多呈椭圆形，较手足口病稍大，呈向心性分布，以躯干、头面部多，四肢少，疱壁薄，易破溃结痂。在同一时期、同一部位斑丘疹、疱疹、结痂三形并见为其特点。

（2）疱疹性咽峡炎　夏秋季节病发率高，多见于 5 岁以下小儿。起病较急，常突发高热、咽痛、流涕、头痛，体检可见软腭、悬雍垂、舌腭弓、扁桃体、咽后壁等口腔后部出现灰白色小疱疹，周围红赤，疱疹破溃后形成溃疡，疼痛明显，伴流涎、拒食、呕吐等，皮疹很少累及颊黏膜、舌、龈以及口腔以外部位皮肤，可鉴别。

【辅助检查】

1. 血常规检查　白细胞计数正常，淋巴细胞和单核细胞比值相对增高。

2. 病原学检查　取咽部分泌物、疱疹液及粪便，进行肠道病毒（Cox A16、EV 71 等）特异性核酸检测阳性，或分离出相关肠道病毒。

3. 血清学检查　急性期与恢复期血清 Cox A16、EV 71 等肠道病毒抗体有 4 倍以上升高。

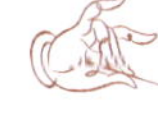

【治疗】

1. 普通病例

（1）一般治疗　注意隔离，避免交叉感染。适当休息，清淡饮食，做好口腔和皮肤护理。

（2）对症治疗　高热者给予物理降温，必要时给予解热镇痛药。

2. 重症病例

（1）神经系统受累治疗　①控制颅高压：限制入量，积极给予甘露醇降颅压。必要时加用呋塞米。②糖皮质激素治疗。③静脉注射丙种球蛋白：酌情应用。④其他对症治疗：降温、镇静、止惊。

（2）呼吸、循环衰竭治疗　①保持呼吸道通畅，吸氧。②监测呼吸、心率、血压和血氧饱和度。维持血压稳定的情况下，限制液体入量。③呼吸功能障碍时，及时气管插管使用正压机械通气。④根据血压、循环的变化可选用多巴胺、多巴酚丁胺等药物，酌情应用利尿剂治疗。

第四单元　常用辅助检查

第一节　心电图检查

心电图检查

一、正常心电图

（一）心电轴测定

1. 测定方法

（1）目测法　目测Ⅰ导联和Ⅲ导联的QRS波群的主波方向，来估测电轴是否发生偏移。若Ⅰ导联和Ⅲ导联的QRS主波均为正向波，为电轴不偏；若Ⅰ导联出现较深的负向波，Ⅲ导联主波为正向波，为电轴右偏；若Ⅲ导联出现较深的负向波，Ⅰ导联主波为正向波，为电轴左偏。

（2）振幅法　分别测算Ⅰ和Ⅲ导联的QRS波群振幅的代数和，然后将这两个数值分别在Ⅰ导联及Ⅲ导联上画出垂直线，求得两垂直线的交叉点。电偶中心点与该交叉点相连即为心电轴，该电轴与Ⅰ导联轴正侧之间夹角的度数即为其心电轴数值。

（3）查表法　将Ⅰ和Ⅲ导联QRS波群振幅代数和值，通过查表直接求得心电轴数值。

2. 正常心电轴　一般在0°～+90°之间。心电轴在−30°～+90°之间，表示电轴不偏。

3. 心电轴偏移的临床意义

（1）心电轴轻度或中度右偏（+90°～+120°），可见于正常的婴儿、垂位心脏、肺气肿和轻度右室肥大。心电轴显著右偏（+120°～+180°）及重度右偏（+180°～+270°），可见于右心室肥大、左束支后分支传导阻滞。

（2）心电轴轻度或中度左偏（+30°～−30°），可见于妊娠、肥胖、腹水、横位心和轻度左心室肥大。心电轴显著左偏（−30°～−90°），可见于左心室肥大、左束支前分支传导阻滞。

（二）心率的计算

心率（次/分）＝60/R-R（或P-P）间距值（s）。心律不齐者，取5～10个R-R或P-P间距的平均值，然后算出心率。

（三）心电图各部分的正常范围及其变化的主要意义

1. P波　代表心房除极波，反映左、右心房除极过程中的电位和时间变化。

（1）形态　正常P波在多数导联呈钝圆形，可有轻微的切迹，但双峰间距＜0.04s。

（2）方向　窦性P波在aVR导联倒置，在Ⅰ、Ⅱ、aVF和V_3～V_6导联直立，其余导联（Ⅲ、aVL、V_1、V_2）可以直立、低平、双向或倒置。若P波在aVR导联直立，Ⅱ、Ⅲ、aVF导联倒置，称为逆行P波，表示激动起源于房室交界区或心房下部。

（3）时间　正常P波时间≤0.11s。P波时间＞0.11s，且切迹双峰间距≥0.04s，表示左心房肥大或心房内传导阻滞。

（4）电压　肢体导联P波电压＜0.25mV，胸导联＜0.20mV。P波电压在肢体导联≥0.25mV，胸导联≥0.20mV，提示右心房肥大。

2. P-R间期　P-R间期又称为房室传导时间，代表从心房开始激动到心室激动开始的一段时间。成人心率在正常范围时，P-R间期为0.12～0.20s。

3. QRS波群　代表左右心室除极波形成，反映左右心室除极过程中的电位和时间变化。

（1）时间　正常成人QRS波群时间为0.06～0.10s，婴幼儿为0.04～0.08s。QRS波群时间延长，可见于心室肥大、心室内传导阻滞及预激综合征。

（2）形态与电压

①胸导联：正常胸导联QRS波群形态较恒定。V_1、V_2导联多呈RS型，R/S＜1，R_{V_1}＜1.0mV，超过此值常提示右心室肥大。V_5、V_6导联以R波为主，R/S＞1，R_{V_5}＜2.5mV，超过此值常提示左心室肥大。V_3、

V_4 导联呈 RS 型，R/S 接近于 1，称为过渡区图形。正常成人胸导联自 V_1 至 V_5，R 波逐渐增大，而 S 波逐渐变小。若过渡区图形（RS 型）出现于 V_5、V_6 导联，且 R/S 比例仍向右递减，提示心脏沿长轴发生顺钟向转位，见于右心室肥大。若过渡区图形出现于 V_1、V_2 导联，且 R/S 比例仍向左递增，提示心脏沿长轴发生逆钟向转位，见于左心室肥大。

② 肢体导联：aVR 导联的 QRS 波群主波向下，可呈 Qr、rS、rSr′ 或 QS 型，$R_{aVR} < 0.5mV$，超过此值常提示右心室肥大。aVL 和 aVF 导联 QRS 波群形态多变，可呈 qR、qRs 或 Rs 型，也可呈 rS 型，$R_{aVL} < 1.2mV$，$R_{aVF} < 2.0mV$，如超过此值，常提示左心室肥大。

③ Q 波：正常人除 aVR 导联可呈 Qr 型外，其他导联 Q 波的振幅不得超过同导联 R 波的 1/4，时间不得超过 0.04s，而且无切迹。正常时，V_1、V_2 导联不应有 q 波，但可呈 QS 型，V_3 导联极少有 q 波，V_5、V_6 导联常可见正常范围内的 q 波。超过正常范围的 Q 波称为异常 Q 波，常见于心肌梗死。

4. ST 段 自 QRS 波群的终点至 T 波起点间的线段，代表心室缓慢复极过程。正常 ST 段多为一等电位线，有时可有轻度偏移。任何导联 ST 段下移不应超过 0.05mV。ST 段上抬在 V_1 ～ V_3 导联不超过 0.3mV，其他导联均不超过 0.1mV。ST 段下移超过正常范围是心肌损害的征象，也可见于低血钾、洋地黄作用、心室肥厚及室内传导阻滞等。ST 段上抬超过正常范围且弓背向上，常见于急性心肌梗死；若为弓背向下，则见于急性心包炎。ST 段上抬亦可见于变异型心绞痛、室壁膨胀瘤。

5. T 波 心室复极波，反映心室晚期快速复极的电位和时间变化。

（1）形态　正常的 T 波是一个不对称的宽大而光滑的波，其前支较长，后支较短。

（2）方向　正常情况下，T 波的方向与 QRS 波群的主波方向一致，即 aVR 导联倒置，Ⅰ、Ⅱ、V_4 ～ V_6 导联直立，其余导联的 T 波可直立、双向或倒置。但若 V_1 导联 T 波直立，则 V_2、V_3 导联 T 波就不应倒置。

（3）电压　在以 R 波为主的导联中，T 波不应低于同导联 R 波的 1/10。在以 R 波为主的导联中，T 波低平、双向或倒置常见于心肌缺血、心肌损害、低血钾或洋地黄作用、心室肥厚及束支传导阻滞等。T 波轻度增高无临床意义，若显著增高则见于急性心肌梗死早期与高血钾。

6. Q-T 间期 代表心室除极与复极所需要的总时间。Q-T 间期的长短与心率的快慢有密切关系。心率越快，Q-T 间期越短，反之则越长。Q-T 间期延长有较重要的意义，常见于心肌缺血、心肌损害、心室肥大、心室内传导阻滞、低血钙、低血钾及胺碘酮、奎尼丁等药物影响。

7. U 波 为 T 波后 0.02 ～ 0.04s 时出现的一个振幅很小的波，其方向与 T 波方向一致，电压低于同导联的 T 波。U 波明显升高见于血钾过低，也可见于服用奎尼丁、洋地黄、肾上腺素等药物之后。

二、心房肥大（助理不考）、心室肥大

1. 心房肥大的心电图表现

（1）左心房肥大　表现为心房除极时间延长。心电图表现为：① P 波增宽，时间＞ 0.11s，常呈双峰型，双峰间距多≥ 0.04s，以Ⅰ、Ⅱ、aVL 导联明显，见于二尖瓣狭窄，故又称“二尖瓣型 P 波”；② PR 段缩短，P 波时间与 PR 段时间之比＞ 1.6；③ V_1 导联 P 波可呈先正后深宽的负向波，P 波终末电势（Ptf）绝对值≥ 0.04mm·s。左心房肥大常见于二尖瓣狭窄、高血压病等，也可见于各种原因引起的左心衰竭、心房内传导阻滞等。

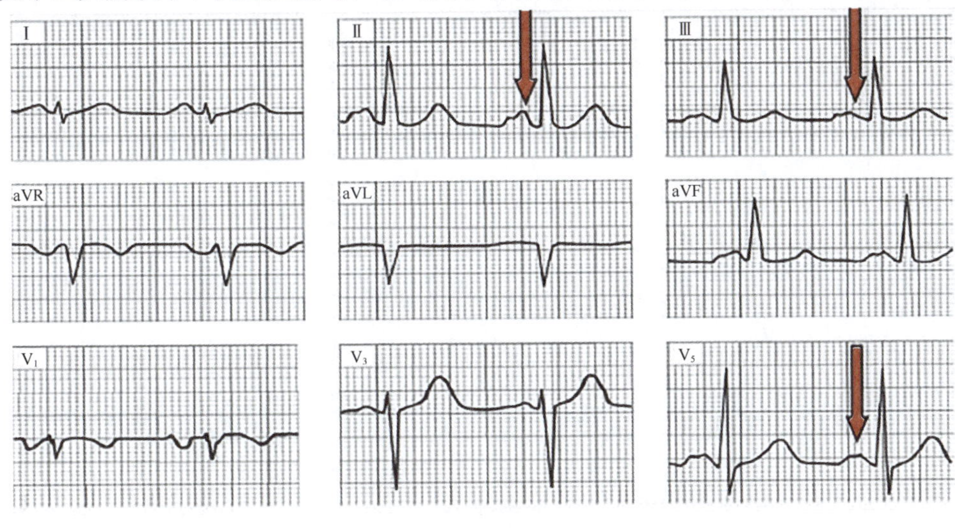

左心房肥大

（2）右心房肥大　表现为心房除极波振幅增高。心电图表现为：① P 波尖而高耸，振幅≥ 0.25mV，以Ⅱ、Ⅲ、aVF 导联表现最为突出，又称“肺型 P 波”；② V_1 导联 P 波直立时，振幅≥ 0.15mV，如 P 波呈双向时，其振幅的算术和≥ 0.20mV；③ P 波电轴右移超过 75°。右心房肥大常见于慢性肺源性心脏病、原发性肺动脉高压症等。

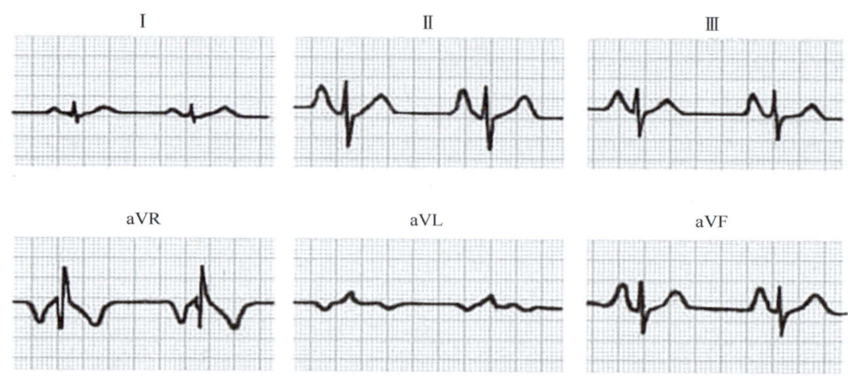

右心房肥大

（3）双心房肥大　心电图表现为：① P 波增宽≥ 0.12s，振幅≥ 0.25mV；② V_1 导联 P 波高大双相，上下振幅均超过正常范围。双心房肥大可见于联合瓣膜病、扩张型心肌病等。

2. 心室肥大的心电图表现

（1）左心室肥大　① QRS 波群电压增高。胸导联 R_{V_5} 或 R_{V_6} > 2.5mV，$R_{V_5}+S_{V_1}$ > 4.0mV（男）或> 3.5mV（女）；肢体导联 $R_Ⅰ$ > 1.5mV、R_{aVL} > 1.2mV、R_{aVF} > 2.0mV、$R_Ⅰ+S_{Ⅲ}$ > 2.5mV。②额面 QRS 心电轴左偏。③ QRS 波群时间延长，一般在 0.10 ～ 0.11s，不超过 0.12s。④以 R 波为主的导联 ST 段可呈下斜型压低≥ 0.05mV，伴有 T 波低平、双向或倒置。在以 S 波为主的导联则可见直立的 T 波。⑤ QRS 波群电压增高同时伴有 ST-T 改变者，称为左心室肥大伴劳损，多为继发性改变，但亦可能同时伴有心肌缺血。仅有 QRS 波群电压增高表现而无其他任何阳性指标者，称为左室高电压，可见于左心室肥大，也可见于青年人或经常体力锻炼者。左心室肥大常见于高血压心脏病、二尖瓣关闭不全、主动脉瓣病变、冠心病、心肌病等。

（2）右心室肥大　① V_1 导联 R/S ≥ 1，呈 R 型或 Rs 型，重度右心室肥大时 V_1 导联呈 qR 型（应注意除外心肌梗死）；V_5 导联 R/S ≤ 1 或 S 波比正常加深；aVR 导联以 R 波为主，R/q 或 R/S ≥ 1。② $R_{V_1}+S_{V_5}$ > 1.05mV 甚至> 1.2mV（重度）；R_{aVR} > 0.5mV。③心电轴右偏≥ +90°或> +110°（重度）。④常同时伴有右胸 V_1、V_2 导联 ST 段压低及 T 波倒置，称为右心室肥大伴劳损，属继发性 ST-T 改变。慢性肺源性心脏病的右心室肥大 V_1 ～ V_6 导联呈 rS 型（R/S < 1），呈极度顺钟向转位，Ⅰ导联 QRS 低电压，心电轴右偏，常伴有肺型 P 波。右心室肥大常见于慢性肺源性心脏病、二尖瓣狭窄、房间隔缺损及肺动脉瓣狭窄等，亦可见于正常婴幼儿。

（3）双心室肥大　①大致正常心电图：由于双侧心室电压同时增高，增加的除极向量方向相反，互相抵消。②单侧心室肥大心电图：只表现出一侧心室肥大，而另一侧心室肥大的图形被掩盖。③双侧心室肥大心电图：既表现右心室肥大的心电图特征，又有左心室肥大的征象。双心室肥大可见于二尖瓣狭窄伴有关闭不全、联合瓣膜病、扩张型心肌病、严重的先天性心脏病室间隔缺损、动脉导管未闭等。

三、心肌梗死与心肌缺血

（一）心肌梗死

1. 典型心肌梗死基本图形改变

（1）缺血型 T 波改变　一般称为“冠状 T 波”，两支对称、尖深而倒置的 T 波。

（2）损伤型 ST 段移位　主要表现为面向损伤心肌的导联 ST 段抬高，明显抬高时呈弓背向上，甚至可形成单向曲线（心肌梗死急性期的特征）。

（3）坏死型 Q 波改变　主要表现为面向梗死区的导联上 Q 波异常加深增宽（宽度≥ 0.04s，深度≥ R/4），R 波振幅降低，甚至 R 波消失而呈 QS 型。

2. 心肌梗死心电图的演变及分期

根据心电图图形的演变过程和演变时间可分为超急性期、急性期、恢复期和陈旧期。

（1）超急性期（急性损伤期）　发生在急性心肌梗死后数分钟或数小时内。首先表现为 T 波高耸，随后出现 ST 段斜形抬高，与高耸直立的 T 波相连，尚未出现异常 Q 波。

（2）急性期（充分发展期）　出现在急性心肌梗死后数小时或数日，可持续数周。心电图表现为 ST 段呈弓背向上抬高，并可与 T 波融合形成单向曲线，可出现异常 Q 波或 QS 波，继而 ST 段逐渐下降，直立 T 波开始倒置，并逐渐加深。坏死型 Q 波、损伤型 ST 段抬高和缺血型 T 波倒置在此期可同时出现。

（3）恢复期（亚急性期） 出现在急性心肌梗死后数周至数月。抬高的 ST 段恢复至基线，坏死型 Q 波持续存在，倒置的缺血型 T 波由深逐渐变浅。

（4）陈旧期（愈合期） 出现在急性心肌梗死后 3 ～ 6 个月或更久。ST 段和 T 波恢复正常，也可有 T 波持续倒置、低平，趋于恒定不变，常只遗留坏死型 Q 波。

3. 心肌梗死的心电图定位诊断

根据坏死图形（异常 Q 波或 QS 波）出现于哪些导联而作出定位诊断，见下表。

部位	特征性 ECG 改变导联	对应性改变导联
前间壁	V_1 ～ V_3	—
前壁	V_3 ～ V_5	—
前侧壁	V_5 ～ V_6、Ⅰ、aVL	—
广泛前壁	V_1 ～ V_6	—
下壁	Ⅱ、Ⅲ、aVF	—
正后壁	V_7 ～ V_9	V_1 ～ V_3
后下壁	V_7 ～ V_9、Ⅱ、Ⅲ、aVF	—
高侧壁	Ⅰ、aVL	—
后侧壁	V_6 ～ V_8、Ⅰ、aVL	—

（二）心肌缺血

1. 缺血型心电图改变 发生心肌缺血时，心室复极过程发生改变，心电图上出现 T 波变化。

（1）心内膜下心肌缺血 出现高大的 T 波，如急性左心室前壁心内膜下缺血时，胸导联可出现高耸直立的 T 波。

（2）心外膜下心肌缺血 出现与正常方向相反的 T 波向量，面向缺血区的导联出现倒置 T 波，如急性左心室前壁心外膜下缺血时，胸导联可出现 T 波倒置。

2. 损伤型心电图改变

（1）心肌缺血随时间延长进而发生心肌损伤，心电图心肌损伤型改变表现为 ST 段压低及 ST 段抬高两种类型：①心内膜下心肌损伤时，ST 向量背离心外膜面指向心内膜，使位于心外膜面的导联出现 ST 段压低；②心外膜下心肌损伤时，ST 向量指向心外膜面导联，引起 ST 段抬高。发生损伤型 ST 改变时，心脏对侧部位的导联常可出现方向相反的 ST 改变。

（2）心肌缺血的心电图可仅表现为 ST 段改变或者 T 波改变，也可同时出现 ST-T 改变。

（3）临床上冠心病心绞痛发作时，出现 ST-T 动态性改变。典型的心肌缺血发作时，面向缺血区心肌的导联常出现水平型或下斜型 ST 段压低≥ 0.1mV 和 (或)T 波倒置。变异型心绞痛发作时多出现暂时性 ST 段抬高并伴有高耸 T 波和对应导联的 ST 段下移。

四、心律失常

（一）期前收缩

1. 室性期前收缩 (与 QRS 有关)

（1）提早出现的 QRS-T 波群，其前无提早出现的异位 P′ 波。

（2）QRS 波群形态宽大畸形，QRS 波群时间≥ 0.12s。

（3）T 波方向与 QRS 波群主波方向相反。

（4）有完全性代偿间歇，即室性期前收缩前、后的两个窦性 P 波的时距等于窦性 P-P 间距的两倍。

2. 房性期前收缩 (与 P 波和 P-R 间期有关，与 QRS 绝对无关)

（1）提早出现的房性 P′ 波，其形态与窦性 P 波不同。

（2）P′-R 间期≥ 0.12s。

（3）房性 P′ 波后有正常形态的 QRS 波群。

（4）房性期前收缩后的代偿间歇不完全，即房性期前收缩前后的两个窦性 P 波的时距小于窦性 P-P 间距的两倍。

3. 交界性期前收缩（与 QRS 基本无关，有逆行 P 波）

（1）提早出现的 QRS 波群，其形态基本正常。

（2）提早出现的 QRS 波群之前或之后可有逆行 P′ 波，也可见不到逆行 P′ 波。若逆行 P′ 波在 QRS 波群之前，P′-R 间期＜ 0.12s；若逆行 P′ 波在 QRS 波群之后，R-P′ 间期＜ 0.20s。

（3）常有完全性代偿间歇。

（二）阵发性室上性心动过速（只是心率增快，与 QRS 无关）

（1）突然发生，突然终止，其频率大多数为 150 ～ 250 次 / 分，节律快而规则。

（2）QRS 波群形态基本正常，其时间＜ 0.10s。

（3）ST-T 可无变化，但发作时 ST 段可以有下移和 T 波倒置。

（4）如能确定房性 P′ 波存在，且 P′-R 间期≥ 0.12s，则可称为房性心动过速；如为逆行 P′ 波，P′-R 间期＜ 0.12s 或 R-P′ 间期＜ 0.20s，则可称为交界性心动过速；如不能明确区分，则统称为室上性心动过速。

（三）室性心动过速（一定与 QRS 有关）（助理不考）

最常见的病因是冠心病，特别是曾有心肌梗死的患者。

（1）连续 3 个或 3 个以上室性期前收缩，频率为 150 ～ 200 次 / 分，R-R 大致相等，室律可略有不齐。

（2）QRS 波群畸形、增宽，时间≥ 0.12s，T 波方向与 QRS 主波方向相反。

（3）如果能发现窦性 P 波，可见窦性 P 波的频率比 QRS 波群的频率明显缓慢，P 波与 QRS 波群之间无固定关系。

（4）可有心室夺获或室性融合波。

（四）心房颤动

（1）P 波消失，代以大小不等、间距不均、形状各异的心房颤动波（f 波），频率为 350 ～ 600 次 / 分。

（2）心室率绝对不规则，R-R 间距绝对不均匀。

（3）QRS 波群形态一般与正常窦性波者相同。

（五）心室颤动

（1）心室颤动是心脏停跳前的征象，也是最严重的心律失常。

（2）QRS-T 波群消失，出现形状不一、大小不等、极不规则的心室颤动波，频率为 200 ～ 500 次 / 分。

（六）房室传导阻滞（助理不考）

1. 一度房室传导阻滞

（1）窦性 P 波之后均伴随有 QRS 波群。

（2）P-R 间期延长，常≥ 0.21s（老年人＞ 0.22s）。

2. 二度房室传导阻滞

（1）二度Ⅰ型房室传导阻滞　又称莫氏Ⅰ型或文氏型。心电图表现为：① P 波规律出现；② P-R 间期呈进行性延长（而 R-R 间距则进行性缩短），直至出现一次心室漏搏，其后 P-R 间期又恢复为最短，再逐渐延长，直至又出现心室漏搏。这种周而复始的现象，称为房室传导的文氏现象；房室传导比例可为 3∶2、4∶3、5∶4 等；③ QRS 波群时间、形态大多正常。

（2）二度Ⅱ型房室传导阻滞　又称莫氏Ⅱ型。心电图表现为：① P-R 间都恒定（正常范围或延长），部分 P 波后无 QRS 波群；② QRS 波群成比例地脱漏，形态一般正常或增宽畸形。房室传导比例常为 2∶1、3∶2、4∶3 等。凡连续出现 2 次或 2 次以上的 QRS 波群脱漏者，为高度房室传导阻滞，房室传导比例常为 3∶1、4∶1 等。

3. 三度房室传导阻滞　又称完全性房室传导阻滞，心电图表现为：① P 波与 QRS 波群无固定关系，P-P 与 R-R 间距各有其固定的规律性；②心房率＞心室率，即 P 波频率高于 QRS 波群频率；③ QRS 波群形态正常或宽大畸形。

【温馨提示】

心电图考查方式可以是图片的形式，也可以是文字描述形式。图片形式考题是给出某种心电图的图片，考生需回答出是哪种心电图类型；文字形式考题包括两类，一类是给出心电图的文字描述，考生回答是哪种心电图类型；另一类是让考生描述某种心电图的特征。

第二节　影像学检查

X 线检查

一、正常胸部正位片

正常胸部 X 线影像是胸腔组织器官及胸壁软组织、骨骼、心、肺、大血管、胸膜、膈肌等相互重叠的综合投影，熟悉各种影像的正常及变异的 X 线表现是胸部影像诊断的基础。

（一）胸廓

在胸片上胸廓的影像包括软组织和骨骼，正常胸廓两侧对称。

1. 软组织　主要有胸锁乳突肌、锁骨上皮肤皱褶、胸大肌、女性乳房及乳突。

2. 骨骼

（1）肋骨　起自胸椎两侧，后段呈水平向外走行，前段自外向内下倾斜形成肋弓。前段扁薄，后段较厚而圆，显影清晰。第 1 ～ 10 肋骨前端有肋软骨与胸骨相连，肋软骨未钙化时不显影。肋软骨常见的先天变异有颈肋、叉状肋和肋骨联合畸形。

（2）锁骨　位于两肺上部，与第 1 肋骨前端相交，内侧缘与胸骨柄构成胸锁关节。

（3）肩胛骨　在标准正位胸片上，一般投影于肺野之外。

（4）胸椎　在正位胸片上，与纵隔重叠。

（5）胸骨　由胸骨柄、胸骨体及剑突构成。

（二）肺

1. 肺野　两侧含有空气的肺部影像称为肺野。通常采用横、纵行划分。横行划分，分别在第 2、4 肋骨前端下缘画一水平线，将肺野分为上、中、下三野。纵行划分，自肺门向外至肺野外围分三等份，称为内、中、外带。

2. 肺叶、肺段和肺小叶　右肺分上、中、下三叶，左肺分上、下两叶。各肺叶由叶间裂分隔。

3. 肺门　肺门影主要由肺动脉、肺静脉、支气管及淋巴管的投影构成。肺动脉和肺静脉的大分支为主要组成部分，更以肺动脉为主。在正位片上，肺门位于两肺中野内带第 2 ～ 5 前肋间处，通常左侧肺门比右侧高 1 ～ 2cm。右肺门主要由右上叶肺静脉干分支和右下肺动脉构成钝角，称右肺门角。左肺门主要由左肺动脉及上肺静脉分支构成，左肺动脉弓形成半圆形影。

4. 肺纹理　肺纹理为自肺门向肺野呈放射状分布的树枝状影。由肺动脉、肺静脉、支气管及淋巴管构成，主要成分是肺动脉及其分支。

5. 气管、支气管及其分支　气管起于环状软骨下缘，相当于第 6 ～ 7 颈椎水平，在第 5 ～ 6 胸椎平面分为左、右主支气管。两侧主支气管分为肺叶支气管，继而分出肺段支气管，经多次分支，最后分支为终末细支气管，与肺泡相连。

6. 肺实质和肺间质　肺组织由肺实质与肺间质组成。肺实质为肺部具有气体交换功能的含气间隙及结构。肺间质是肺的支架组织，分布于支气管、血管周围、肺泡间隔及脏胸膜下。

（三）胸膜

衬于胸壁内面的胸膜为壁层胸膜，包绕于肺表面者为脏层胸膜，其间为一间隙，即胸膜腔。位于叶间裂的叶间胸膜经常可以看到斜裂胸膜和水平裂胸膜。

（四）纵隔

位于胸骨之后，胸椎之前，介于两肺之间。其中包含心脏、大血管、气管、食管、主支气管、淋巴组织、胸腺、神经及脂肪等。纵隔的分区在判断纵隔病变的来源和性质上有重要意义。纵隔的分区方法有数种，简单的分法是以胸骨柄下缘到第 4 胸椎下缘的连线为界，将纵隔分为上下两部分。上纵隔又以气管的后缘为界，分为前、后纵隔；下纵隔以心包为界，划分为前、中、后三区。

（五）膈

膈由薄层肌腱组织构成，呈圆顶状，位于胸、腹腔之间，内侧与心脏形成心膈角，外侧逐渐向下倾斜，与胸膜间形成尖锐的肋膈角。右膈通常较左侧高 1 ～ 2cm，一般位于第 9、10 后肋水平。呼吸时两膈上下对称运动，运动范围为 1 ～ 3cm，深呼吸时可达 3 ～ 6cm，两侧膈运动大致对称。膈的形态、位置及运动可因膈的发育及胸膜腔的病变而改变。

二、阻塞性肺气肿

慢性支气管炎及支气管哮喘时，两肺末梢细支气管由于炎症或痉挛发生活瓣性狭窄，产生两肺阻塞性肺气肿。

胸部X线片表现：

① 两肺体积膨大，肺野透亮度增加。

② 肺纹理比正常稀疏、纤细。

③ 胸廓呈桶状胸，前后径增宽，肋骨横行，肋间隙增宽。

④ 横膈位置低平（膈穹隆平坦，位置下降），活动度减弱。

⑤ 心影狭长，呈垂位心。

⑥ 侧位胸片可见胸骨后间隙增宽。

简要记忆：阻塞性肺气肿＝胸闷气急＋肺野透亮度增加，桶状胸。

三、胸腔积液

多种疾病可累及胸膜产生胸腔积液，病因不同，液体的性质也不相同。可以是炎性渗出液，如化脓性炎症可产生脓液；肾脏疾病、心脏疾病导致充血性心力衰竭或血浆蛋白过低，可发生漏出液；胸部外伤、肺或胸膜的恶性肿瘤可以发生血性积液；恶性肿瘤侵及胸导管及左锁骨下静脉，可产生乳糜性积液。

X线检查能明确胸腔积液的存在，但不能区别胸腔积液的性质。胸腔积液因胸膜粘连而局限在胸腔某一处时，称为包裹性积液，多发生在侧胸壁或后胸壁。包裹性积液局限在叶间裂时，称为叶间积液。少量积液可无症状，积液量增多后患者可出现胸痛憋气等不适表现。

1. 游离性胸腔积液　最先积存在后肋膈角。

① 少量积液：于站位胸片正位时，仅见肋膈角变钝。

② 中等量积液：胸片可见渗液曲线，液体上缘呈内低外高边缘模糊的弧线样影，此为胸腔积液的典型X线表现。

③ 大量积液：患侧肺野呈均匀致密阴影，纵隔向健侧移位，肋间隙增宽，膈肌下移。

2. 局限性胸腔积液

① 包裹性积液：胸膜炎时，脏、壁层胸膜粘连使积液局限于胸膜腔的某部位，称为包裹性积液。好发于侧后胸壁。

② 叶间积液：胸腔积液局限在水平裂或斜裂的叶间裂时，称叶间积液。侧位胸片上可见液体位于叶间裂位置，呈梭形，密度均匀，边缘清晰。

简要记忆：胸腔积液＝胸痛憋气＋高密度阴影区，边缘呈内低外高弧形。

四、气胸

气体经胸壁的穿透伤或肺组织病变导致的胸膜破损进入胸膜腔形成气胸。也可为自发性气胸，如严重的肺气肿、肺大疱破裂。临床特点为突发胸痛。

胸部X线片表现：

① 肺组织被气体压缩，于壁层胸膜与脏层胸膜之间形成无肺纹理的气胸区，少量气胸时，气胸区呈线状或带状无肺纹理区；大量气胸时，气胸区可占据肺野中外带。

② 张力性气胸，可将肺完全压缩在肺门区，呈均匀的软组织影，可使纵隔向健侧移位，膈肌向下移位。

简要记忆：气胸＝突发胸痛＋肺内低密度含气影，肋间隙增宽，膈低平。

五、大叶性肺炎

多为肺炎链球菌感染。多见于青壮年，临床常以急性起病，寒战高热、咳嗽、胸痛、咳铁锈色痰为特征。

X线征象：早期充血期无明显异常表现。实变期表现为大片状密度均匀的致密影，形态与肺叶或肺段轮廓一致，以叶间裂为界边界清楚，如仅累及肺叶的一部分则边缘模糊。消散期表现为实变阴影密度减低、范围缩小，呈散在小斑片状致密影，进一步吸收可遗留少量索条状影或完全消散。

六、原发性肺癌

1. 中央型肺癌　肿瘤发生在肺段及肺段以上支气管。

① X线征象：早期胸片常无异常表现。中晚期主要表现为肺门肿块，可伴有阻塞性肺炎或肺不张。

② CT征象：早期即有异常，表现为肺段以上支气管腔内结节、支气管壁不规则增厚、管腔狭窄。进展期

表现为肺门分叶状软组织肿块，支气管腔不规则狭窄、截断；肿块远端阻塞性肺炎、肺不张；肺门或纵隔淋巴结肿大、胸腔积液、肺内以及远处转移等。

2. 周围型肺癌 肿瘤发生在肺段以下支气管。

① X 线征象：表现为肺内结节影，形态可不规则，边缘毛糙，常见分叶征和（或）短细毛刺征。

② CT 征象：早期表现为肺内混杂磨玻璃结节或实性结节，常出现空泡征；中晚期表现为肺内球形肿块影，边缘不规则，常出现分叶、短细毛刺及胸膜凹陷征，可有坏死、空洞形成，增强后强化不均匀，肺门或纵隔淋巴结肿大，肺内以及远处转移等。

七、胃溃疡

好发于 20 ～ 50 岁，临床表现为反复性、周期性和节律性的上腹部疼痛。

X 线征象：胃直接征象为腔外龛影，多位于小弯侧，形状规则呈乳头状、锥状，边缘光滑整齐，密度均匀，底部平整。急性期口部黏膜水肿带（黏膜线、项圈征、狭颈征），慢性期溃疡瘢痕收缩表现为黏膜纠集。

八、急性胃肠穿孔

最多见于胃或十二指肠穿孔。

X 线主要征象：膈下游离气体，也称为气腹。50mL 以上的气体 X 线才能发现。

立位 X 线片透视或腹部平片可见：两侧膈下有线条状或新月形透亮气体影。若并发急性腹膜炎则可见肠管充气、积液膨胀，肠壁间隔增宽，在腹平片上可见腹部肌肉与脂肪层分界不清。

简要记忆：急性胃肠穿孔＝突发剧烈腹痛＋膈下新月形低密度影。

九、单纯性小肠梗阻（助理不考）

单纯性小肠梗阻是小肠内容物运行障碍所致的急腹症。典型临床表现为腹痛、腹胀、呕吐。

X 线征象：腹部卧位片显示小肠积气扩张，肠管≥ 3cm，空肠位于左上腹，黏膜皱襞呈弹簧状；回肠位于右下腹，黏膜皱襞较少；腹部立位片显示腹腔内多发阶梯状气液平面。

十、急性胰腺炎（助理不考）

急性胰腺炎主要由胆道疾病、酗酒、暴饮暴食等引起，主要症状为剧烈的上腹部疼痛并向腰背部放射，伴恶心、呕吐、发热等症状。

CT 征象：胰腺弥漫性、局限性肿大，密度正常或略低；胰周脂肪间隙模糊不清、胰周积液；肾前筋膜增厚；出血坏死型合并出血呈高密度，坏死区呈低密度且无强化——增强确定坏死范围；常伴有上腹部肠曲扩张积气、肺底炎症或胸腔积液。

十一、长骨骨折

长骨骨折是指长骨完整性和连续性发生断裂或粉碎。

X 线表现为锐利而透明的骨折线，细微或不全骨折有时看不到明确的骨折线，而表现为骨皮质皱折、成角、凹折、裂痕，骨小梁中断、扭曲或嵌插。在中心 X 线通过骨折断面时，则骨折线显示清楚，否则显示不清，甚至不易发现。严重骨折时骨骼常弯曲、变形。嵌入性或压缩性骨折骨小梁紊乱，甚至密度增高，而看不到骨折线。

根据骨折程度可分为完全性骨折和不完全性骨折。完全性骨折时骨折线贯穿骨骼全径，经常有骨折端移位。骨折线有横形、纵形、星形、斜形、螺旋形或粉碎形等，多见于四肢长骨。不完全性骨折时骨折线不贯穿骨骼全径。长骨端近关节处骨折多分为 T 形骨折、Y 形骨折及嵌顿性骨折等。儿童青枝骨折常见于四肢长骨，似春天嫩柳枝折断时外皮相连而得名。

简要记忆：骨折＝区分左右侧＋找到骨折线。

十二、急性硬膜外血肿（助理不考）

好发于颞顶区，常伴发颅骨骨折。血液聚集在硬膜外间隙，硬膜与颅骨内板粘连紧密，故血肿局限呈梭形。

CT 征象：颅板下见凸透镜样或半圆形血肿，新鲜血肿呈高密度，常位于骨折线下方，边界清晰锐利，不跨颅缝，可伴脑室受压变形、中线移位等占位效应。

CT 影像诊断

十三、急性硬膜下血肿（助理不考）

常发生于额颞顶区，血液聚集在硬膜下腔，沿脑表面广泛分布。

CT 征象：表现为颅骨内板下方新月形高密度区，范围广泛，可超过颅缝，多数伴有明显占位效应，即脑室受压变形、中线移位等。

十四、脑梗死（助理不考）

脑梗死分布范围、大小及形态与责任血管供血范围一致，以大脑中动脉为好发部位。

CT 征象：24h 内常无阳性发现，24h 后表现为低密度灶，部位和范围与闭塞血管供血区一致，皮髓质同时受累，多呈扇形；可有占位效应，但相对较轻。

十五、脑出血（助理不考）

脑出血常继发于高血压、动脉瘤、血管畸形等，以高血压脑出血常见。临床表现为突发剧烈头痛，可伴偏瘫、失语、一侧肢体瘫痪等。

CT 征象：急性期血肿呈边界清晰的肾形、类圆形或不规则形均匀高密度影；周围水肿带宽窄不一，局部脑室受压移位，中线结构可移位；破入脑室内见高密度积血。吸收期始于出血后 3 ～ 7 天，可见血肿缩小并密度减低，血肿周边变模糊，水肿带增宽。囊变期为出血 2 个月后，较大血肿吸收后常遗留大小不等的裂隙状囊腔；伴有不同程度的脑萎缩。

十六、蛛网膜下腔出血（助理不考）

出血多位于大脑纵裂和基底池。

CT 表现为脑沟、脑池内线样或窄带状高密度影，易漏诊。

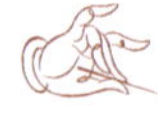

【温馨提示】

X 线检查主要考查形式是阅片或 X 线表现的描述。其中肺气肿和气胸易混淆，胸腔积液需判断类型。

第三节　实验室检查

实验室检查

一、血液的一般检查

（一）血红蛋白（Hb）测定和红细胞（RBC）计数

1. 参考值

（1）血红蛋白　男：120 ～ 160g/L；女：110 ～ 150g/L；新生儿：100 ～ 190g/L。

（2）红细胞计数　男：（4.0 ～ 5.5）×10^{12}/L；女：（3.5 ～ 5.0）×10^{12}/L；新生儿：（6.0 ～ 7.0）×10^{12}/L。

2. 临床意义　血红蛋白与红细胞计数临床意义基本相同。

（1）红细胞和血红蛋白减少　单位容积循环血液中红细胞数、血红蛋白量低于参考值低限，通常称为贫血。临床上根据血红蛋白减低的程度将贫血分为四级。轻度：男性低于 120g/L，女性低于 110g/L，但高于 90g/L；中度：60 ～ 90g/L；重度：30 ～ 60g/L；极重度：＜ 30g/L。贫血可分为三类：①红细胞生成减少，见于造血原料不足、造血功能障碍、慢性系统性疾病；②红细胞破坏过多，见于各种溶血性贫血；③失血，如各种失血性贫血。

（2）红细胞和血红蛋白增多　单位容积循环血液中血红蛋白量、红细胞数高于参考值高限。诊断标准：成年男性 Hb ＞ 170g/L，RBC ＞ 6.0×10^{12}/L；成年女性 Hb ＞ 160g/L，RBC ＞ 5.5 ×10^{12}/L。

① 相对性红细胞增多：见于大量出汗、连续呕吐、反复腹泻、大面积烧伤等。

② 绝对性红细胞增多：可分为继发性和原发性两类。a. 继发性：生理性增多见于新生儿、高山居民、登山运动员和重体力劳动者，病理性增多见于阻塞性肺气肿、肺源性心脏病、发绀型先天性心脏病；b. 原发性：见于真性红细胞增多症。

（二）白细胞（WBC）计数及白细胞分类计数

1. 参考值

（1）白细胞总数　成人：（4 ～ 10）×10^9/L；儿童：（5 ～ 12）×10^9/L；新生儿：（15 ～ 20）×10^9/L。

（2）分类计数　中性杆状核：0.01 ～ 0.05；中性分叶核：0.50 ～ 0.70；嗜酸性粒细胞：0.005 ～ 0.05；嗜碱

性粒细胞：0 ～ 0.01；淋巴细胞：0.20 ～ 0.40；单核细胞：0.03 ～ 0.08。

2. 临床意义 白细胞数高于 10×10^9/L 称白细胞增多，低于 4×10^9/L 称白细胞减少。白细胞总数的增多和减少主要受中性粒细胞的影响。

3. 分类

（1）中性粒细胞（N）

① 中性粒细胞增多：生理性增多见于新生儿、妊娠后期、分娩、剧烈运动或劳动后。病理性增多分为反应性增多和异常增生性增多两种。

a. 反应性粒细胞增多：感染，化脓性感染为最常见的原因，如流行性脑脊髓膜炎、肺炎、阑尾炎等，还见于某些病毒感染、某些寄生虫感染；急性大出血、溶血，如脾破裂或宫外孕、急性溶血等；严重组织损伤，如较大手术后、急性心肌梗死后较常见；其他，如中毒、恶性肿瘤、类风湿关节炎及应用某些药物如皮质激素等。

b. 异常增生性粒细胞增多：见于急、慢性粒细胞性白血病，骨髓增殖性疾病等。

② 中性粒细胞减少：a. 某些感染，病毒感染是常见的原因，也见于伤寒、疟疾等；b. 某些血液病，如再生障碍性贫血、粒细胞缺乏症及恶性组织细胞病等；c. 药物及理化因素的作用，如氯霉素、抗肿瘤药物、抗结核药物、抗甲状腺药物、X 线及放射性核素等；d. 自身免疫性疾患，如系统性红斑狼疮等；e. 脾功能亢进，如肝硬化、班替综合征等。

③ 中性粒细胞的核象变化：a. 核左移，可见于各种病原体所致的感染、大出血、大面积烧伤、大手术、恶性肿瘤晚期等；b. 核右移，常伴白细胞总数减少，为骨髓造血功能减退或缺乏造血物质所致，可见于巨幼细胞贫血、恶性贫血，若在疾病进行期突然发现核右移，表示预后不良。

④ 中性粒细胞的中毒性改变：可见于各种严重感染、中毒、恶性肿瘤及大面积烧伤等。

（2）嗜酸性粒细胞（E）

① 嗜酸性粒细胞增多：a. 变态反应性疾病，如支气管哮喘、药物过敏反应、热带嗜酸性粒细胞增多症及某些皮肤病等；b. 寄生虫病；c. 某些血液病，如慢性粒细胞白血病、嗜酸性粒细胞白血病。

② 嗜酸性粒细胞减少：伤寒、副伤寒、应激状态等。

（3）嗜碱性粒细胞（B） 嗜碱性粒细胞增多可以见于慢性粒细胞白血病等疾病。其减少一般无临床意义。

（4）淋巴细胞（L）

① 淋巴细胞增多：a. 感染性疾病，主要为病毒感染，也可见于某些杆菌感染，如结核病、百日咳、布氏杆菌病；b. 某些血液病；c. 急性传染病的恢复期。

② 淋巴细胞减少：主要见于应用糖皮质激素、烷化剂，接触放射线，免疫缺陷性疾病等。

（5）单核细胞（M） 单核细胞增多见于：a. 生理性，如婴幼儿；b. 某些感染，如感染性心内膜炎、活动性结核病、疟疾及急性感染的恢复期；c. 某些血液病，如单核细胞白血病。

（三）网织红细胞（Ret）计数

网织红细胞是晚幼红细胞到成熟红细胞之间未完全成熟的过渡型红细胞。

1. 参考值 成人：0.005 ～ 0.015（0.5% ～ 1.5%），绝对值（24 ～ 84）$\times10^9$/L；新生儿：0.03 ～ 0.06（3% ～ 6%）。

2. 临床意义

（1）溶血性贫血、急性失血性贫血时网织红细胞显著增多；网织红细胞减少见于再生障碍性贫血、骨髓病性贫血（如白血病）。

（2）贫血疗效观察 贫血患者，给予有关抗贫血药物后，网织红细胞增高说明治疗有效；反之，说明治疗无效。

（四）血小板（PC 或 Plt）计数

1. 参考值 （100 ～ 300）$\times10^9$/L。

2. 临床意义 血小板＞ 400×10^9/L 称为血小板增多，＜ 100×10^9/L 称为血小板减少。

（1）增多 ①反应性增多：见于急性大出血及溶血之后、脾切除术后等；②原发性增多：见于原发性血小板增多症、真性红细胞增多症、慢性粒细胞白血病、骨髓纤维化早期等。

（2）减少 见于再生障碍性贫血、急性白血病、原发性血小板减少性紫癜、脾功能亢进等。

（五）红细胞沉降率（ESR）测定

红细胞沉降率简称血沉，是指在一定条件下红细胞沉降的速度。

1. 参考值 成年男性：0 ～ 15mm/h；成年女性：0 ～ 20mm/h（魏氏法，Westergren）。

2. 临床意义

（1）生理性增快 妇女月经期、妊娠、老年人。

（2）病理性增快 ①各种炎症，如细菌性急性炎症、风湿热和结核病活动期；②损伤及坏死、心肌梗死等；③恶性肿瘤；④各种原因导致的高球蛋白血症，如多发性骨髓瘤、感染性心内膜炎、系统性红斑狼疮、肾炎、肝硬化等；⑤贫血。

二、尿液检查

（一）一般性状检查

1. 尿量

（1）参考值 正常成人尿量为 1000 ～ 2000mL/24h。

（2）临床意义

① 多尿：尿量＞ 2500mL/24h 称为多尿。病理性多尿见于糖尿病、尿崩症、有浓缩功能障碍的肾脏疾病（如慢性肾炎、慢性肾盂肾炎等）及精神性多尿等。

② 少尿或无尿：尿量＜ 400mL/24h 或＜ 17mL/h 为少尿；尿量＜ 100mL/24h 为无尿。见于以下几种情况：a. 肾前性：休克、脱水、心功能不全、肾动脉栓塞等所致的肾血流量减少；b. 肾性：急性肾炎、慢性肾炎急性发作、急性肾衰竭少尿期、慢性肾衰竭终末期等；c. 肾后性：尿道结石、狭窄、肿瘤等引起的尿道梗阻。

2. 颜色和透明度 正常新鲜的尿液清澈透明，呈黄色或淡黄色。

（1）血尿 每升尿液中含血量＞ 1mL，即可出现淡红色，称为肉眼血尿。血尿见于泌尿系统炎症、结石、肿瘤、结核等；也可见于血液系统疾病，如血小板减少性紫癜、血友病等。

（2）血红蛋白尿 呈浓茶色或酱油色，镜检无红细胞，但隐血试验为阳性。见于蚕豆病、阵发性睡眠性血红蛋白尿、恶性疟疾和血型不合的输血反应等。

（3）胆红素尿 常见于肝细胞性黄疸和阻塞性黄疸。

（4）乳糜尿 常见于丝虫病，少数因结核、肿瘤引起。

（5）脓尿和菌尿 常见于泌尿系统感染，如肾盂肾炎、膀胱炎等。

3. 气味 尿中出现烂苹果样气味，多为糖尿病酮症酸中毒。有机磷农药中毒时尿带蒜臭味。此外，有些药物和食物（葱、蒜）也可使尿液散发特殊气味。

4. 酸碱反应

（1）参考值 pH 4.5 ～ 8.0（平均 6.5）。

（2）临床意义 尿液酸度增高见于肉类、蛋白质食入过多，代谢性酸中毒，痛风等；碱性尿见于多食蔬菜、服用碳酸氢钠类药物、代谢性碱中毒、呕吐等。

5. 尿比密（SG）

（1）参考值 1.015 ～ 1.025，晨尿比重最高。

（2）临床意义 尿比密病理性增高见于急性肾小球肾炎、糖尿病、蛋白尿、失水等；尿比密减低见于尿崩症、慢性肾小球肾炎、急性肾衰竭和肾小管间质疾病等；肾实质严重损害出现等张尿，尿比密常固定，在 1.010 左右。

（二）化学检查

1. 尿蛋白

（1）参考值 尿蛋白定性试验为阴性或定量试验为 0 ～ 80mg/L。

（2）临床意义 尿液用常规定性方法检查尿蛋白阳性或定量试验＞ 150mg/24h 称为蛋白尿。

① 肾小球性蛋白尿：见于肾小球肾炎、肾病综合征等。

② 肾小管性蛋白尿：见于肾盂肾炎、间质性肾炎等。

③ 混合性蛋白尿：见于肾小球肾炎后期、糖尿病、系统性红斑狼疮等。

④ 溢出性蛋白尿：见于多发性骨髓瘤、巨球蛋白血症、严重骨骼肌创伤、急性血管内溶血等。

⑤ 组织性蛋白尿：肾组织破坏或肾小管分泌蛋白增多所致的蛋白尿，多为低分子量蛋白尿，肾脏炎症、中毒时排出量增多。

⑥ 假性蛋白尿：肾脏以下泌尿道疾病，如膀胱炎、尿道炎，或阴道分泌物掺入尿中，可引起尿蛋白定性试验阳性。

2. 尿糖

（1）参考值　定性试验为阴性，定量试验为 0.56 ～ 5.0mmol/24h。

（2）临床意义

① 血糖增高性糖尿：最常见于糖尿病，也见于肢端肥大症、甲状腺功能亢进症、嗜铬细胞瘤、库欣综合征等。

② 血糖正常性糖尿：肾糖阈值降低所致的糖尿，又称肾性糖尿。见于慢性肾小球肾炎、肾病综合征、妊娠等。

③ 暂时性糖尿：a. 生理性糖尿，如短时间内摄入大量糖后；b. 应激性糖尿，如脑出血、颅脑外伤、急性心肌梗死等。

④ 其他糖尿：进食乳糖、果糖等过多可出现果糖尿、半乳糖尿，可使尿糖定性假阳性。

⑤ 假性糖尿：维生素 C、水杨酸、阿司匹林等有还原性，可使尿糖定性假阳性。

3. 尿酮体（KET）

（1）参考值　定性试验为阴性。

（2）临床意义　尿酮体包括乙酰乙酸、β- 羟丁酸和丙酮。糖尿病酮症酸中毒时尿酮体呈强阳性反应，妊娠呕吐、重症不能进食等也可呈阳性。

（三）显微镜检查

1. 细胞

（1）红细胞

① 参考值：玻片法平均 0 ～ 3 个 /HP（高倍镜视野），定量检查 0 ～ 5 个 /μL。

② 临床意义：尿沉渣镜检红细胞＞ 3 个 /HP，尿外观无血色者，称镜下血尿。尿内含血量较多，外观呈红色，称肉眼血尿。多形性红细胞大于计数的 80%，称为肾小球源性血尿，见于各类肾小球疾病，如急慢性肾小球肾炎、紫癜性肾炎、狼疮肾炎等；多形性红细胞＜ 50%，为非肾小球性血尿，见于泌尿系统肿瘤、肾结石、肾盂肾炎、急性膀胱炎等。

（2）白细胞和脓细胞

① 参考值：玻片法平均 0 ～ 5 个 /HP，定量检查 0 ～ 10 个 /μL。

② 临床意义：尿沉渣镜检白细胞或脓细胞＞ 5 个 /HP，称镜下脓尿。多为泌尿系统感染，见于肾盂肾炎、膀胱炎、尿道炎及肾结核等。成年女性生殖系统有炎症时，尿内常混入阴道分泌物，镜下除成团的脓细胞外，还可见到多量扁平上皮细胞，应与泌尿系统炎症相鉴别，需取中段尿复查。

（3）上皮细胞

① 复层鳞状上皮细胞（扁平上皮细胞）：成年女性尿中多见，临床意义不大。尿中大量出现或片状脱落且伴有白细胞、脓细胞，见于尿道炎。

② 移行上皮细胞：正常人尿内无或偶见，尿道炎、膀胱炎、输尿管炎时可见。

③ 肾小管上皮细胞：尿中出现提示肾小管有病变，对判断肾移植术后有无排斥反应有一定意义。

2. 管型

（1）透明管型　偶见于健康人；少量出现见于剧烈运动、高热等；明显增多提示肾实质的病变，如肾病综合征、慢性肾炎等。

（2）细胞管型

① 红细胞管型：见于急性肾炎、慢性肾小球肾炎急性发作、狼疮肾炎、肾移植术后急性排斥反应等。

② 白细胞管型：提示肾实质感染性疾病，见于肾盂肾炎、间质性肾炎等。

③ 肾小管上皮细胞管型：提示肾小管病变，见于急性肾小管坏死、慢性肾炎晚期、肾病综合征等。

（3）颗粒管型　见于慢性肾小球肾炎、肾盂肾炎或某些原因（药物中毒等）引起的肾小管损伤。

（4）蜡样管型　提示肾小管病变严重，预后较差。见于慢性肾小球肾炎晚期、慢性肾衰竭及肾淀粉样变性。

（5）脂肪管型　见于肾病综合征、慢性肾小球肾炎急性发作、中毒性肾病。

（6）肾衰竭管型　见于慢性肾衰竭。

3. 结晶体　一般临床意义较小。若经常出现于新鲜尿中并伴有较多红细胞时，可能会有泌尿系统结石。若在服用磺胺类药物时尿中出现大量磺胺结晶体，应及时停药。

4. 病原体　清洁中段尿定量细菌培养≥ 10^5/mL 为阳性，＜ 10^4/mL 为污染，在 10^4 ～ 10^5/mL 之间的应结合临床来判断。直接涂片每个油镜视野见 1 个以上细菌为阳性。病原体检查阳性有助于泌尿系统感染（如肾盂肾炎、膀胱炎）的诊断。

三、粪便检查

（一）一般性状检查

1. 颜色及性状 正常成人的粪便为黄褐色圆柱状软便，婴儿粪便呈金黄色。

（1）水样或粥样稀便 见于各种感染性或非感染性腹泻，如急性胃肠炎、甲状腺功能亢进症等。

（2）米泔样便 见于霍乱。

（3）黏液脓样或黏液脓血便 见于痢疾、溃疡性结肠炎、直肠癌等。阿米巴痢疾时，以血为主，呈暗红色果酱样；细菌性痢疾则以黏液脓样便为主。

（4）鲜血便 多见于肠道下段出血。痔疮出血滴落于粪便之后，肛裂出血则附于秘结粪便的表面。

（5）柏油样便 见于各种原因引起的上消化道出血。

（6）白陶土样便 见于各种原因引起的胆管阻塞。

（7）细条状便 多见于直肠癌。

（8）羊粪样便 多见于老年人及经产妇排便无力者。

2. 气味

（1）恶臭味 见于慢性肠炎、胰腺疾病、结肠或直肠癌溃烂。

（2）腥臭味 见于阿米巴痢疾。

（3）酸臭味 见于脂肪和碳水化合物消化或吸收不良。

（二）显微镜检查

1. 细胞

（1）红细胞 肠道下段炎症或出血时可见，如痢疾、溃疡性结肠炎、结肠癌、痔疮出血、直肠息肉等。

（2）白细胞 正常粪便中不见或偶见，大量出现见于细菌性痢疾、溃疡性结肠炎。

（3）巨噬细胞 见于细菌性痢疾、溃疡性结肠炎。

2. 寄生虫 肠道有寄生虫时可在粪便中找到相应的病原体，如虫体或虫卵、原虫滋养体及其包囊。

（三）化学检查

主要是隐血试验（OBT）。正常为阴性。阳性见于消化性溃疡活动期、胃癌、钩虫病、消化道炎症、出血性疾病等。消化道癌症呈持续阳性，消化性溃疡呈间断阳性，故本试验对消化道出血的诊断及消化道肿瘤的普查、初筛和监测均有重要意义。服用铁剂，食用肝类或动物血、瘦肉以及大量绿叶蔬菜时，可出现假阳性。消化道出血或口腔出血，血被咽下后，可呈阳性反应。

（四）细菌学检查

肠道致病菌的检测主要通过粪便直接涂片镜检和细菌培养，用于细菌性痢疾、霍乱等的诊断。

四、肝功能检查

（一）血清总蛋白（STP）和白蛋白 / 球蛋白（A/G）比值测定

1. 参考值 血清总蛋白：60 ～ 80g/L；白蛋白：40 ～ 55g/L；球蛋白：20 ～ 30g/L。A/G 比值：1.5∶1 ～ 2.5∶1。

2. 临床意义

（1）血清总蛋白和白蛋白增高 可见于各种原因引起的血液浓缩、肾上腺皮质功能减退。

（2）血清总蛋白和白蛋白降低 ①肝脏疾病，如亚急性重型肝炎、重度慢性肝炎、肝硬化、肝癌等；②蛋白丢失过多，如肾病综合征、慢性肾炎、严重烧伤等；③营养不良；④消耗增加，如恶性肿瘤、重症结核病、甲状腺功能亢进症等。

（3）血清总蛋白和球蛋白增高 ①慢性肝脏疾病，如慢性活动性肝炎、自身免疫性肝炎、肝硬化等；② M 蛋白血症，如多发性骨髓瘤、淋巴瘤、原发性巨球蛋白血症等；③自身免疫性疾病，如系统性红斑狼疮、类风湿关节炎等；④慢性炎症，如结核病、疟疾等。

（4）A/G 比值倒置（A/G < 1） 见于肝功能严重损害及 M 蛋白血症，如肝硬化、肝癌、多发性骨髓瘤、原发性巨球蛋白血症等。

（二）血清氨基转移酶测定

1. 参考值 连续监测法（37℃）：丙氨酸氨基转移酶（ALT）10 ～ 40U/L，天冬氨酸氨基转移酶（AST）

10 ～ 40U/L；ALT/AST ≤ 1。

2. 临床意义

（1）肝脏疾病　①病毒性肝炎时，ALT 与 AST 均显著升高，以 ALT 升高更加明显，是诊断病毒性肝炎的重要检测项目；急性重症肝炎 AST 明显升高，但在病情恶化时，黄疸进行性加深，酶活性反而降低，即出现“胆酶分离”现象，提示肝细胞严重坏死，预后不良；②慢性病毒性肝炎时，转氨酶轻度上升或正常；③肝硬化时，转氨酶活性正常或降低；④肝内、外胆汁淤积；⑤酒精性肝病、药物性肝炎、脂肪肝、肝癌等非病毒性肝病，转氨酶轻度升高或正常。

（2）心肌梗死　急性心肌梗死后 6 ～ 8h，AST 增高，与心肌坏死范围和程度有关，4 ～ 5 天后恢复正常。

（3）其他疾病　骨骼肌疾病、肺梗死、肾梗死等转氨酶轻度升高。

（三）γ-谷氨酰转移酶（γ-GT）

1. 参考值　硝基苯酚连续监测法（37℃）：γ-GT ＜ 50U/L。

2. 临床意义　γ-GT 增高见于：①肝癌；②胆道阻塞；③肝脏疾病：急性肝炎时，γ-GT 呈中等度升高；慢性肝炎、肝硬化的非活动期，γ-GT 活性正常，若 γ-GT 持续升高，提示病变活动或病情恶化；急慢性酒精性肝炎、药物性肝炎，γ-GT 可明显升高。

（四）胆红素代谢检查

健康人及三种黄疸实验室检查鉴别表

	血清胆红素定量 / μmol/L			尿液		粪便	
	总胆红素	非结合胆红素	结合胆红素	尿胆原	尿胆红素	颜色	粪胆原
健康人	3.4 ～ 17.1	1.7 ～ 10.2	0 ～ 6.8	1：20（－）	（－）	黄褐色	正常
溶血性黄疸	↑↑	↑↑	轻度↑或正常	强（+）	（－）	加深	增加
肝细胞性黄疸	↑↑	↑	↑	（+）或（－）	（+）	变浅或正常	↓或正常
阻塞性黄疸	↑↑	轻度↑或正常	↑↑	（－）	（+）	变浅或灰白色	↓或消失

五、甲、乙、丙型肝炎病毒标志物

（一）甲型病毒性肝炎（助理不考）

1. 参考值　正常人抗 HAV-IgM 阴性。

2. 临床意义　抗 HAV-IgM 阳性提示近期感染 HAV，结合临床可作为甲型病毒性肝炎诊断标准。

（二）乙型病毒性肝炎

1. 参考值　健康人检测结果均为阴性。

2. 临床意义

（1）HBsAg 及抗-HBs 测定　HBsAg 具有抗原性，不具有传染性。HBsAg 阳性是现症感染 HBV 的标志，见于 HBV 携带者或乙型肝炎患者。抗-HBs 一般在发病后 3 ～ 6 个月才出现，是一种保护性抗体。抗-HBs 阳性，见于注射过乙型肝炎疫苗或曾感染过 HBV 和乙型肝炎恢复期，目前 HBV 已被清除者，对 HBV 已有了免疫力。

（2）抗-HBc 测定　抗-HBc 不是中和抗体，而是反映肝细胞受到 HBV 感染的可靠指标，主要有 IgM 和 IgG 两型。抗-HBc IgM 是机体感染 HBV 后出现最早的特异性抗体，滴度较高。抗-HBc IgM 阳性，是诊断急性乙型肝炎和判断病毒复制的重要指标，并提示有强传染性。抗-HBc IgG 阳性高滴度，表明患有乙型肝炎且 HBV 正在复制；抗-HBc IgG 阳性低滴度，则是 HBV 既往感染的指标，可在体内长期存在，有流行病学意义。

（3）HBeAg 及抗-HBe 测定　HBeAg 阳性表明有 HBV 复制，传染性强。抗-HBe 多见于 HBeAg 转阴的患者，标志着 HBV 大部分已被清除或抑制，是传染性降低的一种表现。但是抗-HBe 并非保护性抗体，它不能抑制 HBV 的增殖。

HBsAg、HBeAg 及抗-HBc 阳性俗称“大三阳”，提示 HBV 正在大量复制，有较强的传染性。HBsAg、抗-HBe 及抗-HBc 阳性俗称“小三阳”，提示 HBV 复制减少，传染性已降低。

乙型肝炎五项描述的鉴别

	HBsAg	抗-HBs	HBeAg	抗-HBe	抗-HBc
急性或慢性感染（大三阳）	+	−	+	−	+
乙型肝炎后期慢性感染（小三阳）	+	−	−	+	+
潜伏期或急性乙型肝炎早期	+	−	+	−	−
痊愈或恢复期，有免疫力	−	+	−	+	+
痊愈，有免疫力	−	+	−	−	+
疫苗接种或曾经感染过，有免疫力	−	+	−	−	−

（三）丙型病毒性肝炎（助理不考）

1. 参考值 正常人抗 HCV 抗体阴性、HCV 抗原阴性。

2. 临床意义 HCV 是输血后肝炎和散发性非甲非乙型肝炎的主要病原。HCV 感染后，可导致慢性肝炎、肝硬化和肝细胞癌等多种肝脏疾病。抗 HCV 检测阳性提示感染过 HCV；对大部分病例而言，抗 HCV 阳性常伴有 HCV RNA 存在，因此抗 HCV 是判断 HCV 感染的一个重要标志。抗 HCV 阳性而血清中没有 HCV RNA 提示既往感染。有极少数病例抗 HCV 阴性仍可检测到 HCV RNA。另外，某些慢性 HCV 感染者的抗 HCV 可持续存在。HCV 感染急性期患者血清 HCV 核心抗原阳性。

六、肾功能检查

（一）血清尿素氮（BUN）测定

1. 参考值 成人：3.2 ～ 7.1mmol/L。

2. 临床意义 血清尿素氮可反映肾小球滤过功能，各种肾脏疾病都可以使 BUN 增高，而且常受肾外因素的影响。BUN 增高见于：

（1）肾前性因素 肾血流量不足，见于休克、心功能不全、水肿、腹水、脱水等。

（2）肾脏疾病 如慢性肾炎、肾动脉硬化症、严重肾盂肾炎、肾结石和肾肿瘤的晚期。对尿毒症的诊断及预后判断有着重要意义。

（3）肾后性因素 尿路梗阻，如尿路结石、前列腺肥大、泌尿生殖系统肿瘤等。

（4）体内蛋白质分解过剩 见于急性传染病、脓毒血症、大面积烧伤、上消化道出血、大手术后和甲状腺功能亢进症等。

（二）血肌酐（Cr）测定

1. 参考值 全血肌酐：88 ～ 177μmol/L。血清或血浆肌酐：男性 53 ～ 106μmol/L，女性 44 ～ 97μmol/L。

2. 临床意义

（1）评价肾功能损害程度 血中 Cr 浓度可反映肾小球的滤过功能，是评价肾功能损害程度的重要指标。肾功能代偿期 Cr 133 ～ 177μmol/L，肾功能失代偿期 Cr 186 ～ 442μmol/L，肾衰竭期 Cr 445 ～ 701μmol/L，尿毒症期 Cr ＞ 707μmol/L。

（2）鉴别肾前性与肾实质性少尿 肾前性少尿 Cr 很少超过 200μmol/L，肾实质性少尿 Cr 多超过 200μmol/L。肾前性少尿血清 BUN 明显上升而血 Cr 不相应升高，肾实质性少尿血清 BUN 与血 Cr 会同时升高。

（三）血清尿酸（UA）测定

1. 参考值 磷钨酸盐法：男性 268 ～ 488μmol/L，女性 178 ～ 387μmol/L。

2. 临床意义

（1）血清尿酸增高 见于：① UA 排泄障碍，如急慢性肾炎、肾结石、尿道梗阻等；② UA 生成增加，如痛风、慢性白血病、多发性骨髓瘤等；③进食高嘌呤饮食过多；④药物影响，如吡嗪酰胺等。

（2）血清尿酸降低 见于重症肝病、肝豆状核变性等。

（四）内生肌酐清除率（Ccr）测定（助理不考）

Ccr 是指肾脏在单位时间内把若干毫升血浆中的内生肌酐全部清除出去。Ccr 是测定肾小球滤过功能最常用的方法，也是反映肾小球滤过功能的主要指标。

1. 参考值 成人（体表面积以 1.73m^2 计算）：80 ～ 120mL/min。

2. 临床意义

（1）判断肾小球损害的敏感指标 当 GFR 降低至正常值 50% 时，Ccr 测定值可低至 50mL/min，但血肌酐、血尿素氮测定仍可在正常范围内，故 Ccr 能较早地反映 GFR。

（2）评估肾功能损害的程度 根据 Ccr 一般可将肾功能分为 4 期。①肾功能代偿期：Ccr 50 ～ 80mL/min；②肾功能失代偿期：Ccr 20 ～ 50mL/min；③肾衰竭期（尿毒症早期）：Ccr 10 ～ 20mL/min；④尿毒症期：Ccr ＜ 10mL/min。

（3）指导临床用药 Ccr ＜ 60mL/min 应限制蛋白质的摄入；Ccr ＜ 30mL/min，用氢氯噻嗪类利尿剂无效，改用袢利尿剂；Ccr ＜ 10mL/min，袢利尿剂无效，应做透析治疗。

七、血糖测定，口服葡萄糖耐量试验，糖化血红蛋白、血浆胰岛素、C 肽检测

（一）血糖测定

1. 参考值 FBG（葡萄糖氧化酶法）：3.9 ～ 6.1mmol/L（70 ～ 110mg/L）。

2. 临床意义 FBG ＞ 7.0mmol/L 称为高糖血症；FBG ＞ 9.0mmol/L 称为尿糖阳性；FBG ＜ 3.9mmol/L 称为血糖减低；FBG ＜ 2.8mmol/L 称为低糖血症。

（1）FBG 增高 生理性增高见于餐后 1 ～ 2h、高糖饮食、剧烈运动、情绪激动等。病理性增高见于：①各型糖尿病；②内分泌疾病，如甲状腺功能亢进症、肢端肥大症、嗜铬细胞瘤、肾上腺皮质功能亢进症、胰高血糖素瘤等；③应激性因素，如颅脑外伤、急性脑血管病、中枢神经系统感染、心肌梗死、大面积烧伤等；④肝脏和胰腺疾病，如严重肝损害、坏死性胰腺炎、胰腺癌等；⑤其他，如呕吐、脱水、高热等。

（2）FBG 减低 生理性减低见于饥饿、长时间剧烈运动等。病理性减低见于：①胰岛素分泌过多，如胰岛 β 细胞增生或肿瘤、胰岛素用量过大、口服降糖药等；②对抗胰岛素的激素缺乏，如生长激素、肾上腺皮质激素、甲状腺激素缺乏等；③肝糖原贮存缺乏，如重型肝炎、肝硬化、肝癌等严重肝病；④急性酒精中毒；⑤消耗性疾病，如严重营养不良、恶病质等。

（二）口服葡萄糖耐量试验（OGTT）（助理不考）

1. 参考值 FBG ≤ 6.1mmol/L（110mg/dL），口服葡萄糖 30 ～ 60min 达高峰，峰值≤ 11.1mmol/L（200mg/dL）；2h 血糖＜ 7.8mmol/L（140mg/dL），3h 恢复到正常水平。全部尿糖定性试验均为阴性。

2. 临床意义

（1）正常糖耐量 FBG ≤ 6.1mmol/L（110mg/dL），OGTT 2h 血糖＜ 7.8mmol/L（140mg/dL）。

（2）空腹血糖受损（IFG） FBG 介于 6.1 ～ 7.0mmol/L，且 OGTT 2h 血糖＜ 7.8mmol/L。

（3）糖尿病 FBG ≥ 7.0mmol/L 或 OGTT 2h 血糖≥ 11.1mmol/L，或任何时间血糖≥ 11.1mmol/L。

（4）糖耐量受损（IGT） FBG ＜ 7.0mmol/L，OGTT 2h 血糖介于 7.8 ～ 11.1mmol/L。见于甲状腺功能亢进症、皮质醇增多症、肢端肥大症、肥胖症等。

（5）糖耐量增高 FBG 正常或减低，服糖后血糖上升不明显，耐量曲线平坦。见于甲状腺功能减退症、肾上腺皮质功能减退、皮质功能低下等。

（三）糖化血红蛋白（GHb）检测

GHb 是血红蛋白 A1（HbA1）与糖类非酶促反应的产物。GHb 分为 3 种，其中 HbA1c（HbA1 与葡萄糖结合）含量最高，占 60% ～ 80%，是临床最常检测的部分。GHb 不受血糖浓度暂时波动的影响，是糖尿病诊断和监控的重要指标。GHb 对高血糖，特别是血糖和尿糖波动较大时有特殊的诊断意义。

1. 参考值 HbA1 5% ～ 8%，HbA1c 4% ～ 6%。

2. 临床意义 GHb 水平反映的是近 2 ～ 3 个月的平均血糖水平。

（1）评价糖尿病的控制程度 HbA1c 增高提示近 2 ～ 3 个月糖尿病控制不良，HbA1c 越高，血糖水平越高，病情就越重，故 GHb 水平可作为糖尿病长期控制程度的监控指标。

（2）筛检糖尿病 美国糖尿病协会将 HbA1c ≥ 6.5% 作为糖尿病诊断标准之一。

（3）鉴别高血糖 糖尿病性高血糖 HbA1c 增高，应激性高血糖 HbA1c 则正常。

（4）预测血管并发症 HbA1c ＞ 10%，提示血管并发症严重。

（四）血浆胰岛素（助理不考）

1. 参考值 CLIA 法：空腹 4.0 ～ 15.6U/L；ECLIA 法：空腹 17.8 ～ 173.0pmol/L。

2. 临床意义

（1）胰岛素增高　常见于非胰岛素依赖型糖尿病（2 型糖尿病），此类患者常较肥胖，其早期与中期均有高胰岛素血症；胰岛 β 细胞瘤、胰岛素自身免疫综合征、脑垂体功能减退症、甲状腺功能减退症也有异常增高。此外，怀孕妇女及应激状态下如外伤、电击与烧伤等患者胰岛素水平也较高。

（2）胰岛素减低　常见于胰岛素依赖型糖尿病（1 型糖尿病）及晚期非胰岛素依赖型糖尿病（2 型糖尿病）患者；胰腺炎、胰腺外伤、β 细胞功能遗传性缺陷的患者及使用 β 受体阻滞剂者常见血胰岛素的降低。

（五）C 肽（助理不考）

1. 参考值　250.0 ～ 600.0pmol/L。

2. 临床意义　由于 C 肽的测定不受注射胰岛素的影响，因此对于胰岛素治疗的患者，C 肽的变化更能反映胰岛 β 细胞的功能，以决定是否需要继续治疗。此外，C 肽的测定也可用于鉴别低血糖的原因，是因胰岛素瘤的过度分泌还是因患者自己注射了胰岛素。还可用于判定胰岛素瘤的切除是否完整或是否已经转移，及用于胰岛移植手术后的监测。

八、血脂检查

（一）血清总胆固醇（TC）测定

1. 参考值　合适水平：＜ 5.20mmol/L，边缘水平：5.23 ～ 5.69mmol/L，增高：＞ 5.72mmol/L。

2. 临床意义

（1）TC 增高　①TC 增高是动脉粥样硬化的危险因素之一，常见于动脉粥样硬化所致的心脑血管疾病；②各种高脂蛋白血症、甲状腺功能减退症、糖尿病、肾病综合征、阻塞性黄疸、类脂性肾病等；③长期高脂饮食、精神紧张、吸烟、饮酒等。

（2）TC 减低　见于重症肝脏疾病，如急性重型肝炎、肝硬化等。

（二）血清甘油三酯（TG）测定

1. 参考值　0.56 ～ 1.70mmol/L。

2. 临床意义

（1）TG 增高　①TG 增高是动脉粥样硬化的危险因素之一，常见于动脉粥样硬化症、冠心病等；②原发性高脂血症、肥胖症、糖尿病、肾病综合征、甲状腺功能减退症、痛风、阻塞性黄疸和高脂饮食等。

（2）TG 减低　见于甲状腺功能亢进症、肾上腺皮质功能减退症、严重肝脏疾病等。

（三）血清脂蛋白测定

1. 高密度脂蛋白（HDL）测定　临床上通过检测高密度脂蛋白-胆固醇（HDL-C）的含量来反映 HDL 水平。

（1）参考值　HDL-C：1.03 ～ 2.07mmol/L，＞ 1.04mmol/L 为合适范围，＜ 0.91mmol/L 为降低。

（2）临床意义　HDL-C 具有抗动脉粥样硬化作用，与 TG 呈负相关，也与冠心病发病呈负相关。HDL-C 明显降低，多见于心脑血管病、糖尿病、肝炎、肝硬化等。

2. 低密度脂蛋白（LDL）测定　临床上通过检测低密度脂蛋白-胆固醇（LDL-C）的含量来反映 LDL 水平。

（1）参考值　LDL-C 合适范围：≤ 3.12mmol/L；边缘升高：3.15 ～ 3.61mmol/L；升高：＞ 3.64mmol/L。

（2）临床意义　①LDL-C 增高：判断发生冠心病的危险性，LDL-C 是动脉粥样硬化的危险因素之一，LDL-C 水平增高与冠心病发病呈正相关；还可见于肥胖症、肾病综合征、甲状腺功能减退症、阻塞性黄疸等。②LDL-C 减低：见于低脂饮食、无 β-脂蛋白血症、甲状腺功能亢进症、肝硬化等。

九、血清电解质检查

（一）血清钾测定

1. 参考值　3.5 ～ 5.5mmol/L。

2. 临床意义

（1）血清钾增高　①肾脏排钾减少，如急、慢性肾功能不全及肾上腺皮质功能减退等；②摄入或注射大量钾盐，超过肾脏排钾能力；③严重溶血或组织损伤；④组织缺氧或代谢性酸中毒时大量细胞内的钾转移至细胞外。

（2）血清钾降低　①钾盐摄入不足，如长期低钾饮食、禁食或厌食等；②钾丢失过多，如严重呕吐、腹泻或胃肠减压，应用排钾利尿剂及肾上腺皮质激素。

（二）血清钠测定

1. 参考值 135 ～ 145mmol/L。

2. 临床意义

（1）血清钠增高 临床上较少见，可因过多地输入含钠盐的溶液、肾上腺皮质功能亢进、脑外伤或急性脑血管病等所致。

（2）血清钠降低 临床上较常见，见于：①胃肠道失钠，如幽门梗阻，呕吐，腹泻，胃肠道、胆道、胰腺手术后造瘘、引流等；②尿钠排出增多，见于严重肾炎、肾上腺皮质功能不全、肾小管严重损害、糖尿病及应用利尿剂治疗等；③皮肤失钠，如大量出汗、大面积烧伤及创伤等；④抗利尿激素过多，如右心衰竭、肾病综合征、肝硬化腹水等。

（三）血清氯化物测定

1. 参考值 96 ～ 106mmol/L。

2. 临床意义

（1）血清氯化物降低 低钠血症常伴低氯血症。但当大量损失胃液时，以失氯为主而失钠很少；若大量丢失肠液时，则失钠甚多而失氯较少。低氯血症还见于大量出汗、长期应用利尿剂等引起氯离子丢失过多。

（2）血清氯化物增高 见于过量补充氯化钠、氯化钙、氯化铵溶液，高钠血症性脱水，肾功能不全、尿路梗阻或心力衰竭等所致的肾脏排氯减少。

（四）血清钙测定

1. 参考值 总钙：甲基麝香草酚蓝比色法，成年人 2.08 ～ 2.60mmol/L，儿童 2.23 ～ 2.80mmol/L。邻-甲酚酞络合酮比色法，成年人 2.03 ～ 2.54mmol/L，儿童 2.25 ～ 2.67mmol/L。乙二胺四乙酸二钠滴定法，成年人 2.25 ～ 2.75mmol/L，儿童 2.50 ～ 3.00mmol/L。

2. 临床意义

（1）血清钙增高 常见于下列疾病：甲状腺功能亢进症、维生素 D 过多症、多发性骨髓瘤、结节病引起肠道过量吸收钙而使血钙增加。

（2）血清钙减低 可引起神经肌肉应激性增强而使手足抽搐，可见于下列疾病：①甲状旁腺功能减退症，甲状腺手术摘除时伤及甲状旁腺而引起功能减退，血清钙可下降到 1.25 ～ 1.50mmol/L，血清磷可增高到 1.62 ～ 2.42mmol/L。②慢性肾炎尿毒症时，肾小管中维生素 D_{31}-羟化酶不足，活性维生素 D_3 不足，使得血清总钙下降，由于血浆白蛋白减低使结合钙减低，但代谢性酸中毒而使离子钙增高，所以不易发生手足抽搐。③佝偻病与软骨病，体内缺乏维生素 D，使钙吸收障碍，血清钙、磷均偏低。④吸收不良性低血钙，在严重乳糜泻时，饮食中的钙与不吸收的脂肪酸生成钙皂而排出。⑤大量输入柠檬酸盐抗凝后，可引起低血钙的手足抽搐。

十、淀粉酶（AMS）测定

1. 参考值 血清：800 ～ 1800U/L；尿液：100 ～ 1200U/L。

2. 临床意义

（1）活性增高 见于：①胰腺炎、急性胰腺炎血、尿淀粉酶明显升高，慢性胰腺炎急性发作、胰腺囊肿等 AMS 也升高；②胰腺癌；③急腹症，如消化性溃疡穿孔、机械性肠梗阻、胆管梗阻、急性胆囊炎等。

（2）活性降低 见于慢性胰腺炎、胰腺癌。

十一、心肌损伤常用酶检测

（一）血清肌酸激酶（CK）测定

1. 参考值 酶偶联法（37℃）：男性 38 ～ 174U/L，女性 26 ～ 140U/L。

2. 临床意义

（1）心脏疾病 ①急性心肌梗死（AMI）：CK 在发病后数小时后开始增高，是 AMI 早期诊断的敏感指标之一。在 AMI 病程中，如 CK 再次升高，提示心肌再次梗死。②心肌炎：病毒性心肌炎时 CK 明显增高。

（2）骨骼肌病变与损伤 如多发性肌炎、进行性肌营养不良、重症肌无力等。

（3）其他 心脏或非心脏手术及心导管术、电复律等时，均可引起 CK 活性升高。

（二）血清肌酸激酶同工酶测定

CK 有 3 种同工酶，其中 CK-MB 主要存在于心肌，CK-MM 主要存在于骨骼肌和心肌，CK-BB 主要存在于脑、前列腺、肺、肠组织中。正常人血清中以 CK-MM 为主，CK-MB 少量，CK-BB 极少。CK-MB 对 AMI 的诊断具有重要意义。

1. 参考值 CK-MM 活性：94% ～ 96%。CK-MB 活性：＜ 5%。CK-BB 极少或为 0。

2. 临床意义

（1）CK-MB 增高 见于：① AMI，是 AMI 早期诊断的重要指标，具有高度的特异性和敏感性；②其他心肌损伤，如心肌炎、心脏手术、心包炎、慢性心房颤动等。

（2）CK-MM 增高 见于：① AMI；②肌肉疾病，如重症肌无力、肌萎缩、多发性肌炎；③手术、创伤等。

（3）CK-BB 增高 见于：①神经系统疾病，如脑梗死、脑损伤、脑出血等；②肿瘤，如肺、肠、胆囊、前列腺等部位的肿瘤。

（三）乳酸脱氢酶（LDH）测定

1. 参考值 LDH 活性 104 ～ 245U/L（连续监测法）。

2. 临床意义

（1）肝胆疾病 肝癌尤其是转移性肝癌时 LDH 显著升高；急性肝炎、慢性肝炎等多数肝胆疾病也常有 LDH 的升高。

（2）急性心肌梗死。

（3）其他疾病 恶性肿瘤、白血病、骨骼肌损伤、肌营养不良、胰腺炎、肺梗死等均有 LDH 的升高。

（四）心肌肌钙蛋白 T（cTnT）测定（助理不考）

1. 参考值 0.02 ～ 0.13μg/L；＞ 0.2μg/L 为诊断临界值；＞ 0.5μg/L 可诊断为 AMI。

2. 临床意义

（1）AMI cTnT 是诊断 AMI 的确定性标志物，AMI 发病后 3 ～ 6h 开始增高，对诊断 AMI 的特异性优于 CK-MB 和 LDH；对亚急性及非 Q 波性心肌梗死或 CK-MB 无法诊断的心肌梗死患者更有诊断价值。

（2）不稳定型心绞痛 用于判断不稳定型心绞痛是否发生了微小心肌损伤，这种心肌损伤只有检测 cTnT 才能够确诊。

（五）心肌肌钙蛋白 I（cTnI）测定（助理不考）

1. 参考值 ＜ 0.2μg/L；＞ 1.5μg/L 为诊断临界值。

2. 临床意义

（1）诊断 AMI 在发病后 3 ～ 6h，cTnI 开始升高，其特异性较 cTnT 高。

（2）用于判断是否有微小心肌损伤 如不稳定型心绞痛、急性心肌炎等疾病。

（六）肌红蛋白（Mb）测定（助理不考）

1. 参考值 定性阴性。

2. 临床意义

（1）AMI 可用于 AMI 的早期诊断，但其特异性较差。

（2）其他疾病 如骨骼肌损伤、肌营养不良、多发性肌炎以及肾衰竭、心力衰竭等。

十二、血浆 B 型脑钠肽（助理不考）

1. 参考值 ＜ 100pg/mL。

2. 临床意义 血浆 B 型脑钠肽（BNP）是一个含 32 个氨基酸的多肽，主要来源于心室。其含量与心室压力、呼吸困难程度、神经激素调节系统状况相关。心室的体积和压力增高可导致血浆内 BNP 升高，升高程度与心室扩张和压力超负荷成正比。BNP 是心功能紊乱时最敏感和特异的指标之一，相对于血液白细胞数检测对诊断和治疗感染性疾病的重要性，BNP 可以说是充血性心力衰竭的第一个潜在的“白细胞数”。

BNP 是近来研究较多的化学因子，它是一种心脏神经激素，只在血容量增加和压力负荷增加时反应性地从心室分泌，BNP 水平的升高可反映左心室舒张末压的升高，不论是收缩功能不全还是舒张功能减低引起的心力衰竭均有此改变，对于心力衰竭的诊断有很大的意义。同时 BNP 升高的水平与心力衰竭的 NYHA 分级存在正相关性，左心室射血分数（LVEF）降低的患者，LVEF 越低，BNP 水平升高越显著，对于心力衰竭的进展和近期及长期心性预后有很好的预测价值，BNP 水平持续升高，心性事件发生率和心性死亡率升高，预后较差，经治疗后 BNP 降低的患者，预后可能会改善。

十三、类风湿因子与抗核抗体

（一）类风湿因子（RF）检查

1. 参考值 定性：阴性。定量：血清稀释度＜ 1∶10。

2. 临床意义

（1）未经治疗的类风湿关节炎患者，RF 阳性率为 80%，且滴度常＞ 1∶160。

（2）系统性红斑狼疮、硬皮病、皮肌炎等风湿性疾病，以及感染性疾病如传染性单核细胞增多症、感染性心内膜炎、结核病等，RF 也可阳性，但其滴度均较低。有 1% ～ 4% 的正常人可呈弱阳性反应，尤以 75 岁以上的老年人多见。

（二）抗核抗体（ANA）检查

1. 参考值 间接免疫荧光法（IIF）或 ELISA 法：阴性。

2. 临床意义 抗核抗体（ANA）对很多自身免疫性疾病有诊断价值。在不同疾病中，特别是风湿性疾病，其抗体谱有一定的特征性。对于系统性红斑狼疮（SLE）、药物性狼疮、混合性结缔组织病，ANA 的检出率可达 95% ～ 100%；干燥综合征为 70% ～ 80%；进行性系统性硬化症检出率可达 85% ～ 95%；其他如类风湿关节炎、多发性肌炎和皮肌炎、慢性活动性肝炎、溃疡性结肠炎等也有 20% ～ 50% 的检出率。此外，桥本甲状腺炎、重症肌无力、多发性动脉炎也可检出 ANA。ANA 阳性已被美国风湿病学会列为 SLE 的诊断标准之一。

十四、抗链球菌溶血素“O”（ASO）测定

1. 参考值 定性：阴性。定量：ASO ＜ 500U［乳胶凝集法（LAT）］。

2. 临床意义 ASO 升高常见于 A 群溶血性链球菌感染及感染后免疫反应所致的疾病，如感染性心内膜炎、扁桃腺炎、风湿热及链球菌感染后急性肾小球肾炎等。

十五、浆膜腔积液

根据形成原因及性质的不同，浆膜腔积液可分为漏出液和渗出液两类。

漏出液与渗出液的鉴别要点

项目	漏出液	渗出液
原因	非炎症性	炎症、肿瘤或理化刺激
外观	淡黄、浆液性	黄色、脓性、血性、乳糜性
透明度	透明或微混	多混浊
比重	＜ 1.015	＞ 1.018
凝固	不自凝	能自凝
黏蛋白定性	阴性	阳性
蛋白质定量	＜ 25g/L	＞ 30g/L
葡萄糖定量	与血糖相近	常低于血糖水平
细胞计数	常＜ 100×10^6/L	常＞ 500×10^6/L
细胞分类	以淋巴细胞为主	以中性粒细胞或淋巴细胞为主
细菌检查	阴性	可找到致病菌
LDH	＜ 200IU	＞ 200IU

十六、动脉血气分析（助理不考）

1. 血红蛋白（Hb）参考值 男性：120～160g/L。女性：110～150g/L。

2. 酸碱度（pH）参考值 7.35～7.45。

3. 二氧化碳分压（PCO_2）参考值 35～45mmHg。

4. 氧分压（PO_2）参考值 80～100mmHg。

5. 氧饱和度（$SatO_2$）和血红蛋白 50% 氧饱和度时氧分压（P_{50}）参考值 $SatO_2$：91.9%～99%。P50：26.6mmHg。

6. 二氧化碳总量（TCO_2）参考值 24～32mmol/L。

7. 实际碳酸氢盐（AB）和标准碳酸氢盐（SB）参考值 AB：21.4～27.3mmol/L。SB：21.3～24.8mmol/L。

8. 缓冲碱（BB）参考值 血浆缓冲碱（BBp）：41～42mmol/L。全血缓冲碱（BBb）：46～50mmol/L。

9. 剩余碱（BE）参考值 −3～3mmol/L。

10. 阴离子隙（AG）参考值 8～16mmol/L。

十七、常用肿瘤标志物（AFP、CEA、CA125）

（一）血清甲胎蛋白（AFP）测定

AFP 是人胎儿时期肝脏合成的一种特殊的糖蛋白，出生后 1 个月降至正常成人水平。在肝细胞或生殖腺胚胎组织恶变时，血中 AFP 含量明显升高，因此 AFP 测定常用于肝细胞癌及滋养细胞癌的诊断。

1. 参考值 RIA 或 ELISA 法：＜ 20μg/L。

2. 临床意义

（1）原发性肝癌 AFP 是目前诊断原发性肝细胞癌最特异的标志物，血清中 AFP ＞ 300μg/L 可作为诊断阈值。

（2）病毒性肝炎、肝硬化 AFP 可有不同程度的增高，但常＜ 200μg/L。

（3）妊娠 妊娠 3～4 个月后，AFP 上升，7～8 个月达高峰（＜ 400μg/L），分娩后约 3 周即恢复正常。若孕妇血清中 AFP 异常升高，有可能为胎儿神经管畸形。

（4）其他 生殖腺胚胎肿瘤、胃癌、胰腺癌等血中 AFP 也可增加。

（二）癌胚抗原（CEA）测定

1. 参考值 ELISA 或 CLIA 法：＜ 5ng/mL。

2. 临床意义 血清 CEA ＞ 20ng/mL 常提示有恶性肿瘤，如结直肠癌、肺癌、胃癌、乳腺癌、胰腺癌、卵巢癌和子宫癌等，CEA 水平升高率为 25%～70%。首次治疗成功后，CEA 水平下降至正常水平持续稳定，CEA 水平再次缓升提示癌的复发。非癌症良性疾病患者的 CEA 浓度也可升高，如肝硬化、肺气肿、直肠息肉、胃肠道炎症等，一般＜ 105ng/mL。CEA 不适用于一般人群中的肿瘤筛查。

（三）CA125 测定（助理不考）

1. 参考值 ELISA 或 ECLIA 法：＜ 35U/mL。

2. 临床意义 卵巢癌时 CA125 的检出率可达 70%～90%。适用于浆液性囊腺癌和未分化的卵巢癌。黏液性卵巢癌阳性率较低。检测结果不能用作卵巢癌是否存在的绝对评价，应结合临床其他检查综合分析。

十八、血、尿 hCG（助理不考）

1. 参考值 男性与未绝经女性＜ 5U/L，绝经女性＜ 10U/L。

2. 临床意义 hCG 在月经延期 3 天左右即可测出，孕期 9～12 周血中浓度达高峰，可高达 150000U/L 以上，18 周时降至最低水平 12000～28000U/L，直至分娩后 4 天达正常水平，可用以诊断早孕及宫外孕，对先兆流产动态监测及判断预后。hCG 作为肿瘤标志物，可对绒癌、恶性葡萄胎等作为辅助诊断、治疗效果与随访的观察指标。因为血中 hCG 变化较快，能及时反映绒毛的分泌活动。男性非精原细胞的睾丸母细胞瘤患者血中 hCG 值也很高，hCG 升高率达 48%～86%，故测定 hCG 也可作为睾丸肿瘤高危人群的筛查试验。

十九、甲状腺功能（FT_3、FT_4、TSH、甲状腺自身抗体）

（一）游离三碘甲状腺原氨酸（FT_3）测定

1. 参考值

（1）TrFIA 法 4.7～7.8pmol/L。

（2）CLIA 法　3.67 ～ 10.43pmol/L。

（3）ECLIA 法　2.8 ～ 7.1pmol/L。

2. 临床意义

（1）甲状腺功能亢进包括甲亢危象时，FT_3 明显升高，缺碘亦会引起 FT_3 浓度的代偿性升高。此外，FT_3 甲亢、毒性弥漫性甲状腺肿、初期慢性淋巴细胞性甲状腺炎等 FT_3 也明显升高。

（2）甲状腺功能减退症、低 T_3 综合征、黏液性水肿、晚期桥本甲状腺炎等 FT_3 则明显降低。应用糖皮质激素、苯妥英钠、多巴胺等药物治疗时可出现 FT_3 降低。

（二）游离甲状腺素（FT_4）测定

1. 参考值

（1）TrFIA 法　8.7 ～ 17.3pmol/L。

（2）CLIA 法　11.2 ～ 20.1pmol/L。

（3）ECLIA 法　12.0 ～ 22.0pmol/L。

2. 临床意义

（1）甲状腺功能亢进包括甲亢危象、结节性甲状腺肿、毒性弥漫性甲状腺肿、初期桥本甲状腺炎等 FT_4 均有明显升高；部分无痛性甲状腺炎、重症感染发热、重危患者，或应用某些药物如肝素，亦会引起 FT_4 的升高。

（2）甲状腺功能减退症、黏液性水肿、晚期桥本甲状腺炎、应用抗甲状腺药物等 FT_4 的降低较 FT_3 更为明显；服用糖皮质激素、苯妥英钠以及部分肾病综合征患者，其 FT_4 亦有下降。

（三）促甲状腺激素（TSH）测定

1 参考值

（1）TrFIA 法　0.63 ～ 4.69μU/mL。

（2）CLIA 法　0.2 ～ 7.0mIU/L。

（3）ECLIA 法　0.27 ～ 4.20mIU/L。

2. 临床意义

（1）对原发性甲状腺功能减退症患者 TSH 的测定是其最灵敏的指标，因甲状腺激素分泌减少，对垂体的反馈抑制减弱，TSH 分泌增多；轻度慢性淋巴细胞性甲状腺炎、甲状腺功能亢进症接受 ^{131}I 治疗后和某些严重缺碘或地方性甲状腺肿流行地区的居民中，亦可伴有 TSH 的升高。异位或异源促甲状腺激素综合征与极个别垂体肿瘤患者也会分泌 TSH 过多，引起甲亢。

（2）继发性甲状腺功能减退症患者、甲状腺功能亢进症患者 TSH 值正常或减低。在原发性甲状腺功能减退症患者用甲状腺制剂替代治疗期间，可测定 TSH 作为调节药量的参考。

（四）甲状腺过氧化物酶抗体（anti-TPO）测定（助理不考）

1. 参考值　＜ 5.61IU/mL。

2. 临床意义　甲状腺过氧化物酶（TPO）存在于甲状腺细胞的微粒体中，并表达在细胞的表面。该酶与甲状腺球蛋白协同作用将 L- 酪氨酸碘化，并将一碘酪氨酸和二碘酪氨酸联接成为 T_4、T_3 和 rT_3。TPO 是一种潜在的自身抗原。自身免疫性疾病引起的数种甲状腺炎常伴有血中 TPO 抗体滴度升高。该抗体滴度升高可见于 90% 的慢性桥本甲状炎以及 70% 的突眼性甲状腺肿患者。高滴度抗体与疾病的程度无关系。随着病程的延长或是缓解，抗体滴度可转阴。如在疾病的缓解期再度出现抗体，即有恶化的可能。

（五）甲状腺球蛋白抗体（anti-Tg）测定（助理不考）

1. 参考值　＜ 4.11IU/mL。

2. 临床意义　Anti-Tg 与 Anti-TPO 联合检测用于诊断桥本甲状腺炎、Graves 病，最多 1% 的甲状腺功能减退症患者只与 Anti-Tg 有关。Anti-Tg 与中度甲状腺功能亢进症、甲状腺功能减退症有关，并经常在其他免疫性疾病如类风湿关节炎、恶性贫血、1 型糖尿病等中出现。有 30% ～ 60% 的甲状腺瘤患者中能检测到 Anti-Tg。在这些患者的 Tg 检测时应充分考虑 Anti-Tg 存在的水平。因为 Tg 的检测会受 Anti-Tg 的影响。最多有 20% 的无症状个体中，也能检测到低水平的 Anti-Tg，尤其是在早期，且女性多于男性。

【温馨提示】

实验室检查主要考查实验室参考值及临床意义。但是需记忆内容较多，考生可以记忆总体框架，考试的时候再根据框架展开回答问题，填充具体内容。

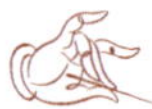

【试题演练】

试题一　心绞痛心电图的特点。（5分）

参考答案：

（1）典型心绞痛　ST段水平型或下垂型压低会≥0.1mV，T波倒置、低平或双向。（3分）

（2）变异型心绞痛　ST段抬高，常伴T波高耸（只在发作时出现，与心肌梗死鉴别）（2分）

试题二　糖化血红蛋白的临床意义。（5分）

参考答案：

可反映采血前2～3个月血糖的平均水平。

（1）评价糖尿病控制程度　HbA1c增高提示近2～3个月糖尿病控制不良，HbA1c越高，血糖水平越高，病情越严重，可作为糖尿病长期控制程度的检测指标。（2分）

（2）筛查糖尿病　美国糖尿病协会将HbA1c≥6.5%作为糖尿病诊断标准之一。（1分）

（3）鉴别高血糖　糖尿病性高血糖HbA1c增高，而应激性糖尿病HbA1c正常。（1分）

（4）预测血管并发症　HbA1c≥10%，提示血管并发症严重。（1分）